现代肿瘤精准放射治疗丛书

丛书总主编 于金明

磁共振引导肿瘤放射治疗学

主 编 于金明 邢力刚 尹 勇

U0210026

科学出版社

北 京

内 容 简 介

　　本书围绕磁共振引导肿瘤放射治疗的基本知识、基本理论和基本技能，对磁共振引导肿瘤放射治疗技术的发展（肿瘤放射治疗技术的发展、图像引导放射治疗的发展、肿瘤自适应放射治疗、磁共振成像原理及成像序列概述、MRI 模拟定位概述、MR-Linac 的构造基本原理及临床剂量学），磁共振引导下（中枢神经系统肿瘤、头颈部肿瘤、胸部肿瘤、腹部肿瘤、盆腔肿瘤、骨转移瘤及儿童中枢神经系统肿瘤）的精确放疗、MRI 模拟定位及 MRI 直线加速器的物理质控等方面进行了详细介绍。

　　本书适用于肿瘤放疗医师、物理师、技师、研究生、规培生、进修生学习及实践磁共振引导下的肿瘤精确放疗。

图书在版编目（CIP）数据

磁共振引导肿瘤放射治疗学 / 于金明，邢力刚，尹勇主编. —北京：科学出版社，2023.11
（现代肿瘤精准放射治疗丛书 / 于金明总主编）
ISBN 978-7-03-074539-2

Ⅰ. ①磁… Ⅱ. ①于… ②邢… ③尹… Ⅲ. ①磁共振成像–应用–肿瘤–放射治疗学 Ⅳ. ①R730.55

中国国家版本馆 CIP 数据核字（2023）第 007290 号

责任编辑：朱 华 / 责任校对：宁辉彩
责任印制：霍 兵 / 封面设计：陈 敬

科 学 出 版 社 出版
北京东黄城根北街 16 号
邮政编码：100717
http://www.sciencep.com
三河市春园印刷有限公司 印刷
科学出版社发行　各地新华书店经销
*
2023 年 11 月第 一 版　开本：787×1092　1/16
2023 年 12 月第二次印刷　印张：23
字数：666 000
定价：298.00 元
（如有印装质量问题，我社负责调换）

《磁共振引导肿瘤放射治疗学》
编写团队名单

丛书总主编 于金明 山东省肿瘤医院

主 编 于金明 山东省肿瘤医院

邢力刚 山东省肿瘤医院

尹 勇 山东省肿瘤医院

副 主 编 章 真 复旦大学附属肿瘤医院

罗京伟 中国医学科学院肿瘤医院

邓小武 中山大学肿瘤防治中心

戴建荣 中国医学科学院肿瘤医院

编 者（按照姓氏笔画排序）

于金明	山东省肿瘤医院	李明辉	中国医学科学院肿瘤医院
王 玮	山东省肿瘤医院	李建彬	山东省肿瘤医院
王 彬	中山大学肿瘤防治中心	李晓东	山东省肿瘤医院
王 聪	山东省肿瘤医院	杨 佳	山东省肿瘤医院
王俪臻	山东省肿瘤医院	范廷勇	山东省肿瘤医院
王琳琳	山东省肿瘤医院	范秉杰	山东省肿瘤医院
尹 勇	山东省肿瘤医院	罗京伟	中国医学科学院肿瘤医院
邓小武	中山大学肿瘤防治中心	岳金波	山东省肿瘤医院
田 源	中国医学科学院肿瘤医院	孟 雪	山东省肿瘤医院
冯 瑞	山东省肿瘤医院	孟祥娇	山东省肿瘤医院
邢力刚	山东省肿瘤医院	胡 漫	山东省肿瘤医院
巩贯忠	山东省肿瘤医院	施鹏越	山东省肿瘤医院
朱 健	山东省肿瘤医院	袁双虎	山东省肿瘤医院
朱 慧	山东省肿瘤医院	徐 敏	山东省肿瘤医院
刘希军	山东省肿瘤医院	高福锋	山东省肿瘤医院
孙 萌	中国医学科学院肿瘤医院	黄 伟	山东省肿瘤医院
孙洪强	医科达（上海）医疗器械有限公司	章 真	复旦大学附属肿瘤医院
		谢 鹏	山东省肿瘤医院
苏 亚	山东省肿瘤医院	窦 雪	山东省肿瘤医院
李明焕	山东省肿瘤医院	戴建荣	中国医学科学院肿瘤医院

前　　言

放射治疗（放疗）作为肿瘤综合治疗的手段之一，发挥着越来越重要的作用。据 WHO 统计，全球约有 70%的肿瘤患者在治疗的各个阶段需要放射治疗。随着现代科学技术的进步，肿瘤放射治疗的精度、效率、疗效及安全已经有了突飞猛进的发展。作为肿瘤精确放疗的支柱学科之一，医学影像成为肿瘤放疗学科发展的重要推动力。没有现代医学影像技术，就没有今天的肿瘤精确放疗。

磁共振影像是现代医学影像的主要手段之一，其软组织分辨率高、无电离辐射风险、功能成像方式灵活多样的特点，注定了其在肿瘤诊疗中具有其他手段无可比拟的优势。5 年前，有学者就曾指出未来肿瘤精确放疗的图像引导方式必然是磁共振。而磁共振成像仪与直线加速器的整合已经不再是梦想，目前市面上已经有多款磁共振放疗设备。

山东省肿瘤医院是目前国内最大的肿瘤放疗中心之一，在国内率先开展了图像引导放疗技术，尤其在磁共振引导肿瘤放疗方面，我们也积累了丰富的经验。30 多年前，我院就开始使用 CT、MR 融合技术进行全身肿瘤 X 刀、γ 刀的放射治疗；十几年前，在国内最早安装了专业的磁共振模拟定位机，并在 2018 年、2020 年先后安装了两台放疗科专用的 3.0T 磁共振模拟定位机；3 年前，我院放疗团队在亚洲率先安装了 MRI Unity 加速器，并牵头完成了该设备的临床验证工作。目前我院平均每年可以完成肿瘤患者模拟定位 4000 余人次；利用 MRI 加速器已经治疗肿瘤患者近 300 人。

在磁共振引导肿瘤放疗方面，我院的放疗医师、物理师和技师总结出了一套完整的工作流程和规范。为了更好地推广磁共振引导肿瘤精确放疗技术，我们组织了多位资深专家撰写本书，旨在为广大肿瘤放疗技术从业及学习人员提供一本系统的参考书，造福更多的肿瘤患者。

不当之处，敬请各位专家批评指正。

中国工程院院士

2022 年 10 月 31 日

目　　录

第一章 导 论

一、肿瘤放射治疗技术的进展

放射治疗（radiotherapy，RT）简称放疗，是一种利用放射线杀死肿瘤细胞的局部治疗手段。全球约有 70%的肿瘤患者在病程的不同阶段需要接受放射治疗。无论是根治性放疗、辅助性放疗还是姑息性放疗，都在肿瘤综合治疗中发挥着不可替代的作用。

自 1895 年伦琴发现 X 线以来，放疗技术的发展历史超过了 120 年。放疗完成了从二维普通放疗到三维适形放疗及四维动态放疗的转变。随着影像技术的进步，放疗的精度与安全性也在不断提高。

在放疗的发展历程中有多次跨越式进步，其中最具有代表性的技术是三维适形放疗（three dimensional conformal radiation therapy，3D-CRT）、逆向调强放疗（intensity-modulated radiation therapy，IMRT）、图像引导放疗（image-guided radiation therapy，IGRT）技术及质子/重离子放疗技术，如图 1-0-1 所示。放疗技术的每一次进步都离不开其支撑学科（如放射物理学、计算机科学、信息科学、医学影像学等）的发展。这些学科的进步分别从效率、精度及安全等方面推动了放射治疗的一次又一次的飞跃，放疗的疗效也在不断提升。

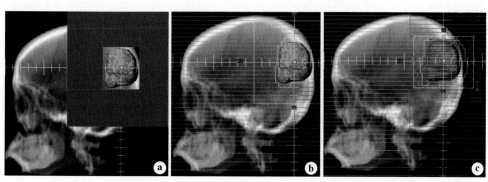

图 1-0-1 脑转移瘤患者二维普通放疗、3D-CRT 及 IMRT 照射野示意图
a. 二维普通放疗；b. 3D-CRT；c. IMRT

3D-CRT 技术作为现代肿瘤精确放疗的起步技术，实现了放疗剂量分布从三维方向上契合肿瘤形状，大大减少了正常组织接受照射的范围，与二维普通放疗相比，其减少了放射性损伤的发生。3D-CRT 技术的发展得益于 CT 模拟定位技术的应用。3D-CRT 技术虽然解决了剂量分布形状与肿瘤相契合的问题，但是无法做到肿瘤内部剂量的按需给量，而逆向调强放疗技术的应用不仅实现了剂量分布与肿瘤形状的契合，而且使得肿瘤内部的剂量分布更加均匀，更符合肿瘤形状的差异。而后来广泛应用的螺旋断层放疗（helical tomotherapy）、容积弧形调强放射治疗（volumetric intensity modulated arc therapy，VMAT）等技术则是 IMRT 技术在精度、速度方面的延伸。

高精度放疗技术的应用要求必须有高精度患者摆位及运动管理技术保驾护航。剂量分布的适形度越好，其对肿瘤靶区位置的准确性要求越高。而传统放疗中无法实时在线量化/纠正患者摆位误差。为解决这个问题，往往在临床靶区（clinical target volume，CTV）到计划靶区（planning target volume，PTV）之间加一个非常大的外扩边界，但这也势必会增加放射性损伤发生的风险。

IGRT 技术的应用则为患者量化/纠正摆位误差提供了可行方法。从广义上讲，所有能进行肿瘤成像的技术都可以实现 IGRT。但是，目前所谓的 IGRT 主要是指治疗室内的成像技术，如锥形线束 CT（cone beam CT，CBCT）、电子射野影像系统（electronic portal imaging device，EPID）等。IGRT 可以通过二维、三维成像与计划 CT 影像的比较，量化及分析患者摆位误差、肿瘤退缩及生理运动（如呼吸）。通过修订放疗计划以适应这些变化，纠正上述因素造成的放疗剂量偏差，即所谓的自适应放疗（adaptive radiation therapy，ART）。

ART 进一步提升了放疗精度，实现了肿瘤靶区及正常器官剂量的准确评估，提高了疗效/毒性预测的精度，为个体化放疗方案的选择与修改提供了客观依据。

放疗另一个突破性进展就是质子/重离子放疗技术。虽然光子放疗仍是当前肿瘤放疗的主流，但是光子放疗的生物效应较质子/重离子来说仍然较低。质子的相对生物效应（relative biological effectiveness，RBE）为 1.1，相对于重离子 RBE 的 2.1～3.3，并不算高。质子/重离子放疗技术为放疗后复发、具有放疗抵抗特性肿瘤的治疗带来了新的治疗方法。

在物理特性方面，质子/重离子放疗最大的优势在于具有剂量吸收的 Bragg 峰，即在质子/重离子进入人体的一段距离后，会有一个突然释放能量的过程，而这个峰的前后方剂量都较低。若充分利用 Bragg 峰治疗肿瘤，可以显著降低肿瘤周围正常器官的受量，降低放射性损伤的发生风险。同时，以 200Gy/s 剂量率为代表的"Flash"技术，具有显著提高疗效、降低损伤的潜力，而带"Flash"功能的放疗系统将会成为质子放疗的标配，并在临床应用中大放光彩。

来自国际粒子治疗协作委员会（Particle Therapy Co-operative Group，PTCOG）的数据表明，截至 2021 年 6 月，全球共有 20 多个国家和地区配备了 112 台粒子治疗设备进行临床治疗或临床试验，其中数量最多的是美国（41 台），其次为日本（24 台）、德国（7 台）、中国（6 台）、俄罗斯（5 台）、英国（5 台）、意大利（4 台）；目前有 15 个国家和地区正在建设和安装 38 台粒子治疗设备；同时有 12 个国家和地区计划在未来 3 年内购置或者安装 30 台粒子治疗设备，见表 1-0-1。

表 1-0-1　全球在运行粒子治疗设备分布的统计分析表

序号	国家	质子设备配置数	重离子设备配置数	总数	所占比例
1	美国	41		41	35.34%
2	日本	18	6	24	20.69%
3	德国	5	2	7	6.03%
4	中国	4（包含台湾地区 2 台）	2	6	5.17%
6	俄罗斯	5		5	4.31%
7	英国	5		5	4.31%
5	意大利	3	1	4	3.45%
8	法国	3		3	2.59%
9	荷兰	3		3	2.59%
10	奥地利	1	1	2	1.72%
11	韩国	2		2	1.72%
12	瑞典	2		2	1.72%
13	西班牙	2		2	1.72%
14	加拿大	1		1	0.86%
15	捷克	1		1	0.86%
16	丹麦	1		1	0.86%
17	波兰	1		1	0.86%
18	南非	1		1	0.86%

续表

序号	国家	质子设备配置数	重离子设备配置数	总数	所占比例
19	瑞典	1		1	0.86%
20	瑞士	1		1	0.86%
21	斯洛伐克	1		1	0.86%
22	比利时	1		1	0.86%
23	印度	1		1	0.86%
合计		104（89.66%）	12（10.34%）	116	100.00%

（改编自 https://www.ptcog.ch/index.php/facilities-in-operation，数据截至 2021 年 6 月）

放疗技术的进步推动了放疗精度和疗效的不断提高，但是不管放疗技术如何发展，"精确定位、精确计划、精确施照"的治疗理念是永恒的主题，也是未来对放疗疗效的根本保证。而在这方面，磁共振引导下的肿瘤精准放疗为"三精确"理念的实现提供了可行方法。

二、磁共振引导肿瘤放射治疗

如前所述，所有可以进行肿瘤成像的技术都可以引导肿瘤的精确放疗。相对于其他的肿瘤成像技术，MRI 成像具有独特优势，主要体现在：①MRI 成像不依赖放射线，无电离辐射风险，可以反复多次应用；②MRI 软组织分辨率高，可以清晰界定肿瘤与正常组织的界线，提高肿瘤靶区及危及器官的勾画精度；③MRI 多维参数功能成像，可以从代谢、血流及电生理等层面揭示肿瘤生物特性，为提高肿瘤放疗针对性及正常组织放疗反应动态追踪提供了可行方法，如图 1-0-2、图 1-0-3 所示；④MRI 的快速成像，为追踪/量化呼吸、心跳等生理运动对放疗的影响提供了客观依据，如图 1-0-4 所示。

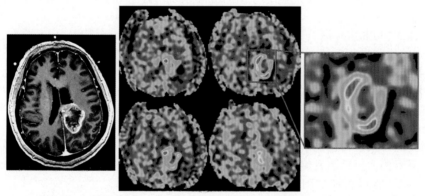

图 1-0-2　基于 MRI 自旋动脉标记成像进行胶质瘤血流灌注差异分析

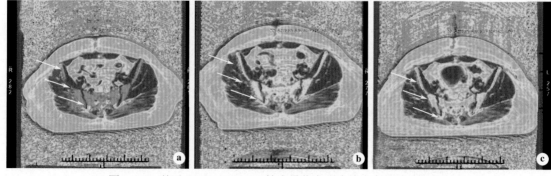

图 1-0-3　基于 MRI IDEAL-IQ 技术量化宫颈癌放疗中骨髓活性变化
a. 放疗前；b. 放疗中；c. 放疗后
白色箭头所示为髂骨骨髓所在位置

得益于 MRI 的这些优势，MRI 在肿瘤区及危及器官勾画、放疗计划设计及评估、放疗反应追踪、疗效/放射性损伤的预测及评估等方面都发挥了非常重要的作用。肿瘤放射治疗的从业人员一直致力于开发 MRI 与放疗的融合一体机，如图 1-0-5 所示。

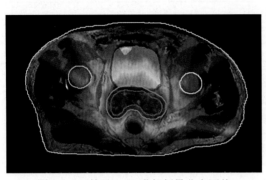

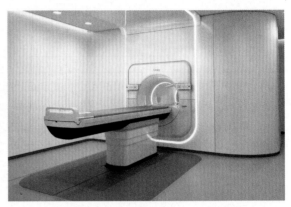

图 1-0-4　基于 MRI 进行剂量分布评估　　　　　图 1-0-5　Elekta 的 Unity MRI 加速器

目前国际上已经有多个磁共振引导放疗（MR guided radiation therapy，MRgRT）系统，每个系统在不同实施阶段各具特点。临床实施的第一个 MRgRT 系统是由 ViewRay 公司制造的 MRIdian 系统，该系统使用三个 ^{60}Co 源和 0.35T 场强的 MRI 系统。该系统 2014 年开始在美国华盛顿大学对患者开展在线自适应和门控动态放疗。该系统的升级版本将 ^{60}Co 源替换为 6MV 无均整器（flattening filter free，FFF）的直线加速器，来增加束流穿透，减少半影和表面剂量。从 2018 年开始，华盛顿大学使用 MRIdian 系统治疗了 600 多名患者，其中 2/3 进行基于日常解剖变化的自适应放疗。

而后 Elekta 和 Phillips 联合开发了 Unity 系统，该系统包含一个 7MV FFF 直线加速器和一个 1.5T 场强的磁共振扫描仪。2017 年，UMC 乌得勒支医疗中心首家引进该系统对肿瘤患者进行放疗。英国皇家马斯登医院于 2018 年，克里斯蒂医院于 2019 年开始将其用于治疗。Unity 系统于 2018 年 12 月通过美国食品药品监督管理局（FDA）认证，并由山东省肿瘤医院牵头完成了国内的临床验证，2020 年 7 月通过国家药品监督管理局（NMPA）认证，目前国内已经有 6 套 Unity 系统在运行或建设中。

澳大利亚的一家公司正在研发 1T 开放式 MRI 放疗系统，该系统使用 4MV 或 6MV 直线加速器和固定机架，包括患者旋转系统。加拿大阿尔伯塔大学开发的 Magnet^{Tx} Aurora 系统使用 6MV 直线加速器和 0.6T MRI。

MRI 的影像质量与场强直接相关，从场强来看，Unity 系统的临床应用优势会更大。Unity 系统不仅将 MRI 与直线加速器进行了硬件整合，还对工作流程及软件系统方面进行整体优化及设计。与之相配套的计划系统也有了显著变化，而基于每日 MRI 的位置自适应和形状自适应放疗代表当前肿瘤精确放疗的发展趋势，如图 1-0-6 所示。

MRgRT 系统的临床应用潜力巨大，但是目前已商业化的设备中仍有许多问题尚需解决。①图像质量问题：首先，MRgRT 系统与传统 MRI 扫描仪在硬件配置和结构方面差异明显，图像质量较诊断影像仍然有一定差异。尤其对于运动明显区域的成像，图像质量仍待大幅度提高。其次，MRI 的图像畸变问题一直以来都是 MRgRT 系统在临床应用中的重要疑虑之一。②自适应放疗过程的速度问题：速度是制约 MRgRT 系统大范围推广的关键问题，经过 MR 影像获取、分析、剂量评估、肿瘤靶区及正常器官分割、自适应计划设计、评价及在线验证等环节，整个过程快则几分钟，慢则几十分钟。这对患者流通量较大的放疗机构来说，大大限制了其应用的范围。③缺乏肿瘤及器官的运动立体容积追踪：目前对运动追踪主要是以正交平面的二维运动追踪为主，缺乏立体三维追踪，追踪效果有待进一步提高。④缺少在线功能影像：功能影像在评估放疗反应、指导放疗计划修改等方面具有明显的优势，但是目前 MRI 放疗系统缺乏在线功能影像，限制了其在生物自适应方面的应用。

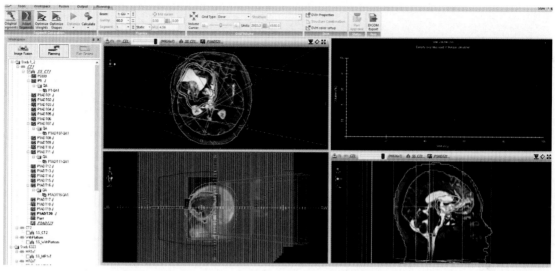

图 1-0-6　基于 MRI Unity 进行脑部肿瘤快速自适应放疗计划

　　MRgRT 虽然仍然有很多技术或工作流程问题需要解决，但是随着科技发展，将会成为图像引导放疗的一种主流技术。其未来主要的发展方向：①高场强 MRI 放疗一体机的研发，MRI 场强是影响图像质量的重要因素，未来 3.0T 超高场强的 MRI 放疗机将会为肿瘤放疗带来更好的应用前景。②更加简洁、高效的工作流程，涉及当前磁共振引导自适应放疗的工作时间问题是临床推广的重要瓶颈，未来基于人工智能、大数据及"互联网+"等的联合应用将有效提高整个工作流程的处理速度，时间可以控制在 5min 之内。③多维参数在线功能影像的应用，MRI 功能影像在肿瘤及正常组织放疗反应评估方面优于传统的解剖影像，MRI 在线功能影像可实现肿瘤位置、形状等解剖自适应向生物学自适应放疗的转变，从而提高放疗的针对性。④磁共振引导的剂量雕刻式个体化放疗，传统给予肿瘤靶区的均匀群体化放疗剂量并没有充分考虑肿瘤之间及肿瘤内部的异质性，放疗疗效难以保证，而磁共振引导下功能影像将通过基于生物活性的剂量雕刻技术有效提高放疗剂量，改善整体疗效，如图 1-0-7 所示。

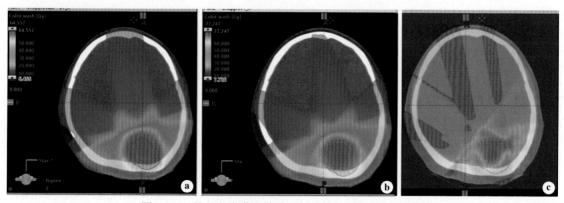

图 1-0-7　基于血流灌注差异进行脑转移瘤靶向剂量提升

a. 传统群体化均匀 60Gy 的剂量分布图；b. 对肿瘤靶区低灌注区剂量提升 20% 后的剂量分布图；c. 二者的剂量差异图

　　综上所述，磁共振引导放疗的临床应用超过了 20 年，而真正的 MRI 放疗一体机的应用却仅有 2 年多。本书将围绕 MRI 在肿瘤精确放疗中的应用，结合山东省肿瘤医院、中山大学肿瘤防治中心、复旦大学附属肿瘤医院、中国医学科学院肿瘤医院等大型放疗机构的临床实践经验，对磁共振引导下的肿瘤精确放疗进行全面系统阐述。

参 考 文 献

Chin S, Eccles C L, McWilliam A, et al. 2020. Magnetic resonance-guided radiation therapy: A review [J]. J Med Imaging Radiat Oncol, 64(1): 163-177.

Das I J, McGee K P, Tyagi N, et al. 2019. Role and future of MR in radiation oncology [J]. Br J Radiol, 92(1094): 20180505.

Fiorino C, Guckemberger M, Schwarz M, et al. 2020. Technology-driven research for radiotherapy innovation [J]. Mol Oncol, 14(7): 1500-1513.

第二章　磁共振引导肿瘤放射治疗技术的发展

第一节　肿瘤放射治疗技术的发展

在过去的 120 多年中，放疗经历了从传统二维平面到三维适形放疗、四维动态放疗、逆向调强放疗、图像引导放疗、自适应放疗等发展历程，放疗精度有了翻天覆地的变化，随之而来的是疗效不断提高。

放疗作为一种对设备及技术依赖性最强的肿瘤治疗手段，其发展离不开设备与技术的进步。技术与设备的发展难以分离，技术引领设备发展，设备又促进了技术的临床转化，二者相辅相成，缺一不可。每一种放疗技术从理论提出到设备研发、临床验证、推广应用，都推动了肿瘤放疗事业的进步，并都提高了肿瘤放疗的精度、安全性及疗效。下面我们对肿瘤放疗发展中的几种代表性技术进行简要介绍。

一、二 维 放 疗

自 1895 年伦琴发现 X 线以来，用放射线进行肿瘤治疗的思路就开始盛行了，而以深部 X 线、^{60}Co 治疗、高能 X 线及电子线放疗为主要方式的二维放疗（two dimensional radiation therapy，2D-RT）技术逐渐应用到临床，并在 20 世纪上半叶的 50 多年内成为肿瘤最主要的放疗方式，取得了令人鼓舞的效果。临床上接受 2D-RT 而获得长期生存的患者不在少数（有的患者可以存活 20 年以上），2D-RT 在肿瘤放疗早期阶段发挥了非常重要的作用，时至今日，2D-RT 仍然在部分肿瘤放疗临床中发挥着积极作用。

2D-RT 是以手触或二维 X 线透视/摄片成像来确定肿瘤范围（确切地说是照射范围），进而通过低熔点铅挡块或者钨门，形成方形或矩形的照射野，有时也会通过不同形状铅块的组合形成不规则形状的照射野，进而对肿瘤实施放疗，如图 2-1-1 所示。2D-RT 的优点在于照射速度快、适用范围大、适用人群广。其主要缺点在于肿瘤边界判断缺乏客观依据、照射野形状不能契合肿瘤形状，进入照射野正常组织较多，放射性损伤发生概率高。因此，目前 2D-RT 应用越来越少了，逐渐被以适形放疗为代表的精确放疗技术所代替。

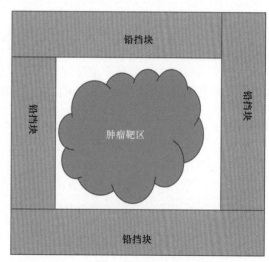

图 2-1-1　2D-RT

二、三维适形放疗

2D-RT 照射野形状无法契合肿瘤的问题，必然会导致过多正常组织接受照射，放射性损伤发生概率较高。个体化铅挡块及多叶准直器（multileaf collimator，MLC）的发展及应用，将传统方形/矩形照射野转变为不规则形状，通过等中心技术，从三维方向不同角度形成与肿瘤形状相近的剂量分布，即三维适形放疗（three-dimensional conformal radiation therapy，

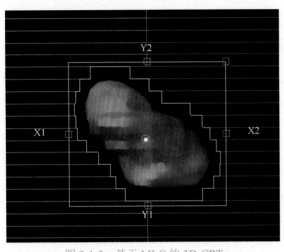

图 2-1-2 基于 MLC 的 3D-CRT

3D-CRT），如图 2-1-2 所示。

3D-CRT 是肿瘤精确放疗的起点，对肿瘤放疗精度的不断提升具有重要启示和推动作用。3D-CRT 是肿瘤精确放疗的第一个革命性技术进步。而后来发展起来的逆向调强放疗、容积弧形调强放疗、螺旋体层放疗、质子/重离子放疗等都是 3D-CRT 的延伸及升级。3D-CRT 技术特点在于设备需求低、放疗速度快、剂量分布与肿瘤形状接近。但是 3D-CRT 也存在很多劣势，如只注重剂量分布形状上的契合度，未充分考虑肿瘤内剂量的均匀性，对复杂肿瘤靶区 3D-CRT 的剂量学优势并不明显，计划设计费时费力，如鼻咽癌、乳腺癌术后放疗等。不可否认的是，在逆向调强放疗大范围应用之前，3D-CRT 在很长一段时间内一直是肿瘤精确放疗的代表性技术。

3D-CRT 的普及得益于 CT 模拟定位机的发展及应用，而随着治疗理念的改变，MRI 模拟定位技术也日趋成熟，其应用日渐增多。

随着 CT、MRI 模拟定位技术的应用，以精确定位、精确计划及精确施照为代表的精确放疗技术得到了快速发展，其中基于 γ 刀和以直线加速器为载体的 X 刀为主要手段的立体定向放射外科（stereotactic radiosurgery，SRS）和立体定向放疗（stereotactic radiotherapy，SRT）得到了广泛应用。

关于 SRS 和 SRT，很多初学者很迷茫这两个名词的区别。SRS 倾向于外科手术理念，即用单次或少次（一般不超过 3 次）的大剂量放疗，获得与手术切除肿瘤一样的效果，主要用于脑部放疗。而 SRT 更依赖于放疗理念，也就是通过立体定向技术，在短时间内完成少次（5～10 次）的大剂量肿瘤精确放疗。SRT 为体部立体定向放疗，多用于颅外病灶。虽然 SRS 和 SRT 应用技术、操作方法及设备要求基本一样，但是在治疗理念上有本质区别。SRS 注重手术切除的作用，次数少、剂量高；SRT 强调放疗的作用，次数相对较多，剂量较低。无论是用 201 个钴源的 γ 刀，还是应用配置限光筒的 X 刀，对肿瘤尤其是小体积肿瘤，SRS 及 SRT 都取得了非常好的治疗效果。

在过去的一段时间内，基于 γ 刀、X 刀的 SRS、SRT 成为肿瘤的主流治疗方式，其原理就是将多方向多维度射线束以聚焦方式实现高剂量非适形精确放疗。这对小体积肿瘤而言，肿瘤剂量的提升可实现良好的效果，但是对于大体积肿瘤来说，为了降低正常组织受量，则需要适形度更高、均匀性更好的剂量分布，而此时 SRS/SRT 的作用将会大打折扣，这就引入了当前最常见的调强放疗技术。

三、调强放疗

3D-CRT 从形状上解决了剂量分布与肿瘤契合的问题，但不能保证肿瘤空间中的每一个点都接收均匀的剂量，而调强放疗（intensity-modulated radiation therapy，IMRT）技术发展与应用则解决了这个问题。IMRT 就是通过将传统 3D-CRT 每个角度的照射野分割为多个小野，进而实现剂量强度分布精细调节，更符合肿瘤负荷（肿瘤细胞多少及分布密度）的实际情况，如图 2-1-3 所示。IMRT 是目前世界上应用率最高的精确放疗技术，调强放疗技术分为正向 IMRT 和逆向 IMRT 两大类，目前最常用的是逆向 IMRT。

正向 IMRT 通过多野联合（可以为同角度不同形状及大小的照射野），实现剂量强度分布的调整，以达到剂量分布与肿瘤形状及细胞负荷的契合。正向 IMRT 的核心就是通过人工对不同照射野组合的不断尝试，实现肿瘤"按需给量"的剂量要求。而逆向 IMRT 则是正向 IMRT 的逆过程，也就是先由物理师根据肿瘤情况设定一个剂量分布目标，通过计算机软件特定的函数求解不同照射野的角度、形状及强度分布等具体参数，这个过程特别像 CT 影像根据物质衰减情况分析组织成分的逆向求解过程，因此称为逆向 IMRT。

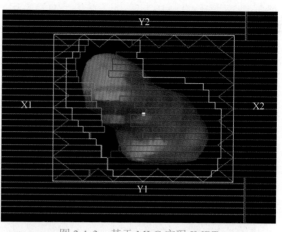

图 2-1-3　基于 MLC 实现 IMRT

逆向 IMRT 技术的核心是计算机控制的 MLC 技术和具有逆向优化功能的计划系统。逆向调强的实现方法有传统动态滑窗技术和静态调强两种。逆向 IMRT 的出现为复杂肿瘤靶区（如鼻咽癌、乳腺癌术后放疗、宫颈癌等）的精确放疗提供了可行方法，并已经成为主流放疗技术（部分单位基本实现了 100% 的 IMRT）。

传统 IMRT 最大的优点在于剂量分布适形度和均匀性相较于传统 3D-CRT 具有绝对优势。其主要不足在于射线利用率低、散射线多、照射时间长，对于复杂或者较长（超过 40cm）肿瘤靶区需要多靶点的联合照射，靶点之间交界处剂量冷/热点问题难以解决。

为了解决照射时间长的问题，容积弧形调强放射治疗（volumetric intensity modulated arc therapy，VMAT）技术被引入临床。VMAT 就是在直线加速器连续旋转过程中，动态调整 MLC 形状和照射剂量率，进而在 75～150s（按照加速器角速度 4.8°/s 计算）内完成对肿瘤的 IMRT，VMAT 的照射时间可能会稍微长一些，如图 2-1-4 所示。VMAT 最大的优点就是照射速度快，与 3D-CRT 基本相当。VMAT 速度快的优势，促使其成为工作量繁忙的放疗中心的主流放疗技术（单台设备每日最多可以完成 180～200 例患者的放疗，是普通 VMRT 工作量的 2 倍）。

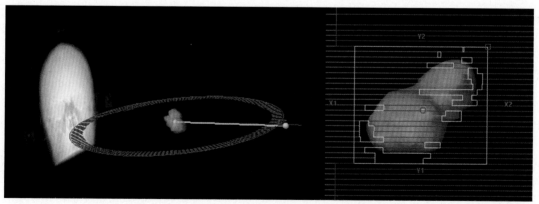

图 2-1-4　基于 VMAT 进行脑转移瘤放射治疗

提高 IMRT 速度的另外一个解决方法，就是应用无均整器（flattening filter free，FFF）技术。FFF 技术是在传统直线加速器硬件基础上，去掉了射线均整滤过器，提高了射线利用率，剂量率最高可达 2400MU/min，是传统有均整器技术的 3～4 倍，同时其在剂量学上也有一定优势。

螺旋体层放射治疗（helical tomotherapy，HT）的应用解决了超长（≥40cm）或者形状怪异肿瘤靶区的 IMRT 问题。首先，HT 应用气动二元 MLC，以类似螺旋 CT 的球管连续旋转与治疗床同步运动结合，以对人体螺旋断层扫描的方式完成放疗。其最大的优势在于剂量分布优于传统 IMRT/VMAT，被看作剂量分布的"金标准"。其次，HT 单次可以完成长度达 160cm 肿瘤靶区的放疗，可以避免多靶点放疗中不同节段肿瘤靶区交界处的剂量热点/冷点，因此 HT 是全脑全脊髓放疗的首选技术。再次，HT 整合了 MVCT 扫描装置，可同步实现图像引导放疗及自适应放疗。HT 的最大问题在于照射时间长，与传统 IMRT 基本相当，如图 2-1-5 所示。

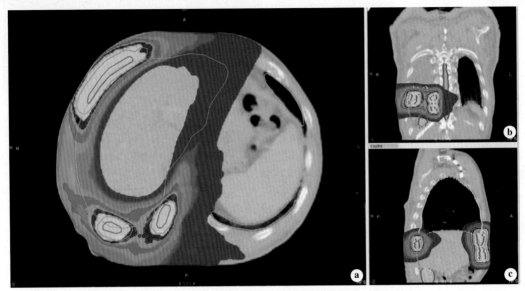

图 2-1-5　HT 进行腹部复杂靶区放疗剂量分布图
a. 横断面；b. 冠状面；c. 矢状面

四、图像引导放疗

3D-CRT 与 IMRT 技术实现了靶剂量分布与肿瘤的紧密契合，然而这种过于契合的放疗方式，对肿瘤位置的精确性提出了严格要求，肿瘤位置一旦脱离了剂量分布区域，二者剂量学优势将无法得到体现，甚至会造成肿瘤放疗失败，IGRT 是保证肿瘤位置准确的主要方式。IGRT 从定义上分为广义 IGRT 和狭义 IGRT 两种。

广义 IGRT 是指所有可以进行肿瘤或正常组织成像的影像手段都可以实现 IGRT，如 CT、MRI、正电子发射体层成像（positron emission tomography，PET）-CT、超声、X 线成像、电子射野成像系统（EPID）等。

狭义 IGRT 则是专指在治疗机房内的成像方式，如千伏级（kilovoltage，kV）锥形线束 CT（CBCT）、二维平片、X 射线透视（fluroscopy）、CT-on-Rail，又如兆伏级（megavoltage，MV）EPID、MV 级 CBCT 等；如图 2-1-6 所示。狭义 IGRT 更加注重患者在治疗床上的在线引导，其主要作用是纠正摆位误差，补偿生理运动造成的肿瘤位置误差，追踪肿瘤及正常组织变化，实时评估剂量分布是否合理。

IGRT 将放疗精度推到了一个新的高度，同时 IGRT 获取的影像为物理师/临床医师根据肿瘤的变化而实时调整放疗计划提供了影像学基础。在这方面，MRI 具有软组织分辨率高以及多维功能影像等优势，注定将成为 IGRT 的主要形式。由 MRI 与放疗设备结合的治疗方式，虽然其构造及原理有些不同，但是基本功能一致，如 Elekta 公司的 MRI Unity 和 Varian 公司的 View Ray 等。

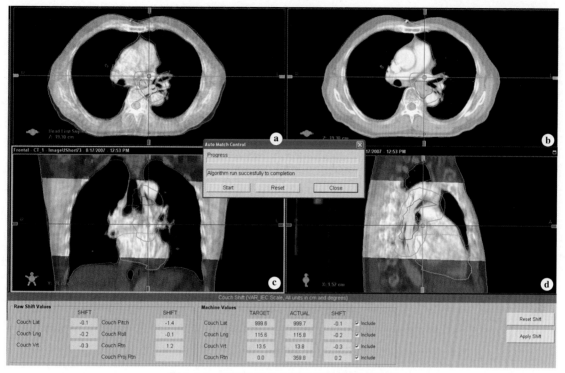

图 2-1-6　CBCT 引导食管癌放射治疗示意图

a. CBCT 与 CT 融合配准的横断面影像；b. 计划 CT 影像；c. CBCT 与 CT 融合配准的冠状面影像；d. CBCT 与 CT 融合配准的矢状面影像

五、自适应放疗

IGRT 的升级应用就是自适应放疗（adaptive radiation therapy，ART）。自适应放疗即通过适应肿瘤自身及正常组织的变化不断调整放疗计划来实现精确放疗，进而在更好地保护正常组织的基础上，保证肿瘤放疗剂量实施的准确性。Hunt 教授在 2018 年的综述 *Adaptive Radiotherapy Enabled by MRI Guidance* 中提出，放疗中肿瘤的位置、形状在每一秒、每一分钟、每一小时、每一天、每一周和每一个月都会发生变化。这就要求必须实时适应肿瘤的变化，否则要么肿瘤放疗失败，要么发生放射性损伤。

目前这种自适应放疗的过程主要分为两大类：位置自适应放疗（adaptive position radiation therapy，APRT）和形状自适应放疗（adaptive shape radiation therapy，ASRT）。APRT 是通过监测和量化患者的体位变化，通过移动治疗床或 MLC 的位置，将肿瘤重新移位于放疗剂量分布范围内，如图 2-1-7 所示。而 ASRT 相对较为复杂，其通过获取肿瘤和正常器官的在线影像，评估二者形状变化对放疗剂量的影响，进而通过放疗计划的实时设计与优化，保证了放疗剂量的准确性。ASRT 过程复杂，必须处理好肿瘤靶区危及器官（OAR）勾画、放疗计划再设计及优化、放疗计划评估及验证等各个环节，而速度与精度则是 ASRT 永远绕不开的两个核心问题。

随着以图形处理器（graphics processing unit，GPU）加速为代表的计算机硬件发展及以人工智能为代表的软件升级，自适应放疗的处理速度已经不再是 ART 应用的瓶颈。Elekta 公司的 MRI Unity 加速器搭载了完整的位置、形状自适应的标准化处理流程，是当前在线 ART 的代表形式。

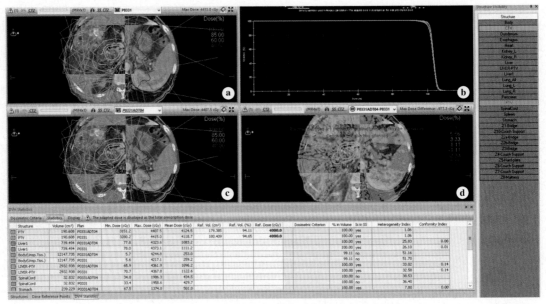

图 2-1-7　基于 MRI Unity 进行腹部肿瘤自适应放疗

六、生物引导放疗

IMRT、IGRT、ART 都是基于患者解剖影像开展的，无法从根本上解决传统群体化放疗中相同类型肿瘤、相同放疗剂量、疗效差异显著的问题，究其原因在于对肿瘤生物学行为的认知不足，也就是对肿瘤异质性认知不足。肿瘤异质性不仅体现在同一类肿瘤在不同患者之间，而且体现在同一个肿瘤不同区域之间。针对生物异质性的放疗技术必将成为未来放疗提高疗效的主要方向，即所谓生物引导的剂量雕刻技术。而 PET-CT、功能 MRI 等成像技术为剂量雕刻提供了可靠依据。

PET-CT 可以在体检测肿瘤代谢、放疗抵抗的乏氧区域分布、血管生成异质性等，在引导肿瘤个体化放疗中发挥着重要作用，如图 2-1-8 所示。以 ^{18}F-FDG-PET 为例，高标准摄取值（standard uptake value，SUV）往往代表高恶性程度及治疗后的高复发率，而针对同一肿瘤高摄取区域的剂量提升可以在不增加正常组织受量的前提下，将高代谢亚靶区剂量提升 10% 以上。不同示踪剂揭示不同的肿瘤异质性特点，如乏氧等。但是最终的目的是通过放疗剂量的靶向提升提高肿瘤的局部控制率，这就是所谓的生物引导放疗（biologically guided radiation therapy，BGRT）。

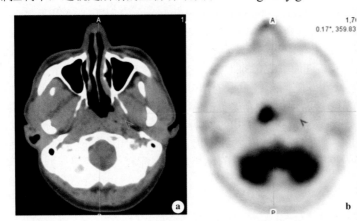
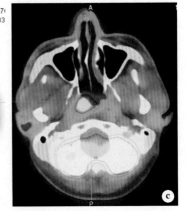

图 2-1-8　一例鼻咽癌患者 PET-CT

a. CT 影像；b. PET 影像；c. PET-CT 影像

功能 MRI，如弥散加权成像（DWI）、灌注加权成像（PWI）、磁共振波谱成像（MRS）、弥散张量成像（DTI）等都为肿瘤靶区亚靶区分割及转移位置、疗效/毒性预测等提供了可靠依据，进而为差异化剂量分布的确定及实施提供了可视化的引导方法，如图 2-1-9 所示。如基于 DTI，可以对脑胶质瘤术后放疗的剂量分布实施个体化引导，将群体化规则分布剂量变为不规则分布剂量，让具有高复发风险的被浸润白质纤维获取更有效的放疗剂量。

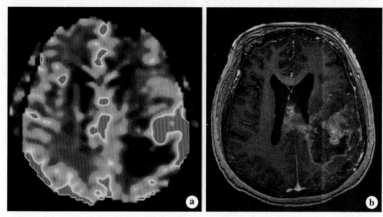

图 2-1-9 动态对比增强 MRI 进行脑胶质瘤术后复发放疗的血流灌注评估
a. PWI 影像；b. T_1W 增强影像

在此需要说明的是，剂量雕刻不仅是要实现放疗剂量安全提升，同时要实现放疗剂量差异化分布，使其更契合肿瘤生物学特点及生长的浸润特性。

七、剂量引导放疗

放疗作为一种局部治疗手段，与手术治疗的显著不同在于治疗过程不可视化。而射线与人体发生作用后，无法清除。这就注定了放疗的剂量监测，尤其是剂量与肿瘤及危险器官（organ at risk，OAR）空间位置匹配程度的监测至关重要。过去放疗剂量评估多依赖于放疗计划系统的三维显示及剂量体积直方图（dose volume histogram，DVH），而在施照过程中无法实时监测剂量分布，也无法准确评估二者受量情况。

随着 EPID 及加速器运行日志文件分析技术的发展，放疗过程剂量实时监测成为可能。通过量化追踪射线穿透人体后的分布及加速器的硬件运行情况，可以反投影重建出患者接收的实际放疗剂量，进而为剂量评估及修正提供依据和方法，即剂量引导放疗（dose-guided radiation therapy，DGRT）。

DGRT 的最大优势在于在线追踪、分析评估患者实际照射剂量，可以更客观地评估肿瘤及 OAR 的受量情况。相比于 DVH，基于 DGRT 的疗效及毒性预测的结果更加客观、真实。其主要缺点在于对设备、技术人员要求比较高，目前主要在一些大型研究中心应用。

八、质子/重离子放疗

IMRT、IGRT、ART、BGRT、DGRT 大多数都是基于当前应用最为广泛的光子治疗而言的。相对于光子，质子/重离子治疗的物理/生物学优势更加明显。

首先，从物理特性方面，质子/重离子放疗最大的优势在于具有剂量吸收的 Bragg 峰，即在质子/重离子进入人体一段时间后，会有一个突然释放能量的过程，而这个峰的前后方剂量都较低，也就是应用 Bragg 峰治疗肿瘤时，肿瘤前后方正常组织的受量都比较低。通过能量选择器或者使用调整补偿铅挡块，可以将该峰扩展到肿瘤治疗所需要的范围，这是现代质子/重离子精确放疗的核心，如图 2-1-10 所示。

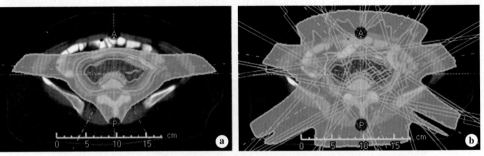

图 2-1-10　四野质子计划与九野光子 IMRT 计划进行盆腔肿瘤放疗的剂量学对照
a. 四野质子计划剂量分布示意图；b. 九野光子 IMRT 计划剂量分布示意图

质子/重离子放疗的应用已经超过 50 年，而集成了高能质子/重离子束、IGRT、ART、DGRT 等功能的现代化装置处于刚起步阶段，在未来必将大有发展。

对于生物效应方面，质子的相对生物效应（RBE）仅为 1.1，相对于重离子 RBE 的 2.1～3.3，并不算高。但是以 200Gy/s 剂量率为代表的"Flash"技术，具有显著提高疗效、降低损伤的潜力，而带"Flash"功能的放疗系统将会成为质子放疗的标配，并在临床应用中起重要作用。

综上所述，放疗设备/技术的进步与应用带来了临床应用精度/安全的不断提升，进而提高了放疗疗效。任何事物的发展都是循序渐进的而非一蹴而就的。了解技术的发展历程和改进的目的，对今后学习和应用新的放疗技术具有重要意义。

第二节　图像引导放射治疗的发展

随着高精度、高适形度放疗技术的发展与应用，对肿瘤靶区及正常器官的精确定义提出了严格的要求。此"定义"不仅包含着肿瘤边界的确定，而且是对肿瘤位置的精确定位。

与传统的二维普通放疗技术依靠手触或借助骨性结构标记来确定放疗范围的方法不同，现代化的精确放疗技术是依靠三维或四维影像的引导。如前所述，IGRT 是一个很广泛的概念。广义上讲，所有可以进行肿瘤成像的技术都可以进行图像引导放疗，包括二维普通模拟定位技术等。狭义上讲，IGRT 更局限于治疗室内的影像引导技术。从这个角度来说，影像引导放疗可以分为治疗前的和治疗中的图像引导。

治疗前的图像引导更注重肿瘤边界及正常器官范围的确定，为治疗计划系统（TPS）准备可靠的人体解剖数据信息及患者放疗摆位的基础信息，从源头上保证放疗的精确性，包括二维普通模拟定位机引导、CT 模拟定位机引导、MRI 模拟定位机引导和 PET-CT 模拟定位机引导等。同时这些影像也为追踪放疗反应提供了可靠依据。

治疗中的图像引导放疗注重解决患者摆位误差、生理运动、肿瘤退缩变化等对放疗的影响，从而通过调整患者位置或者修改放疗计划来提高放疗的精度，其主要包括治疗室内的锥形线束 CT（kV/MV 级）引导、EPID 引导、kV 级的正交或者成角成像引导、二维动态透视成像引导，以及用于追踪质子/重离子放疗效应的室内 PET 成像引导等。

一、治疗前的图像引导放疗

1. 二维普通模拟定位　通过 kV 级 X 线穿透人体后成像，主要用于普通放疗中肿瘤/照射野边界的确定，以及肿瘤精确放疗中摆位位置的验证（图 2-2-1）。因其为二维成像，一般只能看到骨性结构或者对比度较大的组织，如肺癌等。其在确定肿瘤放疗边界时，仍需借助骨性结构标记或借助钡剂等高对比度的物质。二维普通模拟定位的一个最大优势在于可以动态观察和量化器官/肿瘤的运动，为外扩边界的确定提供依据。不可否认，二维普通放疗在过去上百年的放疗发展史中发挥了不可替代的作用。但目前，二维普通模拟定位机的应用越来越少了。

2. CT 模拟定位　CT 机引入到肿瘤放疗流程中，推动了二维普通放疗向三维、四维精确放疗的发展。与普通模拟定位机的显著不同在于，CT 模拟定位机通过 X 线球管以及其相对位置的探测器，围绕人体做同步旋转运动，获得连续不同角度的投影，进而重建出人体的断面影像。CT 影像不仅可以显示肿瘤及正常组织的空间位置及毗邻关系，而且可以反映组织密度差异的电子密度信息（CT 值），是进行放疗剂量计算的基础。随着 CT 硬件发展，CT 模拟定位可以获得与时间相关联的动态 4D-CT，其中呼吸/心电门控的 4D-CT 为追踪/量化分析呼吸/心跳对肿瘤靶区及正常组织位置和放射剂量评估的影响提供了可行技术。图 2-2-2 所示为大孔径 CT 模拟定位机。

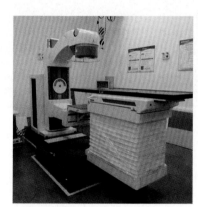

图 2-2-1　普通模拟定位机

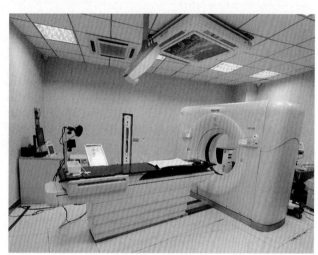

图 2-2-2　大孔径 CT 模拟定位机

能谱 CT 在肿瘤放疗中的应用日渐成熟。能谱 CT 通过高/低能量（140/80kV）的成像，可以获得不同能级的单能 CT 影像（40～200keV），提高了对 X 线与物质作用效应（光电效应、康普顿效应、电子对效应）的分析精度，进而提高了 CT 值的计算精度。利用能谱 CT 可将光子放疗剂量的计算误差由 11%降低到 2%，将质子阻止本领比的精算误差由 7%降低到 1%。能谱 CT 同样在肿瘤靶区及危及器官勾画、放疗反应追踪中的应用潜力巨大。能谱 CT 未来将成为 CT 模拟定位的主流方式。

3. MRI 模拟定位　MR 影像独有的高软组织分辨率及多维参数功能，让其成为肿瘤影像诊断的主要方式，尤其是头颈部、腹盆部及软组织肿瘤。MRI 增强扫描被认为是进行脑肿瘤靶区勾画的"金标准"。MRI 在引导肿瘤放疗中的应用已经超过 30 年，但是专机专用 MRI 模拟定位工作的开展，却不足 10 年。

MRI 模拟定位来源于 MRI 诊断，但与 MRI 诊断有显著不同。MRI 模拟定位最大的优势在于提高了肿瘤与正常组织界线的分辨精度。同时多维参数功能影像，如 DWI、PWI、MRS、APT 等为肿瘤靶区生物学行为评估、追踪放疗反应及疗效/毒性的精确预测提供了客观依据，如图 2-2-3 所示。

近年来，基于 MRI 功能影像的剂量雕刻在脑肿瘤、前列腺癌及直肠癌放疗中的应用已经逐步成为常规。MRI 的快速成像为追踪和评估肿瘤及器官运动提供了无辐射、重复性好的影像手段。鉴于磁共振引导肿瘤放疗中的优势明显，国外有学者曾指出：未来肿瘤图像引导放疗的主流技术将是 MRI。

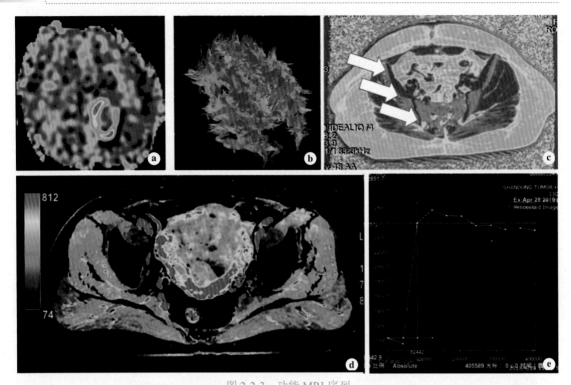

图 2-2-3　功能 MRI 序列

a. 脑胶质瘤的 3D-ASL 血流灌注成像；b. DTI 脑白质纤维成像；c. IDEAL IQ 的骨髓成像；d. 子宫内膜癌的动态对比增强图像；e. 子宫内膜癌的动态对比增强图像灌注分析曲线

4. PET-CT 模拟定位　PET-CT 通过追踪示踪剂在人体内的沉积情况，为肿瘤诊断及分析肿瘤细胞的生物学行为提供了重要工具。肿瘤细胞代谢活跃，其生长过程中所需的能量高于正常组织，这是进行肿瘤 PET-CT 成像的主要生物学基础，这也为肿瘤及正常组织的界定提供了客观依据。

肿瘤作为一种异质性显著的疾病，其异质性不仅体现在不同患者之间，同时体现在同一肿瘤不同区域之间，而 PET-CT 为量化这种异质性提供了可靠依据。PET-CT 引导下肿瘤放疗剂量的安全提升，一直以来都是肿瘤放疗的研究热点。对非小细胞肺癌（NSCLC）来说，放疗剂量每提升 1Gy，其疗效可以提升 4%，但前提是必须保证正常组织安全。PET-CT 的代谢成像已经十分成熟，而新型示踪剂的发展及应用，进一步扩大了 PET-CT 引导放疗的应用广度。如乏氧成像，通过精确识别肿瘤乏氧区域，针对放疗抵抗的区域进行剂量提升，可以改善肿瘤的局部控制。通过血管内皮细胞生长因子受体的成像可以准确识别肿瘤血管的状态，为分子靶向药物的应用提供客观依据。PET-CT 引导肿瘤放疗最主要的问题在于，设备复杂、费用高、PET 图像分辨率低等。但是 PET 与 MR 融合可以提高组织分辨率是肿瘤 BGRT 的主要工具，其临床应用前景非常广阔，如图 2-2-4 所示。

5. 其他影像学技术　治疗前图像引导的其他成像技术，如超声、单电子发射计算机断层成像（SPECT）等，也在肿瘤放疗中发挥了非常重要的作用。超声作为一种简单无辐射的局部成像技术，在颈部、腹盆部及乳腺肿瘤的诊断及鉴别诊断中具有重要作用。超声的实时动态成像为追踪和量化肿瘤及器官的运动变化提供了可视方法。过去放疗中肿瘤运动的评估主要依赖于超声测量。但因为超声仅可局部成像的弊端限制了其在肿瘤放疗中的应用，不如 CT、MRI、PET-CT 应用广泛，其主要用于肿瘤的诊断、鉴别诊断及运动的检测。

SPECT 作为一种功能影像，在评估器官的功能状态（如肺功能、心肌功能、甲状腺功能及肾功能）方面具有独特优势，这为肿瘤放疗中肺及心脏的功能状态评估及保护提供了量化依据。从生物学角度分析，肿瘤放疗器官功能状态的变化与放射剂量显著相关。而放疗前对器官功能状态的准确评估，将有利于针对性保护高能区域，避免放射性损伤的发生。基于 SPECT 确定的肺通气图、肺灌注图指导下优化的肺癌放疗差异性剂量分布，可以有效减少肺高功能区放疗剂量，降低放射性损伤的发生，目前这种解决方案已经应用到临床。

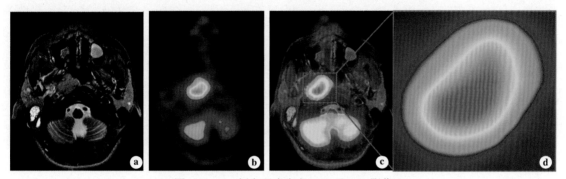

图 2-2-4　一例鼻咽癌患者 PET 及 MR 影像

a. MRI-T$_2$ 脂肪抑制图像；b. PET 图像；c. PET 与 MR 融合影像；d. 肿瘤区域 PET 图像的放大图像。不同颜色代表 SUV 值的差异

二、治疗室内的影像引导系统

肿瘤放疗前影像的核心功能是区分肿瘤及正常组织，评估肿瘤生物学行为及器官的功能状态，进而制订出个体化的放疗方案。而治疗室内的影像引导放疗则主要是解决患者摆位误差及器官运动对放疗精度的影响，追踪肿瘤放疗中的变化，为 ART 的实施提供可靠的影像资料。

根据成像系统所用射线能量不同，可以将影像引导放疗分为 MV 级和 kV 级成像。MV 级成像主要包括 EPID、MV-CBCT、MV-CT，主要应用 1～3MV 的 X 线成像。EPID 为二维成像，MV-CBCT、MV-CT 为三维立体成像。MV 级成像与 kV 级成像相比，特点在于不需要额外装置，成像过程不受人体内金属植入物的影响。

EPID 通过追踪治疗能量的 X 线穿过准直器及人体后的情况，可以量化和纠正患者的摆位误差及确定照射野位置的偏差。EPID 在临床中的应用超过 20 年，随着 kV 级容积图像的推广，EPID 在临床中的应用日益减少，目前主要用于放射治疗设备的质控及 IMRT 计划的验证。从理论上讲，EPID 追踪患者放疗的剂量最接近于真实情况，因此 EPID 被认为是进行剂量引导放疗（dose guided radiation therapy，DGRT）的最佳工具，如图 2-2-5 所示。

通过不同角度（0～360°）EPID 的二维投影即可重建出三维立体影像，这就是所谓的 MV-CBCT。MV-CBCT 作为最早的室内三维容积影像，在纠正患者摆位误差及追踪肿瘤变化方面发挥了非常强大的作用，尤其是对有金属植入物的患者，其应用的优势更加明显。但是，成像射线能量高、辐射大、图像分辨率差等弊端限制了其临床推广。另外一个重要的原因就是当时尚未形成成熟的 MV-CBCT 引导 ART 的解决方案。而 MV-CT 的应用则扩大了 MV 级三维图像引导放疗的应用。

MV-CBCT 射线源与探测器的距离大，图像噪声高；射线能量高、图像分辨率较差。其改进主要有两个发展方向：①减少射线源与探测器之间的距离，如 MV-CT；②降低射线的能量，用 kV 级的 X 线。

MV-CT 是螺旋体层放疗自带的 IGRT 系统，其用 3.5MV 能量的 X 线进行成像。而基于 MV-CT 的自适应放疗也是螺旋体层放疗的特有技术之一。然而 MV-CT 的成像能量仍然偏高，对于像头颈部肿瘤这样结构复杂、组织分辨困难的肿瘤来说自适应放疗的精度仍待大幅度地提高，如图 2-2-6 所示。

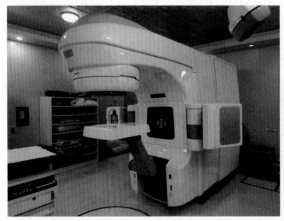

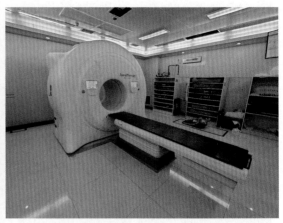

图 2-2-5　Varian Triology 直线加速器的 EPID　　　图 2-2-6　自带 MV-CT 的螺旋体层放疗系统

kV 级成像系统在肿瘤诊断、定位及引导放疗中发挥了重要作用，如 kV 级螺旋 CT。而作为 kV 级在线图像引导来说，主要分为二维成像及三维成像。二维成像类似于普通模拟定位机通过 kV 级 X 线的投影，根据骨性结构与数字重建放射影像（digitally reconstructed radiograph，DRR）图像上的位置偏差，计算出摆位误差，进而纠正患者实际放疗的位置，提高肿瘤放疗精度。其独有的动态透视成像，则可以在治疗体位下观察肿瘤/危及器官的运动，进而为评估

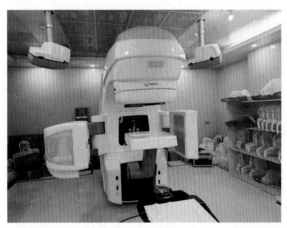

图 2-2-7　Varian Triology 直线加速器的 kV 级图像引导
系统

肿瘤是否脱出照射范围提供了可视化的量化依据。二维 kV 成像系统引导肿瘤放疗虽然具有方便、快捷的优点，但是其仅从二维方向上判断/纠正患者的摆位误差，量化/追踪放疗反应仍然存在很大缺陷。

与 MV-CBCT 相似，kV 级的三维图像引导则是通过 kV 级 X 线球管围绕人体一周或者大半周，获得患者在不同角度的二维解剖投影，进而重建出患者三维断层影像信息，这就是所谓的 kV 级 CBCT，如图 2-2-7 所示。

kV 级 CBCT 影像相较于 MV-CBCT 在软组织分辨率方面具有显著提高，但是其扫描孔径大、图像噪声高的问题仍未解决。CBCT 成像时间按超过 75s（按照机架旋转角速度 4.8°/s）计算，其包含了多个呼吸周期及心跳周期，在引导胸腹部肿瘤放疗中可以模糊呼吸/心跳运动的影响，为胸腹部肿瘤内靶体积（ITV）的制订提供可行方法。4D-CBCT 则是将 3D-CBCT 依据呼吸时相进行分割，获得了连续动态的 CBCT 影像，从而减少了呼吸运动对 CBCT 影像的影响，提高了肿瘤的识别精度，如图 2-2-8 所示。

采用了新重建算法的 CBCT 图像质量有显著提升，部分图像可以与 CT 相媲美，如国外厂商推出的 iCBCT，与 CBCT 相比，iCBCT 显著减少了图像的伪影。iCBCT 的应用为肿瘤自适应放疗提供了一种快速高质量的影像依据，如图 2-2-9 所示。

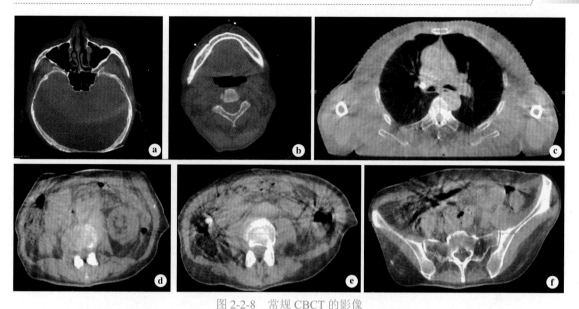

图 2-2-8　常规 CBCT 的影像
a. 脑部；b. 头颈部；c. 胸部；d. 上腹部；e. 下腹部及盆腔部；f. 从图像中可以看出放射状伪影比较明显

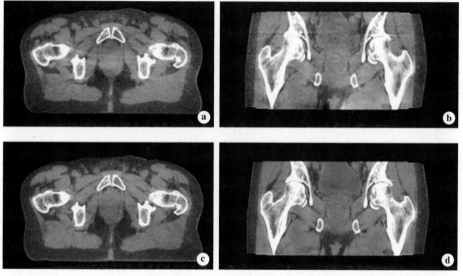

图 2-2-9　国外厂商提供的 iCBCT
a. CBCT 横断面影像；b. CBCT 冠状面影像；c. iCBCT 横断面影像；d iCBCT 冠状面影像

　　当然了，目前国内有厂商将 CT 与直线加速器融为一体，研发了新的 CT 影像引导放疗的解决方案。其实，早在 20 年前，就有厂商生产了 CT-on-Rail 的 CT 引导放疗解决方案，通过在放疗机房内与直线加速器相同的轨道上安装一台独立的诊断 CT 机，可以获得患者每日的高清 CT 影像，进而实现患者高精度的 IGRT。但是，因为患者需要在 CT 机和直线加速器之间进行转运，这无形中就产生了患者成像与放疗体位的偏差。两台大型设备放在同一个治疗室内，对建筑构造、硬件调试等都提出了严格要求，同时设备费用较高，这些是限制该方案广泛应用的主要原因。

　　kV 级影像学技术的应用将 IGRT 推到了一个新的高度，然而基于 X 线的成像技术无法避免的一个障碍就是软组织分辨率差的问题，这也是 X 线引导放疗的瓶颈所在。而 MRI 软组织分辨率高的优势注定了其在线引导放疗中必将发挥非常重要的作用，这也是有学者提出未来图像引导放疗中 MR 影像将成为主流技术的原因之一。目前，已经有多个厂商推出了相应的 MRI 与放疗设备融合的一体机，如 1.5T 的 Unity 直线加速器，0.35T 的 ViewRay 直线加速器，如图 2-2-10 所示。

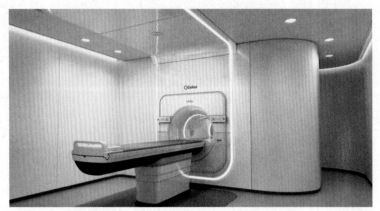

图 2-2-10　1.5T MRI 加速器系统 Unity

第三节　肿瘤自适应放疗

一、自适应放疗的定义、基本环节及反馈机制

1. 自适应放疗的定义　放疗中的定位精度直接影响肿瘤的局部控制，治疗中的定位误差会造成靶区剂量覆盖不足或正常组织的过量照射，为治疗带来不利影响。为应对治疗摆位误差和靶区及危及器官改变等带来的治疗定位误差，放疗界提出了计划靶区（PTV）的概念。PTV是在肿瘤区（gross target volume，GTV）或临床靶区（clinical target volume，CTV）外面增加一个各向同性或各向异性的外扩边界，从而将预期的定位误差涵盖到处方剂量范围内。尽管这种方式很好地解决了治疗靶区剂量覆盖的问题，但同时也增加了对周围正常组织的不必要照射，从而增加了正常组织的放射毒性。随着 IGRT 技术的发展，在放疗过程中加入了治疗体位下的实时解剖影像，可以得到治疗时实际的肿瘤区和周围危及器官的位置与形状改变，引导修正治疗的体位。IGRT 技术的应用可以在一定程度上减小 PTV 外扩边界的设置，从而减少正常组织的放射毒性，但是它仍然不能完全消除放疗过程中因肿瘤退缩、患者消瘦及乏氧改变等在几何形态和相互关系、生理和生物学特性变化等方面的问题对初始治疗计划的影响。自适应放疗就是为了解决这些问题，根据 IGRT 提供的信息分析放疗实际剂量分布和治疗反应，并在放疗过程中不断修正放疗计划的一种技术方法，如图 2-3-1 所示。

自适应放疗（ART）的概念最早由 Yan 等于 1997 年提出，最初的概念是将整个放疗过程中靶区定位、计划设计、治疗实施和治疗评价形成一个自我反馈和自我修正的动态闭环系统，从而对治疗过程中因摆位误差，肿瘤大小、形态及位置变化导致的治疗剂量分布与初始治疗计划不符的情况进行动态评估，进行计划的重新设计与优化。随后放射治疗领域对 ART 的算法与临床应用进行了大量研究，证明了 ART 技术可以进一步提高肿瘤区的剂量覆盖精确性和更好地保护正常组织，从而提高肿瘤控制概率（TCP）或减少正常组织并发症发生概率（NTCP）。

2. 自适应放疗的基本流程　完整的 ART 流程包括以下几个基本环节：放疗的在线图像获取、图像配准、靶区和危及器官勾画、治疗剂量分布和治疗反应的评估、自适应治疗计划的设计。其中，图像引导技术是 ART 开展的基础条件。医师通过当次治疗在线图像对患者肿瘤区的形状、位置、与相邻正常器官的关系及生物学改变等进行评估，当上述各种改变引起的靶区定位或剂量误差超过了临床可以接受的阈值时，则启动 ART 机制进行计划修正，消除或减少误差的影响。

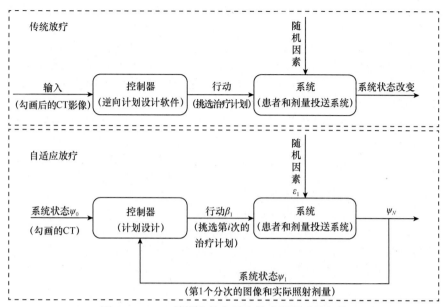

图 2-3-1　Yan 等提出的自适应放疗闭环反馈架构

通常情况下，在线图像需要与定位图像进行配准，以确定患者解剖结构特别是靶区和正常器官组织在放疗中的几何或者生物学改变，以及这些改变对治疗剂量分布的影响。评估需要基于在线图像采用手工修改，或使用形变配准技术生成当前的靶区和危及器官轮廓，必要时还需要重新计算初始计划在当次治疗形成的剂量分布以及已照射次数的累加剂量。当需要评估当前分次照射累加剂量时，形变配准是剂量累加的基础。配准的精度对 ART 的一些关键环节具有重要影响，在使用中需要仔细评估，如图 2-3-2 所示。

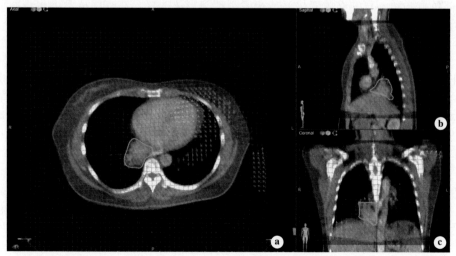

图 2-3-2　肺癌患者疗程中的 CBCT 与定位 CT 的图像形变配准（叠加显示形变向量）

a. CT 横断面影像及形变向量示意图；b. CT 矢状面影像及形变向量示意图；c. CT 冠状面影像及形变向量示意图

ART 流程中比较耗时的一个环节，是基于在线图像的靶区和危及器官轮廓修改。由于在这个环节中患者需要维持治疗摆位的状态，如果全部采用人工勾画可能会比较耗时而无法满足在线 ART 的临床要求。因此，目前常用基于图像配准的结构映射（刚性复制/弹性形变）、辅助勾画和自动勾画等方法完成。但是这些勾画方法都有一定的局限性和误差，无论采用何种方式，最后都需要由医师进行人工修改和确认。完成在线勾画后，物理师需要基于新的勾画进行ART 在线计划设计。通常可以采用两种路径来开展在线计划设计：一种是将原来的治疗计划或上一次的治疗计划作为参考计划，基于参考计划优化照射野权重、子野形状和跳数等，通过对原计划的快速调整得到适应新轮廓的适形剂量分布。另一种是通过逆向优化计算获得针对当前轮廓勾画的全新治疗计划。由于在线治疗的时间限制，目前 ART 的计划设计大多采用自动化或半自动化的流程，从而大幅提高了在线计划设计效率。最后，在线 ART 计划由于时间限制无法像离线计划一样进行单独的模体剂量测量和质量保证验证，因此如何对 ART 开展质控和评估是一个新的课题。

目前常用的方法是计划执行前开展独立验算，或在执行后采用日志文件进行评估等。随着在线验证技术的出现，采用基于外挂电离室或电子射野影像系统（EPID）的在线测量验证的方法也开始应用于 ART 的质控和评估。

3. 自适应放疗的反馈机制　ART 的反馈是对放疗疗程中产生的误差动态反馈和修正的过程。在具体实施过程中，需要明确反馈参数类型和触发 ART 流程的阈值。由于各个医疗机构采用的 ART 技术路线和方法不尽相同，目前行业对采用何种反馈机制没有定论，具体实施过程中可能也没有明确阈值而是采用主观判断。尽管存在一些模糊和不确定性，但通过对文献的分析，依然可以总结出目前常用的一些反馈机制。

（1）摆位误差和靶区/危及器官形变修正：目前最常见的 ART 形式是对治疗过程中的摆位误差、靶区形变和位移进行修正，这也是疗程中最直观的误差来源。对于摆位误差，尽管现代放疗中采用了先进体位固定技术来确保靶区和周围正常组织与照射野的相对位置关系，对于特定部位的摆位误差依然可以达到几毫米到 1 cm。采用图像引导下的摆位修正可以修正平移（三维床）或旋转（六维床）带来的刚性误差，但对于由于靶区形变、身体扭曲或部分器官位移导致靶区和解剖结构相对位置改变等误差则不能很好应对。因此，需要借助 ART 流程来根据当前治疗分次的靶区与器官实际位置开展计划优化。疗程中靶区和危及器官的改变可能来自肿瘤随着受照剂量累加的退缩或者肿瘤周围水肿的缓解，也可能来自正常组织的形态和位置改变（如盆腔部位直肠和膀胱的充盈变化）或患者消瘦等形体改变。在有些概念中也将对分次内的生理性活动（如胸部呼吸运动、心脏跳动、胃肠蠕动等）带来误差的在线修正列入 ART 的范畴。尽管如此，文献中对呼吸运动的实时修正多数情况下以呼吸运动追踪治疗的方式描述。

（2）实际受照剂量/累加剂量修正：自适应放疗的另一种形式是对放疗过程中实际受照剂量相对计划剂量的偏差做出修正。具体实施中可采用在线图像快速评估原治疗计划在当前治疗分次中的预期剂量分布，一旦预期剂量与计划剂量相比的误差超过阈值，即触发 ART 流程根据当前的摆位和解剖结构重新优化治疗计划，以保证最优的剂量分布。也可将当次的实际受照剂量，累加到当前已完成治疗次数的累加剂量之中，得到预期放疗累加剂量并与计划剂量对比，如果误差超过阈值则启动 ART 流程，进行当次计划的修正或在后续治疗中进行修正。在这种反馈机制中，靶区的剂量覆盖和正常组织的过量照射被作为监测的目标，而实际受照剂量与计划剂量的偏差可作为治疗的反馈参数，解剖学的改变最终通过剂量的误差反馈到 ART 流程中。

（3）基于疗效反馈的处方剂量修正：随着放疗的发展，临床上开始更加重视患者的疗效反馈，希望能够根据疗效反馈开展个性化的精确放疗。因此，放疗界近年来提出了疗效反馈引导放疗（response guided radiotherapy，RgRT）。RgRT 的提出是对 ART 概念的新发展，是将治疗反馈机制延伸到临床末端的疗效评估，本质上依然属于 ART 的拓展和延伸。RgRT 的前提是对疗效的准确评估，这有赖于借助目前的影像或基因组学等治疗评估手段建立可靠的个体化剂量-效应关系，从而为临床相应调整治疗剂量提供指导。比如对某些放射不敏感的肿瘤可增加照射剂量，对于预期可能发生的放射性损伤可提前降低照射剂量加以避免。由于放疗疗效的滞后效应，疗效预测依然是非常具有挑战性的课题，如何找到与疗效密切相关的可靠影像或生物标志物依然是放疗专业的研究热点。

二、自适应放疗的技术路径

ART 从技术路径上区分，大致可以分为两类，即离线 ART 和在线 ART，分别针对分次间和分次内对治疗误差进行修正。在有些概念中也将呼吸运动追踪治疗列入 ART 的范畴，这种对误差的实时修正也可看作第三类 ART，即实时 ART。

1. 离线 ART 是指将放疗中发现的、由于靶区和器官形状与位置改变造成的偏差，通过离线扫描定位、轮廓再勾画和重新设计治疗计划进行修正的方法。这种方式不是对患者当前的治疗做出调整，而是利用分次间的时间对治疗中发现的偏差进行修正设计，在患者下次治疗时采用调整后的治疗计划。因此，离线 ART 具有不受治疗时间限制的优势，医师和物理师可在离线情况下从容修改靶区和设计新治疗计划。同时，离线 ART 也不需要专门的 ART 设备和专用软件，条件不足的放疗中心可以基于现有的模拟定位机和计划系统开展工作。离线自适应放疗具有经济实惠和普适性好的特点。其缺点就是无法对当前治疗分次中发现的偏差做出在线修正，治疗反馈周期较在线 ART 更长，但对于治疗次数较多的常规分割放疗，其响应周期尚可接受。

2. 在线 ART 是对放疗分次中发现的偏差进行在线修正的方法。相对于离线 ART，在线 ART 可以对治疗误差在治疗分次内进行快速响应和修正，因此对分次较少的治疗更有优势。但在线 ART 需要具有 ART 功能的专用放疗设备，或专门为在线 ART 设计的 ART 工作流程和相应软件。相对于离线 ART，在线 ART 对整个 ART 流程的效率有着苛刻的要求，从图像采集、勾画、计划设计到最终实施的总时间要控制在患者可以耐受的时间限度以内。这就要求治疗中压缩各个工作环节的时长，尤其对于比较耗时的靶区勾画和计划设计环节，目前采用了大量自动化或半自动化方法在不影响质量的情况下加快工作效率。常见的在线计划优化方法包括针对 3D-CRT 的直接射束孔径优化、针对 IMRT 的 MLC 子野优化、逆向束流优化和最新的在线自动计划技术。基于不同模态的图像引导，目前已有多种路径可实现在线 ART，不同的技术路径也具有相应的优势和挑战。

（1）共轴扇形束 CT 引导的 ART：共轴扇形束 CT 引导技术是放疗领域的最新发展之一，该概念最早由西门子提出并安装在治疗室内，可以沿轨道移动与加速器共用治疗床的大孔径共轴 CT（CT-on-Rail）以实现 IGRT。近年来上海联影医疗科技股份有限公司（联影医疗）实现了共轴的一体化 CT 直线加速器（CT-Linac）设计并成功投入临床应用。该技术将医用加速器和诊断级扇形束 CT 共轴设计，从而实现患者在治疗体位下采集 CT 影像并引导治疗的目的。共轴扇形束 CT 技术与现有的定位和治疗技术改变较小，通过扇形束 CT 获取的图像质量可靠，电子密度准确，可用于准确的靶区勾画和计划设计及剂量计算，而且共轴扇形束 CT 影像与定位 CT 影像配准属于同模态图像的配准，理论上配准误差更小，这有利于提高器官轮廓映射和剂量累加的精度。劣势是 CT 影像的软组织分辨率相对于 MRI 等依然不足，由于软组织肿瘤的分辨能力较差，从而可能限制其在某些软组织肿瘤中的应用，如图 2-3-3 所示。

（2）机载锥形线束 CT（On-board CBCT）引导的 ART：CBCT 在放疗中的应用已经非常普及，但是传统上认为其图像分辨率较差，而且 CT Hu 值-相对电子密度对应关系不准确，无法应用于精确的 ART 引导。随着图像处理技术的发展，尤其是近年来深度学习在图像处理中的应用，CBCT 经过去噪声、去散射和图像增强等一系列处理以后，其图像质量和 Hu 值-相对电子密度对应的准确性已有极大改善，开始逐渐被应用于 ART 流程的引导。美国瓦里安公司近年来推出的新型加速器搭载了基于迭代重建算法（iterative reconstruction algorithm）的 iCBCT 技术和 ART 解决方案，支持基于改进后 CBCT 影像进行靶区勾画和在线计划设计。相对于扇形束螺旋 CT，改进后 CBCT 影像质量和获取电子密度的准确性是否可以与前者相比依然需要观察。但基于 CBCT 的 ART 无疑为临床开展 ART 提供了新的思路，如何挖掘现有设备的潜力开展新的放疗技术是一个值得探索的方向，如图 2-3-4 所示。

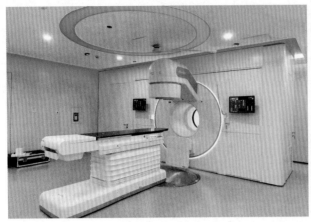
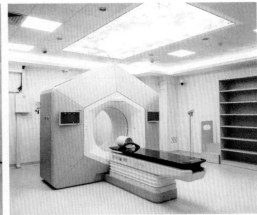

图 2-3-3   联影 CT-Linac 集成了共轴扇形束 CT 和直线加速   图 2-3-4   瓦里安 Halcyon 采用了机载 kV- CBCT
　　　　　器系统　　　　　　　　　　　　　　　　　　　　　　　　　　引导调强放射治疗

（3）兆伏级 CT（MV-CT）引导的 ART：MV-CT 传统上只用于摆位修正，因为兆伏级 X 线穿透能力较强，造成成像时软组织对比度被限制在一个很窄的范围，使得用于人体成像时对比度很差，无法对人体组织进行有效分辨。相对的优势是 MV-CT 对高密度物质（如义齿、手术植入物等）产生的伪影具有很好的抑制作用。HT 设备上 MV-CT 影像采用了与传统扇形束 CT 相同的扫描成像技术，其获取的电子密度信息可靠，但兆伏级 X 线图像质量是限制其应用的主要因素。有研究者采用图像增强技术对 MV-CT 开展提升对比度和提高分辨率的尝试，经处理后的图像质量有了极大改观。HT 也提供了利用每次治疗获取的 MV-CT 影像进行剂量累加的方法，用于预测患者在当前治疗方案下的累加剂量，对可能产生的剂量误差进行干预，从而为基于 MV-CT 的 ART 提供可行方案，如图 2-3-5 所示。

（4）磁共振引导的 ART：磁共振引导放疗（MR guided radiation therapy，MRgRT）是近年来放疗界的热点之一，随着 MRI 模拟机的逐渐普及和 MRI 加速器（MR-Linac）临床应用的开展，业界普遍期待着磁共振引导技术给放疗领域带来新变化。相比于传统基于放射线成像的 IGRT 技术，MRI 对患者不造成额外剂量，不像 CT、CBCT 和 MV-CT 那样需要将每日的成像剂量计入患者的总受照剂量。同时，MR 影像优异的软组织分辨率和功能成像的潜力也使其在临床的应用价值进一步突显。另外，MRI 具有实时成像的能力，可用于运动靶区的实时监测，也为开展实时追踪治疗等创造了可能性。同时，MRI 的引入也给放疗行业带来了新的挑战：首先，由于磁共振成像的磁场洛伦兹力对次级电子的作用，辐射剂量学特性会发生明显改变，需要在计划优化和剂量计算时加以考虑。其次，MR 影像由于主磁场的非均匀性和梯度场的非线性，以及化学位移等因素影响，会存在一定的几何形变，可能会对图像配准和靶区勾画等造成误差。因此，放疗对 MRI 序列的选择除了考虑图像质量因素外，还需要考虑激发方式和采集带宽等参数对图像几何形变的影响，临床上需要确立可以接受的图像几何畸变基准。再次，MR 影像缺乏与电子密度信息的对应关系而无法直接用于辐射剂量的计算，在 ART 的应用中需要通过特定电子密度赋值，或生成与之对应的合成 CT（synthetic CT）方式，获得解剖组织的电子密度用于自适应放疗计划的剂量计算。尽管磁共振引导的 ART 目前还存在诸多挑战和待解决问题，但通过积极应对，目前业界已经提出了一系列可行的解决方案，分别在放疗用的加速器上集成了低场强 MRI（ViewRay 0.35T MRIdian）和高场强 MRI（Elekta 1.5T Unity MR-Linac）设备，并开展了磁共振引导的 ART 实践，如图 2-3-6 所示。

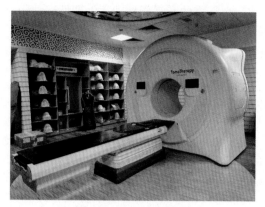

图 2-3-5　MV-CT 系统

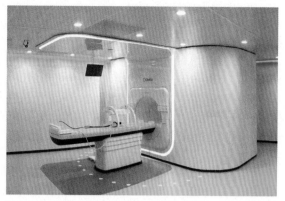

图 2-3-6　Unity MR-Linac 整合了飞利浦 1.5T MRI 系统
和采用了环形机架的直线加速器系统

三、自适应放疗的临床应用

1. 头颈部肿瘤的 ART　头颈部肿瘤靶区结构复杂，周围毗邻多种重要危及器官，对治疗定位误差容忍度较小。以鼻咽癌为例，中晚期患者的治疗靶区从颅底一直扩展到颈部淋巴结，周围有脑干、脊髓、腮腺、内耳、视神经等一系列重要危及器官。鼻咽癌多采用常规分割的剂量处方，治疗疗程长，随着治疗过程的进行和治疗剂量的累加，肿瘤靶区会发生退缩，同时患者在疗程中的消瘦等体型改变，均会使靶区与周围器官的几何位置和相互关系发生相应的改变，以及使体位固定的效果变差而造成摆位的活动度增大，从而影响治疗剂量分布的精度，增加周围正常组织的受照剂量。Dong 等采用 In-room CT 每周采集鼻咽癌患者的治疗图像并计算和评估累加的放疗剂量，结果显示无论采用体表标记点摆位还是骨性配准方式进行 IGRT，患者的腮腺剂量都超过了计划值，特别是采用体表标记点摆位造成的腮腺过量照射更为严重，提示临床需要依据疗程中图像的动态改变相应调整治疗计划才能达到最佳的剂量分布。目前，基于轮廓改变的 ART 方案在保证靶区剂量覆盖的同时在减轻头颈部鳞癌的口干发生率中显示出了其临床价值。而基于治疗反馈的 ART 是否可以用于提高放射抵抗靶区的剂量或降低放射敏感正常组织的受照剂量依然在探索之中，如图 2-3-7 所示。

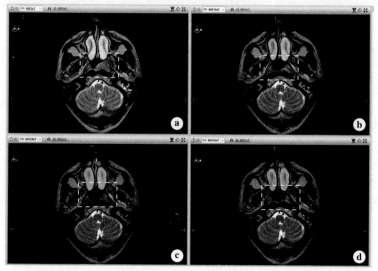

图 2-3-7　鼻咽癌磁共振引导自适应放疗肿瘤靶区随疗程退缩
a. 1 分次治疗后；b. 10 分次治疗后；c. 20 分次治疗后；d. 30 分次治疗后

2. **胸腹部肿瘤的 ART**　胸腹部肿瘤受呼吸运动、心脏跳动和胃肠蠕动等生理性运动影响较大，给靶区定位和追踪带来了难度，也使得对胸腹部肿瘤患者进行 ART 需要一定的技术。传统放疗中无论是引入 4D-CT 和内靶体积（ITV）的概念，还是采用呼吸门控（respiratory gating）、深呼吸屏气（DIBH）技术、主动呼吸控制（ABC）或者追踪治疗（tracking）的方式，都是为了解决靶区运动给治疗带来的不利影响。而疗程中靶区和周围组织的改变带来的治疗误差需要更进一步通过 ART 手段加以应对。胸腹部肿瘤较多采用 IGRT 来修正每次的摆位误差，如果临床上发现由于靶区和正常组织改变带来无法通过摆位修正消除的误差，则可通过离线或在线 ART 进行修正。离线方式可以为患者进行重新定位扫描、勾画靶区与危及器官和重新设计修正或补偿的 ART 计划；相对于不受生理运动影响的肿瘤，胸腹部肿瘤开展在线 ART 需要评估靶区运动对勾画的影响，这限制了在不具备运动评估能力的设备上开展在线的胸腹部 ART 应用。随着具有 4D 成像功能的机载 CT/CBCT 或可实时监控的 MR 影像引导设备的出现，在线 ART 在肺癌、肝癌和食管癌等胸部和上腹部肿瘤中的临床应用已经取得了可喜的进展。Allen Li 等将 ART 用于胰腺癌的治疗，可显著减少周围十二指肠等危及器官的受照剂量并提高胰腺癌靶区的剂量覆盖，从而为改善局部控制提供可能，如图 2-3-8 所示。

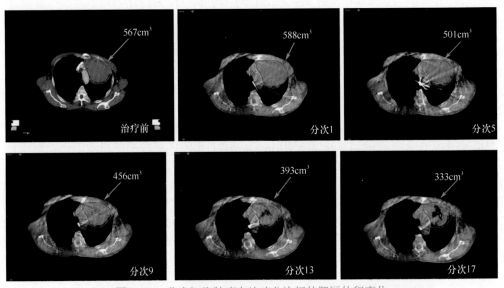

图 2-3-8　非小细胞肺癌在治疗分次间的靶区体积变化

3. **盆腔肿瘤 ART**　盆腔肿瘤由于受周围膀胱和直肠充盈程度影响较大，靶区在分次间形状和位置改变明显，一直是 ART 研究的热点。以报道最多的前列腺肿瘤为例，前列腺受直肠和膀胱充盈度的影响，在每个治疗分次中位置和形状容易发生变化，同时研究表明，周围正常组织（如精囊）位置和形状的改变甚至超过了前列腺本身。如果像传统放疗一样在治疗中采用较大的靶区边界，则会造成不必要的正常组织照射。采用 ART 则可以安全地缩小靶区边界，提高治疗比。长期随访结果显示，ART 在前列腺肿瘤的治疗中可显著改善局部控制并降低治疗毒性。随着在线 ART 技术的临床应用，有望更进一步缩小靶区边界和提高治疗效果。传统盆腔肿瘤 ART 受限于放射影像（如 CBCT）对软组织的分辨率不足，难以有效区分正常软组织和肿瘤的边界，磁共振引导放疗技术的应用有望使盆腔肿瘤的 ART 迈上新的台阶。

四、自适应放疗面临的挑战

　　ART 是放疗精准化发展的必经之路，尽管 ART 概念提出已经有 20 多年，对于什么情况下开展 ART，以及对于特定病种如何开展 ART 依然是放疗行业探索的热点。ART 在发展过程中也面临一些亟须应对的挑战，如在线 ART 流程的效率提高、支持 ART 的图像质量能否满足肿瘤靶区与危及器官的精准勾画、ART 中如何处理肿瘤退缩后的再计划靶区设置和剂量分布等问题。

由于在线 ART 需要患者保持治疗体位等待影像评估和再计划设计，过长的等待时间容易造成患者体位再次改变或发生膀胱充盈等生理性改变，因此对在线 ART 流程的效率有很高要求。ART 团队需要在有限时间内完成图像采集、配准、轮廓勾画、计划设计和在线质控等一系列操作。国内外的研究者采用了多种技术手段提高 ART 工作效率，包括自动配准、辅助勾画、自动勾画、自动子野优化和自动计划等各种新技术手段层出不穷。近年来，随着人工智能在放疗中的应用不断深入，基于深度学习各种自动勾画和自动计划方法不断涌现，有望大幅缩短在线 ART 流程的耗时，使得开展 ART 的临床操作更加高效。

在线图像质量是 ART 面临的又一个挑战。目前常见的 ART 技术路径中大多采用基于放射线的 IGRT，包括 kV 和 MV 级的扇形束 CT 和锥形线束 CT（CBCT）。在线的 kV 级扇形束 CT 成像技术和图像质量与诊断 CT 接近，CBCT 由于散射影响存在较严重的图像伪影，MV-CT 则因为高能 X 线与物质的主要作用为康普顿效应，密度分辨率较低。近年来通过蒙特卡罗模拟等方法进行散射修正及采用迭代成像等技术处理后的 kV-CBCT 影像质量有大幅提升，但能否满足临床对精准勾画的需求有待商榷。即使采用了在线扇形束 CT 引导，在不使用对比剂的情况下，其图像质量依然无法满足有些病种对于软组织肿瘤的勾画需求。通常医师在勾画初始治疗计划的靶区时，不仅要参考平扫和增强的 CT 定位图像，也要参考特定对比度的多序列 MR 影像（T_1W、T_2W、T_1 增强或 FLAIR 等），甚至是 MRI 功能影像（如 DWI 和 PWI 等）和 PET/SPECT 影像。而基于在线单个模态影像的勾画是否可以用于准确修正靶区的改变仍然存在争议，如图 2-3-9 所示。

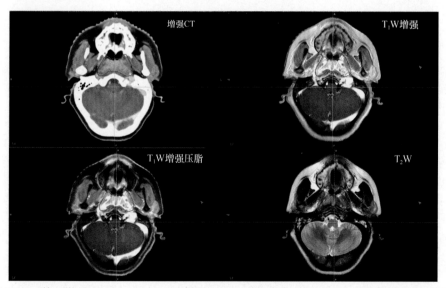

图 2-3-9　基于增强 CT 和 MRI（T_1WI 增强、T_1W 增强脂肪抑制和 T_2WI）的鼻咽癌靶区勾画

ART 面临的另一个挑战，是对于治疗中可以观察到的肿瘤退缩是否可以安全地减小靶区体积，以及疗程中缩小照射范围会不会对局部控制产生不利影响。Matthias 等模拟以常规剂量分割照射的非小细胞肺癌患者，在疗程中开展 1~2 次缩小照射靶区体积的 ART，通过剂量叠加后计算亚临床病灶区域的肿瘤控制概率（TCP）后发现，无论是假设肺癌的肿瘤区（GTV）周围的亚临床病灶随着 GTV 退缩还是不随 GTV 退缩，最后通过剂量叠加计算得到的亚临床病灶的 TCP 都在 80% 以上。目前临床上并没有确切证据说明放疗中缩小靶区照射范围是否会影响肿瘤局部控制。尽管仍存在争议，ART 已在鼻咽癌、肺癌和前列腺癌等病种的治疗中具

有其临床意义。

目前各个医疗机构开展 ART 还面临一个非常现实的挑战，那就是 ART 相对常规放疗对临床资源的耗费更大，放疗科室需要投入大量医师、物理师和治疗师等人力，占用更多的设备时间来开展这项工作。以 MR-Linac 自适应放疗为例，患者单次治疗时间为 30～60min，需要医师和物理师现场做图像配准、勾画靶区、设计治疗计划和开展在线质控。对于分次较少的 SRT 尚能接受，但对于常规剂量分割放疗，无论是患者治疗费用还是医院医疗资源的投入都非常大。如何平衡对精准治疗的发展需求与医院医疗资源投入的关系，不仅在国内是一个重要的课题，也是全世界放疗界共同面临的难题。

第四节　MRI 原理及序列概述

一、MRI 基本原理

磁共振成像（magnetic resonance imaging，MRI）是利用原子核在磁场内发生共振所产生的信号经图像重建的一种成像技术。目前 MRI 多用氢原子核或质子来成像，氢原子核只有一个质子，没有中子。人体内含有大量的氢原子核，每个质子均可看作一个小的磁体，其磁场强度和方向用磁矩或磁矢量来描述。在没有外部磁场作用时，人体内质子磁矩方向是任意的、无规律的，因而各个质子的磁矩互相抵消，质子总的磁矩为零。当加上外部磁场后，质子的磁矩变为按照外部磁力线方向规律排列。其中同向平行于外加磁场方向的质子处于低能态，反向平行于外加磁场方向的质子呈高能态。处于低能态的质子数目多于处于高能态的，二者部分磁矩互相抵消，结果产生一个与外磁场磁力线方向一致的净磁矢量。

二、脉冲序列与加权成像

1. 射频脉冲　向患者发射的短促无线电波，称为射频（radio frequency，RF）脉冲。当射频脉冲与质子进动频率相同时，即可把能量传给质子，使其由低能态变为高能态，即产生共振。质子进动频率可由 Larmor 方程计算得出：

$$\omega_0 = \gamma \cdot B_0$$

其中，ω_0 为进动频率（单位 Hz），γ 为旋磁比，B_0 为外磁场强度，场强单位为特斯拉（Tesla，T）。

质子接受射频脉冲能量后会产生两种效应：一些低能级质子吸收能量跃迁至高能级，低能级与高能级质子的磁力一部分相互抵消，使纵向磁化减小。同时导致质子同步、同速运动，即同相位，其磁力叠加起来产生横向磁矢量，即横向磁化。中止射频脉冲后，由射频脉冲所引起的变化恢复到原来的平衡状态，即纵向磁化恢复和横向磁化消失。纵向磁化由 0 恢复到原来数值的 63% 所需的时间，为纵向弛豫时间，简称 T_1。横向磁化由最大值减小到最大值的 37% 所需的时间，为横向弛豫时间，简称 T_2。T_1、T_2 是时间常数，不是绝对值，T_1 长于 T_2。生物组织的弛豫时间：T_1 为 300～2000ms，T_2 为 30～150ms。水的 T_1、T_2 都长，而脂肪的 T_1、T_2 均短。病变组织（如肿瘤）通常比周围正常组织含水量高，故肿瘤组织的 T_1、T_2 通常较正常组织长。T_1 的长短同组织成分、结构和磁环境有关，与外磁场强度也有关。T_2 的长短同外磁场和组织内磁场的均匀性有关。人体不同器官的正常组织与病理组织的 T_1 和 T_2 是相对恒定的，并有一定的差别，这种组织弛豫时间上的差别是 MRI 成像的基础。

2. 脉冲序列　影响组织磁共振信号强度的因素有很多，包括组织 T_1、T_2、质子密度、化学位移、液体流动、水分子扩散运动等，各种因素混杂在一起共同影响 MR 影像信号强度，无法将其区分，因而无法用于影像诊断。为了区别以上各种因素对图像信号强度的不同影响或者突出显示其中某一种因素的影响，可以通过调整 MRI 参数来实现，这些可调整的参数包括射频脉冲的带宽、幅度、施加的时间，梯度场的方向、强度、施加的时间以及持续时间等。这一系列参数的设置及其在时间上的排列组合称为脉冲序列（pulse sequence）。

3. 脉冲序列的基本构建 脉冲序列一般由五部分构成，即射频脉冲、层面选择梯度场、相位编码梯度场、频率编码梯度场和 MRI 信号。临床上常用的脉冲序列：①自由感应衰减序列；②自旋回波序列；③反转恢复序列；④梯度回波序列；⑤平面回波成像序列。

（1）自由感应衰减序列：采集到的 MRI 信号为自由感应衰减（free induction decay，FID）信号的序列统称为 FID 序列。在 MRI 发展早期，FID 序列在低场强 MRI 系统上有较多的应用，目前这类序列已经很少使用。

（2）自旋回波序列与快速自旋回波序列：自旋回波序列采集到的 MRI 信号是利用 180°聚焦脉冲产生的自旋回波信号，分为自旋回波（spin echo，SE）与快速自旋回波（fast spin echo，FSE）。SE 序列由 90°～180°脉冲组合形式构成，即在一个 90°射频脉冲后跟随一个 180°聚焦脉冲。90°脉冲产生一个最大横向磁化矢量，然后利用 180°脉冲产生一个自旋回波。把从 90°脉冲到产生的回波之间的时间定义为回波时间（echo time，TE），把两次相邻 90°脉冲之间的时间定义为重复时间（repetition time，TR）。

如果使用很长的 TR，则所有组织的 T_1 完全出现，可在图像中剔除 T_1 成分。如果使用很短的 TE，所有组织都还没有来得及出现 T_2，则可基本剔除图像的 T_2 成分。选择适当的 TR、TE 时间则可以分别得到 T_1WI、T_2WI 和质子密度加权图像（proton density weighted imaging，PDWI）。这里的"加权"表示主要由组织的某种成像参数的差别所形成的图像，也称为某种参数的加权图像。如由 T_1 差别形成的图像称为 T_1 加权图像（T_1 weighted image，T_1WI），由 T_2 差别形成的图像称为 T_2 加权图像（T_2 weighted image，T_2WI），由质子密度差别形成的图像称为质子密度加权图像。

SE 序列的特点是结构简单，信号变化容易理解，图像组织对比较好，信噪比（signal noise ratio，SNR）高，对磁场不均匀性相对不敏感。其缺点是信号采集时间长，容易产生伪影，无法做动态对比增强扫描。SE 序列是常用的序列之一，常用于颅脑、颈部、骨关节、脊柱、软组织等部位的 T_1WI，较少用于 T_2WI。

如果在一次 90°激励脉冲之后，利用多个 180°聚焦脉冲采集多个自旋回波信号，那么序列所需的 TR 重复次数可明显减少，可以明显缩短信号采集时间，加快成像速度。使用 FSE 序列，90°射频脉冲后采集的不是一个回波，而是一连串回波，我们将它称为"回波链"。回波链中回波数目称为回波链长度（echo train length，ETL）。如果在一个 90°脉冲后采集 n 个自旋回波，则 ETL=n，此时 TR 所需重复的次数只需要原来的 $1/n$，图像采集时间也相应缩短至原来的 $1/n$。FSE 序列的特点是比 SE 序列成像速度明显加快，而且 ETL 越长，成像时间越短。

（3）反转恢复（inversion recovery，IR）序列与快速反转恢复（fast inversion recovery，FIR）序列：具有 180°反转预脉冲的序列统称反转恢复序列。利用 180°射频脉冲激发组织，将使组织的宏观磁化矢量偏转到与主磁场相反的方向上，此 180°脉冲也称为反转脉冲，之后在一个适当时刻施加一个 90°脉冲，然后马上再施加一个 180°聚焦脉冲，实际上相当于在 180°反转预脉冲后跟随一个 SE 序列。而 FIR 序列则是在 180°反转预脉冲之后跟随一个 FSE 序列。FIR 序列较 IR 序列图像采集速度明显加快。IR 序列的特点：①T_1 对比度好，IR 序列 T_1WI 优于 SE 序列 T_1WI 的对比度，临床上主要用于颅脑扫描，增加脑灰白质的 T_1 对比。②可以选择性抑制一定 T_1 的组织信号，如可用于脂肪抑制或水抑制。③信噪比相对 SE 序列降低。④扫描时间长。

IR 序列在临床上主要应用于：①短反转时间反转恢复（short TI inversion recovery，STIR），主要用于体部 T_2WI 的脂肪抑制。因为脂肪组织的 T_1 很短，如果在 180°反转脉冲后一定时间，当脂肪组织的宏观纵向磁化矢量从反向最大值恢复到 0 时施加 90°脉冲，由于没有宏观纵向磁化矢量，也就不能产生横向磁化矢量，故脂肪组织信号被抑制。②液体抑制反转恢复（fluid attenuated inversion recovery，FLAIR）。FLAIR 序列实际上是反转时间（inversion time，TI）很长的 FIR 序列，因为脑脊液的 T_1 很长，在 180°反转脉冲后间隔比较长的 TI，此时水的宏观纵向磁化矢量从反向最大值恢复至 0，再施加 90°激励脉冲时，水由于不能产生横向磁化矢量因而其信号被抑制。FLAIR 序列主要用于脑及脊髓成像，可以通过抑制脑脊液信号而突出显示脑实质内病变，或者鉴别病变内的长 T_2 信号是否为囊变或液化坏死。

FIR 序列也称为快速反转自旋回波（FSE IR）序列。FSE IR T_1WI 序列，实际上就是在 FSE T_1WI 序列中的每个 90°脉冲前施加一个 180°反转脉冲，这样可以增加图像的 T_1 对比，主要用于脑 T_1WI，灰白质对比优于 SE T_1WI 序列，如图 2-4-1 所示。

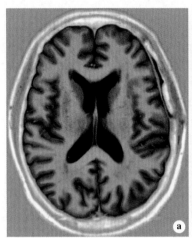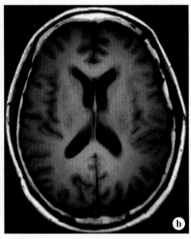

图 2-4-1　FSE IR T_1WI（a）的脑灰白质对比优于 SE T_1WI（b）

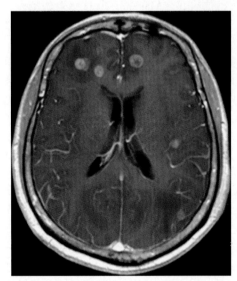

图 2-4-2　梯度回波 T_1WI 增强扫描
显示多发脑转移瘤

（4）梯度回波（gradient echo，GRE）序列：是利用梯度回波的 MRI，梯度回波与 SE 序列类似，但也有所不同。与 SE 序列相比，GRE 序列采用小于 90°的激励脉冲进行激发，所需能量较小，激发后残余的纵向磁化矢量较大，T_1 较短，因而可以选用较短的 TR，加快图像采集速度。与 SE 序列不同的是，梯度回波采集回波信号不是利用 180°聚焦脉冲，而是利用读出梯度场的正反向切换，从而可以进一步缩短信号采集时间。由于梯度回波没有自旋回波的 180°聚焦脉冲，不能抵消主磁场不均匀造成的质子失相位，因而反映的是组织的 T_2^*，而不是真正的 T_2。梯度回波图像信噪比较低，且对磁场不均匀性较敏感。在 GRE 序列上，血流常不呈流空信号而呈高信号。GRE 序列的主要临床应用包括屏气扫描和动态对比增强扫描等，如图 2-4-2、图 2-4-3 所示。

（5）平面回波成像（echo planar imaging，EPI）序列：是在梯度回波基础上发展而来，其产生的 MRI 信号也属梯度回波。与一般梯度回波不同的是在一次射频脉冲激发后，利用读出梯度场的连续正反向切换，每次切换产生一个梯度回波，因而产生多个梯度回波组成的梯度回波链，与 FSE 序列类似。其特点有：①成像速度快，是目前最快的 MRI 信号采集方式，可达亚秒级。②伪影多，信噪比差。③对磁场不均匀性敏感。

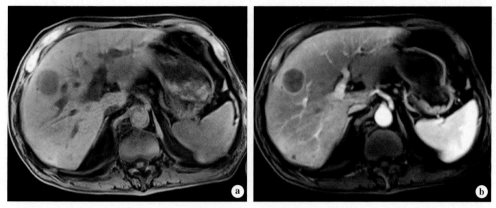

图 2-4-3　梯度回波 T_1WI 肝脏的平扫（a）及增强扫描（b）显示肝转移瘤

三、MRI 常用技术

1. 脂肪抑制技术　脂肪抑制技术是 MRI 检查中非常重要的技术，其主要作用在于：①抑制皮下及体腔内正常的脂肪组织，增加图像对比，提高病变检出率。②增加增强扫描的效果。③判断病变内是否含有脂肪组织，有助于病变的诊断和鉴别诊断。④减少与脂肪有关的运动伪影和化学位移伪影等。常用的脂肪抑制技术有频率选择饱和法和 STIR 技术等，如图 2-4-4 所示。

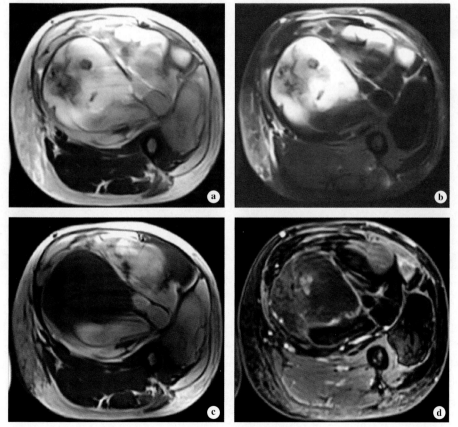

图 2-4-4　左下肢脂肪肉瘤

a. T_2WI；b. T_1WI 显示股部肿块内见高信号成分，符合脂肪信号；c. 脂肪抑制 T_2WI 显示部分 T_2WI 高信号被抑制为低信号，提示为脂肪成分；d. 脂肪抑制 T_1WI 增强扫描显示脂肪成分被抑制为低信号，同时可见强化的软组织成分

2. 化学位移成像　化学位移成像（chemical shift imaging，CSI），也称为同/反相位成像。原理是组织中的水和脂肪在射频脉冲激发后其横向磁化矢量处于同相位，即它们的相位差为零，而水质子进动频率比脂肪质子快，因而经过一定时间后水质子与脂肪质子的相位将相差半圈，即处于相反的相位，其横向磁化矢量有部分会相互抵消，此时采集的信号强度将是二者横向磁化矢量相减的差，这种图像称为反相位（out-of-phase）图像。之后再经过相同的时间段，水质子的相位超过脂肪质子的相位整一圈，二者的相位差缩小为零，此时的信号强度为二者横向磁化矢量相加的和，这种图像称为同相位（in-phase）图像。化学位移成像主要用于含脂质病变的诊断和鉴别诊断，如肾上腺瘤、肾脏血管平滑肌脂肪瘤、肝腺瘤、肝细胞癌、脂肪肝等。如果化学位移成像反相位图像某组织或病变的信号减低，提示该组织或病变中含有脂质，有助于诊断并可以和其他不含脂质的病变进行鉴别诊断，如图 2-4-5、图 2-4-6 所示。

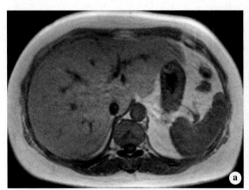
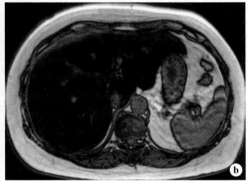

图 2-4-5　脂肪肝

a. T₁WI 同相位肝脏信号高于脾；b. T₁WI 反相位，肝脏信号明显均匀性减低，低于脾，提示肝实质广泛性脂肪变性

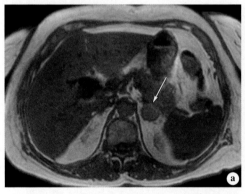
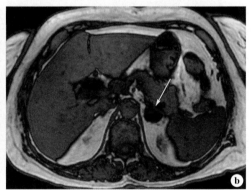

图 2-4-6　左肾上腺瘤

a. 左肾上腺结节 T₁WI 同相位呈中等信号；b. T₁WI 反相位病变呈显著低信号，提示病变内含有脂质

3. 磁共振增强检查技术　磁共振增强检查技术是指通过向静脉内注入对比剂后，在一个或者多个不同的时间点进行扫描的一种影像学技术。其主要的作用是：①通过改变病变或周围正常组织结构的信号，增加病变与周围组织信号对比，提高病变的检出率。②通过观察病变或器官的动态信号变化判断其血供状况。③使用特异性对比剂，通过增强前后信号变化，观察组织或病变对特异性对比剂的摄取状况，从而判断病变分子水平的改变，如图 2-4-7、图 2-4-8 所示。

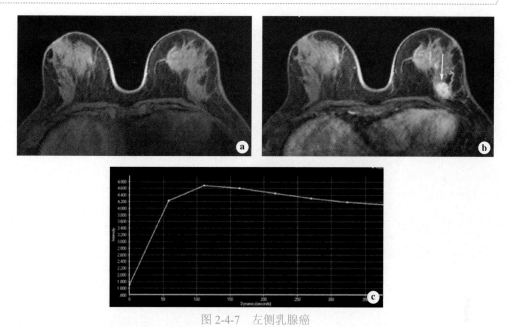

图 2-4-7 左侧乳腺癌

a. T_1WI 平扫病变与周围正常腺体呈等信号而大小范围显示不清；b. 静脉内注入对比剂后增强 T_1WI 显示病变呈明显不均匀强化，信号明显高于周围腺体，其大小及形态均显示清晰；c. 动态对比增强扫描时间信号曲线显示病变呈快速流入流出型，提示恶性病变

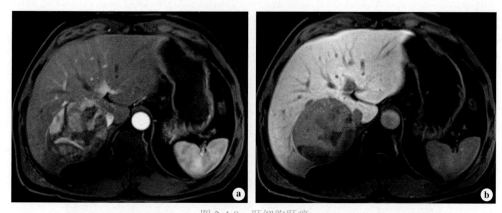

图 2-4-8 肝细胞肝癌

a. 肝脏右后叶占位，使用特异性对比剂（钆塞酸二钠）增强扫描动脉期病变不均匀强化；b. 延迟 20min 肝胆特异期显示病变不摄取特异性对比剂，呈相对低信号，提示病变无正常肝细胞功能

4. 磁共振水成像 水成像的原理是利用了水的长 T_2 特性。水成像选用很长的 TE，即采用 T_2 权重很重的 T_2WI 序列，除体内的液体成分（如胆汁、胃肠液、尿液、脑脊液等）外，其他组织的横向磁化矢量几乎完全衰减而不产生 MRI 信号，而以上水样结构由于其 T_2 值非常长，仍会保留一定的横向磁化矢量，因而可以产生 MRI 信号。在水成像上，人体内静止的水样结构表现为很高的信号，而流动的水样结构，如血管内快速流动的血液则呈低信号甚至无信号，这样就可以起到突出显示体内含水样结构形态的目的。水成像在临床上的应用主要有：①磁共振胰胆管成像（MR cholangiopancreatography，MRCP），主要用于显示肝内外胆管、胆囊腔、胰管等结构，并用于胆系结石、胆系肿瘤、胆系炎症、胰管变异、胰腺肿瘤等的诊断。②磁共振尿路成像（MR urography，MRU），可以突出显示泌尿系统内尿液的信号并显示肾盏、肾盂、输尿管、膀胱的形态，用于泌尿系统结石、炎症及肿瘤等疾病的诊断。③MR 脊髓造影（MR myelography，MRM），可以显示椎管内及神经根鞘内的脑脊液形态，用于评价椎管梗阻的范围、硬膜囊受压或受侵的范围及程度和脊膜膨出的诊断，如图 2-4-9 所示。

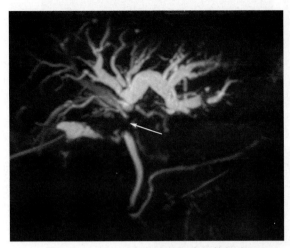

图 2-4-9　肝门区胆管癌并肝内胆管扩张

MRCP 显示肝内胆管扩张，狭窄处位于肝门区（箭头），胆总管及胰管未见异常

5. 磁敏感加权成像　磁敏感加权成像（susceptibility weighted imaging，SWI）是一个高分辨率的薄层梯度回波序列，可以显示不同组织之间磁敏感特性的差异，主要用于显示中枢神经系统小的静脉、出血、铁离子的沉积等。临床上主要用于颅脑外伤所导致的弥漫性轴索损伤（diffuse axonal injury，DAI）、脑的小血管畸形、神经退行性变性疾病及脑肿瘤的诊断，如图 2-4-10 所示。

6. 磁共振波谱成像　磁共振波谱成像（MR spectroscopy，MRS）是目前能够检测活体组织内化学物质唯一的无创性影像学检查技术。其原理是同一种化合物的不同原子核和不同化合物的同一种原子核由于其所处的化学环境不同，周围的磁场也有轻微变化，导致其共振频率出现差别，这种情况称为化学位移现象，是 MRS 的基础原理。MRS 谱线的横轴表示化学位移（频率差别），单位是百万分之一（ppm）赫兹，纵轴表示信号强度，不同峰的峰高和峰下面积代表不同化合物的量，与共振的原子核数目成正比。目前 MRS 可检测的常用化学物质有 N-乙酰天冬氨酸（NAA）、胆碱（Cho）、肌酸（Cr）、乳酸（Lac）、肌醇（MI）、谷氨酸盐（Glx）、脂质（Lip）、丙氨酸（Ala）等。临床上 MRS 主要用于脑肿瘤、癫痫、脑白质病、脑变性疾病、脑发育异常等的诊断和鉴别诊断，如图 2-4-11 所示。

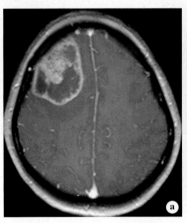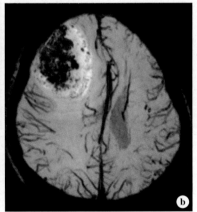

图 2-4-10　右额叶转移瘤

a. 增强 T_1WI 显示右额叶转移瘤呈环形强化；b. SWI 示病灶内多发结节样及线样显著低信号，提示病灶内有不成熟的新生血管和(或)陈旧性出血

7. 磁共振血管成像　磁共振血管成像（MR angiography，MRA）技术是 MRI 常用技术，可以提供血管管腔的形态学信息。与数字减影血管造影（DSA）相比，MRA 具有无创伤、操作简便、费用低、一般不需要对比剂等优势。MRA 常用的方法：时间飞跃法 MRA（time of flight MRA，TOF-MRA）、相位对比法 MRA（phase contrast，PC-MRA）、对比增强 MRA（contrast enhanced MRA，CE-MRA），如图 2-4-12 所示。

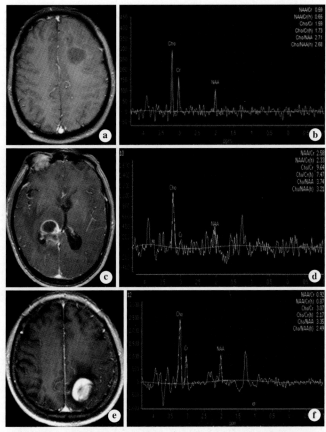

图 2-4-11　a、b. 左额叶少突胶质细胞瘤。增强 T_1WI（a）显示左额叶肿瘤呈轻度强化。MRS（b）可见病变区 Cho 峰轻度升高，NAA 峰轻度降低，提示良性或低度恶性病变。c、d. 右侧丘脑胶质母细胞瘤。增强 T_1WI（c）显示右侧丘脑肿瘤呈明显不均匀环形强化，MRS（d）示 Cho 峰明显升高，NAA 峰明显降低，提示恶性病变。e、f. 脑淋巴瘤。增强 T_1WI（e）显示左顶叶肿瘤明显较均匀性强化，MRS（f）示病变区 Cho 峰明显升高，NAA 峰减低，可见脂质峰

8. 弥散加权成像　弥散加权成像（diffusion weighted imaging，DWI）序列与传统的 MRI 技术不同，是反映水分子自由扩散的序列，它主要依赖于组织中水分子的扩散运动，而不取决于组织的 T_1、T_2 与质子密度等因素。组织中水分子扩散运动是指组织细胞内及细胞外水分子的随机热运动，也称为布朗运动。水分子扩散的幅度与方向受到组织中生物膜（如细胞膜）和大分子物质的影响。DWI 中的一个重要参数为扩散敏感因子，即 b 值（单位为 s/mm^2）。b 值越大，图像的信噪比越低，但对分子的扩散越敏感。水分子扩散程度大小可以通过测量表观弥散系数（apparent diffusion coefficient，ADC）来测定。计算公式如下：

$$ADC=\ln（S_2-S_1）/（b_1-b_2）$$

其中，S_1 和 S_2 是不同扩散敏感系数（b_1、b_2）条件下的 DWI 信号强度。ADC 值越大，代表水分子扩散程度越强，ADC 值减小则代表水分子扩散程度受限。

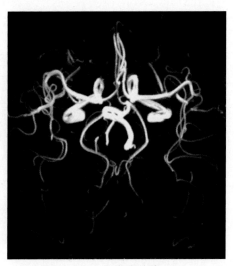

图 2-4-12　正常脑动脉 MRA

　　DWI 是目前唯一能够检测活体组织内水分子扩散特性的无创性影像学检查手段。影响 DWI 高信号的原因主要包括两种：一种是真性扩散受限，其 ADC 值降低；另一种是扩散未受限的高信号，其 ADC 值不降低，主要是因为 T_2 透射（T_2 shine-through）效应。导致组织扩散受限的原因主要包括三类：一是细胞毒性水肿，二是细胞密集度增加，三是液体的黏稠度增高。肿瘤组织，尤其是恶性肿瘤组织，较正常组织细胞密度高，细胞外间隙小，因而在 DWI 上表现为高信号，相应 ADC 值降低，而良性病变往往扩散不受限，如图 2-4-13～图 2-4-15 所示。

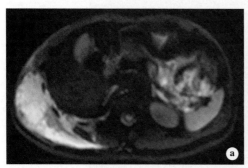
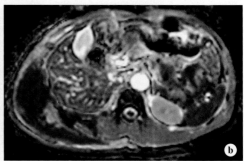

图 2-4-13　右腹壁弥漫大 B 细胞淋巴瘤

a. 右腹壁弥漫浸润性生长肿块，DWI 病变为高信号；b. 相应 ADC 图病变为明显低信号，测量其 ADC 值为 0.41mm²/s

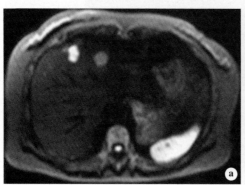
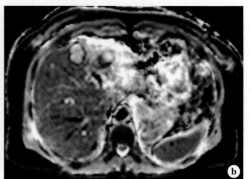

图 2-4-14　肝脏多发血管瘤

a. 肝左叶见两个结节样病灶，DWI 均表现为高信号；b. ADC 图两处病变均呈高信号，ADC 值为 2.7mm²/s 和 1.7mm²/s，说明病变没有扩散受限

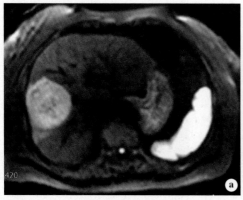
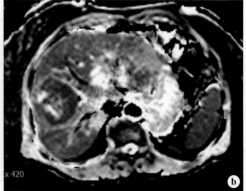

图 2-4-15　肝右叶肝细胞癌

a. 肝右叶肿块 DWI 呈高信号；b. ADC 图病变周边的大部分为低信号，ADC 值为 0.7mm²/s，中心见斑片状高信号，说明肿瘤周边的实性部分扩散受限，提示恶性肿瘤，ADC 图病变中心高信号部分代表肿瘤内的液化坏死区

9. 磁共振灌注加权成像　磁共振灌注加权成像（MR perfusion weighted imaging，MR-PWI）是一种反映组织微血管网分布和组织血流灌注状况的功能 MRI 成像技术，包括需要静脉注射对比剂的 T_2^* 加权动态磁敏感对比（dynamic susceptibility contrast，DSC）增强扫描和 T_1 加权动态对比增强（dynamic contrast enhanced，DCE）及不需要对比剂的动脉自旋标记（arterial spin labeling，ASL）技术。DSC-MRI 主要用于脑灌注成像，可以获得脑血容量（cerebral blood volume，CBV）、脑血流量（cerebral blood flow，CBF）、平均通过时间（mean transit time，MTT）、达峰时间（time to peak，TTP）等参数。DCE-MRI 主要用于体部灌注成像，可以获得血管通透性（K_{trans}）、速率常数（K_{ep}）、血管外细胞外间隙容积分数（V_e）等参数。ASL 可用于脑部和体部灌注成像，可以得到 CBF 等参数。借助以上灌注参数，可以评价病变的血流动力学改变，用于病变的诊断和鉴别诊断，如图 2-4-16 所示。

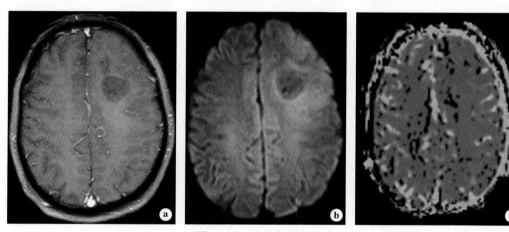

图 2-4-16　少突胶质细胞瘤

a. 增强 T_1WI 显示左额叶肿瘤轻度强化；b. DWI 显示病变无扩散受限；c. PWI CBV 伪彩图显示病变血容量较低。以上均符合良性或低度恶性肿瘤的影像学特点

　　MRI 因其所具有的多种脉冲序列和加权成像，可使人体不同组织在不同脉冲序列和加权成像上表现为不同信号强度，因而在区分不同组织方面优于其他影像学方法，这是 MRI 高组织分辨率的基础。另外，由于 MRI 具有多种成像技术，尤其是功能成像技术，使其除显示解剖结构外，还能够显示人体组织和各种病变在细胞水平的微结构改变、化学代谢物质水平的改变和血流灌注信息等，在肿瘤诊断和靶区勾画方面较其他影像学检查具有一定优势。

第五节　MRI 模拟定位概述

　　CT 模拟定位的应用实现了肿瘤放疗由二维普通放疗到三维适形及四维动态精确放疗的转变。然而，CT 影像软组织分辨率欠佳，尤其对于解剖结构复杂、组织密度相近的区域。而在这方面，MRI 具有独特的优势。MRI 在肿瘤诊断、分期，尤其是脑瘤、头颈部肿瘤、腹盆部肿瘤诊疗中发挥着不可替代的作用。磁共振引导在肿瘤区勾画、放疗计划评估、放疗反应追踪、疗效/毒性预测方面已经发挥了重要作用。MR 影像缺乏组织电子密度信息，无法直接进行放疗计划时的剂量计算。这也是很多专家对 MRI 应用于放疗中必然受限的主要顾虑，如图 2-5-1 所示。

　　随着专机专用 MRI 模拟定位机的推广与应用，MRI 在放疗中的应用日益增多。目前国内专机专用的 MRI 模拟定位机已超过 20 台，有的单位配备了不止 2 台，如图 2-5-2 所示。

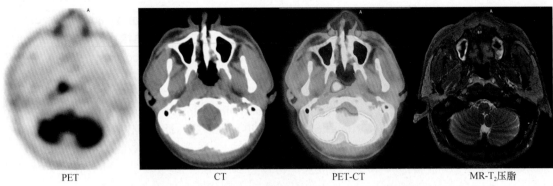

| PET | CT | PET-CT | MR-T$_2$压脂 |

图 2-5-1　PET、CT、PET-CT 及 MRI-T$_2$ 脂肪抑制图像在鼻咽癌肿瘤靶区显示差异

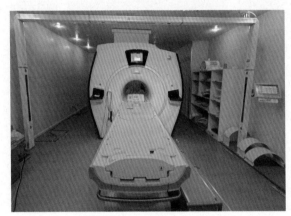

图 2-5-2　MRI 模拟定位机

MRI 模拟定位来源于 MRI 诊断，但有其独特之处。

一、MRI 模拟定位与 MRI 诊断的不同

1. 临床应用目的不同　MRI 诊断以发现肿瘤、对肿瘤进行定性为主要目的，换而言之，就是要看见肿瘤，明确肿瘤性质；而 MRI 模拟定位则是以看清肿瘤为主，重点是显示肿瘤边界（肿瘤靶区勾画的主要依据），其次要对肿瘤的生物学状态（如代谢、血供等情况）进行评估。

从 MR 影像与病理诊断的关系来看会更加直接，MRI 诊断是先有 MR 影像，后经过穿刺/手术获得病理结果，而对需要放疗的患者来说，往往都是有了病理结果，再行 MRI。MRI 模拟定位影像的获取更具有针对性。MRI 模拟定位扫描时，患者使用了体位固定装置限制患者运动，减少了因不自主运动造成的图像运动伪影发生的概率。

2. 扫描方式设置的不同　MRI 诊断在保证影像诊断需求的前提下，尽可能加快 MRI 扫描速度以提高单台设备的患者检查通量，所以 MRI 扫描常规以 4~5mm 层厚、1~2mm 间隔扫描为主；因诊断要求需采集患者矢状面、冠状面等多方位的图像。而 MRI 模拟定位主要以采集患者正轴位横断面图像为主，为了更好地与 CT 模拟定位图像配准，通常采用与 CT 模拟定位层厚一致的参数设定，3mm 层厚，无间隔扫描，对于需要厚层扫描的序列，建议采用 3mm 的倍数进行层厚设置，如 DWI 图像可以采集 4.5mm 或者 6mm 层厚，以便配准时对图像进行插值重建，提高配准精度。

3. 设备及附属硬件配置的不同　MRI 模拟定位机来源于普通诊断 MRI 机，但又与诊断 MRI 机在设备及附属硬件方面有显著不同，主要体现在如下几个方面。

（1）MRI 机的机械孔径：CT 模拟定位机的机械孔径一般为 80~85cm，MRI 模拟定位机

的孔径一般为70cm，而常规诊断MRI机孔径为60cm。大孔径MRI模拟定位机一方面是为了更好地应用体位固定装置，尤其是像俯卧位乳腺托架等大体架。大孔径可以允许线圈桥架的使用，60cm孔径MRI机对于头颈部肿瘤模拟定位尚可满足需求，但是对于体部肿瘤则无法使用体位固定架，如图2-5-3所示。

（2）专用的线圈及桥架：传统诊断线圈，尤其是体部线圈具有体积及重量较大的弊端，放置于人体表面会对皮肤及皮下组织产生挤压，这对影像学诊断来说影响不大，但对模拟定位来说人体轮廓的变形会严重影响MRI与CT影像配准。而桥架的作用则是可以将线圈在非常接近人体表面的位置悬空于人体上方，避免对人体产生挤压，如图2-5-4所示。

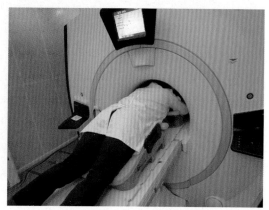

图 2-5-3　俯卧位乳腺托架模拟定位

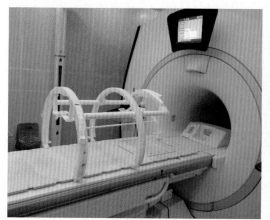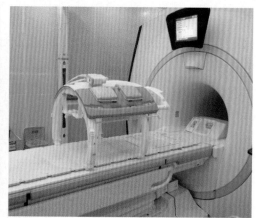

图 2-5-4　体部线圈及桥架

（3）磁兼容外置激光灯：CT模拟定位室与放射治疗室内的激光灯系统是保持患者放疗体位一致的主要依据，而要保持MRI模拟定位时患者体位与CT模拟定位一致，必须要借助外置的激光灯，如图2-5-4所示。MRI定位激光灯有以下特点。

1）必须为磁兼容激光灯系统，其运行过程不受磁场影响，同时也不会对MRI磁场的均匀性产生影响。

2）必须为三轴联动的可移动式激光灯，以适应不同体型、不同体位及不同固定装置的定位需求。

3）激光灯系统必须在MRI主机励磁之前完成安装。MRI主机一旦励磁，激光灯安装中使用的顺磁性工具（如电钻等）无法进入磁体间，需要消磁后再次励磁，不仅会损坏机器，增加费用，而且增加了设备的应用时间。

（4）MRI模拟定位专用平板床：传统MRI机的承载床面一般为凹形或平板两类，但是MRI模拟定位所用的承载床必须为带有卡槽的专用平板床。首先，相对于凹形床，专用平板床可以避免患者背部变形；其次，专用平板床有利于体位固定架的安放及固定；再次，专用平板床可以借助固定条给予体位固定架动力，以便承载患者进入磁体中心扫描。平板床及体位固定架一般采用抗磁性芳族聚酰胺纤维材料或玻璃纤维材质，尽量避免使用碳纤维材质（可以导电）的固定装置，以免梯度磁场切换时产生微电流造成发热效应或者使图像信噪比下降，如图2-5-5所示。

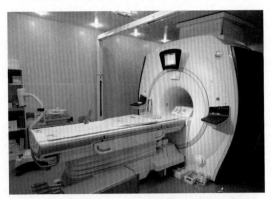

图 2-5-5　MRI 模拟定位专用平板床（红色箭头所示）

（5）MRI 模拟定位的专用序列：MRI 模拟定位扫描序列来源于 MRI 诊断，但为了契合肿瘤靶区勾画及肿瘤/危及器官生物状态评估的需求却又与诊断序列有所不同。在后面内容中，本书将以山东省肿瘤医院 MRI 模拟定位的经验对不同部位肿瘤扫描序列的配置进行详细说明。

（6）MRI 模拟定位专用的质控程序：MRI 模拟定位鉴于临床应用目的，其对图像伪影及畸变需更加敏感。图像的变化会影响对肿瘤边界的显示及生物功能的评估。因此，MRI 模拟定位机的规范化质控必不可少，而且要求高于 MRI 诊断。在本书的第十二章中，我们将详细介绍 MRI 模拟定位机的质控内容。

（7）MRI 模拟定位专用线圈：MRI 的成像质量严重依赖于线圈选择，不同部位肿瘤成像对线圈要求不同。更重要的是其针对不同部位肿瘤采用个体化线圈，在线圈选择时须考虑如下因素。

1）线圈越靠近扫描部位越好，尽量选取可以紧靠扫描部位的适合线圈，如头颈部可以选用柔性线圈。

2）线圈必须易于固定，不能随患者或设备移动而发生位置或者形状变化。

3）线圈尽量围绕人体形成一个闭环（可以多线圈联合使用），保证成像区域内局部磁场的均匀性及信号发射/采集的平衡性。

4）线圈尽量对扫描部位进行全局成像（包含人体整体轮廓），对于四肢肿瘤等偏心肿瘤也尽可能扩大人体轮廓的成像范围，或包含一个完整的肢体轮廓。

二、MRI 模拟定位的常见序列及应用技巧
——以山东省肿瘤医院经验为例

过去认为 MRI 主要用于头颈部、腹盆部及四肢肿瘤的成像，但是山东省肿瘤医院 7000 余例肿瘤患者模拟定位经验表明，只要没有绝对禁忌证，全身各个部位都可以进行 MRI 模拟定位。MRI 序列的选择是保证图像质量及临床应用的基础，不同序列代表着不同影像学表现和不同的关注点，具体如下。

1. 脑部肿瘤 MRI 模拟定位序列

（1）3D 容积 T_1 平扫，该序列选用各向同性等体素采集的三维容积扫描，1mm 层厚，使空间分辨率达到 1.0mm×1.0mm×1.0mm，同时重建出横断面、矢状面和冠状面 3mm 层厚、0mm 层间隔的颅脑影像，此序列为海马勾画的必备序列。

（2）2D T_2 序列，扫描层厚 3mm，层间隔 0mm；于该序列扫描开始同步注射对比剂，此序列扫描时间为 3min 左右，扫描结束后可以直接进行强化扫描。

（3）3D 容积 T_1 增强扫描序列，扫描参数同平扫。

（4）2D T_2-FLAIR 序列，扫描层厚 3mm，层间隔 0mm。

（5）备选功能序列如 b 值为 1000s/mm^2 的弥散加权成像（DWI）、灌注加权成像（PWI）、MRI 波谱成像（MRS）、弥散张量成像（DTI）、动脉自旋标记（arterial spin labeling, ASL）成像等，扫描层厚一般为 3mm，层间隔 0mm；PWI 扫描时为控制单时相扫描时间小于 2s，且保证肿瘤的覆盖范围，建议层厚设置在 4.5mm 或 6mm，必须为 3mm 的倍数，以便后期与 CT 模拟定位图像的融合配准。

特殊患者（儿童、躁动患者、癫痫患者、幽闭恐惧症患者等）定位时扫描序列及顺序应适当调整和删减，优选特异性的序列，如图 2-5-6、图 2-5-7 所示。

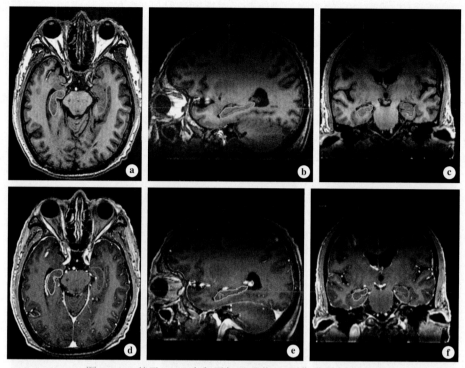

图 2-5-6　基于 1mm 容积平扫及强化 T_1 图像进行海马勾画

a. 平扫的横断面；b. 平扫的矢状面；c. 平扫的冠状面；d. 增强的横断面；e. 增强的矢状面；f. 增强的冠状面

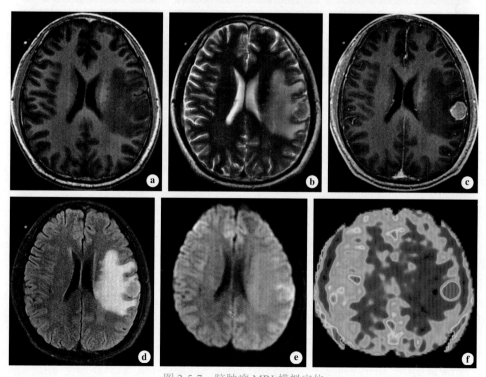

图 2-5-7　脑肿瘤 MRI 模拟定位

a. 容积 T_1 平扫；b. 2D T_2；c. 容积 T_1 增强扫描；d. 2D T_2 FLAIR 压水；e. DWI（$b=1000s/mm^2$）；f. 3D ASL 的 CBF 图像

2. 头颈部肿瘤 MRI 模拟定位序列

（1）2D T_1 平扫序列，扫描层厚 3mm，层间隔 0mm。

（2）3D 容积 T_1 水脂分离的增强扫描序列（对比剂注射后 15s 的动脉期），扫描层厚 3mm，层间隔 0mm，采集分辨率为 296×296。

（3）3D 容积 T_1 水脂分离的增强扫描序列（对比剂注射后 120s 的静脉期），扫描层厚 3mm，层间隔 0mm，采集分辨率为 296×296。

（4）2D T_2 脂肪抑制序列，扫描层厚 3mm，层间隔 0mm。

（5）2D T_2 序列，扫描层厚 3mm，层间隔 0mm（此序列为备选补充序列，对于颈部曲率变化比较大，T_2 脂肪抑制不均匀出现明显图像缺失或严重伪影的患者加扫该序列）。

（6）3D 容积 T_1 水脂分离的增强扫描序列（对比剂注射后＞10min 的超长期延迟），扫描层厚 3mm，采集分辨率为 296×296。

（7）备选序列 ASL、DWI（b 值 800s/mm^2）、动态对比增强（DCE）等功能序列；DCE 序列扫描中为了控制每期扫描时间在 9s 内，可以适当增加扫描层厚，减少扫描层数，如图 2-5-8 所示。

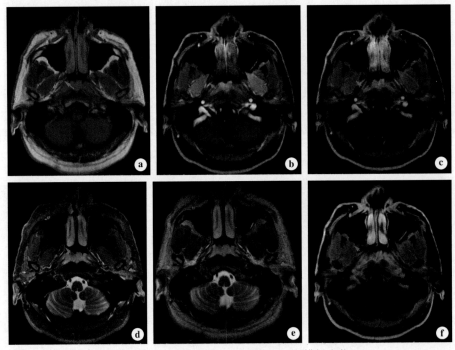

图 2-5-8　头颈部肿瘤（鼻咽癌）MRI 模拟定位

a. 2D T_1 平扫；b. 容积 T_1 动脉期增强扫描；c. 容积 T_1 静脉期增强扫描；d. 2D T_2 脂肪抑制；e. 2D T_2；f. 容积 T_1 超长期延迟增强扫描图像

3. 胸部肿瘤 MRI 模拟定位序列　胸部肿瘤 MRI 模拟定位中，一定要按照肿瘤与心脏、主动脉相对位置关系进行编码方向的选择，避免注射对比剂后心脏及主动脉过强信号产生的伪影影响肿瘤显示或者造成误判。

（1）屏气下 3D 容积 T_1 水脂分离平扫，扫描层厚 3mm；屏气时间根据患者状态控制在 14～20s，不建议对患者进行超过 20s 的超长时间屏气。此序列最主要的作用是判断扫描范围是否完全包含了肿瘤或拟放射治疗范围。

（2）屏气下 3D 容积 T_1 水脂分离增强扫描（对比剂注射后 15s 的动脉期），扫描层厚 3mm。

（3）屏气下 3D 容积 T_1 水脂分离增强扫描（对比剂注射后 120s 的静脉期），扫描层厚 3mm。

（4）带呼吸触发的 2D T_2 脂肪抑制序列，扫描层厚 3mm，层间隔 0mm。

（5）带呼吸触发的 DWI（$b=800s/mm^2$），扫描层厚为 4.5mm 或 6mm，层间距 0mm；对于俯卧位乳腺癌患者定位时，可以不采用呼吸触发。

（6）屏气下 3D 容积 T_1 水脂分离增强扫描（对比剂注射后＞10min 的超长期延迟），扫描层厚 3mm；对于乳腺癌术后放疗患者，此序列为必备序列。

（7）备选序列 4D 动态序列，一般层厚 5mm，层间距 0mm，横断面和冠状面扫描，用以量化和评估肿瘤/危及器官运动；对于追踪心脏运动的患者可以进行指脉或心电门控的动态成像。

（8）对于心肺功能不好、无法配合屏气的患者，建议采用膈肌导航技术，对于膈肌导航下的容积强化扫描，建议采用高分辨率（340×340 及以上）。因膈肌导航单次扫描时间较长，无法准确抓取不同的强化时机，因此在扫描前 15s 注射对比剂，获得一个综合的强化图像，但是需要连续扫描 2 次，以便分析对比剂在病灶及组织中的动态变化，如图 2-5-9 所示。

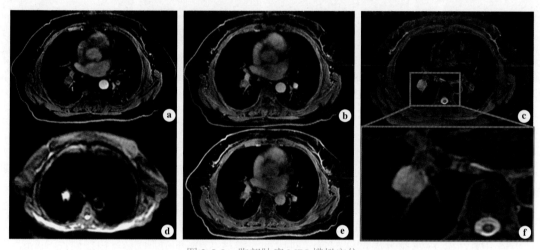

图 2-5-9　胸部肿瘤 MRI 模拟定位
a. 容积 T_1 平扫；b. 容积 T_1 动脉期增强扫描；c. 容积 T_1 静脉期增强扫描；d. 呼吸触发 2D T_2 脂肪抑制；e. 呼吸触发 DWI（$b=800s/mm^2$）；f. 容积 T_1 超长期延迟增强扫描图像

4. 腹部肿瘤 MRI 模拟定位序列　在腹部肿瘤的 MRI 模拟定位中，严格按照肝脏的强化扫描方法进行强化时机的把握。

（1）屏气下 3D 容积 T_1 水脂分离平扫，扫描层厚 3mm，层间隔 0mm；屏气时间要求等同胸部肿瘤。

（2）屏气下 3D 容积 T_1 水脂分离增强扫描（对比剂注射后 15s 的动脉期），扫描层厚 3mm，层间隔 0mm。

（3）屏气下 3D 容积 T_1 水脂分离增强扫描（对比剂注射后 45s 的门脉期），扫描层厚 3mm，层间隔 0mm。

（4）屏气下 3D 容积 T_1 水脂分离增强扫描（对比剂注射后 75s 的肝静脉期），扫描层厚 3mm，层间隔 0mm。

（5）屏气下 3D 容积 T_1 水脂分离增强扫描（对比剂注射后 120s 的延迟期），扫描层厚 3mm，层间隔 0mm。

（6）带呼吸触发的 2D T_2 脂肪抑制序列，扫描层厚 3mm，层间隔 0mm。

（7）屏气下 3D 容积 T_1 水脂分离增强扫描（对比剂注射后＞10min 的超长期延迟），扫描层厚 3mm。

（8）带呼吸触发的 DWI（$b=600s/mm^2$），扫描层厚为 4.5mm 或 6mm，层间距 0mm。

（9）备选序列 4D 动态序列，一般层厚 5mm，层间距 0mm，横断面和冠状面扫描，用以量化和评估肿瘤/危及器官运动。

（10）对于心肺功能不好，无法配合屏气的患者，建议采用膈肌导航技术，相关要求同胸部肿瘤，如图 2-5-10 所示。

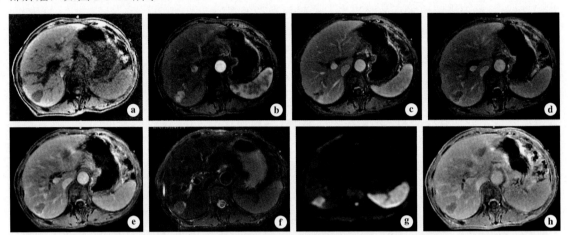

图 2-5-10　腹部肿瘤 MRI 模拟定位

a. 容积 T_1 平扫；b. 动脉期增强扫描；c. 门脉期增强扫描；d. 静脉期增强扫描；e. 延迟期增强扫描；f. 2D T_2 脂肪抑制；g. 呼吸触发 DWI（b=600s/mm^2）；h. >10min 的超长期延迟增强扫描

5. 盆腔肿瘤 MRI 模拟定位序列

（1）3D 容积 T_1 水脂分离平扫，扫描层厚 3mm，层间隔 0mm；因为盆腔肿瘤扫描不需要考虑屏气时间，所以建议采用高分辨率（340×340 及以上）进行扫描。

（2）3D 容积 T_1 水脂分离增强扫描（对比剂注射后 17s 的动脉期），扫描层厚 3mm，层间隔 0mm，分辨率在 340×340 及以上。

（3）3D 容积 T_1 水脂分离增强扫描（对比剂注射后 120s 的静脉期），扫描层厚 3mm，层间隔 0mm，分辨率在 340×340 以上。

（4）2D T_2 脂肪抑制序列，扫描层厚 3mm，层间隔 0mm。

（5）2D T_2 序列，扫描层厚 3mm，层间隔 0mm；对于部分需要看脂肪进行肿瘤浸润程度分析或分期的患者可以加扫此序列。

（6）3D 容积 T_1 水脂分离增强扫描（对比剂注射后>10min 的超长期延迟），扫描层厚 3mm，分辨率在 340×340 及以上，层间隔 0mm。

（7）DWI（b=1000s/mm^2），扫描层厚 4.5mm 或 6mm，层间距 0mm。

（8）备选功能序列如 DCE 序列和 IDEAL IQ 序列等，DCE 序列扫描中为了控制每期扫描时间在 9s 内，可以适当地增加扫描层厚，减少扫描层数。IDEAL IQ 序列主要用于盆腔肿瘤放疗中骨髓状态的评估，一般以包全整个骨盆为准，如图 2-5-11、图 2-5-12 所示。

6. 四肢肿瘤 MRI 模拟定位序列

（1）3D 容积 T_1 水脂分离平扫，扫描层厚 3mm，层间隔 0mm，分辨率在 256×256 及以上；因为四肢肿瘤一般为偏心肿瘤，因此在线圈放置及视野（FOV）选择时一定要注意尽量将扫描部位放置于线圈中央，避免卷积伪影的产生。

（2）3D 容积 T_1 水脂分离增强扫描（对比剂注射后的动脉期，上肢扫描时机为对比剂注射后的 15s，而下肢肿瘤为 18～20s），扫描层厚 3mm，层间隔 0mm，分辨率在 256×256 及以上。

（3）3D 容积 T_1 水脂分离增强扫描（对比剂注射后 120s 的静脉期），扫描层厚 3mm，层间隔 0mm，分辨率在 256×256 及以上。

（4）2D T_2 脂肪抑制序列，扫描层厚 3mm，层间隔 0mm；此序列一般选用最大范围扫描，尽可能地包全肿瘤，包括手术瘢痕范围。

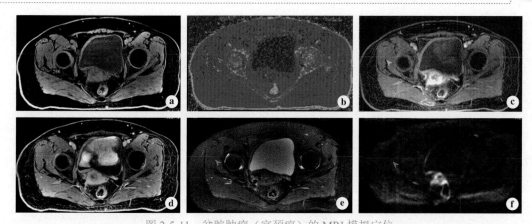

图 2-5-11　盆腔肿瘤（宫颈癌）的 MRI 模拟定位

a. 容积 T_1 平扫；b. IDEAL IQ 扫描（伪彩显示）；c. DCE 增强扫描；d. 延迟期增强扫描；e. 2D T_2 脂肪抑制；f. DWI（$b=1000s/mm^2$）图像

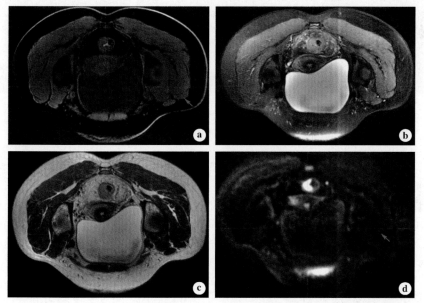

图 2-5-12　盆腔肿瘤（直肠癌）的 MRI 平扫模拟定位

a. 容积 T_1 平扫；b. 2D T_2 脂肪抑制；c. 2D T_2 无脂肪抑制；d. DWI（$b=1000s/mm^2$）图像

（5）3D 容积 T_1 水脂分离增强扫描（对比剂注射后＞10min 的超长期延迟），扫描层厚 3mm，层间隔 0mm。

（6）DWI（$b=1200s/mm^2$），扫描层厚为 4.5mm 或 6mm，层间距 0mm；如图 2-5-13 所示。

特别提示：注意 MRI 模拟定位的安全问题。

MRI 检查的安全问题至关重要，对每一位定位患者都必须进行健康宣教，排除检查禁忌情况，减少安全隐患。一定要嘱患者及其家属认真阅读并填写 MRI 模拟定位患者知情同意书。定位前嘱患者去除 MRI 扫描禁忌物品；进入机房前进行两次排查，首先使用手持金属探测仪，扫描患者全身，探查是否携带金属物品；然后让患者通过更加敏感的金属探测门，进一步确认患者是否带有金属物品；尤其要注意是否带有输液钢针等细小金属物品，在进入机房前必须予以进一步核实。体内植入物判断建议参照《磁共振成像安全管理中国专家共识（2017）》。

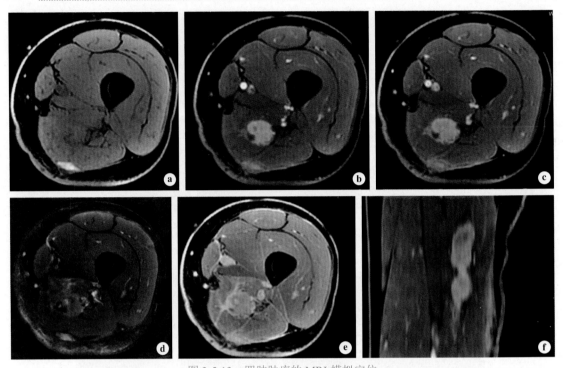

图 2-5-13　四肢肿瘤的 MRI 模拟定位

a. 容积 T_1 平扫；b. 容积 T_1 动脉期增强；c. 容积 T_1 延迟增强；d. 2D T_2 脂肪抑制；e. 容积 T_1 超长期延迟增强扫描；f. 重建出的矢状面图像

第六节　MR-Linac 构造基本原理及临床剂量学

在现代放射治疗中，肿瘤以及周围正常器官位置和形状的不确定性限制了肿瘤所接收的最大剂量。因此，为了保证肿瘤得到足够的处方剂量，必须把肿瘤周边一定范围作为靶区进行同等照射。这导致在这一范围内的正常组织受到照射，并且会根据受照组织的类型及照射剂量差异造成不同程度的放射性损伤。

理想的放射治疗剂量分布是针对肿瘤克隆细胞密度和放射灵敏度量身定制的。从 TCP 模型分析中可以看出，对于密度均匀的肿瘤，肉眼可见的 GTV 需要最高剂量，肿瘤浸润到正常组织（CTV 内 GTV 外区域）需要较低剂量。这种剂量分布的定义因日常定位不确定性导致需要外扩为 PTV 的范围非常复杂。由于正常组织进入到 PTV，导致出现相互矛盾的剂量限制，如前列腺癌放疗中的直肠或头颈肿瘤放疗中的腮腺。这通常意味着肿瘤剂量受正常组织耐受性的限制。关于放疗失败的研究表明，复发的位置多是肿瘤初始位置，在原来的 GTV 内，表明需要提高 GTV 剂量。

MRI 能以亚秒级的时间尺度跟踪软组织结构，实现实时影像，也就是分次内影像的监控。这意味着可以在放射治疗的同时实时监测肿瘤位置变化，使辐射剂量可以更准确地传输到靶区，从而有效降低周围正常组织的剂量。如图 2-6-1 显示了在直肠肿瘤放射治

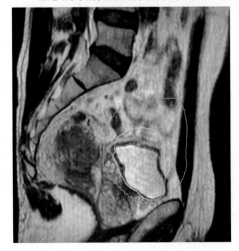

图 2-6-1　基于 MRI自适应勾画的两次直肠癌治疗时膀胱的实际位置（红色和黄色）对比临床使用的膀胱（绿色）

疗中，自适应策略如何修正每次治疗过程中膀胱位置变化带来的剂量影响，通过减少外扩范围来提高靶区剂量。只有具有毫米级精度的高质量软组织成像才能实现零距离外扩范围的精确放疗，从而在膀胱不超受量的情况下提高 GTV 剂量。

随着 MRI 技术的发展，其优越的软组织对比度被广泛应用于 GTV 的定义。磁共振引导放疗是近 10 年发展的新技术，将磁共振扫描仪和加速器集成为一体，使影像中心和治疗中心统一，实现实时采集放疗的定位影像，从根本上解决放疗过程中靶区病灶可视化差的问题。此外，MRI 可以进行功能成像，提供有关肿瘤扩散、细胞数量、乏氧水平等有价值的信息，通过评估肿瘤对放疗的反应，实现剂量引导放疗。

一、MRI 加速器基本构造与治疗流程概述

现有 MRI 加速器可分为两大类：0.35T MRI 系统与钴-60 源或直线加速器结合（ViewRay）；1.5T MRI 系统与医用直线加速器结合（Elekta Unity）。

1. ViewRay ViewRay 是第一家在美国推出商用 MRgRT 系统的公司，其 ViewRay MRIdian 于 2012 年获得 FDA 的批准。ViewRay 系统具有 0.35 T 的场强，27cm 的最大照射野，MRI 扫描范围达 50cm，可实现实时 MR 影像追踪。其主要分为以下两个系统。

（1）MRIdian ^{60}Co 系统：是 ViewRay 公司生产并投入临床使用的 MRgRT 系统。该系统由 0.35T MRI 扫描系统和 3 个间隔 120°的 ^{60}Co 源复合而成，源轴距为 105cm，剂量率可达 550cGy/min。

（2）MRIdian Linac 系统：包括 0.345T 的双圈宽孔超导磁体和 6MV FFF 直线加速器，剂量率为 600cGy/min，源轴距为 90cm。该系统配备了 69 对双层双聚焦多叶准直器（MLC，上层 34 对，下层 35 对），等中心处投影宽度为 0.415cm，最大照射野为 27.4cm×24.1cm，最小照射野为 0.2cm×0.4cm。

2. Elekta Unity 1999 年荷兰 Utrecht 大学的 Lagendijk 教授提出了用 MRI 进行放疗实时定位的构想。Elekta 与 Utrecht 大学、Philips 展开合作，经过十几年的不懈努力，克服了无数工程上的重大挑战，推出 Unity 系统。Elekta Unity 的设计是将直线加速器与磁共振扫描仪集成为一体，可同时使用而不发生相互干扰，并且 MRI 需具备适用于放疗图像引导的几何保真精度以及诊断影像质量。图 2-6-2 是 Unity 的治疗室和系统结构示意图。加速器安装在滑环机架上，磁共振的超导磁体嵌在滑环孔中。定制设计的磁体主磁场线圈在中间分离，创建了一个射束通道。梯度线圈和射频发射线圈也经过重新设计，铜绕组避开了射束通道。磁共振的射频屏蔽笼包括一个 U 形的墙面和磁体的内表面，将加速器隔在屏蔽笼外。特殊设计的束缚磁场抵消了加速器附近的磁场，加上金属磁屏蔽壳的作用使加速器几乎在零磁场下工作。加速器与磁共振有各自独立的机械、电气系统和控制软件。

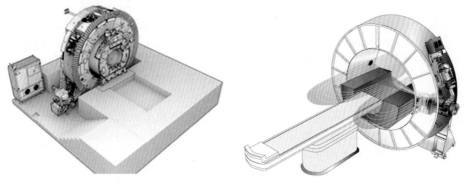

图 2-6-2 Unity 治疗室和系统结构

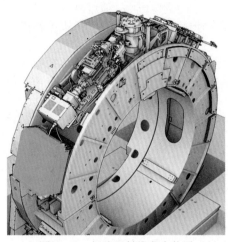

图 2-6-3　加速器射线发生装置

Elekta Unity 集成了一个 7MV FFF X 线加速器系统和一个 Philips Healthcare 1.5T MRI 系统。对 X 线和 MRI 系统均做了改进，以确保 MRI 和加速器同时运行而不相互干扰。

3. 加速器系统　加速器系统为环形机架结构加速器，采用滑环技术在机架上集成了电源和数据线。按照功能需求，机架设计为三个模块，分别是 X 线发生和准直模块、MV 影像功能模块、冷却系统和实时控制单元模块。该系统同时配备了高精度的患者摆位解决方案。

（1）X 线发生和准直模块：这一部分包括磁控管、射频调制、电子枪、垂直安装的加速管、靶、机头等部件，如图 2-6-3 所示。

机头为根据磁共振加速器特点改良过的 Elekta Agility 机头，初级准直器开口设计为矩形，次级准直器为固定式无旋转，无楔形板和叶片动态导引器设计。次级准直器的铅门安装在（IEC 61217）X 方向，为减轻重量并能有效遮挡相对 MLC 叶片间的漏射线，铅门尾侧为 V 形设计， MLC 安装在 Y（IEC61217）方向，由 80 对钨镍铁合金的叶片组成。铅门和 MLC 的主要参数和性能指标如表 2-6-1 所示。

表 2-6-1　Unity 射束系统主要的性能指标和参数

性能指标	参数	单位	性能指标	参数	单位
最大照射野	574×220	mm²	MLC 叶片投影宽度	7.15±0.1	mm
MLC 叶片运动范围	220	mm	MLC 叶片到位准确度	±1 APE（平均到位差）	mm
MLC 叶片可插范围	220	mm	MLC 叶片到位重复度	±0.5 from mean	mm
铅门运动范围	560	mm	铅门到位准确度	±1 APE	mm
MLC 叶片运动速度	60	mm/s	铅门到位重复度	±0.5 from mean	mm
铅门运动速度	60	mm/s	MLC 叶片平均透射率	<0.375	%
MLC 叶片厚度	90	mm	MLC 叶片峰值透射率	<0.375	%
铅门厚度	70	mm	最大透射率（叶片+铅门）	<0.12	%
MLC 到中心距离	1078.2（照射野中心处叶片）	mm	最大透射率（铅门）	<0.5	%

（2）MV 影像功能模块：包括一个掺铽的氧化钆闪烁体的非晶硅兆伏 X 线成像板（EPID）和相应的控制电脑，成像板被固定在机架上正对机头距离靶 265.3cm 的位置，可与机头保持同步转动。像素尺寸为 0.4mm，对应在等中心处的测量分辨尺寸为 0.216mm。有效测量面积由产生静磁场的磁体线圈之间的低温冷却槽分隔间隙大小确定为 210mm×85mm。控制电脑中安装 Elekta 专用程序对成像板采集的数据进行存储和分析，同时也可根据需要导出为 DICOM 或 JPG 等图像格式文件。在 Unity 系统中，MV 影像不是用于患者治疗时的位置验证，而是用于机器设置、校准和质量保证等功能。在成像板后方同时加装了高密度的 X 线衰减板用以进一步减少出射端的 X 线通量，避免 X 线直接照射到治疗室的墙、天花板或地板上，更好地达到放射防护的要求，如图 2-6-4 所示。

（3）冷却系统与实时控制单元模块：这一部分的冷却系统可对 X 线发生模块的关键部件（如波导管系统、靶和射频发生器）进行快速降温，以保证出束时这些部件温度不超过 30℃。控制系统包括若干专用电脑对线束生成、准直器等进行实时操控并记录运行状态日志，如

图 2-6-5 所示。

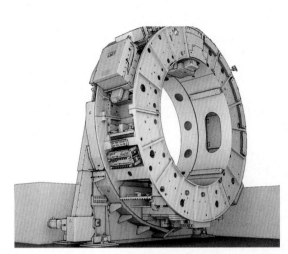

图 2-6-4　MV 影像功能模块

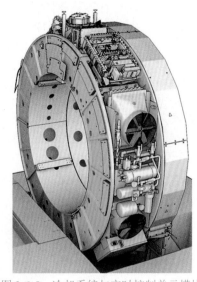

图 2-6-5　冷却系统与实时控制单元模块

（4）患者摆位系统：在磁共振图像引导放射治疗中，为将患者摆放在磁共振扫描孔中特定位置，在得到高质量 MR 影像的同时能完成精确的照射并保证患者安全，Unity 系统采用了一套独特的患者摆位解决方案，包括患者定位系统、刻度标尺、体位固定装置、紧急呼叫器和耳机。其中患者定位系统包括治疗床架、治疗床面以及床控制面板三部分。为了能在磁体扫描孔中移动治疗床面，在孔内安装了一个连接桥，治疗床通过连接桥上的导轨可移进或移出，同时保持床面在扫描孔内上下、左右方向不会变动。治疗床面安装在床架上，床架的垂直移动单元控制床的上下升降。治疗床面两侧有刻度标尺和前线圈信号线缆导槽，床头配有紧急呼叫器和防噪耳机接口。为满足磁共振安全性及患者治疗体位的需要，配备了头枕、膝垫、臂垫、抓手器等体位固定装置，如图 2-6-6 所示。

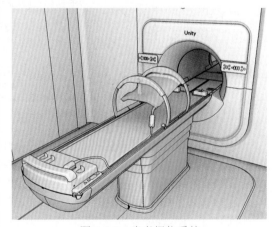

图 2-6-6　患者摆位系统

利用安装在扫描单元前部的床控制面板，技术员可以便捷地操纵治疗床的运动。为保障患者安全，治疗床可在多种模式下运行，包括自由驱动模式、定位模式、治疗模式、紧急制动模式和故障暂停模式。

（5）MRI 系统：由飞利浦公司为 Unity 定制的 Marlin 1.5T 数字宽带成像系统，主体采用无源匀场磁体，集成了发射射频信号的系统体部线圈和梯度线圈，并有换气装置以保证患者扫描的舒适性。与加速器部分是分体设计，通过套装在加速器环形机架内，使磁体扫描孔与加速器环形机架旋转空间共轴重合形成治疗空间。这个空间的大小取决于 MRI 系统的尺寸，Unity 上这个治疗空间在横截面上的直径为 70cm，同时加速器的源轴距（source to axis distance，SAD）延长到了 143.5cm，如图 2-6-7 所示。

因为源轴距变长，与常规加速器（SAD=100.0cm）的标准设计相比，同样的加速器出束剂量率，Unity 等中心处的剂量按平方反比规律只有常规加速器的 48.56%，同时加速器产生的

X线需要经过 MRI 系统才能到达治疗空间，射线衰减会使剂量率进一步降低，所以对 MRI 系统磁体部分需要进行调整，对射线穿过的部分只保留低温冷却槽超导磁体的组件结构和适当厚度的液氦区，从而在磁体上形成一个变薄的束状环形区以减少对射线的衰减，而磁体头脚两部分通过这个环形结构仍然相通连。在磁体几何结构改变的情况下为保证磁场的均匀性，照射野在 Y（IEC61217）方向的大小就需要适当减小，因此 Unity 照射野在 Y（IEC61217）方向的大小为 22.0cm。为了保持磁体头脚两部分间数据信号的传输，在机架约 13.5°处留置了一根低温连通管，用于布设数据通信超导线。为防止高能 X 线辐射影响数据线周围的低温超导环境或对数据线有直接辐射损伤，如果系统内设定照射野在连通管的同侧时，照射野的角度与大小需避开对连通管的直接照射。当照射野在连通管对侧时，因剂量率已经大大降低，这时并不需要限制照射野的角度与大小。

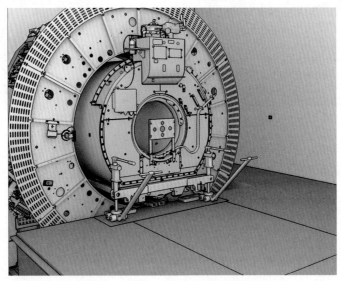

图 2-6-7　加速器与磁共振共轴安装

（6）加速器与 MRI 系统的整合：由于 MRI 强磁场和直线加速器电子设备都高度复杂且相互影响，整合 X 线加速器和强磁场 MRI 系统极具复杂性和技术挑战。如在设计和安装时既需要在某些部位降低磁场强度，又要尽量减少对磁共振成像区磁场均匀度的影响，同时在加速器的加速管部分又要尽量屏蔽磁场以减少磁场对加速电子的影响。事实上 MRI 系统是安装在一个射频笼内（RF cage），而加速器则是安装在射频笼外。

根据 Wang 等研究表明，MRI 系统的成像质量与诊断用的 1.5T 磁共振扫描仪非常相似。除因为使用 8 通道体线圈而不是多通道头部线圈信噪比降低，在低对比度时的分辨率略有降低外，其他与图像质量相关的特征均与 1.5T 诊断扫描仪相同。使用 ACR 专用模体测试的结果显示 Unity 的 MRI 系统几何畸变在 0.5mm 以内。

机头漏射和散射与预期一致。磁场对辐射泄漏的影响在 5%以内。因为束硬化效应，X 线有效线质略高约为 7MV。由于 X 线出射端加装了衰减板，基于加速器改建后的辐射屏蔽对 Unity 来说是非常充分的。

另外，Unity 使用了 Monaco 计划系统建立射束模型，在剂量计算中考虑磁体、接收线圈及治疗床对射束的衰减。计划系统具备在线自动勾画肿瘤和正常器官、在线优化治疗计划的功能，按照不同临床需求提供定制化的计划优化流程，保证治疗过程中各个环节的安全和质量。计划系统使用蒙特卡罗模拟算法计算剂量，模拟粒子束流在患者体内剂量递送的过程，能够精确地计算磁场中的剂量分布，并且具备在线计划需要的计算速度。

Unity 的临床流程分为离线流程和在线流程两个部分。离线流程与当前使用常规加速器治疗的准备过程基本相同,主要步骤包括患者体位固定、获取模拟治疗的 CT 定位影像和创建治疗计划。在治疗前准备过程中创建的治疗计划称为参考计划,目的是设定了一个符合处方要求的计划模板。在线流程时每个治疗分次必须完成三个步骤,依顺序为"扫描"—"计划"—"治疗"。第一步完成患者摆位和三维磁共振定位影像的扫描;第二步在 Monaco 计划系统上完成磁共振定位影像与模拟定位影像的配准,根据在线影像确定治疗肿瘤靶区和危及器官的位置,在参考计划的基础上制订当次治疗的自适应计划,根据治疗肿瘤靶区和危及器官的变化情况,可选择进行"按位置修正"或"按形状修正"两种自适应方式;第三步是在磁共振放疗系统上执行自适应计划,治疗中可以用 MRI 来监控肿瘤的位置和运动,确保治疗中靶病灶没有发生偏移。

二、MRI 加速器的临床剂量学特点

高场强 MRgRT,对于提高精度具有较高的潜力,但是磁共振与常规加速器的结合增加了系统的整体复杂性,对传统的物理数据采集及剂量 QA(质量保证)都带来了新的挑战,给加速器质控带来了各种技术上的挑战。下面主要对 Elekta Unity 加速器展开相应的介绍。

MRI 兼容的剂量测量工具有以下几种。

1. 电子射野影像系统(multispectral video imaging camera,MVIC) Unity 在距离靶 265cm 处配有射野影像系统,探测板物理尺寸为 41cm×41cm,影像分辨率为 1024×1024,等中心处每像素尺寸约为 0.2163mm。其主要作用是用来进行 QA 摆位与几何位置校正等工作。

2. 射束等中心校准模体 Unity 射束需穿过磁体的低温冷却槽才能到达等中心处,同时磁体位于加速器滑环中心,因此 Unity 没有光野。在 Unity QA 时,摆位等中心位置就必须借助专用模体以及特别的模体定位支架,通过不同照射野角度成像及系统提供的 STW 软件来计算等中心的位置并进行精准摆位,如图 2-6-8 所示。

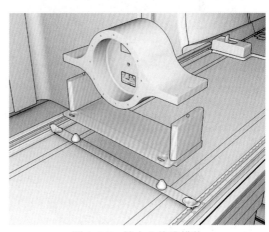

图 2-6-8 等中心校准模体

3. 磁体冷却系统穿透特性测量专用工具 Unity 射束需穿过磁体才能到达等中心处,磁体冷却系统对射线的衰减在每个方向上并非完全均匀,因此计划系统拟合数据需要使用专用测量工具将带有平衡帽的电离室固定在等中心处,测量射线在不同方向穿过磁体冷却系统的穿透因子。上述操作需要准确的测量平台以保证测量电离室处于照射野的中心处,如图 2-6-9 所示。

4. Unity QA 专用平台 在等中心处,Unity 治疗床的升降和左右方向均已锁定,无法调节。但上述问题给质控摆位带来很大困难,为解决这一难题,专门设计了一款质控专用的 QA 平台,该质控平台与治疗床位置相对固定,如图 2-6-10 所示。

QA Platform 测量平台使用方法:QA Platform 测量平台为利用 ArcCheck 等工具设计的专用摆位模块,其自身带有固定装置,可通过插销的方式与 Unity 治疗床进行固定,如图 2-6-11 所示。同时在与 QA 设备连接处也设有插销,用来固定 ArcCheck、IC Profile 等 QA 设备,如图 2-6-12 所示。

QA Platform 设有 X、Y、Z 三个方向的微调功能,可通过旋转螺栓调整其在 X、Y、Z 三个方向上的平移,保证 QA 工具准确移动,保证摆位的精确度,如图 2-6-13 所示。

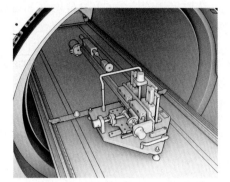

图 2-6-9　磁体冷却系统穿透特性测量专用工具

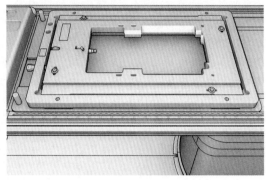

图 2-6-10　QA Platform 测量平台

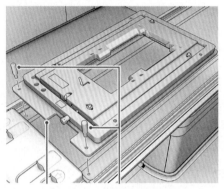

图 2-6-11　与治疗床连接的插销

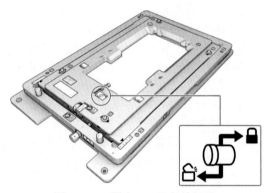

图 2-6-12　固定 QA 设备的插销

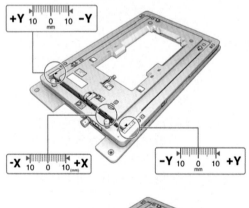

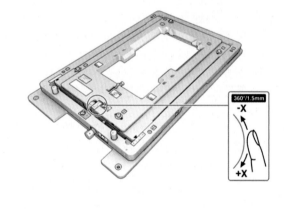

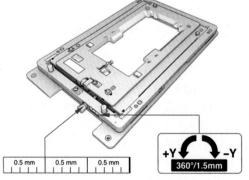

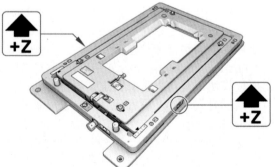

图 2-6-13　QA Platform 测量平台平移微调示意图

QA Platform 还设置了位置锁定功能，待三个方位的位移调整完成后，可分别对 X、Y、Z 三个方向的微调功能进行锁定，以保证精度的一致性，如图 2-6-14 所示。

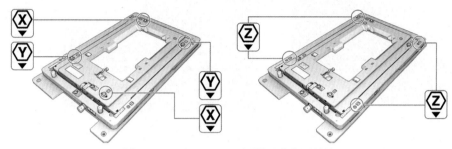

图 2-6-14　QA Platform 测量平台位置锁定

5. STW 软件校准分析　STW 软件可直接读取 MVIC 拍摄的带有钨球模体的平片，通过预设的图像处理算法，自动寻找钨球位置中心，计算不同照射野角度的图像，确定照射野等中心、QA 床值以及 MR 影像与 MV 中心等数值，如图 2-6-15 所示。通过上述软件的自动分析，可给出 X、Y、Z 三个不同方向的旋转误差，实现 QA 工具及影像中心的校准工作。

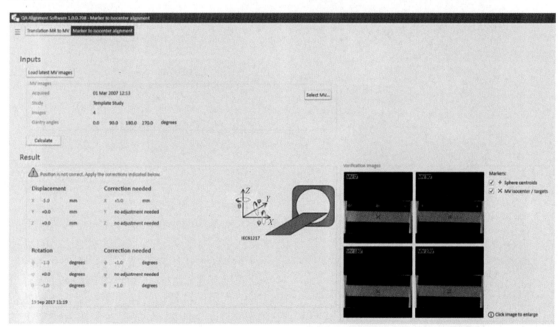

图 2-6-15　STW 软件分析 MVIC 照射野平片

6. "靴形"水箱——一维水箱　Unity 配有输出量校准的专用"靴形"水箱，其结构如图 2-6-16 所示，水箱聚丙乙烯材料玻璃做了等效水处理，理论上在机架角度等于 0°、90°、180°、270°的四个方向上，电离室有效测量点到水箱表面的等效深度均为 10cm。为了实现水箱的精准摆位，摆位时"靴形"水箱利用专用的支架固定，通过左右滑动刻度尺实现水箱的水平方向移动，同时通过增减垫片的形式升降水箱的位置。每次摆位均通过 MVIC 拍片的形式确定电离室位置，电离室利用带有钨球的固定杆代替。通过摆位钨球进行精准摆位，保证电离室有效测量点位于加速器等中心处。

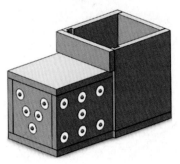
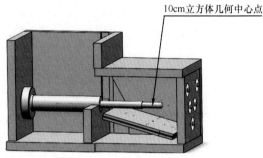

10cm立方体几何中心点

图 2-6-16　"靴形"水箱及内部结构

三、数据采集与模型拟合

Unity 跟常规加速器一样，需要采集束流的物理特性以及各种影响因子，在 Monaco 计划系统中进行数据模型拟合，放疗物理数据采集需要大量射线出束，为避免对后线圈有损伤，需取出后线圈，如图 2-6-17 所示。

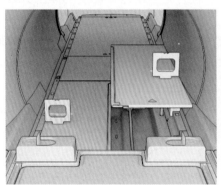
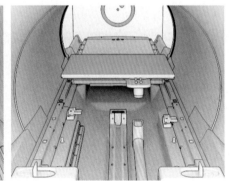

图 2-6-17　取后线圈

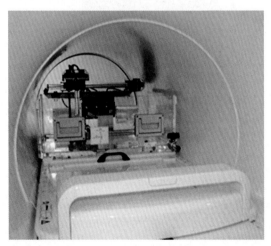

图 2-6-18　MRI 三维水箱摆位

1. MRI 三维水箱摆位

（1）水箱箱体摆位：由于 Unity 没有光野，无法类比传统加速器进行摆位，如图 2-6-18 所示。为了实现水箱的精准摆位，需要使用 MVIC 对预设的钨球进行拍片，通过 STW 软件进行分析以确定水箱的位置。同样，设置探头的初始位置也需要通过 MVIC 对放置在电离室支架上的钨球进行拍片来确定，然后根据不同探头的有效测量点的位置进行微调，图 2-6-19 左图是摆位水平方向与进出床位置的变化，右图是摆位上下方向的位置变化。

（2）测量探头有效测量点：一般推荐使用 PTW Semiflex 型 3D 电离室（31021）和宝石探头（60019）对 Unity 进行束流物理数据采集，PTW Semiflex 型 3D 探头采集 5cm×5cm 以上的照射野数据，宝石探头采集 5cm×5cm 以下的照射野数据，其有效测量点如图 2-6-20 所示，根据测量探头在水面处的剂量学拐点表现（图 2-6-21），来调整探头有效测量点到水面的距离。

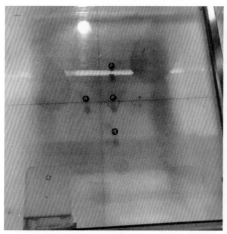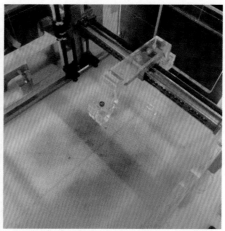

图 2-6-19　通过钨球调整水箱和探头位置

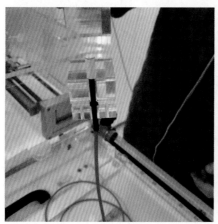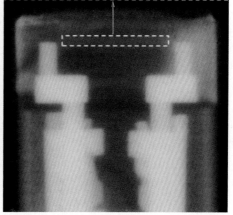

图 2-6-20　PTW 宝石探头有效测量点位置

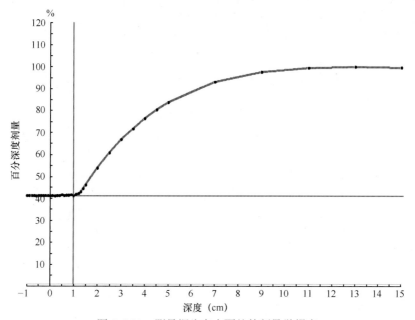

图 2-6-21　测量探头在水面处的剂量学拐点

　　根据 Raaymakers 等关于磁场对加速器光子线束流影响的研究，由于受到磁场洛伦兹力的影响，光子线束流在磁场下会产生偏移。O' Brien 等的相关研究证实了这一现象。在磁场环境下采集光子线束流物理数据时，需要调整探头水平位置至距几何中心约 1.6mm 处，如图 2-6-22 所示。

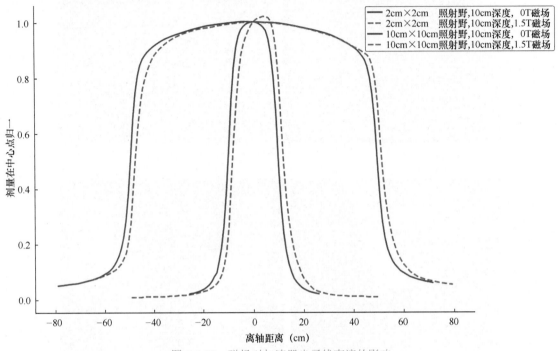

图 2-6-22　磁场对加速器光子线束流的影响
红色代表 1.5T 磁场下

　　2. 百分深度剂量　因受 Unity 磁体孔径的限制，MRI 三维水箱在 Z 轴测量百分深度剂量（PDD）深度只有 10cm 左右，因此，采集 Unity 物理数据时，需要另外在机架 270°时采集 PDD 曲线。在 Unity 1.5T 磁场环境下，采集百分深度剂量曲线，发现最大剂量点明显前移，这与射线穿过磁体硬化以及磁场对射线的影响有关，如图 2-6-23 所示。

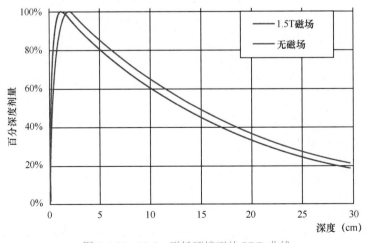

图 2-6-23　Unity 磁场环境下的 PDD 曲线

　　3. 射束离轴比　在 Unity 1.5T 磁场环境下，采集射束离轴曲线时，发现 X 方向的离轴曲线明显偏离中心，这是由磁场中次级电子受洛伦兹力影响发生偏转造成的，如图 2-6-24 所示。

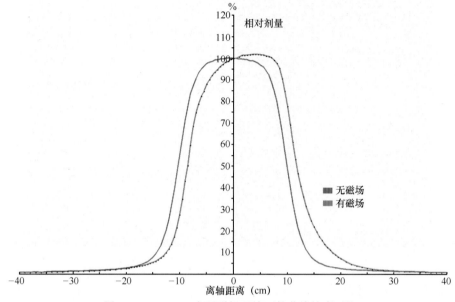

图 2-6-24　Unity 有无磁场环境下的曲线轮廓对比

4. 照射野输出因子　Unity 使用 7MV（FFF）光子线，且受磁场影响，相比常规直线加速器束流，Unity 射束中心轴上剂量并不平坦，因此测量照射野输出因子时，一定要再次检查测量探头的位置，以确保探头位置偏差最小。

5. 磁体穿透因子　根据 Unity 结构决定，射束必须穿过冷却槽才能到达等中心治疗处，因此采集物理数据时，需要使用专用测量工具将带有平衡帽的电离室固定在等中心处测量射线不同角度穿过磁体冷却系统的穿透因子。为消除治疗床对射线的衰减影响，需移除治疗孔内的床架，只保留床板。

因为本操作在 1.5T 磁场下，使用平衡帽在空气中测量剂量时，Ahmed 等研究证实在介质和空气交界处会存在电子回旋效应（ERE），空气中测量时必须要考虑磁场在不同介质中的影响。另外，根据 O'Brien 和 Sawakichi 等的研究证明，当测量探头与平衡帽之间存在 0.2mm 的空隙时，将会带来约 2% 的测量误差。

磁场下使用平衡帽测量剂量时，需在探头和平衡帽之间注入水，防止有空气存在而影响剂量测量的准确性，如图 2-6-25 所示。

6. 治疗床等相关影响因子　Unity 磁体的线圈是分开的，在射束通路上无绕组线圈的阻

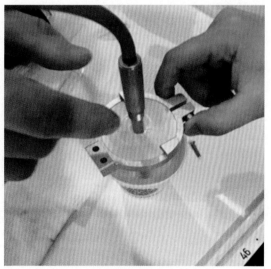

图 2-6-25　在探头和平衡帽之间注入水

挡。分离的线圈通过一个固定位置的电缆导管连接，因而在穿过电缆导管的方向射线会受到阻挡。计划系统将禁用穿过电缆导管的射束，并标记为红色区域，如图 2-6-26 所示。

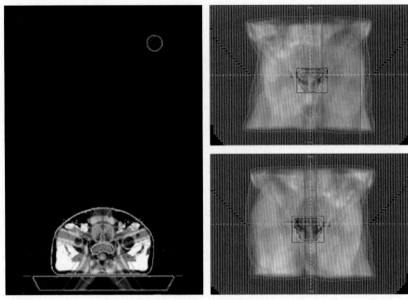

图 2-6-26　电缆导管以及计划系统中模拟线缆

Unity 只有 7MV（FFF）一档能量，所需要采集的数据如表 2-6-2 所示。

表 2-6-2　Unity 数据采集

Field size	2cm×2cm	3cm×3cm	5cm×5cm	10cm×10cm	16cm×16cm
PDD 深度		采集范围（−0.5～103mm）			
Gantry=0　SSD=133.5cm					
Profile（$d_{\max}$）					
Profile（d=5cm）					
Profile（d=10cm）					
Gantry=270　SSD=133.5cm					
Profile（$d_{\max}$）					
Profile（d=5cm）					
Profile（d=10cm）					
Profile（d=20cm）					
Profile（d=30cm）					

四、Unity 输出剂量校准

1. "靴形"水箱摆位　Unity 配有输出剂量校准的专用"靴形"水箱，其相关内容前文已有详细介绍。关于电离室有效测量点的问题，请参考前文三维水箱的设置。另有前沿研究表明磁场对电离室侧向有效测量点也有微小影响。利用专用水箱摆位平台、电离室替代固定杆和 MVIC 进行"靴形"水箱的摆位。

2. Unity 加速器输出剂量校准　Unity 使用 7MV（FFF）光子线，一般选用 $0.6cm^3$ 的 Farmer 型电离室和静电计进行吸收剂量测量。测量前需认真核对检定证书上的信息与所使用仪器是否一致，包括静电计型号和编号、电离室型号和编号、电离室刻度因子和灵敏因子、有效期。

测量步骤如下。

（1）计算电离室水中吸收剂量因子 $N_{D,w}$，查找电离室的 K_{att}、K_m 因子以及极化效应、复合效应因子。

（2）根据磁场对电离室的影响，查找 P_Q、P_{cel} 因子以及磁场修正因子。

（3）将"靴形"水箱和托架置于 Unity 床上，使电缆穿过磁屏蔽预留孔与电离室连接。

（4）将电离室固定在"靴形"水箱固定孔上；加满水，小心排出水箱中的气泡。

（5）调整 Gantry 角度为 0°，根据 MVIC 拍正交射野片，观察电离室灵敏体积中心与图像中心的重合性，调整水箱位置，使电离室的有效测量点位于照射野等中心处，并记录床值，如图 2-6-27 所示。

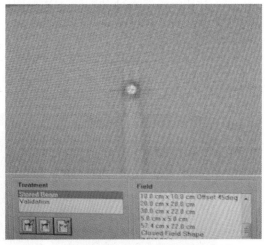

图 2-6-27　MVIC 拍片调整电离室位置

（6）分别使用温度计和气压计（至少 5min）测量并记录水温和气压。

（7）静电计开机预热约 15min，选择电离室并输入温度和气压，检查无暗电流后，进行清零并测量环境辐射本底。

（8）加速器出束 100MU，静电计测量读数，连续记录 3 次，取平均值。

（9）根据 IAEA 第 398 号报告计算水中的吸收剂量，校准此深度处加速器的输出剂量（或推算最大剂量深度处加速器的输出剂量），引入 k_B 磁场修正因子进行剂量修正，具体公式如下。

$$D_{W,Q,B}=M_Q \cdot N_{D,W,Q_0} \cdot k_{Q,Q_0} \cdot k_B$$

其中，$D_{W,Q,B}$ 为吸收剂量，M_Q 为经复合效应、极化效应和温度气压修正后电离室的读数，N_{D,W,Q_0} 为电离室对射线质为 Q_0 的光子束在水中吸收剂量的校准因子，k_{Q,Q_0} 是光子束射线质修正因子，k_B 为磁场修正因子，k_B 值为 0.990。

（10）校准后再次进行测量，确认准确无误，激活该能量为临床使用模式，如图 2-6-28 所示。

3. MU 线性

（1）将"靴形"水箱和托架置于 Unity 床上，使电缆穿过磁屏蔽预留孔与电离室连接。

（2）将电离室固定在"靴形"水箱固定孔上；加满水，小心排出水箱中的气泡。

（3）调整 Gantry 角度为 0°，根据 MVIC 拍正交射野片，观察电离室灵敏体积中心与图像中心的重合性，调整水箱位置，使电离室的有效测量点位于照射野等中心处，并记录床值。

（4）加载 Gantry=0，Field size=10cm×10cm 照射野。

（5）电离室静电计预热，设置偏压、输入校准因子、采集背景本底。

（6）分别设置 MU=2，3，5，10，50，100，500，出束，记录静电计相应读数。

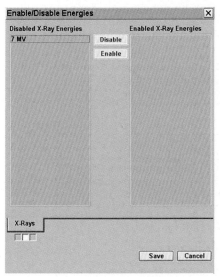

图 2-6-28　Unity 激活能量

（7）分析 MU 线性结果。

4. MRI 到 MV 等中心检测　MRI 到 MV 等中心检测的主要目的是检查 MR 影像到 MV 影像等中心的一致性，并给出具体的数据。

（1）按照摆位要求将 MR 到 MV 等中心检测模体摆到指定位置，一般设定为照射野的中心，测试手册要求固定条位于卡尺 25 位置，模体摆放方向为 3 个小球在孔径外侧，4 个小球在孔径内侧，床值设置为 205.6。

（2）固定照射野选择 MRtoMV 测试例，进行出束。

（3）5min 内进行相同体位、相同模体磁共振扫描。

（4）如图 2-6-29 所示，加载最近的磁共振扫描影像和 MVIC 影像进行比对。

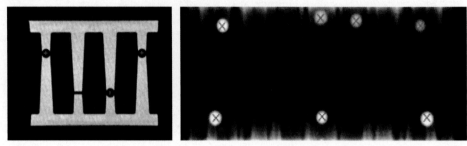

图 2-6-29　MRI 到 MV 等中心检测

五、磁场下 IMRT 计划验证

1. QA Platform 与二维矩阵的使用方法　QA Platform 支持 MRI 专用二维矩阵测量工具，通过专用支架可将二维矩阵测量设备的测量平面置于 Unity 的等中心处，可用设备检测和计划平面剂量测量。常用设备有 IC Profiler 和 StratCheck。二维平面剂量验证步骤如下。

（1）将 MRI 兼容的二维矩阵测量设备与 QA Platform 的支架之间进行固定，如图 2-6-30 所示。

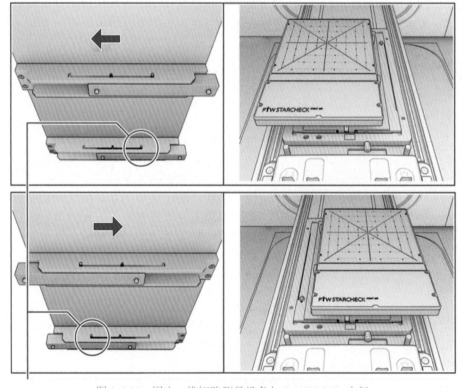

图 2-6-30　固定二维矩阵测量设备与 QA Platform 支架

（2）将固定好的二维矩阵测量设备平稳放置在 QA Platform 的固定卡槽内。

（3）将 QA Platform 和二维矩阵测量设备一起置于 Unity 等中心处，并使用 MVIC 拍片验证测量位置是否准确。

（4）将已校准的二维矩阵设备进行连线，测量放疗计划的二维剂量（一般测量冠状面），并保存剂量文件 A。

（5）计划系统中生成 QA 计划，找出测量平面，并输出剂量文件 B。

（6）在剂量分析软件中，导入剂量文件 A 和 B，进行剂量分析，并生成 QA 报告。

2. QA Platform 与 ArcCheck MRI 的使用方法　　QA Platform 支持 ArcCheck 等三维测量工具，通过专用支架可将三维测量设备的测量中心置于 Unity 的等中心处，可用于测量调强计划的三维剂量，从而验证计划的准确性。

三维平面剂量验证步骤如下。

（1）使用等中心校准模体，调整 QA Platform 至位置误差最小，并记录床值，详见上文"QA Platform 与二维矩阵的使用方法"。

（2）将 MRI 兼容的三维验证设备平稳放置于 QA Platform 上，与组件组合后进行固定。

（3）调整三维验证设备角度与水平。

（4）将验证设备进行连线，需将磁共振专用线缆与设备连接，然后再与常规线缆连接，将固定好的 QA Platform 和三维验证设备置于 Unity 等中心处，如图 2-6-31 所示。

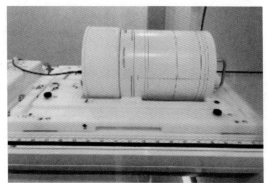

图 2-6-31　将验证设备连线

（5）执行计划，测量三维剂量，并保存剂量文件 A。

（6）计划系统生成 QA 计划，并输出三维剂量文件 B。

（7）在剂量分析软件中，导入剂量文件 A 和 B，进行剂量分析，并生成 QA 报告。

注意：QA 时务必注意磁共振安全，未经确认不能对验证设备进行 MRI 扫描。

3. 端到端测量　　利用 TG119 测试对头颈病例在 IROC 头部模体上进行端到端的剂量测试。利用 Monaco5.40 计划系统设计上述测试例的静态 IMRT 计划，并按照实际机架角度进行投照，使用 ArcCheck MRI 进行剂量验证，并分析验证结果。

头颈部测试例包括 PTV1 和 PTV2 两个靶区，在 PTV1 和 PTV2 分别放有热释光片，在 PTV1 的横断面和矢状面以正交的方式插入两张 EBT3 胶片。使用计划系统设计静态 IMRT 计划，依照临床治疗流程实施放疗，分析 TLD 和胶片测量结果；同时分析 ArcCheck MRI 验证结果。

4. 磁场下计划设计剂量学比较　　对于磁场下，在组织与空气相连接处，电子因为洛伦兹力可以重新进入组织，形成所谓的电子回旋效应。这种对组织空气相连接处（如气腔处）剂量的影响，会根据磁场强度、电子能量、界面的倾斜度和间隙大小（与电子回旋径半径相比）而增加或减少。但无论何种情况，使用对穿射野都可以基本消除电子回旋效应产生的影响。对真实 IMRT 计划进行了有无磁场时的剂量模拟之后，结果表明，对于七个等距射野排列，无论 1.5T 磁场存在与否，IMRT 之间靶剂量分布没有明显差异。

参 考 文 献

李懋, 王冀洪. 2021. 磁共振引导放射治疗原理及临床应用[M]. 北京: 中国协和医科大学出版社.

杨正汉, 冯逢, 王霄英. 2010. 磁共振成像技术指南[M]. 北京: 人民军医出版社.

中华医学会放射学分会质量管理与安全管理学组, 中华医学会放射学分会磁共振成像学组. 2017. 磁共振成像安全管理中国专家共识[J]. 中华放射学杂志, 51(10): 725-731.

Adams D R. 2015. 放射治疗学[M]. 4 版. 郎锦义, 译. 北京: 中国科学技术出版社: 123-201.

Ahmad S B, Paudel M R, Sarfehnia A, et al. 2017. The dosimetric impact of gadolinium-based contrast media in GBM brain patient plans for a MR-Linac [J]. Phys Med Biol, 62(16): N362-N374.

Ahunbay E E, Peng C, Chen G P, et al. 2008. An on-line replanning scheme for interfractional variations[J]. Med Phys, 35(8): 3607-3615.

Alkhalik Basha M A, Refaat R, Ahmed A F, et al. 2019. Brain magnetic resonance spectroscopy (MRS) as a diagnostic tool for detecting early neurological changes in children with Wilson's disease[J]. Eur J Radiol, 111: 41-46.

Allison J, Amako K, Apostolakis J, et al. 2006. Geant4 developments and applications [J]. IEEE Trans Nucl Sci, 53: 270-278.

Artzi M, Liberman G, Nadav G, et al. 2016. Differentiation between treatment-related changes and progressive disease in patients with high grade brain tumors using support vector machine classification based on DCE MRI[J]. J Neurooncol, 127(3): 515-524.

Bae J S, Kim J H, Lee D H, et al. 2021. Hepatobiliary phase of gadoxetic acid-enhanced MRI in patients with HCC: prognostic features before resection, ablation, or TACE[J]. Eur Radiol, 31(6): 3627-3637.

Bentzen S M. 2005. Theragnostic imaging for radiation oncology: dose-painting by numbers [J]. Lancet Oncol, 6(2): 112-117.

Bertholet J, Vinogradskiy Y, Hu Y, et al. 2021. Advances in image-guided adaptive radiation therapy[J]. Int J Radiat Oncol Biol Phys, 110(3): 625-628.

Birkner M, Yan D, Alber M, et al. 2003. Adapting inverse planning to patient and organ geometrical variation: algorithm and implementation[J]. Med Phys, 30(10): 2822-2831.

Brabbins D, Martinez A, Yan D, et al. 2005. A dose-escalation trial with the adaptive radiotherapy process as a delivery system in localized prostate cancer: analysis of chronic toxicity[J]. Int J Radiat Oncol Biol Phys, 61(2): 400-408.

Bruning R, Seelos K, Yousry T, et al. 1999. Echo-planar magnetic resonance imaging (EPI) with high-resolution matrix in intra-axial brain tumors[J]. Eur Radiol, 9(7): 1392-1396.

Calle-Toro J S, Back S J, Maya C, et al. 2021. Identification and characterization of calyceal diverticula with MR urography (MRU) in children[J]. Abdom Radiol (NY), 46(1): 303-310.

Castelli J, Simon A, Louvel G, et al. 2015. Impact of head and neck cancer adaptive radiotherapy to spare the parotid glands and decrease the risk of xerostomia[J]. Radiat Oncol, 10: 6.

Chao K S, Ozyigit G, Tran B N, et al. 2003. Patterns of failure in patients receiving definitive and postoperative IMRT for head-and-neck cancer [J]. Int J Radiat Oncol Biol Phys, 55(2): 312-321.

Chazen J L, Robbins M S, Strauss S B, et al. 2020. MR myelography for the detection of CSF-venous fistulas[J]. AJNR Am J Neuroradiol, 41(5): 938-940.

Chen J, Morin O, Aubin M, et al. 2006. Dose-guided radiation therapy with megavoltage cone-beam CT[J]. Br J Radiol, 79 : S87-S98.

Chin S, Eccles C L, McWilliam A, et al. 2020. Magnetic resonance-guided radiation therapy: A review[J]. J Med Imaging Radiat Oncol, 64(1): 163-177.

Daly M E, Lieskovsky Y, Pawlicki T, et al. 2007. Evaluation of patterns of failure and subjective salivary function in patients treated with intensity modulated radiotherapy for head and neck squamous cell carcinoma [J]. Head Neck, 29(3): 211-220.

Das I J, McGee K P, Tyagi N, et al. 2019. Role and future of MRI in radiation oncology[J]. Br J Radiol, 92(1094): 20180505.

de Meerleer G, Villeirs G, Bral S, et al. 2005. The magnetic resonance detected intraprostatic lesion in prostate cancer: planning and delivery of intensity-modulated radiotherapy [J]. Radiother Oncol, 75(3): 325-333.

Deurloo K E, Steenbakkers R J, Zijp L J, et al. 2005. Quantification of shape variation of prostate and seminal vesicles during external beam radiotherapy[J]. Int J Radiat Oncol Biol Phys, 61(1): 228-238.

Duprez F, De Neve W, De Gersem W, et al. 2011. Adaptive dose painting by numbers for head-and-neck cancer[J]. Int J Radiat Oncol Biol Phys, 80(4): 1045-1055.

Ellefson S T, Culberson W S, Bednarz B P, et al. 2017. An analysis of the ArcCHECK-MR diode array's performance for ViewRay quality assurance [J]. J Appl Clin Med Phys, 18(4): 161-171.

Feng Y, Castro-Pareja C, Shekhar R, et al. 2006. Direct aperture deformation: an interfraction image guidance strategy[R]. Med Phys, 33(12): 4490-4498.

Fischbach F, Bruhn H, Pech M, et al. 2005. Efficacy of contrast medium use for neuroimaging at 3. 0 T: utility of IR-FSE compared to other T1-weighted pulse sequences[J]. J Comput Assist Tomogr, 29(4): 499-505.

Franceschi A M, Moschos S J, Anders C K, et al. 2016. Use of Susceptibility-Weighted Imaging (SWI) in the detection of brain hemorrhagic metastases from breast cancer and melanoma[J]. J Comput Assist Tomogr, 40(5): 803-805.

Gaffney D K, Winter K, Dicker A P, et al. 2007. Efficacy and patterns of failure for locally advanced cancer of the cervix treated with celebrex (celecoxib) and chemoradiotherapy in RTOG 0128 [J]. Int J Radiat Oncol Biol Phys, 69(1): 111-117.

Gargett M, Oborn B, Metcalfe P, et al. 2015. Monte Carlo simulation of the dose response of a novel 2D silicon diode array for use in hybrid MR-LINAC systems [J]. Med Phys, 42(2): 856-865.

Goitein M, Schultheiss T E. 1985. Strategies for treating possible tumor extension: some theoretical considerations [J]. Int J Radiat Oncol Biol Phys, 11(8): 1519-1528.

Guckenberger M, Richter A, Wilbert J, et al. 2011. Adaptive radiotherapy for locally advanced non-small-cell lung cancer does not underdose the microscopic disease and has the potential to increase tumor control[J]. International Journal of Radiation Oncology Biology Physics, 81(4): e275-e282.

Hakyemez B, Aksoy U, Yildiz H, et al. 2005. Intracranial epidermoid cysts: diffusion-weighted, FLAIR and conventional MR findings[J]. Eur J Radiol, 54(2): 214-220.

Halperin E C. 2012. 放射肿瘤学[M]. 6 版. 于金明, 译. 天津: 天津出版传媒集团: 339-761.

Hardie A D, Romano P B. 2010. The use of T2*-weighted multi-echo GRE imaging as a novel method to diagnose hepatocellular carcinoma compared with gadolinium-enhanced MRI: a feasibility study[J]. Magn Reson Imaging, 28(2): 281-285.

Harsolia A, Hugo G D, Kestin L L, et al. 2008. Dosimetric advantages of four-dimensional adaptive image-guided radiotherapy for lung tumors using online cone-beam computed tomography[J]. Int J Radiat Oncol Biol Phys, 70(2): 582-589.

Harsolia A, Vargas C, Yan D, et al. 2007. Predictors for chronic urinary toxicity after the treatment of prostate cancer with adaptive three-dimensional conformal radiotherapy: dose-volume analysis of a phase II dose-escalation study[J]. Int J Radiat Oncol Biol Phys, 69(4): 1100-1109.

Houweling A C, de Vries J H, Wolthaus J, et al. 2016. Performance of a cylindrical diode array for use in a 1.5 T MR-linac [J]. Phys Med Biol, 61(3): N80-N89.

Hunt A, Hansen V N, Oelfke U, et al. 2018. Adaptive radiotherapy enabled by MRI guidance [J]. Clin Oncol (R Coll Radiol), 30(11): 711-719.

International Commission on Radiation Units and Measurements. 1993. ICRU report 50, prescribing, recording, and reporting photon beam therapy[R]. Bethesda, MD: ICRU.

Isoda H, Takehara Y, Isogai S, et al. 2000. MRA of intracranial aneurysm models: a comparison of contrast-enhanced three-dimensional MRA with time-of-flight MRA[J]. J Comput Assist Tomogr, 24(2): 308-315.

Jaffray D A, Siewerdsen J H, Wong J W, et al. 2002. Flat-panel cone-beam computed tomography for image-guided radiation therapy [J]. Int J Radiat Oncol Biol Phys, 53(5): 1337-1349.

Kim Y K, Kim C S, Han Y M. 2009. Role of fat-suppressed T1-weighted magnetic resonance imaging in predicting severity and prognosis of acute pancreatitis: an intraindividual comparison with multidetector computed tomography[J]. J Comput Assist Tomogr, 33(5): 651-656.

Kirby M, Calder K A. 2019. On-treatment Verification Imaging. A study Guide for IGRT[M]. CRC Press Taylor & Francis Group.

Lagendijk J J, Raaymakers B W, Raaijmakers A J, et al. 2008. MRI/linac integration [J]. Radiother Oncol, 86(1): 25-29.

Lambert E A, Holmes S. 2021. Differentiating radiation-induced necrosis from tumor progression after stereotactic radiosurgery for brain metastases, using evaluation of blood flow with arterial spin labeling (ASL): the importance of setting a baseline[J]. Acta Neurochir Suppl, 128: 113-119.

Larbi A, Omoumi P, Pasoglou V, et al. 2019. Whole-body MRI to assess bone involvement in prostate cancer and multiple myeloma: comparison of the diagnostic accuracies of the T1, short tau inversion recovery (STIR), and high b-values diffusion-weighted imaging (DWI) sequences[J]. Eur Radiol, 29(8): 4503-4513.

Lee J H, Yoon Y C, Seo S W, et al. 2020. Soft tissue sarcoma: DWI and DCE-MRI parameters correlate with Ki-67 labeling index[J]. Eur Radiol, 30(2): 914-924.

Li Y, Ding S, Wang B, et al. 2021. Extension and validation of a GPU-Monte Carlo dose engine gDPM for 1.5T MR-linac online independent dose verification[J]. Med Phys, 48(10): 6174-6183.

Liang J, Wu Q, Yan D. 2009. The role of seminal vesicle motion in target margin assessment for online image-guided radiotherapy for prostate cancer[J]. Int J Radiat Oncol Biol Phys, 73(3): 935-943.

Liney G, Heide U. 2019. MRI for radiotherapy planning, delivery, and response assessment: planning, delivery, and response assessment[M]. Springer Nature Swizerland AG.

Liu F, Erickson B, Peng C, et al. 2012. Characterization and management of interfractional anatomic changes for pancreatic cancer radiotherapy[J]. Int J Radiat Oncol Biol Phys, 83(3): e423-e429.

Mahdavi Rashed M, Nekooei S, Nouri M, et al. 2020. Evaluation of DWI and ADC sequences' diagnostic values in benign and malignant pulmonary lesions[J]. Turk Thorac J, 21(6): 390-396.

Maurea S, Imbriaco M, D'Angelillo M, et al. 2006. Diagnostic accuracy of chemical-shift MR imaging to differentiate between adrenal adenomas and non adenoma adrenal lesions[J]. Radiol Med, 111(5): 674-686.

Moerland M A, Beersma R, Bhagwandien R, et al. 1995. Analysis and correction of geometric distortions in 1.5T magnetic resonance images for use in radiotherapy treatment planning [J]. Phys Med Biol, 40(10): 1651-1654.

Nederveen A J, Lagendijk J J, Hofman P. 2001. Feasibility of automatic marker detection with an a-Si flat-panel imager [J]. Phys Med Biol, 46(4): 1219-1230.

O'Brien D J, Sawakuchi G O. 2017. Monte Carlo study of the chamber-phantom air gap effect in a magnetic field [J]. Med Phys, 44(7): 3830-3838.

O'Brien D J, Schupp N, Pencea S, et al. 2017. Dosimetry in the presence of strong magnetic fields[R]. Journal of Physics, Conf. Series, 847 012055.

O'Daniel JC, Garden A S, Schwartz D L, et al. 2007. Parotid gland dose in intensity-modulated radiotherapy for head and neck cancer: is what you plan what you get[J]. Int J Radiat Oncol Biol Phys, 69(4): 1290-1296.

Paulson E S, Ahunbay E, Chen X, et al. 2020. 4D-MRI driven MR-guided online adaptive radiotherapy for abdominal stereotactic body radiation therapy on a high field MR-Linac: Implementation and initial clinical experience[J]. Clin Transl Radiat Oncol, 23: 72-79.

Qin A, Ionascu D, Liang J, et al. 2018. The evaluation of a hybrid biomechanical deformable registration method on a multistage physical phantom with reproducible deformation[J]. Radiat Oncol, 13(1): 240.

Raaijmakers A J, Raaymakers B W, van der Meer S, et al. 2007. Integrating a MRI scanner with a 6 MV radiotherapy accelerator: impact of the surface orientation on the entrance and exit dose due to the transverse magnetic field [J]. Phys Med Biol, 52(4): 929-939.

Raaymakers B W, Raaijmakers A J, Kotte A N, et al. 2004. Integrating a MRI scanner with a 6 MV radiotherapy accelerator: dose deposition in a transverse magnetic field [J]. Phys Med Biol, 49(17): 4109-4118.

Robert Timmerman, Lei Xing Lippincott Williams, et al. 2010. Image-guided and adaptive radiation therapy[M]. A Wolters Kluwer Business, USA: Lippincott Williams & Wilkins.

Roberts D A, Carlos Sandin, et al. 2021. Machine QA for the Elekta Unity system: A report from the Elekta MR-linac consortium [J]. Med Phys, 48(5): e67-e85.

Sampath S. 2016. Treatment: radiation therapy[J]. Cancer Treat Res, 170: 105-118.

Schreibmann E, Dhabaan A, Elder E, et al. 2009. Patient-specific quality assurance method for VMAT treatment delivery[J]. Med Phys, 36(10): 4530-4535.

Shi X, Meng X, Sun X, et al, 2014. PET/CT imaging-guided dose painting in radiation therapy[J]. Cancer Lett, 355(2): 169-175.

Small W Jr. 2016. 临床放射肿瘤学[M]. 3 版. 李晔雄, 译. 北京: 中国科学技术出版社: 60-126.

Smit K, Kok J G, Lagendijk J J, et al. 2014. Performance of a multi-axis ionization chamber array in a 1.5T magnetic field [J]. Phys Med Biol, 59(7): 1845-1855.

Song CW, Glatstein E, Marks L B, et al. 2021. Biological principles of stereotactic body radiation therapy (SBRT) and stereotactic radiation surgery (SRS): Indirect cell death[J]. Int J Radiat Oncol Biol Phys, 110(1): 21-34.

Stecco A, Pisani C, Quarta R, et al. 2011. DTI and PWI analysis of peri-enhancing tumoral brain tissue in patients treated for glioblastoma[J]. J Neurooncol, 102(2): 261-271.

Stevenson V L, Gawne-Cain M L, Barker G J, et al. 1997. Imaging of the spinal cord and brain in multiple sclerosis: a comparative study between fast FLAIR and fast spin echo[J]. J Neurol, 244(2): 119-124.

Stroom J C, Storchi P R. 1997. Automatic calculation of three-dimensional margins around treatment volumes in radiotherapy planning [J]. Phys Med Biol, 42(4): 745-755.

Tanabe M, Onoda H, Higashi M, et al. 2021. Three-dimensional (3D) breath-hold zoomed MR cholangiopancreatography (MRCP): Evaluation of additive value to conventional 3D navigator triggering MRCP in patients with branch duct intraductal papillary mucinous neoplasms[J]. J Magn Reson Imaging, 55(4): 1234-1240.

Terashima M, Hyon M, de la Pena-Almaguer E, et al. 2005. High-resolution real-time spiral MRI for guiding vascular interventions in a rabbit model at 1.5 T [J]. J Magn Reson Imaging, 22(5): 687-690.

Torres-Xirau I, Olaciregui-Ruiz I, Kaas J, et al. 2020. 3D dosimetric verification of unity MR-linac treatments by portal dosimetry[J]. Radiother Oncol, 146: 161-166.

van Asselen B, Dehnad H, Raaijmakers C P, et al. 2002. The dose to the parotid glands with IMRT for oropharyngeal tumors: the effect of reduction of positioning margins [J]. Radiother Oncol, 64(2): 197-204.

van der Heide UA, Houweling AC, Groenendaal G, et al. 2012. Functional MRI for radiotherapy dose painting[J]. Magn Reson Imaging, 30(9): 1216-1223.

van Herk M, Remeijer P, Rasch C, et al. 2000. The probability of correct target dosage: dose-population histograms for deriving treatment margins in radiotherapy [J]. Int J Radiat Oncol Biol Phys, 47(4): 1121-1135.

Wu Q J, Thongphiew D, Wang Z, et al. 2008. On-line re-optimization of prostate IMRT plans for adaptive radiation therapy[J]. Phys Med Biol, 53(3): 673-691.

Yan D, Vicini F, Wong J, et al. 1997. Adaptive radiation therapy[J]. Phys Med Biol, 42: 123-132.

Yao M, Chang K, Funk G F, et al. 2007. The failure patterns of oral cavity squamous cell carcinoma after intensity-modulated radiotherapy-the university of iowa experience [J]. Int J Radiat Oncol Biol Phys, 67(5): 1332-1341.

Zerda A, Armbruster B, Xing L. 2007. Formulating adaptive radiation therapy (ART) treatment planning into a closed-loop control framework[J]. Phys Med Biol, 52(14): 4137.

第三章　磁共振引导中枢神经系统肿瘤放射治疗

第一节　磁共振引导原发性脑肿瘤放射治疗

一、概　　述

中枢神经系统肿瘤是常见肿瘤之一，原发性颅内肿瘤占全身所有肿瘤的 5%～10%。在美国，脑肿瘤的发病率为 2%。其中，胶质母细胞瘤（glioblastoma，GBM）占颅内肿瘤的 40%～50%，其恶性程度高、侵袭性强、预后差，平均总生存期仅 14.6 个月，五年生存率 < 5%。大部分中枢神经系统肿瘤采用以外科手术切除为主，并结合化疗、放疗等的综合性治疗方法。遵循循证医学原则，根据个体化治疗原则，不断优化治疗方案，尽可能延长患者的无进展生存期和总生存期，提高患者生存质量。如脑胶质瘤首先通过外科手术切除肿瘤病灶，缓解临床症状，延长患者的生存期，其原则是最大程度地安全切除肿瘤。近年来，MRI 实时影像等技术的应用有助于最大程度地安全切除肿瘤，而后根据胶质瘤的病理分级和分子分型整合诊断进行术后放疗或联合化疗。少部分中枢神经系统肿瘤（如淋巴瘤、生殖细胞瘤等）对放化疗敏感，多采用化疗或联合放疗的模式综合治疗，手术治疗的地位相对较低，多用以减症或者补充性治疗。

随着医学影像学发展，用于中枢神经系统肿瘤诊断、手术计划、术中成像和治疗反应监测的非侵入性成像方法逐渐增多。本节主要讲述磁共振在原发性中枢神经系统肿瘤诊疗中的应用，重点阐述胶质瘤诊断及治疗方面的进展，包括病情评估、靶区勾画、放疗反应评估以及疗效与毒性预测等。

二、磁共振引导中枢神经系统肿瘤放射治疗应用

1. 解剖 MRI 在中枢神经系统肿瘤大体肿瘤靶区和危及器官精准勾画中的作用　结构 MRI 在中枢神经系统肿瘤大体肿瘤区和危及器官的精准勾画中起着举足轻重的作用。放疗是中枢神经系统肿瘤的重要治疗方式。CT 影像是肿瘤 X 线加速器照射过程中勾画靶区与计划制订的基础。但对于中枢神经系统肿瘤的放疗，CT 成像具有很大的局限性，难以精确勾画大体肿瘤靶区的边界，对于显示肿瘤区或危及器官的边界也不够清晰。而 MRI 具有软组织分辨率高、优越的软组织对比度和无辐射的优势，已成为中枢神经系统肿瘤诊断的常规检查方法，并广泛应用于中枢神经系统肿瘤靶区的精确勾画及计划制订。由于放疗通常需要在 CT 影像上勾画靶区、制订放疗计划、计算放疗剂量及验证。因此，需要将 MR 影像与 CT 影像精准融合，实现精确放疗。但诊断 MRI 与定位 CT 影像融合时，可能会增加图像之间的配准误差、体位差异等造成勾画的不确定性。采用与大孔径 CT 定位相同的体位和固定模式进行 MRI 的扫描图像可减少影像融合之间的误差，如 MRI 模拟定位。使用钆（Gd）对比剂后 MRI 模拟定位图像的 T_1 加权图像、T_2 加权图像、T_2 水抑制成像勾画脑肿瘤与危及器官，融合到大孔径 CT 定位图像。

2. 中枢神经系统肿瘤 MR 影像引导的自适应放疗　据统计，超过 60%的肿瘤在放射治疗过程中会发生肿瘤位置、形状和大小的改变。目前图像引导放疗（image-guided radiation therapy，IGRT）的图像采集主要来自 MV 级或 kV 级 CBCT。但 CBCT 的软组织分辨率低，难以动态监测中枢神经系统肿瘤及周围组织的变化。另外，CBCT 的放射性辐射随着使用次数的增多逐渐累加。Linac 系统通过将诊断级高场磁共振和先进的直线加速器一体化进行完美结合，放疗过程中在线 MRI IGRT 能够提供卓越的软组织对比度，通过 MRI 在线可视化监测肿瘤大小、生物学特性的动态变化，全程、实时优化放疗计划，实现了从定位到放疗的实时引导，提高了治疗的精确度，真正实现图像引导的个体化自适应精确放疗。但对于中枢神经系统肿瘤，CBCT 引导的调强放疗显然不能满足临床需求，而 MR-Linac 在放疗过程中通过磁共振的高分辨率成像去引导放疗具有巨大的优势。在每一次照射开始前利用 MRI 放疗系统在治疗位置为患者进行磁共振扫描，利用磁共振超高的软组织对比度图像观测肿瘤和周围正常组织的动态变化，基于这种变化对原有治疗计划进行调整和优化，使治疗计划的实施更加合理（图 3-1-1）。与 CBCT 引导的调强放疗相比较，MR-Linac 在照射过程中，通过实时的磁共振扫描图像可以观察肿瘤和周围正常组织的运动，在保证无额外辐射的前提下进一步确保照射的精准。在照射结束后，根据需要选择是否再次进行照射后的磁共振扫描，为后续治疗方案的优化提供依据。卓越的成像可以缩小计划靶区（PTV），此外，每日在线调整将使 PTV 边界的设置误差最小化。MRI 减少脑组织毒性和保护认知功能具有一定的优势。MR-Linac 的临床流程分为离线和在线两部分。离线部分与当前使用常规加速器治疗的准备过程基本相同，主要步骤包括患者体位固定、获取模拟治疗的 CT 定位影像和创建治疗计划。使用研究产品在准备过程中创建的治疗计划称为参考计划，目的是设定一个符合处方要求的计划模板。在线流程是每个治疗分次必须完成的。这个过程有三个步骤，依顺序为扫描—计划—治疗。第一步完成患者摆位和三维磁共振定位影像的扫描；第二步在 Monaco 计划系统上完成磁共振定位影像与模拟定位影像的配准，根据在线影像确定治疗靶区和危及器官的位置，在参考计划的基础上制订当次治疗的自适应计划，根据治疗靶区和危及器官的变化情况，可选择进行"按位置修正"或"按形状修正"两种自适应方式；第三步是在磁共振放疗系统上执行自适应计划，治疗中可以用 MRI 来监控肿瘤的位置和运动，确保治疗中靶区病灶没有发生偏移。磁共振引导加速器在线自适应放疗，共有两个治疗流程。选择按照位置修正流程时剂量计算使用的电子密度来自参考 CT，通过在线采集的 MRI 与离线采集的参考 CT 配准，获得当天靶区及摆位误差信息，通过叶片形状及权重的再优化实现位置校正；选择按形状修正流程，需要在线采集的 MRI 与离线采集的 CT 配准后，手动勾画在线采集 MRI 的靶区和危及器官结构，以做到当天器官和危及结构的真正自适应（图 3-1-2）。利用在线采集的 MR 影像进行剂量计算，由于 MRI 不带电子密度信息，对应的结构电子密度为参考 CT 对应结构的平均电子密度（图 3-1-3）。

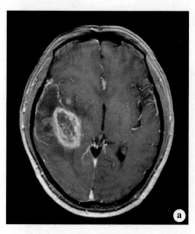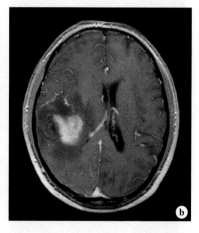

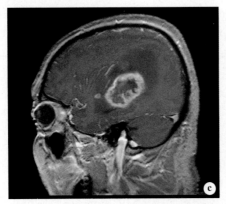
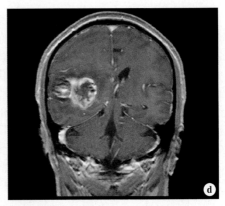

图 3-1-1　T$_1$ 强化像显示的肿瘤范围
a. 横断面 1；b. 横断面 2；c. 矢状面；d. 冠状面

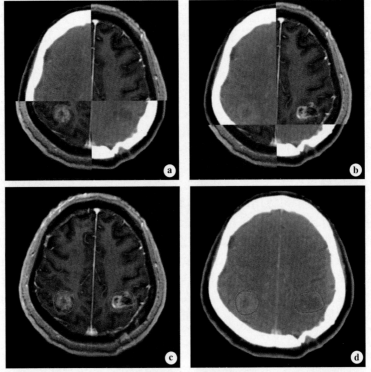

图 3-1-2　定位 MRI 与定位 CT 融合后勾画肿瘤范围更精确
a. CT 与 MRI 融合显示 1；b. CT 与 MRI 融合显示 2；c. MR 影像；d. CT 影像

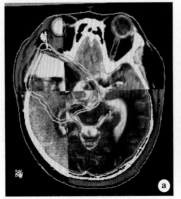
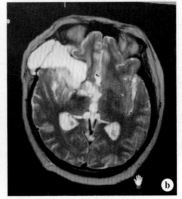

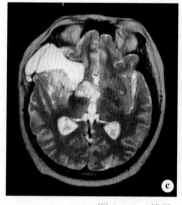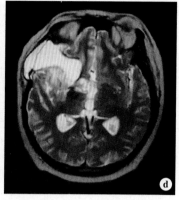

图 3-1-3　基于 MR-Linac 的 IGRT

a. 为磁共振引导的靶区勾画，CT 与 MRI 融合显示。b、c、d. 依次为治疗前、中、后的 MR 影像引导。b. 治疗前 MRI T_2WI 影像；c. 治疗中 MRI T_2WI 影像；d. 治疗后 MRI T_2WI 影像

三、功能 MRI 在中枢神经系统肿瘤放射治疗中的临床研究进展

与结构 MRI 相比，功能 MRI 能够提供颅脑组织解剖、脑部代谢、细胞功能，反映组织中的微观结构、血流灌注、代谢等功能状态并提供相应的量化信息及数据，并且具有精确度高、图像分辨率高、检查侵入性低等优势。功能 MRI（functional magnetic resonance imaging，fMRI）包括 DWI、DTI、PWI、MRS 等（图 3-1-4）。功能 MRI 技术可有效评估肿瘤的浸润范围，已被广泛地运用到各种脑组织病变的诊断和治疗。下面主要介绍近年来功能 MRI 被应用于胶质瘤肿瘤区和危及器官的勾画、评估预测放疗疗效、监测放射性损伤及鉴别真假性进展。

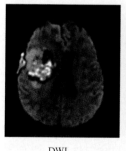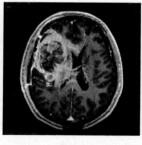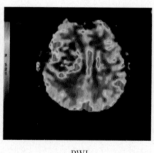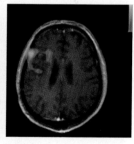

DWI　　　　　　DTI　　　　　　PWI　　　　　　MRS

图 3-1-4　常见脑肿瘤功能 MR 影像示意图

1. 功能 MRI 在胶质瘤肿瘤区及危及器官勾画中的作用　近年来，结构 MRI 在 GBM 靶区勾画方面的局限性已被认识到。瘤周水肿是胶质瘤术后复发的高危区域，也是放疗的重点区域，结构 MRI 虽能显示瘤周水肿范围，但水肿区域内并不都存在肿瘤组织，水肿区域内肿瘤细胞分布也不均匀，难以显示水肿内肿瘤细胞，水肿范围并不完全代表肿瘤细胞的浸润范围。代谢和生理成像（如 MRS、PWI、DWI 等）在靶区勾画方面的作用已经被越来越多地研究。

（1）DWI：能够检测到区域内自由水的扩散运动变化，有助于区分肿瘤生长与坏死。一项研究对脑肿瘤患者进行了常规 MRI 及 DWI 等的扫描并加以分析，结果表明，在肿瘤囊性病变中，其中央坏死内容物在 DWI 图像上始终呈低信号，且扩散率高；而化脓性脑脓肿的中央坏死区域始终呈高信号，且扩散率低。该结果提示，DWI 可区分局灶性囊性病变的不同部位（即坏死区域与非坏死区域），有助于区分坏死性肿瘤与脑脓肿。表观弥散系数（ADC）是 DWI 的参数之一，是对成像体素内水分子布朗运动的估计。它对人体不同组织内水分子的扩散程度

进行了量化，这有助于通过无创性的手段评估肿瘤的分级。根据 DWI 与 ADC 的生成模式，可以将扩散程度与 ADC 图、DWI 的关系总结如表 3-1-1 所示。

表 3-1-1　扩散程度与 ADC、DWI 的关系

影像	扩散受限加重	扩散受限不明显
DWI	高信号	低信号
ADC 图	低信号	高信号

由于人体细胞外的水分子扩散相对不受限制，而细胞内的水分子扩散相对受限，故可以应用 DWI 来评估脑实质特定区域内的水分子平均扩散率。增殖性肿瘤在 DWI 序列上呈高信号。又由于增殖性肿瘤细胞密集生长，从而导致扩散受限加重，它们在 ADC 图像上呈低信号，即 ADC 值越小，则提示该区域内具有更高的细胞密度。少突胶质细胞瘤与星形胶质细胞瘤相比，具有更高的 ADC 值。这提示胶质瘤细胞的密集程度以及肿瘤细胞的增殖活跃性与 ADC 值之间存在负相关，根据患者肿瘤所测得的 ADC 值能够预测患者的生存率。临床研究显示，在脑肿瘤中，ADC 还有助于区分瘤周区与水肿区，并与细胞数量呈负相关，即在脑胶质瘤无增强的瘤周区，通常表现为相对较低的 ADC 值，而非肿瘤性水肿则通常表现为较高的 ADC 值。因此，低 ADC 与高肿瘤细胞密度和侵袭性相关。病变特性与扩散程度、DWI 序列、ADC 图之间的关系见表 3-1-2。脑组织水分子扩散正常时，其图像为等信号；水分子扩散受限加重时，DWI 上通常呈高信号。DWI 信号受 b 值、ADC 值、T_2 加权像共同影响。b 值为扩散敏感因子，值越大，扩散功能检测能力越强，病变与正常组织对比度越大，检查敏感性越高，但信噪比也越低。

表 3-1-2　病变特性与扩散程度、DWI 序列、ADC 图之间的关系

病变特性	扩散程度	DWI 序列	ADC
高细胞密度肿瘤区	受限加重	高信号	低信号
肿瘤中央坏死区	受限不明显	低信号	—
脓肿中央坏死区	受限加重	高信号	—
瘤周区	受限加重	—	低信号
肿瘤水肿区	受限不明显	—	高信号

在脑肿瘤放疗后早期，ADC 值增高；后期可能由于存活肿瘤细胞增殖限制水扩散，ADC 值降低。国内有研究初步探讨 DWI 在高级别胶质瘤术后放疗靶区勾画中的应用价值，所有患者放疗前行 DWI 检查，在 ADC 图上分别测量残留肿瘤、肿瘤外不同区域内和对侧正常脑组织的 ADC 平均值和最小值，结果 ADC 值呈现从残留肿瘤、近瘤周区（肿瘤外 1cm 内）到中瘤周区（肿瘤外 1～2cm）逐渐升高的趋势，并从中瘤周区、远瘤周区（肿瘤外 2～3cm）到瘤周区外（肿瘤外 3～4cm）逐渐降低。本研究初步显示 DWI 技术可能有助于术后高级别胶质瘤及肿瘤周边组织性质的确定，指导术后放疗靶区的勾画。最近的一项研究表明，通过高 b 值（3000s/mm^2）弥散加权成像识别出的 GBM 的超细胞亚体积（HCV）可预测无进展生存期，约 40% 的 HCV 未增强，这提示可能为潜在的加量靶区。少数研究报道使用 DWI 可以监测放疗期间 GBM 的早期反应，这可以为患者个体化地调整放疗靶区提供信息（图 3-1-5）。

（2）DTI：是利用 MRI 的特殊序列，观察活体组织中水分子微观扩散运动的一种成像方法，是目前唯一能在体显示纤维束的完整性和方向性的无创性手段，对于研究胶质瘤周围脑白质的完整和方向有很大优势。DTI 是基于 DWI 发展起来的一种功能 MRI 检查方法，可以将组织内扩散受限的水分子数量与方向进行量化。由于脑白质中的水分子扩散是各向异性的。因此可以通过脑组织中水分子的扩散来追踪脑白质纤维，并反映脑白质纤维的解剖连通性方向。通过 DTI 可以获得通过其他成像方式无法获得的一些关于提示白质完整性的临床与生物学等相关信息。在颅脑肿瘤中，DTI 能够很好地反映肿瘤组织及其邻近白质纤维束之间的关系，可用于评估白质破坏与肿瘤分级等。根据 DTI 图像，可以得到包括各向异性分数（fractional anisotropy，FA）、平均扩散率（MD）等在内的多种衍生扩散特征参数图像，并可为多种脑部疾病提供指导。研究提示，在众多扩散特征参数中，参数 FA 尤为重要。DTI 生成的 FA 反映微观组织定向水分子扩散的幅度，FA 值用来定量分析各向异性程度，通过 DTI 还可得出各向同性 p 以及各向异性 q 分量，其中 p 在水肿存在的情况下增加，与胶质瘤的细胞密度呈负相关，q 反映局部组织的微观结构，可以识别常规 MRI 中不明显的肿瘤浸润和白质破坏。了解肿瘤对周围脑白质纤维束，尤其是重要功能的纤维束（如锥体束）的影响及白质纤维束的结构完整性和与肿瘤的确切位置关系对预测患者神经功能状态非常重要。由于胶质瘤的侵犯范围并不仅仅表现在强化区域，通过 DTI 描绘肿瘤的边界能够有效指导放疗靶区勾画范围，从而改善患者的预后。DTI 可以将未受累及的大脑区域排除在靶区之外，从而减小 CTV，降低正常脑组织照射剂量。与常规在 T_2 加权像上勾画的 CTV（包括肿瘤和瘤周水肿）相比，DTI-CTV 体积更小，DTI-CTV 可以更明确地检测到肿瘤浸润范围（图 3-1-6）。

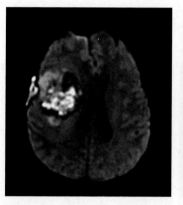
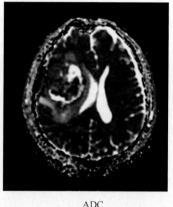

DWI　　　　　　　　　　　ADC

图 3-1-5　DWI 显示高信号区提示肿瘤扩散受限加重，对应位置 ADC 图显示低信号

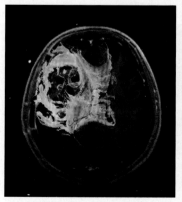
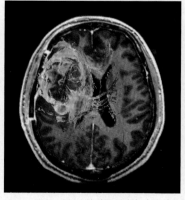
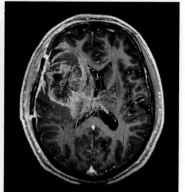

图 3-1-6　DTI 显示肿瘤区纤维束传导中断

（3）PWI：近年来在脑肿瘤中的应用越来越受到人们的重视。它能够反映组织的血流动力学情况，并可反映肿瘤内部供血新生血管的情况，与肿瘤的耗氧量有关。PWI 包括多种技术，其中应用最多的有动态磁敏感对比（dynamic susceptibility contrast，DSC）增强以及动态对比增强（dynamic contrast-enhanced，DCE）-MRI。DSC 是常用的 PWI 技术，DSC 根据 MRI 的 T_2 加权像，通过对感兴趣区（ROI）与对侧正常脑组织的比较分析，可以获得相对脑

血容量（rCBV）图及其数据。rCBV 可预测脑肿瘤的恶性程度、分级以及患者生存结局，它与肿瘤生成的微血管的密度关系紧密。DSC 可用于预测神经系统肿瘤的进展。一项针对于胶质瘤的回顾性研究结果显示，rCBV＜1.75 的患者中位生存期为 3585 天，而 rCBV＞1.75 患者的中位生存期为 265 天。故 DSC 可用于预测胶质瘤患者的中位进展生存期，rCBV 值（以 1.75 为界）与患者肿瘤出现进展的时间呈负相关，即 rCBV 越高（＞1.75），患者肿瘤出现进展的时机可能越早（$P<0.01$）。联合应用不同功能 MRI 技术提高了 MRI 临床应用的价值。DSC 与 DWI 结合诊断颅脑疾病的敏感性大大提升。有研究报告对急性缺血性脑卒中的诊断，两者联合应用的敏感度可达到 97.5%。DCE 是脑肿瘤诊疗中常用的另一种 PWI 技术，DCE 常用的参数 K_{trans} 可以量化胶质瘤组织的高血管渗漏，而血管渗漏的程度与胶质瘤的侵袭性以及预后相关。

在 PWI 中，根据不同的血管渗漏或 rCBV 值将整个肿瘤体积划分为几个不同的亚体积，该方法为确定加量照射靶区提供了可能性。此外，在使用 rCBV 升高来确定 GBM 中加量照射靶区之前，需要研究 GBM 中 rCBV 升高在多大程度上代表肿瘤。初步研究表明，肿瘤可能超出 GBM 中 rCBV 升高的区域。Guo 等提出了一种利用 ADC、FA 和 rCBV 多参数 MRI 自动勾画胶质瘤 GTV 靶区，与人工勾画的 GTV 相比，自动勾画方法获得了较高的精度和效率，这表明在胶质瘤的精确放疗中利用功能性多参数图像来定义 GTV 具有潜在可能性（图 3-1-7、图 3-1-8）。

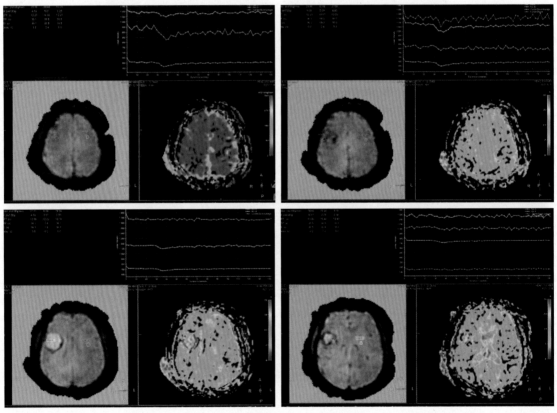

图 3-1-7　脑肿瘤灌注影像示意图

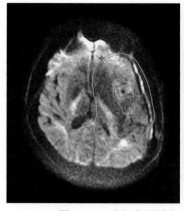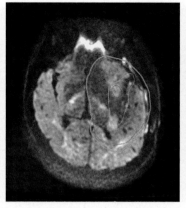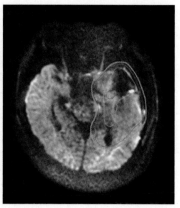

图 3-1-8　大红色区域为在 PWI 图像上勾画的生物学靶区（BTV），即局部加量的区域

（4）MRS：为目前唯一能够无创性观察活体组织代谢及生化变化的技术。通过 MRS，可以有效地探测活体组织代谢及生化方面的变化，并量化测量颅脑内不同肿瘤相关代谢物，如胆碱（Cho）、肌酸（Cr）、N-乙酰天冬氨酸（NAA）等的浓度。与正常组织相比，脑恶性肿瘤中胆碱和乳酸异常增加，但 NAA 和 Cr 是降低的。脑肿瘤中 Cho 的增加被认为与肿瘤细胞增殖和细胞密度增加引起的细胞膜磷脂周转有关。肿瘤中 Cho 与 NAA 的比值（Cho/NAA）常被用作确定脑恶性肿瘤代谢异常的半定量指标。MRS 可用来界定胶质瘤的扩展和浸润。通过对肿瘤感兴趣区的 Cho/NAA 值（也称 CNI）与对侧镜像正常组织 CNI 数值进行的标准化处理，所得到的半定量指标，现已逐渐被用来观测胶质瘤代谢异常的范围。研究显示，通过使用阈值 CNI=2.5，可将非肿瘤标本（＜2.5）与肿瘤标本（＞2.5）区别开，且具有 90% 的敏感度和 86% 的特异度。非肿瘤标本的 CNI 与肿瘤标本的 CNI（包含 Ⅱ 级、Ⅲ 级和 Ⅳ 级）显著不同（$P<0.03$），其中 Ⅲ 级胶质瘤为 $P<0.005$，Ⅳ 级胶质瘤为 $P<0.01$。这表明 CNI 可用于帮助识别肿瘤的代谢活性。此外，如果由结构 MRI 的 T_2 序列上的非增强区域中测得 CNI 高值（＞2.5），则 CNI 可能有助于协助确定肿瘤位置，指导靶向治疗。MRS 可用来预测新出现的增强病变。研究人员对结构 MRI 与 MRS 图像进行了融合，比较不同级别胶质瘤的常规 MRI 与 MRS 的关系后发现，Cho/NAA 异常（＞2）的区域范围在大多数情况下大大地超过了常规 MRI 所显示的对比增强区域（图 3-1-9）。

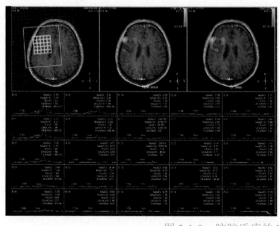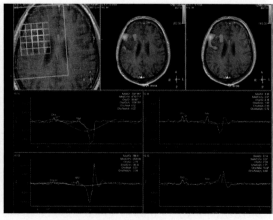

图 3-1-9　脑胶质瘤的 MRS 获取及分析示意图

MRS 与肿瘤侵袭性存在密不可分的关系。有研究对不同级别的胶质瘤患者进行了 MRS 的检查，分析研究 Cho/NAA 与肿瘤浸润程度的关系，并统计了不同级别胶质瘤的 Cho/NAA

阈值预测肿瘤的准确性。不同 Cho/NAA 阈值预测高级别胶质瘤（HGG）、低级别胶质瘤（LGG）的准确程度见表 3-1-3。

表 3-1-3　不同 Cho/NAA 阈值预测 HGG、LGG 的准确程度

预测准确度	Cho/NAA 阈值			
	0.5	1.0	1.5	2.0
HGG	0.38	0.60	0.79	0.90
LGG	0.16	0.39	0.67	0.87

结果显示，随着 Cho/NAA 阈值提高，预测胶质瘤的准确性提高。根据 HGG 和 LGG 在 MRS 上的不同表现以及所具有的不同阈值，可预测样本含有肿瘤的概率。这可指导胶质瘤手术肿瘤切除范围，有可能提高胶质瘤手术的临床效果。

MRS 提供代谢方面的信息比常规 MRI 所显示的解剖结构更重要，因为代谢产物浓度的变化有助于区分肿瘤和非肿瘤区、脑肿瘤的不同组织类型、胶质瘤组织学分级、鉴别肿瘤复发与放疗后坏死及评估疗效等。HGG 的 Cho/NAA、Cho/Cr 均高于低级别胶质瘤，其比值与病理分级呈正相关，HGG 较 LGG Cr 浓度明显降低，说明肿瘤代谢活跃；肿瘤恶性程度越高，NAA 下降越明显，这也是临床上将 MRS 用于肿瘤靶区勾画的基础。

（5）血氧水平依赖性功能 MRI：在术后放疗靶区勾画中可显示重要的脑皮质功能区与术后肿瘤残留的解剖关系，其在靶区勾画中主要起到避开重要功能区、保护正常组织以降低放射性损伤的发生率、提高患者生存质量的作用。

2. 功能 MRI 在神经系统肿瘤评估预测放疗疗效方面及鉴别真假性进展等方面的积极作用

（1）DWI：近期有研究表明，通过提升对较小的扩散运动的敏感性，即通过增加 b 值（反映扩散加权程度），可以使细胞增殖旺盛的肿瘤区域的扩散程度得到提升，从而提高 DWI 图像的对比程度，增加图像的特异性。因此，将 b 值增加到一定程度（3000～4000s/mm^2），可以增加 DWI 对脑胶质瘤的识别准确度，尤其是细胞增殖旺盛且细胞密集生长的肿瘤亚体。这些亚肿瘤体可预测无进展生存期（PFS），并可延伸至 FLAIR 异常区域甚至超出 FLAIR 异常区域，从而超出常规高剂量放疗的靶区位点。考虑到 GBM 进展时可以是无增强的，而抗血管生成药物可以显著改变肿瘤血管，基于非血管的成像（如 DWI 和 MRS）可能有助于区分真进展和假进展。

（2）DTI：Yan Jin 等对 30 例活检证实的 GBM 患者进行了研究分析，回顾性地评估比较了连续 DTI 参数图的改变是否先于临床复发。研究者收集了所有患者以下完整的多参数影像资料：放疗后 1 个月（基线）、复发前 4 个月、复发前 2 个月和复发时的 MRI T_1 和 DTI 图像，并比较了该四个时间点所得到的 DTI 参数值的差异。研究结果最终显示，复发时平均 FA 值显著低于复发前 4 个月、复发前 2 个月及复发前 1 个月的 FA 值，且相对于这三个时间点，复发时的平均 FA 值分别下降了 30.8%、22.9% 和 19.2%。该研究提示 FA 值在判断是否存在亚临床肿瘤方面更加敏感，并可能作为检测早期肿瘤复发的潜在生物标志物。根据 DTI 可以推测在常规 MRI 所示的明显边界上未显示出的微浸润性肿瘤，有助于判断肿瘤细胞侵袭的真实边界，确定手术切除的范围。通过利用 DTI 的 FA 值参数，还可以构建胶质瘤生长的模型。Kulam 等选用 9L 同种异体大鼠脑干胶质瘤模型，通过 MRI 显像纵向研究了肿瘤细胞植入后 3 天和 10 天后的肿瘤微环境。结果显示，在第 10 天时，肿瘤区域所测得的平均 FA 值（0.250）要低于正常组织的 FA 值（0.334）（$P=0.0004$）。值得一提的是，除了以上结果所示，研究者并未发现不同部位肿瘤的 FA 值有统计学上的显著差异。这表明，与肿瘤的血管生成和其他的显微结构相比，脑白质纤维水肿引起的 FA 值变化可能相对滞后。

（3）PWI：常用的脑灌注有 DSC 与 DCE 技术等，一项针对脑灌注 DSC 的研究表明，恶性胶质瘤中 CBV 和 CBF 的升高与总生存期（overall survival，OS）和 PFS 的恶化有关，提示

CBV 和 CBF 是预后生物标志物。Law 等进行的回顾性研究中，对于低级别和高级别胶质瘤，肿瘤的平均 rCBV 值（＞1.75）升高与进展生存期缩短显著相关。Nguyen 等在探索 DCE-MRI 对脑胶质瘤患者的预后有无提示方面进行了前瞻性研究，他们对 46 例新诊断的胶质瘤患者于手术前进行了 DCE-MRI 检查并获取 K_{trans} 值，将其分为低 K_{trans}（＜0.05/min）与高 K_{trans} 组（≥0.05/min）。通过后续随访分别绘制了两组患者的 Kaplan-Meier 生存曲线并进行了生存分析。结果显示，在肿瘤中获得高 K_{trans} 的患者组存活率更低（$P<0.05$）。该结果提示 K_{trans} 值有助于监测神经胶质瘤预后，并与胶质瘤患者的总生存率呈负相关。Kim 等启动了一项 II 期研究，评估肿瘤高灌注和高细胞性多参数评估的可行性和有效性；结合 DCE-MRI 和高 b 值 DWI，对新诊断 GBM 患者治疗失败风险最高的区域进行加量放疗（每 30 次 75Gy），初步结果显示，12 名患者的高细胞/高血管体积比 T_1 增强像显示的病变体积小 1.8 倍，57%与异常强化区重叠，比 T_2 FLAIR 像显示的异常区域小 10 倍，显示很少出现在 FLAIR 之外。

（4）MRS：Ken 等进行了将 MRS 成像应用到 GBM 放射治疗局部加量研究，证明在 Cho/NAA＞2 定义的体积上同步加量(SIB)达到 72Gy 的照射剂量的可行性，72Gy 的 SIB-IMRT 和 60Gy IMRT 计划显示，与 60Gy 3D-CRT 相比，脑干的最大剂量显著降低（44.00Gy 和 44.30Gy vs. 57.01Gy），对正常脑的高剂量体积也显著降低（$P<0.05$），表明在不增加危及器官剂量的情况下，在 Cho/NAA 最高的区域增加放疗剂量是可行的。

四、磁共振引导神经系统肿瘤放射治疗实践示例

1. 患者基本资料　患者，男性，43 岁，因"右上肢无力 2 周"行颅脑 MRI 提示"左侧额顶叶占位性病变"。行肿瘤切除术，术后病理："胶质母细胞瘤（CNS WHO 4 级）。免疫组化：GFAP（+），IDH1（−），H3K27me3（+），Ki-67（约 70%）"。基因检测："MGMT 无甲基化，1p19q 无缺失，BRAF 无突变，EGFR 无扩增，IDH1 无突变，IDH2 无突变"。诊断：（左侧额顶叶）脑恶性肿瘤（术后，胶质母细胞瘤，WHO 4 级）。术后复查颅脑 MRI 示左顶叶胶质瘤术后，术区周围结节，考虑残留。

2. 基于结构 MRI 进行靶区勾画示意　见图 3-1-10。

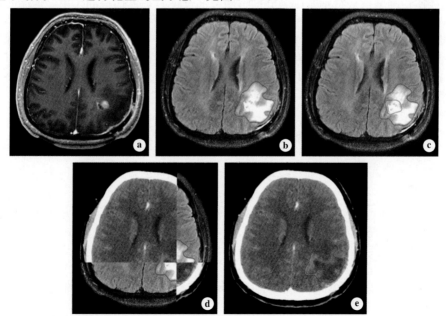

图 3-1-10　该患者术后靶区勾画代表层面展示，强化 CT 与强化 MRI 双定位后进行影像融合，在 T_1 强化像上勾画术腔、残留肿瘤（红线），T_2 压水像勾画水肿区（蓝线）

a. MRI T_1WI 增强影像；b. MRI T_2FLAIR 影像；c. MRI T_2FLAIR 影像；d. CT 与 MRI 融合影像；e. CT 影像

五、挑战与未来

单从诊断脑肿瘤角度来说,结构 MRI 在区分患者治疗后相关改变、治疗后胶质瘤进展及假性进展方面的准确性不足。MRI 对比增强的 T_1 加权与 T_2 加权序列的特异性不高(如 MRI 的 T_1 加权增强序列只能够反映患者血脑屏障的破坏,却不能对肿瘤的血管状态进行准确评估)。结构 MRI 也不能提供如局部血容量和血管显微结构等的生物信息。尤其对于 GBM 应用同步放疗与替莫唑胺(TMZ)或辅助 TMZ 治疗后,假性进展被定义为由治疗相关炎症和血管通透性增加而不是肿瘤进展引起的新出现的增强区域,发生在 20%~30% 的患者中。仅通过强化或使用神经肿瘤学标准中的疗效评估,很难区分假进展和真进展。误诊可能导致有效治疗的过早终止,以及不必要的手术或额外的化疗。对于复发性 GBM,基于增强区域的放疗也并不全面。

功能 MRI 能够提供较好的脑肿瘤相关信息,但 DWI 时,由于凝固性坏死和复发肿瘤均表现为扩散受限加重(低 ADC),因此在贝伐珠单抗治疗后使用最小 ADC 值识别 GBM 的复发要慎重。由于凝固性坏死的 CBV 很低,两者可以通过灌注加以区分。此外,在复发 GBM 中使用 MRS 成像来检测异常代谢来评估治疗疗效和复发,通常用 Cho/NAA、NAA/Cr 和 Co/Cr 比值表示。在 GBM 中较高细胞密度的肿瘤与正常组织、水肿和微坏死的混合导致 ADC 值难以预测。GBM 中 ADC 最小区域可能会低估实体肿瘤的恶性程度,它能否指导靶区放疗剂量加量是一个需要探讨的问题。除此之外,GBM 是一种高度异质性的肿瘤,在 PWI 时,在整个肿瘤体积中使用 CBV 和 CBF 的平均值或中值存在一定的局限性,这可能会降低评估疗效指标的敏感性。

为了使用这些先进的成像技术确定 GBM 靶区范围,尚有关键问题需要解决。例如,这些代谢/生理成像模式在 GBM 中是否能检测到 T_1 强化和 T_2 FLAIR 图像以外的异常病变,所检测到的异常是否代表真实的肿瘤,尚缺乏"金标准"进行验证研究结果的准确性和可靠性,这些异常是否具有预后意义。有些临床研究的结论尚不一致,需要更多的临床试验进行对比与验证。

MRI 技术在颅脑疾病特别是颅脑肿瘤诊断方面发挥着不可代替的作用。但同时也存在着诸多禁忌与诊断的不确定性。鉴于肿瘤存在时间与空间的异质性,多参数成像模式或对比是必要的,以更好地描述肿瘤和评估治疗反应。然而,需要进一步研究来确定多参数成像模式的作用。功能 MRI 从肿瘤生成的不同角度出发,根据不同肿瘤在微观表象、血流灌注以及代谢等方面的差异,弥补了传统解剖 MRI 技术的不足,有利于对患者病情进行更精准的评估与分级,并指导后续治疗。

第二节 磁共振引导脑转移瘤放射治疗

一、概 述

1. 脑转移瘤的发病情况及主要表现 随着治疗方法的改进,新的治疗手段和治疗技术层出不穷,尤其是进入靶向及免疫治疗时代后,许多晚期癌症得到了更好的控制,从而提高了患者总生存期(OS),甚至部分患者得到了治愈。然而,随着生存期的延长,脑转移瘤在癌症患者中的检出率也逐渐增加。

任何系统的原发恶性肿瘤都可能伴有继发脑转移瘤,不同肿瘤发生的概率不同。据统计,美国每年新发脑转移患者约 20 万人,占所有癌症患者 8%~10%。不同部位的原发肿瘤发生脑转移的比例差别较大。肺是最常见的原发肿瘤部位,发生脑转移概率为 9.7%~64.0%,其次为黑色素瘤(6.9%~7.4%)、原发性肾癌(6.5%~9.8%)、乳腺癌(5.0%~5.1%)和结直肠癌

（1.2%～1.9%）。有报道显示，原发灶不明的脑转移瘤发生率约占 15%。

　　脑转移瘤可能会出现局灶性或全身性症状，但也有近 1/3 的患者没有症状。常见症状主要表现为头痛、恶心、呕吐等。根据脑转移瘤位置的不同，其他症状可表现为局灶性无力、神志不清、步态共济失调、癫痫发作、言语困难、视觉障碍、感觉障碍和肢体共济失调。

　　2. 脑转移瘤的治疗原则　　脑转移瘤的治疗应根据其大小、数目、原发部位及生物学特性[包括有无表皮生长因子受体（EGFR）、间变性淋巴瘤激酶（ALK）等小分子靶向治疗药物作用等]和患者一般身体状态综合考虑后制订。根据最新的 ASCO-SNO-ASTRO 脑转移瘤治疗指南推荐，脑转移瘤可选的治疗方案应统筹考虑手术、局部放疗及全身治疗等。对于脑转移瘤患者来说，手术是一个合理的选择。具有明显占位效应的大肿瘤患者比多发性脑转移和（或）不受控制的全身疾病患者更有可能受益。有症状性的脑转移瘤患者应该接受局部治疗，无论该患者是否使用系统治疗。对于无症状性脑转移瘤患者，除了对 EGFR、ALK 阳性等可首选 TKI 靶向药治疗外，非小细胞肺癌、HER2 阳性乳腺癌和 BRAF V600E 突变黑色素瘤也建议首选靶向治疗，否则不应推迟局部治疗。推迟局部治疗应该基于患者可能经历的潜在益处和伤害进行多学科讨论后决定。

　　3. 脑转移瘤的放射治疗策略　　脑转移病灶的立体定向放疗技术包括 SRS、分次立体定向放疗（fractionated stereotactic radiotherapy，FSRT）和大分割立体定向放疗（hypofractionated stereotactic radiotherapy，HSRT），均是先进放疗技术，定位精确、剂量集中，可最大限度保护周围正常脑组织。其主要适应≤4 个转移灶的治疗方法，转移灶外科手术后的术区加量辅助治疗，全脑放射治疗（WBRT）失败后的挽救性治疗等。有限病灶脑转移 SRS 后加 WBRT 较单纯 SRS 可改善脑部病灶控制，但不能提高总生存期，且生活质量更差。因此，有条件者推荐首选局部 SRT。而对于难治性脑转移病灶[定义为肿瘤≥3cm，位于关键结构（如脑干、视神经装置和内囊）内或附近、WBRT 进展后的多个复发进展病灶等]，降低分次剂量的 HSRT 可在保证局部控制率的前提下显著降低治疗相关不良反应。WBRT 是脑转移瘤的另一个主要局部治疗措施，可缓解晚期肺癌脑转移患者的神经系统症状，延长颅内病变控制时间，但难以达到根治效果。而对于预后很差的肺癌脑转移患者（预期寿命<3 个月）WBRT 获益有限，但亚组分析显示年龄<70 岁，KPS 评分>70 分和颅外病变控制好的患者仍然能从 WBRT 中获益。WBRT 的常用处方和剂量分割为 30Gy/10 次、37.5Gy/15 次和 40Gy/20 次。对于无症状脑转移患者（病灶位于或邻近功能区、脑干等重要部位除外），在密切随诊的前提下可推迟 WBRT 作为挽救治疗手段。

　　对于接受 WBRT、无海马病变、预期生存期在 4 个月及以上的患者，应给予美金刚治疗和采取海马保护。KPS≤50 分或 KPS<70 分且没有系统治疗方案的无症状脑转移患者不能从放射治疗中获益。

二、磁共振引导脑转移瘤放射治疗应用

　　目前，头颅 MRI 是脑转移诊断的首选检查，其优点是无辐射、软组织分辨率高、多参数成像、灵敏度高。解剖 MRI 可提供病变形态与结构信息，广泛用于脑转移瘤检测及疗效评价中。新的 MRI 生物标志物通过显示肿瘤细胞水平、生物物理特征、微结构及代谢特征，能早期检测、诊断转移瘤及评估肿瘤疗效。随着 MRI 功能成像的兴起，如 DWI、DTI、MRS、PWI 等技术在神经肿瘤诊疗中的应用日益广泛；其在脑转移瘤诊断、指导手术操作及监测肿瘤治疗反应中的作用也日渐升高。

　　1. MRI 在脑转移瘤诊断及病情评估中的应用　　CT 和 MRI 是当前诊断脑转移瘤最为常规的手段。对于大多数体积较大的脑转移瘤，CT 能够清楚地显示转移瘤的大小、部位和数目。在平扫 CT 影像中，脑转移瘤的经典表现为类圆形的孤立病灶，多数为等密度或略低密度。但对于小于 0.5cm 的病灶和幕下转移瘤的显示欠佳。随着目前局部治疗手段的日益精准化，CT

在脑转移瘤诊断、治疗、疗效评价等方面的作用逐渐弱化。因此，各大指南均推荐应用增强 MRI 进行脑转移瘤诊断。只有无法进行 MRI 检查时才选择 CT 作为替代检查。

2021 年发表在 *Annals of Oncology* 的 EANO-ESMO 实体瘤脑转移诊断和治疗指南建议：可疑脑转移患者的诊断至少应包括头颅 MRI 平扫和增强后 T_1 加权、T_2 加权和（或）T_2 FLAIR 和 DWI 序列。特征性的 MRI 表现包括实性或环形强化及好发于灰白质交界处和血管交界区的瘤周水肿。MRS、PWI、DWI 可提供支持性发现，如肿瘤特异性代谢物、囊性内容物不受限制地扩散和低灌注率等。

然而，没有一种成像特征的组合可以将脑转移与其他病理绝对区分开来。MRI 检测脑转移瘤的敏感性取决于所采用的技术，影响因素有场强、对比剂类型和剂量、对比剂给药方式和数据采集的延迟以及平面内分辨率。首选三维（3D）扫描，因为其扫描层厚更小。对比剂注射和图像采集之间应该至少有几分钟的延迟（一般要＞3min），通过在对比剂注射和 T_1 加权采集之间执行额外的序列来实现。

在 T_1WI 图像上，脑转移瘤通常与灰质呈等-低信号，在 T_2WI 图像上呈不同信号。血管源性水肿通常涉及白质，在皮质下形成"手指状"谱系。水肿与脑转移瘤的大小明显不成比例，但也可能完全不存在。脑转移瘤其他共同特征是对比剂给药后，较大脑转移瘤呈球形带花纹状或者由于中心坏死呈环形强化。脑转移的钙化在 T_1WI 上表现为高信号，在 T_2WI 上表现为低信号，但其组成不同。脑转移瘤出血在 T_1WI 和 T_2WI 上的显示均取决于出血时间不同而呈现不同信号强度。由于脑转移瘤是血源性传播，通常发生在小动脉管腔直径减小的灰白质交界处或分水岭区。大多数脑转移瘤发生在幕上（80%），也可能出现在幕下。

除了标准的 MRI 扫描协议，先进的 MRI 序列和其他成像技术可以提供特定病变特征的信息。尽管这些技术在临床成像方面很有前景，但大多数仍在实验环境中进行评估，缺乏在各个医疗中心的标准化。

磁敏感加权成像（SWI）对黑色素瘤脑转移的诊断有额外价值。可在这些病变中发现顺磁性的黑色素和血液产物，显示为 SWI 上的磁敏感伪影。由于大约 66% 的黑色素瘤脑转移具有这种磁敏感相关的信号丢失，SWI 可用于鉴别黑色素瘤脑转移与其他癌症类型。SWI 对检测脑转移瘤并不敏感。一项小型研究使用定量磁化率成像（QSM）来检测黑色素瘤脑转移中的黑色素含量，并不能证明黑色素的孤立信号。

DWI 可以显示由于细胞密度增加而导致脑转移瘤的信号减少（水分子扩散受限）。该序列最常用于鉴别脑转移瘤与脓肿等其他颅内病变。脑转移和脓肿在 T_1WI 对比增强后均表现为环形强化病灶。在脓肿中，扩散通常比脑转移瘤更受限制，特别是在中心的非强化部分。但是，脑脓肿也可以没有扩散受限，但很罕见（4%）。

2. MRI 在脑转移瘤浸润识别中的应用　肿瘤的转移及生长伴随着瘤周水肿以及周围浸润的发生，胶质母细胞瘤和脑单发转移瘤 MRI 均可表现为环形强化伴瘤周水肿。DWI 能够提供有关细胞密度和细胞外基质属性的超微结构信息，这些信息与病变侵袭性和肿瘤反应有关。使用 DWI 和 ADC 图可以将坏死性肿瘤与脓肿区分。脓肿往往表现为 DWI 信号增强，相应地 ADC 值降低。这种扩散的减少可能是因为细菌、炎症细胞、细胞碎片和黏性脓液中发现的大分子（如纤维蛋白原）限制了水分子的运动。此外，脓肿往往表现为完全或部分 T_2 边缘明显低信号，这一发现可以准确区分囊性或坏死性肿瘤与脑脓肿。

转移性肿瘤通常表现为 ADC 值升高，但与原发肿瘤 ADC 值有明显重叠。在一些研究中，坏死性转移表现出一些扩散受限。肿瘤周围水肿的 ADC 值可能为未知病变的诊断提供线索。Chiang 等的研究发现转移瘤周围水肿的对比增强区 ADC 值明显高于高级别胶质瘤。这可能是由于转移瘤的细胞内和细胞外水分含量高于高级别胶质瘤。此外，转移瘤周围水肿的 ADC 值显著增加可能是产生更多的液体所致。或者原发胶质瘤周围有浸润性细胞，ADC 值可能显示浸润区。

除了基于 DWI 的技术外，MRI PWI 也应用于肿瘤周围 T_2 信号异常的区域，以检测可能区分转移瘤和囊性瘤的变化。Toh 等用 DSC 测量了脓肿、胶质母细胞瘤和转移瘤强化边缘的脑血容量（CBV）。研究发现，脓肿 CBV（1.97 ± 1.01）低于胶质母细胞瘤（4.39 ± 2.33）或转移瘤（2.97 ± 0.78），AUC 达 0.82，可用于区分脓肿与胶质母细胞瘤及转移瘤。一项研究报告了使用 ASL 从紧邻肿瘤的区域到正常脑白质的血流量（CBF）梯度分析。在鉴别胶质母细胞瘤和转移瘤时，从肿瘤邻近区域减去远处 CBF 的敏感度为 93%，特异度为 100%。对于胶质母细胞瘤，当感兴趣区（ROI）被放置在离肿瘤强化边缘更远的地方时，瘤周 T_2 信号改变区域 CBF 减少。相反，对于转移瘤，CBF 在整个肿瘤周围 T_2 信号改变区域内表现相当稳定，而与强化病灶的距离无关。与 DWI 一样，灌注特征的这种差异可能是由于胶质瘤比转移瘤更具渗透性。

3. MRI 在脑转移瘤放射治疗靶区及危及器官勾画中的应用

（1）MRI 在脑转移瘤靶区勾画中的应用：MRI 在几十年前被引入脑肿瘤的靶区勾画。对颅内恶性肿瘤和危及器官的精准定义是 MRI 参与颅内肿瘤放疗计划的基础。山东省肿瘤医院在 2000 年开始尝试在颅脑放疗定位中引入 MRI，这是国际及国内范围内磁共振引导颅脑放疗的最早尝试之一。而颅脑 OAR，包括晶体、视神经、海马、脑干等均重要且脆弱，需要给予足够的保护。这就要求从草拟定位、靶区勾画到计划设计均要保证足够的精准度。MRI 检查不仅可以提供解剖结构信息，同时功能序列扫描可获取肿瘤水分子运动、血流灌注和代谢等功能指标，将定量及半定量分析数据，应用于靶区勾画、计划设计与优化，实现个体化放疗。

MRI 用于放疗计划主要需要在三维空间中准确地描绘肿瘤边界，以便精确地勾画 GTV。各向同性 3D 序列通常最适合于这项工作，因为它们能够实现准确的多平面重建，并最大限度地减少由于部分容积效应对 GTV 的高估或低估。研究表明，如果 GTV 显示在少于 5 层的影像上，体积误差超过 10%，这对于小体积的脑转移瘤尤其重要。如果层厚过高，部分容积效应通常会导致对 GTV 的高估。当融合在不同平面（如矢状面或冠状面）采集多个 MRI 序列时，这一点也很重要。因为部分容积效应可能会累加并导致 GTV 轮廓不精确。此外，层厚和层间距过大也可能导致低估垂直于成像平面生长的肿瘤或漏掉小的转移病灶。

T_1-MPRAGE（T_1 3D-IR-GRE）与 T_1-SPACE（T_1 3D-TSE）对脑转移瘤的勾画：反转-恢复梯度回波序列（IR-GRE），如 T_1-MPRAGE，已成为脑肿瘤最常用 3D-MRI 技术，并已被纳入脑肿瘤成像标准化协议（BTIP）。多个研究表明，3D 自旋回波（TSE）T_1 序列可能优于常用的 T_1-MPRAGE。虽然 T_1 序列在灰质和白质之间提供的对比度较小，但在大多数情况下，这在放疗计划中可以忽略不计，甚至可能有助于勾画颅内转移灶，T_1 序列中的血管抑制也是如此。相反，如果有低对比剂摄取，T_1-MPRAGE 的增强程度会降低，导致病变边界被低估。

Danieli 等系统地比较了 16 例脑转移瘤和 38 例胶质瘤的 T_1-MPRAGE、T_1-SPACE 和 T_1-VIBE。他们发现 T_1-SPACE 的对比度最高（即肿瘤与周围组织信号强度的差异），对比度与噪声比也最高。在一位神经放射科医师和一位神经外科医师的联合定性评估中，T_1-SPACE 的视觉优势最高，而 T_1-MPRAGE 和 T_1-SPACE 的视觉表现优于 UIBE。VIBE 仅有 27.8% 和 44.4% 的病灶达到最佳分级。此外，与 T_1-MPRAGE（1.36cm）和 T_1-VIBE（1.62cm）相比，在 T_1-SPACE 定义的 GTV 最大（中位数为 1.78cm）。此外，与基于梯度回波的 T_1-MPRAGE 相比，像 T_1-SPACE 这样自旋回波序列还有减少金属伪影的优势，这对有分流或手术夹子的脑肿瘤患者的成像很有帮助。

（2）MRI 在脑转移瘤放疗中对海马保护的应用：具有多分化潜能及自我更新能力的干细胞位于成人的海马齿状回颗粒下区和侧脑室下区。海马在记忆巩固和情绪学习（如情境恐惧制约）中起重要作用。抑制齿状回颗粒下区的神经元再生或破坏海马会导致短期及长期记忆、学习、情境恐惧制约功能受损。神经干细胞受抑制与细胞周围炎症反应有关。这种抑制可以发生在细菌引起的炎症中，也可以发生在放疗诱发的炎症中。因此，放疗抑制海马脑神经元再生可导致依赖海马的学习和记忆功能受损。所以，在颅内转移瘤的放疗中，降低或避免对海马的照射，从而减轻海马颗粒下层神经干细胞的炎症反应，对患者的神经认知功能有一定的保护作用。

在单次大剂量全脑照射后，生存期>12个月的患者中，约11%出现痴呆症状。全脑照射后严重的长期毒性反应包括认知功能障碍及小脑功能损伤。最新临床证据证实，行WBRT时，在放疗开始后的1～4个月即可发生神经认知功能下降。国外对208例脑转移瘤患者的一项研究中，将神经认知功能（neurocognitive function，NCF）定义为，对患者均行30Gy/10次的WBRT后检测其记忆、执行能力及精细的协同能力，来评价NCF变化，发现WBRT后患者1～4个月内的回忆、延迟回忆、认知状况、词汇联想均有不同程度的下降。Monje等的研究显示放疗所致的神经认知功能障碍可能与射线损伤海马的神经干细胞有关。他进一步证实了神经干细胞受抑制与细胞周围的炎症反应有关。这种抑制可以发生在细菌引起的炎症中，也可以发生在放疗诱发的炎症中。因此，放疗导致的神经认知功能障碍可能是由于海马颗粒下层神经干细胞的炎症损伤所致。

现代的放疗技术，如螺旋断层放疗（helical tomotherapy，HT）和IMRT等都能明显降低在海马的剂量从而达到保护海马的目的。在Gondi等的研究中，利用HT和IMRT进行30Gy/10次的WBRT时，海马的最大剂量分别是12.8Gy和15.3Gy；当单次剂量为2Gy时，HT和IMRT的海马单次平均受量分别为0.49Gy、0.73Gy，并且HT和IMRT均可达到满意靶区剂量。在Hsu等的研究中，使用VMAT可以在全脑受到处方照射剂量的同时充分保护海马，并且对寡转移（1～3个）灶达到类似外科手术的治疗效果。另外，Awad等的研究表明，VMAT对海马的保护是安全可行的，并能达到与SRS相似的生存率与副作用。美国肿瘤放射治疗协作组给出了关于海马保护及勾画的指导性意见，并开展Ⅱ期的临床试验（RT0G 0933）用于评估海马保护性放疗的优劣势，结果显示海马保护对患者后续生活质量的提升有重要意义。

为了提高脑转移瘤控制率，保护患者神经认知功能，学者提出了各种改良的放疗方法。与WBRT相比，HA-WBRT在不影响患者OS和低剂量区复发率的情况下，将海马神经干细胞隔区的辐射剂量降低了80%，限制了对神经认知功能的负面影响。HA-WBRT还有效地改善了患者的短期和长期生活质量。此外，VMAT和智能放疗计划系统的结合可以进一步降低海马的辐射剂量，改善剂量均匀性，并减少健康组织中不必要剂量热点。但目前海马结构在CT影像上的显示无法满足精确放疗的要求，所以，精确的海马保护自适应放疗应选择在MR影像引导下进行，这样才能对于海马保护有着无可辩驳的优势（图3-2-1）。

4. MRI在脑转移瘤放射治疗疗效评估中的应用　有脑转移病史的患者应每隔3个月进行一次神经学评估和神经影像学检查，并在任何临床症状出现时进行随访。在脑转移瘤的临床试验中，对治疗反应的评估越来越多地基于RANO标准，该标准考虑了常规增强MRI上靶区和非靶区病变的变化、神经状态和类固醇使用，这种标准也越来越多地应用于临床实践。

MRI是反映评估和随访的标准方法。MRI应该在同一设备上重复，或者至少在具有相同场强的设备上重复。然而，常规MRI可能并不总是可靠地区分与治疗相关的异常，尤其是假性进展、放射性坏死和肿瘤进展。在这种情况下，越来越多地使用PWI、MRS及DWI。

SRS是脑转移瘤局部治疗的一种有效技术，评估SRS后的治疗反应对规划进一步的治疗方案具有重要意义。在这种情况下，研究最多、最可靠的神经成像方法是DWI。Lee等的研究表明，DWI值降低对早期预测肿瘤控制的敏感度为83.9%，特异度为88.5%。用转移瘤的初始ADC值预测肿瘤反应，其敏感度和特异度分别为85.5%和72.7%。对于灌注MRI，Jakubovic等的研究表明，早期评估CBV和容量转移常数（K_{trans}）可作为脑转移瘤放疗反应或进展的生物标志物，在44名患者中，DWI治疗后1周的CBV和K_{trans}可以区分放疗有效和无效的患者。

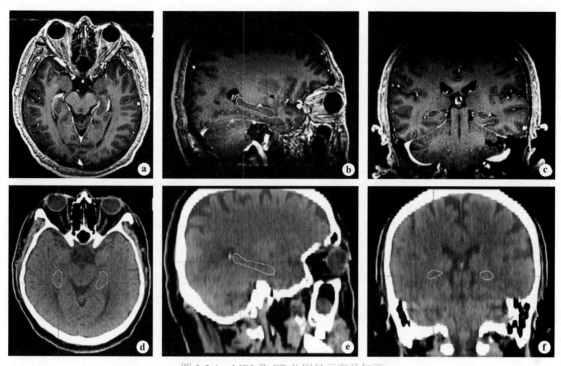

图 3-2-1 MRI 及 CT 分别显示海马勾画

a. MRI T_1WI 横断面增强影像；b. MRI T_1WI 矢状面增强影像；c. MRI T_1WI 冠状面增强影像；d. CT 横断面影像；e. CT 矢状面影像；f. CT 冠状面影像

随访期间，肿瘤区域放射影像学异常增加或强化可以表示脑转移瘤进展或假性进展。然而，常规 MRI 不能区分假性进展和真正进展。此外，病变体积的增加可能包括肿瘤进展和放射性坏死的混合，使对影像学结果的解释更加复杂。在临床相关时期（如 3~6 个月），影像学异常表现初始增大，随后缩小，应被视为假性进展，而持续增大则表明是真正进展。

单独靶向治疗和免疫检查抑制剂或与 SRS 治疗联合使用，均可能发生假性进展。在治疗后的最初几周至 6 个月内，在 MRI 上已有病变和新发病变的对比增强均可出现炎症反应。据报道，在使用免疫检查点抑制剂治疗的患者中，有高达 5%~10% 的患者出现假性进展。

探索性 MRI 技术，如化学交换饱和转移，提供了产生肿瘤对比度的新方法，并可用于提供新变量，如 pH、酸度、乳酸水平以及细胞代谢和微环境的其他方面。在一项对 16 名接受 SRS 治疗的脑转移瘤患者进行的前瞻性研究中，化学交换饱和转移被用于区分复发和放射性坏死。复发和放射性坏死之间几乎没有重叠，这表明这种方法在区分两者方面潜力非常大，有待未来的验证性研究。

5. MRI 在脑转移瘤放射治疗放射性损伤评估中的应用 为了捕捉浸润性肿瘤的外侵并补偿放射技术的定位不确定性和物理局限性，对正常脑组织周围的肿瘤进行照射是不可避免的。这种对正常组织的照射可导致辐射引起的脑损伤，分为急性、早期延迟和晚期延迟效应。放射性脑损伤是脑恶性肿瘤放疗中最常见的并发症，其发生取决于受照射体积、放疗剂量和同期化疗方案的使用。放射性坏死可在 SRS 治疗后数月至数年出现。由于对放射性坏死的应用不同的定义和诊断的不确定性，报道的发病率也不同。

放疗后的组织改变，如对比度增强和 T_2 高、低信号，通常在后续成像中可观察到。然而，治疗相关变化和肿瘤进展之间的区分仍然是脑肿瘤治疗中具有挑战性的问题之一。为了能够对辐射引起的正常脑组织变化进行特定测定和早期观察，经常使用先进的 MRI 技术。

在一项大型的回顾性研究中，Kohutek 等报道，在接受 SRS 治疗的脑转移瘤中，有 25% 发生放射性脑坏死。所有先进的成像技术中，临床实践中最常用灌注 MRI 来区分脑转移瘤的进展、假性进展以及放射性坏死。由于脑转移瘤的血管密度高，通过 DSC（动态磁敏感对比增强）灌注 MRI 获得的相对脑血容量（rCBV）通常比放射性坏死的高。但是，很难确定 rCBV 的最佳截断水平，不同研究报道的 rCBV 截断点有所不同，而关于脑转移瘤与原发性脑肿瘤相比的文献很少。Knitter 等评估了几个成像参数的间隔变化，并发现这在预测最终诊断方面更可靠。

（1）放射性坏死与复发：对于 PWI，仅通过肉眼检查 rCBV 就可以区分 SRS 后的肿瘤复发和放射性坏死，敏感度为 70%，特异度为 93%。除计算 rCBV 外，DSC 灌注图像的动态曲线还具有诊断价值，因为放射性坏死比转移瘤能更快恢复到基线灌注值。因此，信号恢复在识别放射性坏死方面具有 96% 的敏感度和 100% 的特异度。

同样，Wagner 等的研究表明测量对比度增强的时间进程可能有助于确定放射性坏死。在对比剂注射后 2～15min，放射性坏死和转移灶均显示增强；然而，在 55min 后，放射性坏死灶的强化继续增加，而转移性病变的强化减弱。对比剂在脑转移中，转移似乎比放射性坏死更快消失。Hatzoglou 等使用 DCE 灌注数据进行的前瞻性研究发现，血浆容量比≥2.6 可以确定进展与放疗效果之间的关系，敏感度为 91%，特异度为 80%。尽管基于灌注 MRI 的 rCBV 似乎比 MRS 更准确，但荟萃分析表明 rCBV 和 Cho/Cr 都有助于区分真性进展和放射性坏死。

（2）脑白质损伤：DWI 可以评估活体脑组织微结构的变化，一些研究集中在放疗后脑白质的微结构变化。最显著的作用是降低各向异性分数（FA），增加平均扩散系数（MD），增加径向扩散系数（RD），轴向扩散系数（AD）测量为增加或减少。作为对辐射的反应，这些弥散变化大多被解释为脱髓鞘或轴突丢失。FA 的减少和 MD 的增加被解释为一过性脑水肿和脱髓鞘，而相反的行为被解释为从水肿中恢复，少突胶质细胞再生和髓鞘的再次形成。Connor 等的研究通过对平均和最大辐射剂量之间的关系以及 DTI 参数进行线性混合模型分析，评估了不同白质结构中辐射诱导的变化。最显著的剂量依赖性变化是在扣带束和穹窿，其中 FA 的减少最明显。

（3）血管变化：用 PWI 可以检测到辐射引起的血管变化。大多数灌注加权成像的研究发现放疗后脑血流灌注量减少，脑血流量减少，而血浆与血管外细胞外间隙（EES）之间的容量转移常数（K_{trans}）、EES 容积分数（V_e）和 V_p（血浆容积分数）增加。Wenz 等利用 DSC 进行全脑照射 15 个月后脑实质血流灌注变化的研究显示，正常白质的 CBV 从 4.4ml/100g 降至 3.1ml/100g，正常灰质的 CBV 从 9.2ml/100g 降至 6.3ml/100g。在第二个接受适形放疗的队列中，文献报道，与 WBRT 队列相比，30% 等剂量体积内的灌注量减少较少。Price 等的报道称，放疗 3 个月后，脑白质在 60%～90% 剂量范围内的 rCBV 和 rCBF 分别下降 21% 和 16%，60%（32Gy）剂量范围以外的区域无明显变化。rCBV 降低比 rCBF 降低更早出现剂量依赖性。平均通过时间（MTT）在外观正常的组织中没有变化。

也有一些相反的报道。Jakubovic 等报道了 19 名脑转移患者在 SRS 治疗后 1 个月的 rCBV 显著增加。剂量>10Gy 灰质区和 5～16Gy 白质区的 rCBF 显著增加。学者解释了早期血流灌注增加的原因是早期血管扩张，随后由于内皮细胞死亡导致毛细血管塌陷或闭塞。

MRS 可以对大脑中的代谢变化进行非侵入性检测，因此具有量化辐射诱导神经毒性的潜力。放疗后，正常组织 NAA/Cho 下降，少数 NAA/Cho 升高，或者无辐射引起的变化。NAA/Cr 出现下降或无变化。对 Cho/Cr 的报道不太一致，因为一些研究发现它增加或者减少，或放疗后无放射诱导变化。Kaminaga 等报道了 20 例多发性脑转移瘤患者在放疗 3.6 个月后 NAA 的早期和延迟期下降。尽管 NAA 下降的潜在生物学变化尚不清楚，但仍然认为，这种下降表明了辐射对神经元的毒性作用，因为大多数 NAA 被认为定位于神经元和轴突。

6. 脑转移瘤 MR 影像引导自适应放射治疗的概述 在线磁共振引导的放疗因其优越的软组织对比度和日常自适应放疗计划应用日渐增多。脑转移瘤因其发生于中枢神经系统，放疗导致的中枢神经系统后遗症是临床医师和患者所疑虑的重要问题，因而精确聚焦的高剂量辐射的 SRS 和 FSRT 越来越多地应用于治疗单个和多个脑转移瘤。在目前临床常用的 CBCT 扫描中，转移性脑部病变通常无法准确定位。最近 MRgRT 的创新为脑转移瘤的治疗提供了希望。通过 MRgRT，MRI 单元与直线加速器集成在一起，在治疗进行之前和期间提供靶区和危及器官体积的实时成像。在线计划调整可与带有集成放疗计划系统的 MRgRT 系统一起使用。

接受 FSRT 的脑转移瘤和原发性脑肿瘤在治疗过程中可能会因为短暂的肿胀、病灶周围水肿和治疗反应的改变而发生变化。Hessen 等在最近的一项研究中，评估了重复 MRI 扫描在 18 个脑转移瘤和 20 个切除空洞的放疗中的意义。对于脑原位转移的病例，发现 PTV 覆盖率降低了 34.8%。但是术后病例的变化不十分明显（PTV 覆盖率下降 4.5%）。值得注意的是，由于在 Hessen 等的研究中只使用了 3～5 次分割方案，更长的分割方案预计会有更显著的变化。在肿瘤位于重要危及器官周围时，这种变化尤其要引起重视。

目前根据指南推荐，对于脑转移瘤术后患者，建议予以术腔放疗。一项研究显示，在被切除的脑转移瘤中，如果必须在切除后立即开始放疗，可能会发生显著的体积变化。该研究对于因脑转移瘤切除术后术腔行 SRS 的患者，在 SRS 前 24 小时进行标准化计划 MRI（MRI-1）和重复验证 MRI（MRI-2）。结果显示，对于大多数肿瘤，切除后的空腔体积比切除前的体积小 29%，切除前肿瘤越大，术腔缩小越明显。这种术腔的缩小如不通过 MRgRT 进行自适应调整，可能会导致术腔周围正常脑组织受到不必要的照射。

另一项研究对 34 例患者共 59 个病灶（44 个转移灶和 15 个肿瘤术腔）进行了评估，治疗过程中进行 2 次 MRI 评估，MRI-1 和 MRI-2 之间的中位时间为 7 天。17 名患者（50%）需要根据 MRI-2 上看到的变化进行计划调整。对于扫描间隔不超过 7 天的患者，41%（9/22）需要更换计划；在间隔 8 天或更长时间的患者中，78%（7/9）需要重新计划。59 个病灶中有 32 个需要重新计划，包括 15 个术腔中的 7 个（47%）和 44 个转移灶中的 25 个（57%）。可见，如能采用 MRgRT 进行常规磁共振引导自适应放疗，可以限制肿瘤因治疗或反应等导致的位移或体积变化，从而产生的靶区适形度下降。

三、磁共振引导脑转移瘤放射治疗实践示例

1. 患者的基本资料 患者，女性，42 岁。

主诉：左乳癌术后放化疗半年余，头痛半个月余。

患者一年半前无意间发现左乳肿物，无触痛，无乳头溢液，无皮肤凹陷，无红肿。自觉肿物进行性增大，就诊于当地医院，行乳腺肿物穿刺病理：浸润性导管癌。遂于当地医院行左乳癌改良根治术+左侧腋窝淋巴结清扫术。术后病理：左乳腺浸润性导管癌，Ⅱ级，肿物切面面积 2.5cm×2.0cm。清扫淋巴结：Ⅰ组（3/11 枚），Ⅱ组（0/2 枚）查见转移癌。免疫组化：ER+（80%）、PR+（60%）、HER2（0+）、Ki-67（15%）。术后行 AC-T 方案辅助化疗 8 个周期，左侧胸壁及锁骨上下淋巴结区放疗 DT50Gy/25 次。口服他莫昔芬内分泌治疗。近半个月患者感头痛，无肢体活动障碍，欲行 MRI 检查考虑左侧枕叶转移瘤。

患者头痛症状进行性加重，遂给予脑转移瘤放疗。

2. 基于 MRI 进行靶区勾画示意 见图 3-2-2。

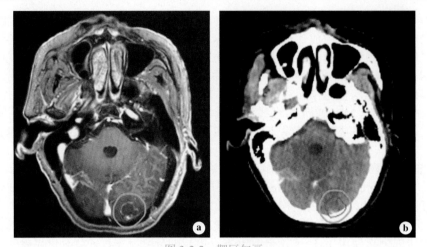

图 3-2-2　靶区勾画

a. MRI T$_1$WI 增强图像；b. CT 增强图像。患者左侧枕叶见占位性病变，MRI 示周围见环形强化。根据强化边界，勾画 GTV。同层面增强 CT，脑转移灶显示欠清晰

3. 基于 MRI 进行放疗反应追踪示意　见图 3-2-3。

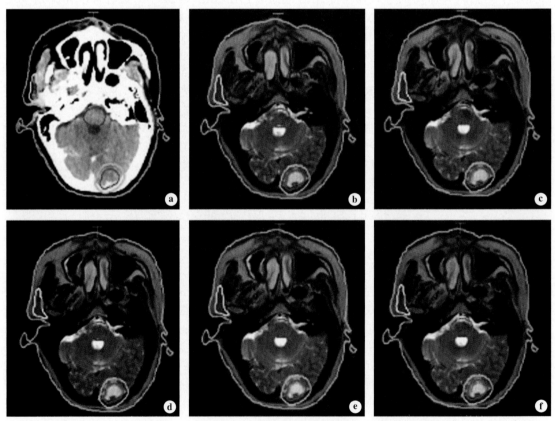

图 3-2-3　基于 MRI 进行放疗反应追踪

a. 增强 CT 影像；b～f. 放射治疗过程中的 MRI T$_2$WI 图像

　　MRI 技术在脑转移瘤放疗及诊断方面发挥着不可代替的作用，但同时也存在着诸多禁忌与诊断的不确定性。由于常规 MRI 获取的肿瘤信息有限，仅仅获取了肿瘤宏观信息，而功能 MRI 从肿瘤生成的不同角度出发，根据不同肿瘤在微观表象、血流灌注以及代谢等方面的差

异，弥补了传统 MRI 技术的不足。由此可见，多参数成像模式可更好地描述肿瘤和评估治疗反应。随着功能 MRI 和 MR-Linac 的应用，基于疗效、损伤精确预测及肿瘤/正常组织生物学评估的生物自适应放疗将为脑转移瘤提供精度更高、疗效更好、损伤更低的放疗手段。

参 考 文 献

曹桢斌. 2021. MRI 新技术在脑转移瘤诊疗中的研究进展[J]. 影像研究与医学应用, 5(16): 3-5.

陈兆秋, 于金明. 2000. 头颈部肿瘤左右对穿照射 MR 定位方法[J]. 肿瘤防治杂志, 7(2): 188.

樊代明. 2021. 整合肿瘤学: 临床卷[M]. 北京: 科学出版社.

李晔雄. 2018. 肿瘤放射治疗学[M]. 5 版. 北京: 中国协和医科大学出版社.

倪春霞, 汪洋, 盛晓芳, 等. 2015. 应用 DWI 和 DTI 勾画高级别胶质瘤术后放疗靶区的初步研究[J]. 临床神经外科杂志, 12(03): 223-226.

夏黎明, 邵剑波, 孙子燕. 2016. MRI 读片指南[M]. 北京: 北京大学医学出版社.

周纯武, 赵心明, 陈雁, 等. 2018. 肿瘤影像诊断图谱[M]. 北京: 人民卫生出版社.

Achrol A S, Rennert R C, Anders C, et al. 2019. Brain metastases[J]. Nat Rev Dis Primers, 5(1): 5.

Assaf Y, Pasternak O. 2008. Diffusion tensor imaging (DTI)-based white matter mapping in brain research: a review[J]. J Mol Neurosci Mn, 34(1): 51-61.

Atalar B, Choi C Y, Harsh Grt, et al. 2013. Cavity volume dynamics after resection of brain metastases and timing of postresection cavity stereotactic radiosurgery[J]. Neurosurgery, 72(2): 180-185; discussion 5.

Awad R, Fogarty G, Hong A, et al. 2013. Hippocampal avoidance with volumetric modulated arc therapy in melanoma brain metastases-the first Australian experience[J]. Radiat Oncol, 8: 62.

Barajas R F, Chang J S, Sneed P K, et al. 2009. Distinguishing recurrent intra-axial metastatic tumor from radiation necrosis following gamma knife radiosurgery using dynamic susceptibility-weighted contrast-enhanced perfusion MR imaging[J]. AJNR Am J Neuroradiol, 30(2): 367-372.

Barnholtz-sloan J S, Sloan A E, Davis F G, et al. 2004. Incidence proportions of brain metastases in patients diagnosed (1973 to 2001) in the metropolitan detroit cancer surveillance system[J]. J Clin Oncol, 22(14): 2865-2872.

Berberat J, McNamara J, Remonda L, et al. 2014. Diffusion tensor imaging for target volume definition in glioblastoma Multiforme[J]. Strahlenther Onkol, 190: 939-943.

Brandsma D, Stalpers L, Taal W, et al. 2008. Clinical features, mechanisms, and management of pseudoprogression in malig-nant gliomas[J]. Lancet Oncol, 9(5): 453-461.

Breckwoldt M, Bendszus M. 2015. Cerebral MR imaging of malignant melanoma[J]. Radiologe, 55(2): 113-119.

Bunevicius A, Schregel K, Sinkus R, et al. 2020. REVIEW: MR elastography of brain tumors[J]. Neuroimage Clin, 25: 102109.

Butzen J, Prost R, Chetty V, et al. 2000. Discrimination between neoplastic and nonneoplastic brain lesions by use of proton MR spectroscopy: the limits of accuracy with a logistic regression model[J]. AJNR Am J Neuroradiol, 21(7): 1213-1219.

Cao Y, Nagesh V, Hamstra D, et al. 2006. The extent and severity of vascular leakage as evidence of tumor aggressiveness in high-grade gliomas[J]. Cancer Res, 66(17): 8912-8917.

Cao Y, Tseng C L, James M, et al. 2017. MR-guided radiation therapy: transformative technology and its role in the central nervous system[J]. Neuro-Oncology, 19: 16-29.

Cao Y, Tsien C I, Nagesh V, et al. 2006. Survival prediction in high-grade gliomas by MRI perfusion before and during early stage of RT[J]. Int J Radiat Oncol Biol Phys, 64(3): 876-885.

Castellano A, Bailo M, Cicone F, et al. 2021. Advanced imaging techniques for radiotherapy planning of gliomas[J]. Cancers (Basel), 13(5): 1063.

Chappell P M, Pelc N J, Foo T K, et al. 1994. Comparison of lesion enhancement on spin-echo and gradient-echo images[J]. AJNR Am J Neuroradiol, 15(1): 37-44.

Chiang I C, Kuo Y T, Lu C Y, et al. 2004. Distinction between high-grade gliomas and solitary metastases using peritumoral 3-T magnetic resonance spectroscopy, diffusion, and perfusion imagings[J]. Neuroradiology, 46(8): 619-627.

Chuang C F, Chan A A, Larson D, et al. 2007. Potential value of MR spectroscopic imaging for the radiosurgical management of patients with recurrent high-grade gliomas[J]. Technol Cancer Res Treat, 6(5): 375-382.

Chuang M T, Liu Y S, Tsai Y S, et al. 2016. Differentiating radiation-induced necrosis from recurrent brain tumor using MR perfusion and spectroscopy: A Meta-Analysis[J]. PLoS One, 11(1): e0141438.

Connor M, Karunamuni R, Mcdonald C, et al. 2017. Regional susceptibility to dose-dependent white matter damage after brain radiotherapy[J]. Radiother Oncol, 123: 209-217.

Danieli L, Riccitelli G C, Distefano D, et al. 2019. Brain tumor-enhancement visualization and morphometric assessment: A comparison of MPRAGE, SPACE, and VIBE MRI techniques[J]. AJNR Am J Neuroradiol, 40(7): 1140-1148.

Eichler A F, Chung E, Kodack D P, et al. 2011. The biology of brain metastases-translation to new therapies[J]. Nat Rev Clin Oncol, 8(6): 344-356.

Ellingson B M, Bendszus M, Boxerman J, et al. 2015. Consensus recommendations for a standardized brain tumor imaging protocol in clinical trials[J]. Neuro Oncol, 17(9): 1188-1198.

Felmlee J P. 2005. The noise of MRI[J]. J Am Coll Radiol, 2(6): 547.

Fertikh D, Krejza J, Cunqueiro A, et al. 2007. Discrimination of capsular stage brain abscesses from necrotic or cystic neoplasms using diffusion-weighted magnetic resonance imaging[J]. J Neurosurg, 106(1): 76-81.

Fogelholm R, Uutela T, Murros K. 1984. Epidemiology of central nervous system neoplasms. A regional survey in Central Finland[J]. Acta Neurol Scand, 69(3): 129-136.

Galldiks N, Kocher M, Ceccon G, et al. 2020. Imaging challenges of immunotherapy and targeted therapy in patients with brain metastases: response, progression, and pseudoprogression[J]. Neuro Oncol, 22(1): 17-30.

Geijer B, Holtås S. 2002. Diffusion-weighted imaging of brain metastases: their potential to be misinterpreted as focal ischaemic lesions[J]. Neuroradiology, 44(7): 568-573.

Gondi V, Pugh S L, Tome W A, et al. 2014. Preservation of memory with conformal avoidance of the hippocampal neural stem-cell compartment during whole-brain radiotherapy for brain metastases (RTOG 0933): a phase II multi-institutional trial[J]. J Clin Oncol, 32(34): 3810-3816.

Gondi V, Tome W A, Mehta M P. 2010. Why avoid the hippocampus? A comprehensive review[J]. Radiother Oncol, 97(3): 370-376.

Guo J, Yao C, Chen H, et al. 2012. The relationship between Cho/NAA and glioma metabolism: implementation for margin delineation of cerebral gliomas[J]. Acta Neurochir (Wien), 154(8): 1361-1370.

Guomundsson K R. 1970. A survey of tumors of the central nervous system in Iceland during the 10-year period 1954-1963[J]. Acta Neurol Scand, 46(4): 538-552.

Gupta R K, Cloughesy T F, Sinha U, et al. 2000. Relationships between choline magnetic resonance spectroscopy, apparent diffusion coefficient and quantitative histopathology in human glioma[J]. J Neuro Oncol, 50(3): 215-226.

Hatzoglou V, Yang T J, Omuro A, et al. 2016. A prospective trial of dynamic contrast-enhanced MRI perfusion and fluorine-18 FDG PET-CT in differentiating brain tumor progression from radiation injury after cranial irradiation[J]. Neuro Oncol, 18(6): 873-880.

Hessen E, Nijkamp J, Damen P, et al. 2020. Predicting and implications of target volume changes of brain metastases during fractionated stereotactic radiosurgery[J]. Radiother Oncol, 142: 175-179.

Hirai T, Murakami R, Nakamura H, et al. 2008. Prognostic value of perfusion MR imaging of high-grade astrocytomas: long-term follow-up study[J]. AJNR Am J Neuroradiol, 29(8): 1505-1510.

Hoefnagels F W, Lagerwaard F J, Sanchez E, et al. 2009. Radiological progression of cerebral metastases after radiosurgery: assessment of perfusion MRI for differentiating between necrosis and recurrence[J]. J Neurol, 256(6): 878-887.

Hope T R, Vardal J, Bjørnerud A, et al. 2015. Serial diffusion tensor imaging for early detection of radiation-induced injuries to normal-appearing white matter in high-grade glioma patients[J]. J Magn Reson Imaging, 41: 414-423.

Howe F A, Barton S J, Cudlip S A, et al. 2003. Metabolic profiles of human brain tumors using quantitative in vivo 1H magnetic resonance spectroscopy[J]. Magn Reson Med, 49(2): 223-232.

Hsu F, Carolan H, Nichol A, et al. 2010. Whole brain radiotherapy with hippocampal avoidance and simultaneous integrated boost for 1-3 brain metastases: a feasibility study using volumetric modulated arc therapy[J]. Int J Radiat Oncol Biol Phys, 76(5): 1480-1485.

Jakubovic R, Sahgal A, Ruschin M, et al. 2014. Non tumor perfusion changes following stereotactic radiosurgery to brain metastases[J]. Technol Cancer Res Treat, 14(4): 497-503.

Jakubovic R, Sahgal A, Soliman H, et al. 2014. Magnetic resonance imaging-based tumour perfusion parameters are biomarkers predicting response after radiation to brain metastases[J]. Clin Oncol (R Coll Radiol), 26(11): 704-712.

Jena R, Price S, Baker C, et al. 2005. Diffusion tensor imaging: Possible implications for radiotherapy treatment planning of patients with high-grade glioma[J]. Clin. Oncol, 17: 581-590.

Jin Y, Randall J W, Elhalawani H, et al. 2020. Detection of glioblastoma subclinical recurrence using serial diffusion tensor imaging[J]. Cancers (Basel), 12(3): 568.

Johnson J D, Young B, 1996. Demographics of brain metastasis[J]. Neurosurg Clin N Am, 7(3): 337-344.

Kaminaga T, Shirai K. 2005. Radiation-induced brain metabolic changes in the acute and early delayed phase detected with quantitative proton magnetic resonance spectroscopy[J]. J Comput Assist Tomogr, 29: 293-297.

Ken S, Vieillevigne L, Franceries X, et al. 2013. Integration method of 3D MR spectroscopy into treatment planning system for glioblastoma IMRT dose painting with integrated simultaneous boost[J]. Radiat Oncol, 8: 1.

Khoo V S, Dearnaley D P, Finnigan D J, et al. 1997. Magnetic resonance imaging (MRI): considerations and applications in radiotherapy treatment planning[J]. Radiother Oncol, 42(1): 1-15.

Klos K J, O'neill B P. 2004. Brain metastases[J]. Neurologist, 10(1): 31-46.

Knitter J R, Erly W K, Stea B D, et al. 2018. interval change in diffusion and perfusion MRI parameters for the assessment of pseudoprogression in cerebral metastases treated with stereotactic radiation[J]. AJR Am J Roentgenol, 211(1): 168-175.

Kohutek Z A, Yamada Y, Chan T A, et al. 2015. Long-term risk of radionecrosis and imaging changes after stereotactic radiosurgery for brain metastases[J]. J Neurooncol, 125(1): 149-156.

Komada T, Naganawa S, Ogawa H, et al. 2008. Contrast-enhanced MR imaging of metastatic brain tumor at 3 tesla: utility of T (1)-weighted SPACE compared with 2D spin echo and 3D gradient echo sequence[J]. Magn Reson Med Sci, 7(1): 13-21.

Kong D S, Kim S T, Kim E H, et al. 2011. Diagnostic dilemma of pseudoprogression in the treatment of newly diagnosed glioblastomas: the role of assessing relative cerebral blood flow volume and oxygen-6-methylguanine-DNA methyltransferase promoter methylation status[J]. AJNR Am J Neuroradiol, 32(2): 382-387.

Laprie A, Filleron T, Ken S, et al. 2015. SP-0363: Predictive value of MR spectroscopic imaging for relapse site in GBM and integration in a dose-painting trial[J]. Radiother Oncol, 115: S175-S176.

Law M, Young R J, Babb J S, et al. 2008. Gliomas: predicting time to progression or survival with cerebral blood volume measurements at dynamic susceptibility-weighted contrast-enhanced perfusion MR imaging[J]. Radiology, 247(2): 490-498.

Le Rhun E, Guckenberger M, Smits M, et al. 2021. EANO-ESMO Clinical Practice Guidelines for diagnosis, treatment and follow-up of patients with brain metastasis from solid tumours[J]. Ann Oncol, 32(11): 1332-1347.

Lee C C, Wintermark M, Xu Z, et al. 2014. Application of diffusion-weighted magnetic resonance imaging to predict the intracranial metastatic tumor response to gamma knife radiosurgery[J]. J Neurooncol, 118(2): 351-361.

Lin L, Xue Y, Duan Q, et al. 2016. The role of cerebral blood flow gradient in peritumoral edema for differentiation of glioblastomas from solitary metastatic lesions[J]. Oncotarget, 7(42): 69051-69059.

Lin N U, Lee E Q, Aoyama H, et al. 2015. Response assessment criteria for brain metastases: proposal from the RANO group[J]. Lancet Oncol, 16(6): e270-278.

Longo D L, Bartoli A, Consolino L, et al. 2016. In vivo imaging of tumor metabolism and acidosis by combining PET and MRI-CEST pH imaging[J]. Cancer Res, 76(22): 6463-6470.

Maesawa S, Kondziolka D, Thompson T P, et al. 2000. Brain metastases in patients with no known primary tumor[J]. Cancer, 89(5): 1095-1101.

Magdoom K N, Delgado F, Bohórquez A C, et al. 2019. Longitudinal evaluation of tumor microenvironment in rat focal brainstem glioma using diffusion and perfusion MRI[J]. J Magn Reson Imaging, 49(5): 1322-1332.

McKnight T R, von dem Bussche M H, Vigneron D B, et al. 2002. Histopathological validation of a three-dimensional magnetic resonance spectroscopy index as a predictor of tumor presence[J]. J Neurosurg, 97(4): 794-802.

Mehrabian H, Desmond K L, Soliman H, et al. 2017. Differentiation between radiation necrosis and tumor progression using chemical exchange saturation transfer[J]. Clin Cancer Res, 23(14): 3667-3675.

Miloushev V Z, Chow D S, Filippi C G. 2015. Meta-analysis of diffusion metrics for the prediction of tumor grade in gliomas[J]. AJNR Am J Neuroradiol, 36(2): 302-308.

Mizumatsu S, Monje M L, Morhardt D R, et al. 2003. Extreme sensitivity of adult neurogenesis to low doses of X-irradiation[J]. Cancer Res, 63(14): 4021-4027.

Moffat B A, Chenevert T L, Lawrence T S, et al. 2005. Functional diffusion map: a noninvasive MRI biomarker for early stratification of clinical brain tumor response[J]. Proc Natl Acad Sci USA, 102(15): 5524-5529.

Monje M L, Mizumatsu S, Fike J R, et al. 2002. Irradiation induces neural precursor-cell dysfunction[J]. Nat Med, 8(9): 955-962.

Monje M L, Toda H, Palmer T D. 2003. Inflammatory blockade restores adult hippocampal neurogenesis[J]. Science, 302(5651): 1760-1765.

Mori S, Barker P B. 1999. Diffusion magnetic resonance imaging: its principle and applications[J]. Anat Rec, 257(3): 102-109.

Mugler J P, Brookeman J R. 1993. Theoretical analysis of gadopentetate dimeglumine enhancement in T_1-weighted imaging of the brain: comparison of two-dimensional spin-echo and three-dimensional gradient-echo sequences[J]. J Magn Reson Imaging, 3(5): 761-769.

Mugler J P, Brookeman J R. 1990. Three-dimensional magnetization-prepared rapid gradient-echo imaging (3D MP RAGE)[J]. Magn Reson Med, 15(1): 152-157.

Muto M, Frauenfelder G, Senese R, et al. 2018. Dynamic susceptibility contrast (DSC) perfusion MRI in differential diagnosis between radionecrosis and neoangiogenesis in cerebral metastases using rCBV, rCBF and K2[J]. Radiol Med, 123(7): 545-552.

Nakamura H, Murakami R, Hirai T, et al. 2013. Can MRI-derived factors predict the survival in glioblastoma patients treated with postoperative chemoradiation therapy[J]. Acta Radiol, 54(2): 214-220.

Narayana A, Chang J, Thakur S, et al. 2007. Use of MR spectroscopy and functional imaging in the treatment planning of gliomas[J]. Br J Radiol, 80(953): 347-354.

Nguyen H S, Milbach N, Hurrell S L, et al. 2016. Progressing Bevacizumab-induced diffusion restriction is associated with coagulative necrosis sur-rounded by viable tumor and decreased overall survival in patients with recurrent glioblastoma[J]. AJNR Am J Neuroradiol, 37(12): 2201-2208.

Nguyen M L, Willow B, Khan R, et al. 2014. The potential role of magnetic resonance spectroscopy in image-guided radiotherapy[J]. Front Oncol, 4: 91.

Nguyen T B, Cron G O, Mercier J F, et al. 2015. Preoperative prognostic value of dynamic contrast-enhanced MRI-derived contrast transfer coefficient and plasma volume in patients with cerebral gliomas[J]. AJNR Am J Neuroradiol, 36(1): 63-69.

Nishimura R, Takahashi M, Morishita S, et al. 1992. MR imaging of late radiation brain injury[J]. Radiat Med, 10(3): 101-108.

Nistri M, Mascalchi M, Moretti M, et al. 2000. Studio con Risonanza Magnetica della diffusione protonica: principi e applicazioni cliniche in malattie encefaliche selezionate [Diffusion weighted MR: principles and clinical use in selected brain diseases][J]. Radiol Med, 100(6): 470-479.

Nowosielski M, Radbruch A. 2015. The emerging role of advanced neuroimaging techniques for brain metastases[J]. Chin Clin Oncol, 4(2): 23.

Oh J, Henry R G, Pirzkall A, et al. 2004. Survival analysis in patients with glioblastoma multiforme: predictive value of choline-to-N-acetylaspartate index, apparent diffusion coefficient, and relative cerebral blood volume[J]. J Magn Reson Imaging, 19(5): 546-554.

Ostrom Q T, Cioffi G, Gittleman H, et al. 2019. CBTRUS statistical report: primary brain and other central nervous system tumors diagnosed in the United States in 2012-2016[J]. Neuro Oncol, 21: v1-100.

Paulson E S, Crijns S P, Keller B M, et al. 2016. Consensus opinion on MRI simulation for external beam radiation treatment planning[J]. Radiother Oncol, 121(2): 187-192.

Percy A K, Elveback L R, Okazaki H, et al. 1972. Neoplasms of the central nervous system. Epidemiologic considerations[J]. Neurology, 22(1): 40-48.

Pope W B. 2018. Brain metastases: neuroimaging[J]. Handb Clin Neurol, 149: 89-112.

Potter R, Heil B, Schneider L, et al. 1992. Sagittal and coronal planes from MRI for treatment planning in tumors of brain, head and neck: MRI assisted simulation[J]. Radiother Oncol, 23(2): 127-130.

Pramanik P P, Parmar H A, Mammoser A G, et al. 2015. Hypercellularity components of glioblastoma identified by high b-value diffusion-weighted imaging[J]. Int J Radiat Oncol Biol Phys, 92(4): 811-819.

Price S J, Pena A, Burnet N G, et al. 2004. Tissue signature characterisation of diffusion tensor abnormalities in cerebral gliomas[J]. Eur Radiol, 14(10): 1909-1917.

Reichert M, Morelli J N, Runge V M, et al. 2013. Contrast-enhanced 3-dimensional SPACE versus MP-RAGE for the detection of brain metastases: considerations with a 32-channel head coil[J]. Invest Radiol, 48(1): 55-60.

Rutka J T. 2018. Malignant brain tumours in children: Present and future perspectives[J]. J Korean Neurosurg Soc, 61(3): 402-406.

Saksena S, Jain R, Narang J, et al. 2010. Predicting survival in glioblastomas using diffusion tensor imaging metrics[J]. J Magn Reson Imaging, 32(4): 788-795.

Salkeld A L, Hau Ekc, Nahar N, et al. 2018. Changes in brain metastasis during radiosurgical planning[J]. Int J Radiat Oncol Biol Phys, 102(4): 727-733.

Saraswathy S, Crawford F W, Lamborn K R, et al. 2009. Evaluation of MR markers that predict survival in patients with newly diagnosed GBM prior to adjuvant therapy[J]. J Neurooncol, 91(1): 69-81.

Schouten L J, Rutten J, Huveneers H A, et al. 2002. Incidence of brain metastases in a cohort of patients with carcinoma of the breast, colon, kidney, and lung and melanoma[J]. Cancer, 94(10): 2698-2705.

Seibert T M, White N S, Kim G Y, et al. 2016. Distortion inherent to magnetic resonance imaging can lead to geometric miss in radiosurgery planning[J]. Pract Radiat Oncol, 6(6): e319-e328.

Simonsen C Z, Madsen M H, Schmitz M L, et al. 2015. Sensitivity of diffusion-and perfusion-weighted imaging for diagnosingacute ischemic stroke is 97. 5%[J]. Storke, 46(1): 98-101.

Straub S, Laun F B, Freitag M T, et al. 2020. Assessment of melanin content and its influence on susceptibility contrast in melanoma metastases[J]. Clin Neuroradiol, 30(3): 607-614.

Stupp R, Taillibert S, Kanner A, et al. 2017. Effect of tumor-treating fields plus maintenance temozolomide vs maintenance temozolomide alone on survival in patients with glioblastoma: a randomized clinical trial[J]. JAMA, 318: 2306 16.

Sugahara T, Korogi Y, Tomiguchi S, et al. 2000. Posttherapeutic intraaxial brain tumor: the value of perfusion-sensitive contrast-enhanced MR imaging for differentiating tumor recurrence from nonneoplastic contrast-enhancing tissue[J]. AJNR Am J Neuroradiol, 21(5): 901-909.

Sumanaweera T S, Adler J R, Napel S, et al. 1994. Characterization of spatial distortion in magnetic resonance imaging and its implications for stereotactic surgery[J]. Neurosurgery, 35(4): 696-703, discussion-4.

Thust S C, Van Den Bent M J, Smits M. 2018. Pseudoprogression of brain tumors[J]. J Magn Reson Imaging, 48(3): 571-589.

Toh C H, Wei K C, Chang C N, et al. 2014. Differentiation of brain abscesses from glioblastomas and metastatic brain tumors: comparisons of diagnostic performance of dynamic susceptibility contrast-enhanced perfusion MR imaging before and after mathematic contrast leakage correction[J]. PLoS One, 9(10): e109172.

Tozer D J, Jäger H R, Danchaivijitr N, et al. 2007. Apparent diffusion coefficient histograms may predict low-grade glioma subtype[J]. NMR Biomed, 20(1): 49-57.

Tsien C, Galbán C J, Chenevert T L, et al. 2010. Parametric response map as an imaging biomarker to distinguish progression from pseudoprogression in high-grade glioma[J]. J Clin Oncol, 28(13): 2293-2299.

Vogelbaum M A, Brown P D, Messersmith H, et al. 2022. Treatment for brain metastases: ASCO-SNO-ASTRO Guideline[J]. J Clin Oncol, 40(5): 492-516.

Wagner S, Gufler H, Eichner G, et al. 2017. Characterisation of lesions after stereotactic radiosurgery for brain metastases: impact of delayed contrast magnetic resonance imaging[J]. Clin Oncol (R Coll Radiol), 29(3): 143-150.

Wenz F, Rempp K, Hess T, et al. 1996. Effect of radiation on blood volume in low-grade astrocytomas and normal brain tissue: Quantification with dynamic susceptibility contrast MR imaging[J]. Ajr Am J Roentgenol, 166: 187-193.

第四章　磁共振引导头颈部肿瘤放射治疗

第一节　磁共振引导鼻咽癌放射治疗

一、概　　述

1. 鼻咽癌的发病情况及主要表现　鼻咽癌（nasopharyngeal carcinoma，NPC）是一种起源于鼻咽黏膜上皮的恶性肿瘤，据世界卫生组织 2018 年统计，全球每年大约有 86 000 例新发 NPC 病例和 50 000 例相关死亡，世界上约 80% 的 NPC 发生在中国，尤以中国的广东最为高发，其他南方城市如广西、福建、海南等地也为好发地区，因此 NPC 又被称为"广东瘤"。NPC 的具体病因仍未阐明，其发生主要与 EB 病毒（Epstein-Barr virus，EBV）感染、饮食、环境和遗传易感性等因素有关，且具有明显的地区聚集性、人群易感性、家族聚集性及发病率相对稳定的特点。

按照世界卫生组织的定义，NPC 的病理亚型有三种。

（1）角化性鳞状细胞癌，即 WHO Ⅰ 型，欧美国家相对比较常见，占 NPC 的 20%～40%，中国较为少见，占全部 NPC 的不足 5%，与 EBV 无相关性。

（2）非角化性鳞状细胞癌，即 WHO Ⅱ 型，其中又分为分化型和未分化型，此型中国最为常见，超过 95% 的 NPC 均为此型，与 EBV 感染直接相关。

（3）基底细胞样鳞状细胞癌，即 WHO Ⅲ 型，临床少见。

2. 鼻咽癌的治疗原则　NPC 是中国最常见头颈部鳞癌，其治疗手段包括放疗、化疗、靶向治疗、免疫治疗、手术治疗等多种手段。选择单纯放疗或综合治疗，主要根据患者的临床分期、病理类型、年龄、全身情况等多种因素而定，但无论如何，NPC 根治性治疗手段为放疗。而目前已成为放疗主流技术的 IMRT，在 NPC 治疗上较常规放疗技术的疗效有了明显改善：一方面 IMRT 提高了 NPC 放疗的局部控制率、总生存率。目前 NPC 放疗后 5 年局部控制率达 85% 以上，5 年总生存率超过了 80%；另一方面，患者放疗并发症，如放射性口干、颈部纤维化、脑神经麻痹等也有明显改善。

二、磁共振引导鼻咽癌放射治疗应用

1. MRI 在鼻咽癌诊断及病情评估中的应用　对高发现地区因 EBV 抗体滴定度阳性和（或）EBV DNA 升高的正常人群，如需排查 NPC，除动态复查追踪、结合鼻咽纤维镜检外。鼻咽 MRI 检查是一种必不可少的临床检查手段，磁共振可以发现早期黏膜病变，此时结合鼻咽活检容易做出 NPC 诊断；对诊断明确的 NPC，磁共振在判断其局部侵犯范围、淋巴结转移等方面具备不可替代的作用。

2. MRI 在鼻咽癌诊断中的应用　NPC 在 MRI-T_1WI 上多表现为类肌肉样等信号或稍低信号，T_2WI 为稍高信号，增强呈轻或中等强化。鼻咽顶后壁及侧壁增厚（＞12mm），有软组织肿块，鼻咽腔变形、不对称，一侧咽隐窝变浅、消失最为常见。咽旁软组织及间隙以受侵及变窄为主，鼻窦及乳突黏膜增厚或腔内积液。颅底骨质破坏，低信号骨皮质不完整或髓质高信号脂肪消失，以斜坡为最常见。颅内侵犯：常累及颞叶、海绵窦及小脑脑桥角。

颈部淋巴结转移：早期见颈上深淋巴结及颈外侧淋巴结等，T_1WI 上为低信号或稍低信号，T_2WI 为高信号。

3. MRI 在 NPC 分期中的应用

（1）MRI 在 NPC 分期中的影像学表现

1）T_1 分期：①T_1 期 NPC 局限于鼻咽腔，无鼻腔、咽旁间隙、颅底及口咽等结构侵犯。②表现为黏膜局限性增厚或鼻咽腔内软组织肿物。③MRI 检查 T_1WI 呈等或稍低信号，T_2WI 呈中高信号，增强扫描有强化。④CT 呈轻度或中等度强化，密度均匀。

2）T_2 分期：①T_2 期 NPC 表现为软组织结节或肿块，侵犯鼻腔、口咽及咽旁间隙（包括颈动脉间隙）。②双侧上颌窦后壁连线及 C_2 椎体下缘为鼻咽腔与鼻腔、口咽分界。③CT 以翼内板后缘与颈内动脉外侧壁连线为鼻咽与咽旁间隙分界。MRI 直接显示咽颅底筋膜，能够区分肿瘤咽旁间隙侵犯与咽旁间隙受压或咽后组织淋巴结转移。④MRI/CT 信号/密度特点同 T_1 期 NPC。

3）T_3 分期：①T_3 期 NPC 表现为鼻咽部结节或肿块，侵犯颅底、翼内肌。②MRI 显示颅底骨髓侵犯优于 CT，表现为 T_1WI 正常骨髓高信号为低信号取代，T_2WI 脂肪抑制序列呈中高信号，增强扫描有强化。③颅底骨质破坏 CT 可表现为溶骨型、硬化型及混合型，硬化型骨质破坏少见。

4）T_4 分期：①T_4 期 NPC 为鼻咽部肿块，侵犯脑神经、翼外肌及以外的咀嚼肌间隙、颅内（海绵窦、脑膜等）。②CT 不能直接显示脑神经，仅能从颅底骨质或者神经走行孔道破坏间接判断。③MRI 脑神经侵犯直接征象为神经不均匀增粗、强化，间接征象为神经走行通道受侵及神经支配肌肉萎缩等。④MRI 检查 T_2WI 及增强扫描有助于鉴别鼻窦内肿瘤侵犯与积液。

对 NPC 侵犯范围的精准识别是进行 NPC 分期及保证 NPC 的 IMRT 成功的关键一步。对 NPC 局部侵犯范围的识别，临床要求强化 CT 和强化 MRI 双重影像的结合，而 MRI 作为一种有效的检查手段，具备 CT 所不具备的优点，有些病变在 CT 上并不能发现异常，但是通过 MRI 尤其是多序列变化，可以非常清晰地显示出病变侵犯范围。MRI 具备良好的软组织分辨率，对于肿瘤是否侵犯周围软组织、脂肪间隙、神经等结构的鉴别能力，是 CT 远远不能达到的。因此，要开展 NPC 的 IMRT，单纯利用 CT 在临床上是不可行的。

图 4-1-1 显示的是一例 NPC，CT 影像上仅显示蝶窦内软组织影及右侧翼腭窝可疑异常，但 MRI 清楚地显示右侧翼腭窝为肿瘤占据，同时显示蝶窦内异常为炎性病变。

图 4-1-2 MRI 显示左侧舌下神经、翼外肌、腮腺深叶的受侵较 CT 更加清晰，且可以显示 CT 不能区分的咽后淋巴结转移。

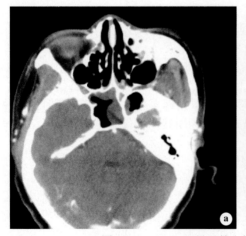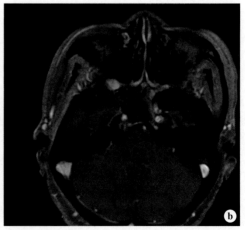

图 4-1-1　CT/MRI 显示的右侧翼腭窝及蝶窦内异常的比较

a. CT 影像；b. MR 影像

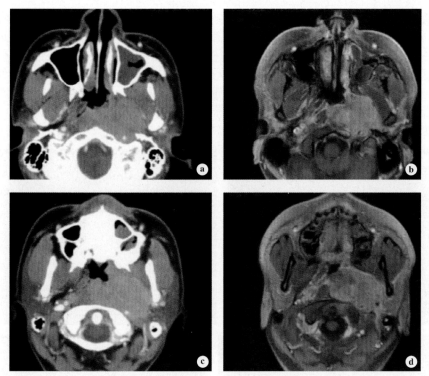

图 4-1-2　CT/MRI 显示原发肿瘤侵犯范围的比较

a、c. CT 影像；b、d. MRI T$_1$WI 增强影像

　　NPC 容易侵犯岩骨尖和枕骨体，侵犯严重时无论是 CT 还是 MRI 都容易辨别，但对于早期受侵或 CT 上表现不典型时，通过不同序列的 MRI 检查就很容易做出判定。在 MRI 检查图像上，岩骨和枕骨体的骨皮质和髓腔的脂肪都有明确的信号异常特征。图 4-1-3 显示正常岩骨尖和枕骨斜坡在不同相位的信号特点。

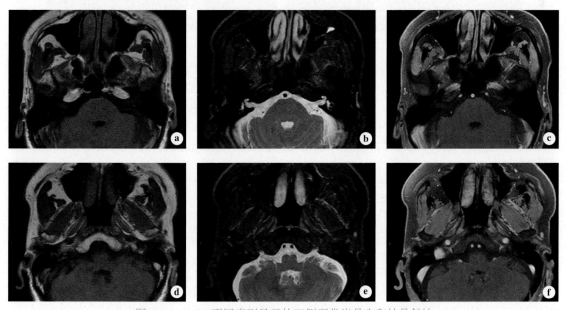

图 4-1-3　MRI 不同序列显示的双侧正常岩骨尖和枕骨斜坡

a、b、c、d、e、f 分别代表 T$_1$ 双侧岩骨尖显示为高信号，T$_2$ 脂肪抑制像显示正常的岩骨信号抑制成低信号，强化像无强化，T$_1$ 枕骨斜坡显示为高信号，T$_2$ 脂肪抑制像显示正常的枕骨信号抑制成低信号，强化像无强化

　　结合 MRI 特点，就可以精准地辨别分析有无相关部位受侵。图 4-1-4 为一例 NPC 患者，在颅底 CT 上没有发现明确异常，但在 MRI 图像上，通过相关正常解剖结构内部脂肪信号的变化可以很容易地评判岩骨、枕骨是否为肿瘤侵犯。这例患者在 MRI T_1 像上病变侧正常脂肪高信号消失变为低信号，在 T_2 脂肪抑制像上，病变侧岩骨呈稍高信号，不同于对侧的正常脂肪被抑制呈低信号，而 T_1 强化像则显示病变侧岩骨明显强化，表明右侧岩骨尖完全被肿瘤所占据，因此通过 MRI 检查，明确了肿瘤具体侵犯范围，这样在靶区设计上就不至于出现脱靶现象，避免了放疗后相应部位的复发。

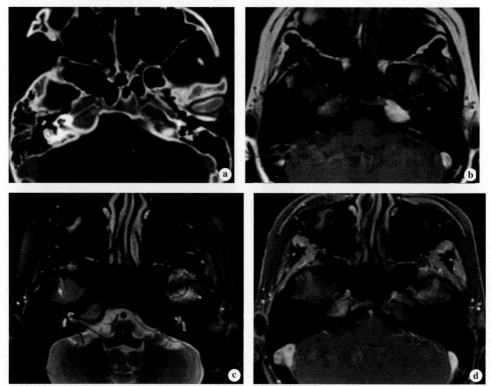

图 4-1-4　MRI 不同序列显示的右侧岩骨完全为肿瘤占据，而颅底 CT 未见异常
a. CT 显示颅底正常；b. MRI T_1 右侧岩骨为低信号；c. MRI T_2 脂肪抑制像右侧岩骨为稍高信号；d. 强化像右侧岩骨强化

　　（2）NPC 侵犯部位的识别

　　1）颅底孔隙结构的识别：颅底重要的缝隙孔道结构主要包括圆孔、卵圆孔、破裂孔和翼管等结构。正常的颅底解剖结构 CT 显示得非常清楚，但如果 NPC 病变侵犯相应的颅底部位 MRI 可清晰地显示其侵犯范围，因此，MRI 对评判这些相关孔道及其内部结构的受侵，比 CT 更有优势。

　　2）翼腭窝侵犯的识别：翼腭窝系位于上颌窦后壁与翼突之间的一个狭窄的间隙，其与周围的解剖结构相互关联，如翼腭窝通过圆孔连接颅中窝、海绵窦，通过翼管连接破裂孔，并通过眶下裂连接眼眶等，翼腭窝一旦受侵，肿瘤则容易通过相关途径侵犯这些邻近结构。

　　图 4-1-5 显示的为 NPC 侵犯翼腭窝及其毗邻结构的 MR 影像。

　　3）神经侵犯的识别：NPC 神经侵犯在临床上发生率较高，但是临床医师重视程度不够，因此可能导致靶区勾画脱靶的风险。

　　NPC 容易侵犯海绵窦，因此海绵窦内部脑神经，尤其是展神经、动眼神经、滑车神经、上颌神经，以及其外下方的下颌神经，容易被肿瘤侵犯而出现相应症状和体征（图 4-1-6）。

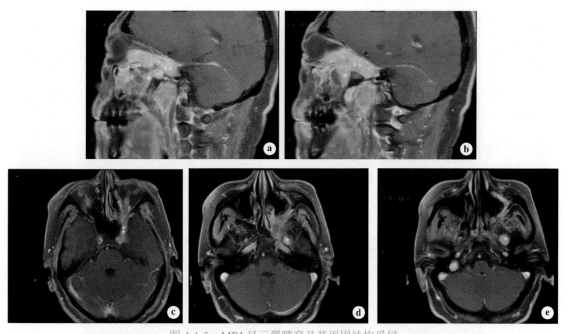

图 4-1-5 MRI 显示翼腭窝及其周围结构受侵

a、b. MRI T₁WI 矢状面增强影像；c～e. MRI T₁WI 横断面增强影像。矢状面 MRI（a、b）显示的翼腭窝（*）受侵，进而通过圆孔侵犯上颌神经（++）至海绵窦；通过翼管侵犯翼管神经（+）至破裂孔；横断面 MRI（c、d、e）显示左侧翼腭窝受侵，进而通过圆孔侵犯上颌神经（++）以及下颌神经（+）

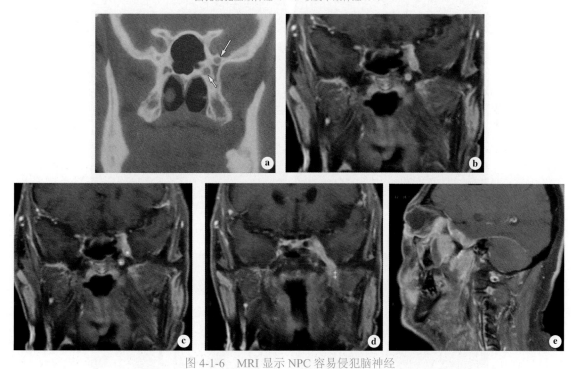

图 4-1-6 MRI 显示 NPC 容易侵犯脑神经

a、b、c、d、e 分别代表 CT/MRI 显示的左侧上颌神经和翼管神经受侵，同时显示左侧海绵窦完全为肿瘤占据，MRI 显示的左侧上颌神经（*）、翼管神经（+）和下颌神经（++）受侵，同时显示左侧海绵窦完全为肿瘤占据

  NPC 侵犯颅外神经最常见的是三叉神经下颌支，即下颌神经。它自卵圆孔出颅后，走行于翼内、外肌之间，在此行程中又分出了下牙槽神经、舌神经等，如果 NPC 侵犯这些神经，在影像上表现为相关神经的增粗和强化（图 4-1-7～图 4-1-9）。

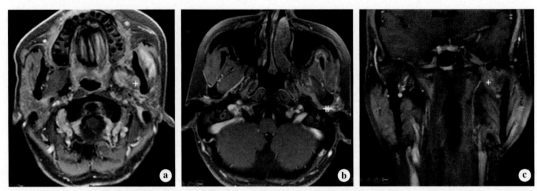

图 4-1-7　左侧下颌神经（+）及其分支耳颞神经（++）受侵 MRI

a、b. MRI T₁WI 横断面增强影像；c. MRI T₁WI 冠状面增强影像

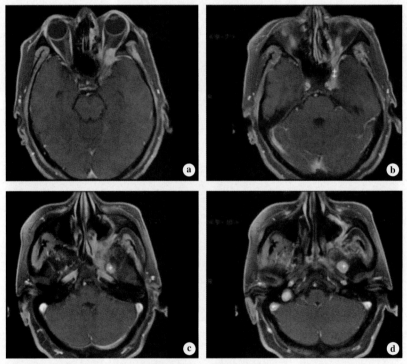

图 4-1-8　左侧上颌神经（++）、下颌神经（+）受侵 MRI

a～d. MRI T₁WI 横断面增强影像

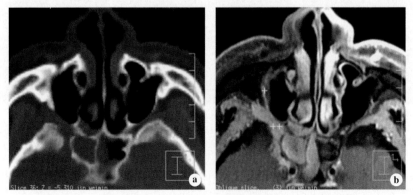

图 4-1-9　右侧上颌神经（++）及其分支眶下神经（+）受侵 CT/MRI

a. CT 影像；b. MRI T₁WI 增强影像

4）海绵窦侵犯的识别：海绵窦作为一种重要的解剖结构，位于颅中窝蝶鞍两侧，是硬脑膜两层之间不规则的腔隙。

海绵窦内有第Ⅲ、Ⅳ、Ⅵ、Ⅴ1、Ⅴ2对脑神经和颈内动脉通过，而鼻咽毗邻海绵窦，因此NPC容易侵犯海绵窦。NPC侵犯海绵窦的途径主要有以下几种：第一，通过破裂孔侵犯海绵窦最为常见；第二，通过卵圆孔侵犯；第三，翼腭窝受侵后通过圆孔走行的上颌神经侵犯海绵窦；第四，肿瘤的直接侵犯；第五，通过侵犯蝶窦底，进而侵犯蝶窦至海绵窦。相关的侵犯途径通过MRI的多相位均能做出辨别（图4-1-10、图4-1-11）。

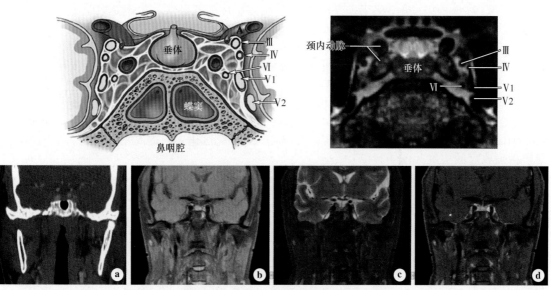

图4-1-10　海绵窦正常解剖结构及CT/MRI所见
a. CT冠状面影像；b. MRI T_1WI冠状面平扫影像；c. MRI冠状面T_2WI影像；d. MRI T_1WI冠状面增强影像

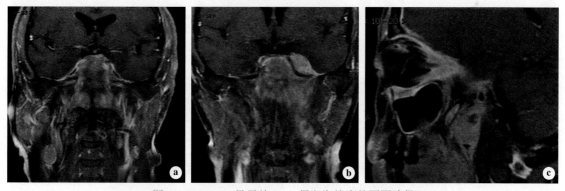

图4-1-11　MRI显示的NPC侵犯海绵窦的不同途径
a. 代表通过双侧破裂孔侵犯海绵窦；b. 通过破裂孔、卵圆孔侵犯左侧海绵窦；c. 通过翼腭窝圆孔侵犯海绵窦

5）咽旁间隙受侵的识别：咽旁间隙是位于面、颌及上颈部的一个深在脂肪间隙，与鼻咽毗邻。内侧围绕咽部筋膜，外侧是翼肌及腮腺深叶。NPC咽旁间隙受侵不仅与颈部淋巴结转移、远处转移相关，同时也与预后总生存期相关。在MRI的T_1像上，咽旁间隙中的脂肪呈高信号，当NPC原发灶侵犯至咽旁间隙时，T_1的脂肪高信号消失，被肿瘤信号所替代，同时在T_1强化像上明显强化。当NPC侵犯至咽旁间隙时，在CT影像上往往难以判断病变与翼内、外肌以及头长肌等邻近结构的关系，而MRI通过多序列的不同组织结构信号，可以更容易地判定邻近正常组织是否受侵，或是受压。

6）咽后淋巴结的识别：NPC患者常出现咽后淋巴结转移，并且咽后淋巴结的转移也影响着 N 分期，由于咽后淋巴结通常无法经外科手术切除，因此，放疗医师在制订放疗靶区时精准地勾画出咽后转移淋巴结并给予根治性剂量至关重要。

由于 CT 对不同组织的分辨率较低，且咽后结构相对复杂，因此在 CT 影像上，转移的咽后淋巴结往往难以清晰地显示出范围和边界。而通过 MRI 不同序列，不但可以清晰地识别咽后转移淋巴结，还可以相对容易地判断淋巴结有无坏死及其与周围结构（如头长肌、颈鞘）的关系。此外，在 NPC 原发灶邻近咽后淋巴结时，CT 影像上往往难以区分二者边界，而 MRI 则可以相对清晰地显示两者的边界及侵犯范围。

4. MRI 在鼻咽癌放射治疗靶区勾画中的应用　临床研究证实，CT 确定的临床分期经 MRI 检查后约 50% 的患者分期需要改变。如前所述，常规 MRI 检查可多方位显示肿瘤，并清晰地显示肿瘤边界，由于良好的软组织区别能力，可以清晰显示 CT 上不容易确定的具体受侵范围，尤其在颅底受侵、脑神经受侵及咽后淋巴结转移判定上，MRI 具备 CT 不可替代的作用，因此 MRI 成为 NPC 靶区勾画不可缺少的依据。

肿瘤靶区勾画的原则是利用多种检查手段获得详尽且准确的肿瘤范围以及和周围正常组织器官的相对位置。目前，利用 MRI/CT 融合图像进行 NPC 靶区勾画已逐渐成为临床常规，融合图像可以将 MRI 和 CT 影像相结合，有利于 NPC 靶区确定，提高靶区勾画的准确性，更助于精确放疗的实施（图 4-1-12）。

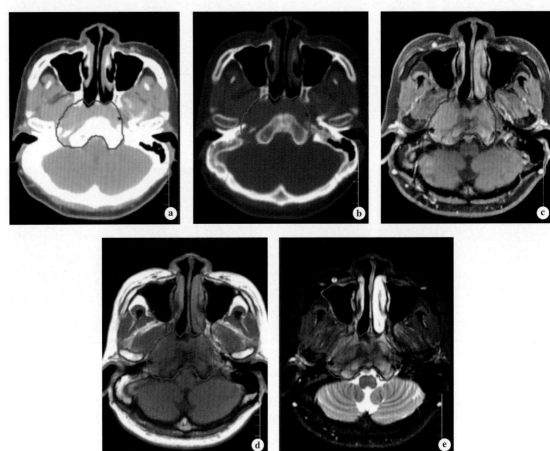

图 4-1-12　CT、MRI 融合勾画鼻咽癌靶区
a、b、c、d、e 分别代表 CT 软组织窗、CT 骨窗、MRI 强化像、T₁ 像、T₂ 脂肪抑制像

除对上述所提到的重要颅底通路、海绵窦、脑神经等结构是否受侵的判定更加准确，MRI 通过不同序列对肿瘤和周围正常组织、炎症等不同信号显示的变化规律外，还可以很好地将肿

瘤与炎性病变、神经受侵后的继发肌肉异常加以区分，从而可以做到肿瘤 GTV 的精准勾画（图 4-1-13）。

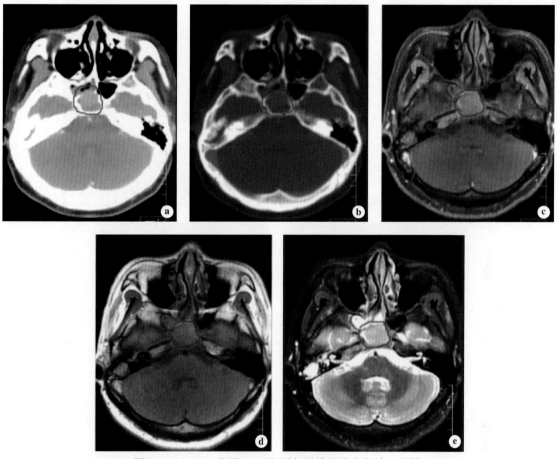

图 4-1-13 MRI 指导 NPC 靶区勾画排除炎症影响示意图
a、b、c、d、e 分别代表 CT 软组织窗、CT 骨窗、MRI 强化像、T_1 像、T_2 脂肪抑制像

不仅是初治 NPC，对于局部复发 NPC 再程放疗，MRI 也发挥着潜在优势。国内已有研究中心探索了 DWI-MRI 引导下，$T_{3\sim4}$ 期复发 NPC 的治疗效果，对比 CT 引导治疗可获得更好的生存结果。

同时，MRI 对正常组织的保护也具有一定优势。CT 上不易辨认的危及器官（如颞叶、视交叉、腮腺深叶等）在 MR 影像上都可以清晰显示，因此 NPC 周围 OAR 在 MRI/CT 融合图像上的勾画更为精准，从而更加准确地评估 OAR 受量、预测并发症严重程度，对其保护也更为有利，使调强技术的应用更好地发挥优势（图 4-1-14）。

在 IMRT 过程中，早年临床研究已经明确无论是肿瘤，还是 OAR 都处于一个动态的变化过程中，治疗开始后前 4 周变化比较明显，而 4 周后变化渐趋缓和，因此需要优化靶区的二次计划大多在放疗的第 4~5 周实施。当时的研究主要基于动态 CT 研究，而目前 MRI 设备逐渐普及，其优势为精准缩小靶区和保护 OAR 而优化的第二计划，甚至更多计划提供了更精准的影像资料，真正体现了精确放疗的优势。

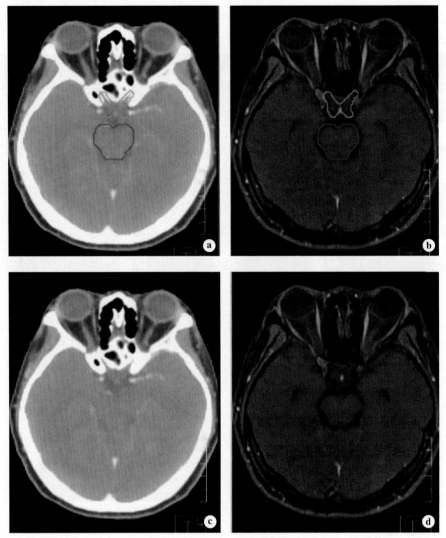

图 4-1-14　MRI 显示的视神经、视交叉、脑干、颞叶较 CT 明显清楚
a、c. CT 影像；b、d. MRI T$_1$WI 影像

5. MRI 在鼻咽癌放射治疗疗效评估中的应用

（1）常规 MRI 对肿瘤缩小的评估：通过定期行常规 MRI 检查，可动态观察肿瘤变化，直接比较瘤体大小、强化程度等来评估疗效，对于原发肿瘤疗效判定应结合纤维鼻咽镜检查。只有纤维鼻咽镜检查显示鼻咽肿瘤完全消失、MRI 检查显示未见明确肿瘤，临床上才能判定为完全缓解。

（2）DWI-MRI：通过检测水分子扩散方向和速度，形成表观弥散系数（ADC），缺血、坏死的肿瘤组织内，细胞稀疏，具有较高的 ADC 值。因此可以较早预测肿瘤对治疗反应的敏感性，如放疗前肿瘤 ADC 值明显升高者则较一般升高者的放射敏感性差，提示临床在同步放化疗标准治疗的前提下可考虑加用靶向治疗、增敏治疗等以加强放疗的局部控制。目前已有学者认为，早期 ADC 值变化可能是一种新兴且敏感性高的预测指标，可独立于肿瘤体积变化来预测鼻咽癌患者的预后。

同时放疗结束时的瘤体残存，DWI 可在一定程度上鉴别是真性肿瘤还是放疗后改变，对临床有一定的指导意义。

（3）PWI-MRI：通过注入对比剂，显示肿瘤组织内血流灌注及血流动力学改变情况，因此一定程度上反映了肿瘤内血管形成、血供情况及氧含量高低，同时利用扫描获得的相关数值，如组织灌注血流量（BF）、峰值时间（TTP）、平均通过时间（MTT）、血容量（BV）、K_{trans}值（容量转移常数）和 K_{ep} 值（速率常数）等多项指标，既有助于相同分期患者不同恶性度的判定，也可在放疗前初步判定肿瘤的放射敏感性，且有助于放疗后肿瘤残存或是放疗后改变的鉴别（图 4-1-15），因此 PWI-MRI 与常规 MRI 检查相比，可作为 NPC 临床分期、肿瘤血管生成、放射敏感性预测、放疗后残存与复发的补充和参考。

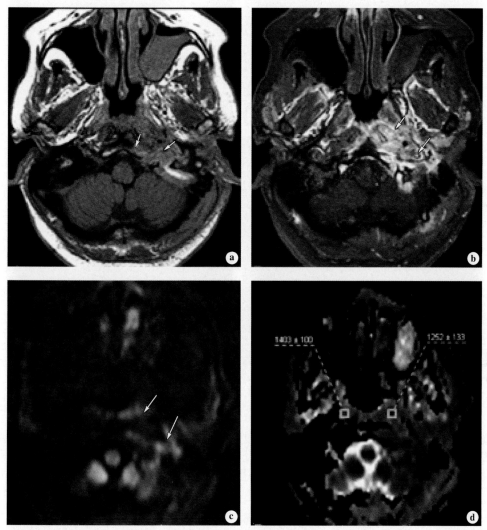

图 4-1-15　MRI 特殊序列技术用于鉴别 NPC 放疗后复发或放疗后改变
a、b 代表 T_1 及强化，显示右侧鼻咽肿物已侵犯颈鞘及斜坡；c、d 代表 DWI，显示左侧异常信号，但其 ADC 值低于正常的右侧，因此除外肿瘤，活检证实为炎性和纤维化成分，放疗后改变

6. MRI 在鼻咽癌放射治疗放射性损伤评估中的应用　目前，NPC 治疗后 5 年总生存率已超过 80%，因此，对于长期生存患者生活质量的关注更为重要。临床上利用 MRI 进行规律的定期复查，可以早期发现一些放射性损伤，并动态关注其变化，尤其是放射性脑损伤、脊髓损伤、脑神经损伤。有助于做到早期发现，早期诊断，早期给予药物干预治疗，从而避免严重远期并发症的发生，在一定程度上改善了患者生活质量。

图 4-1-16 显示一例 NPC 患者放疗后在常规复查过程中发现放射性脑损伤，患者无明显症状和体征，经早期干预治疗，放射性脑病灶基本完全消失。

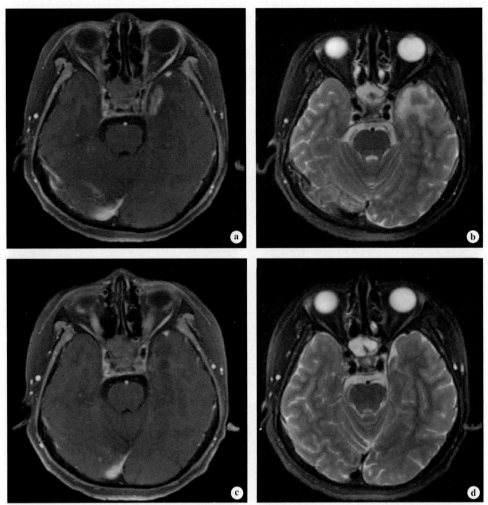

图 4-1-16　NPC 放射性脑损伤的 MRI 及其治疗效果

a、b 代表放疗后 8 个月显示的右侧颞叶强化病灶及周围水肿，c、d 代表应用营养神经药物 3 个月异常信号完全消失

图 4-1-17 显示一例 NPC 二个疗程放疗后 2 年出现头痛、头晕、记忆力明显下降，偶有癫痫小发作，MRI 显示左侧颞叶异常强化信号及周围大范围水肿，经神经节苷脂治疗半年后明显好转，减量维持治疗半年，异常强化病灶几乎完全消失、周围水肿也明显减少，治疗中症状缓解。

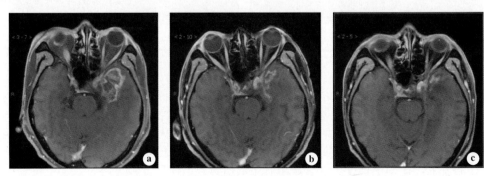

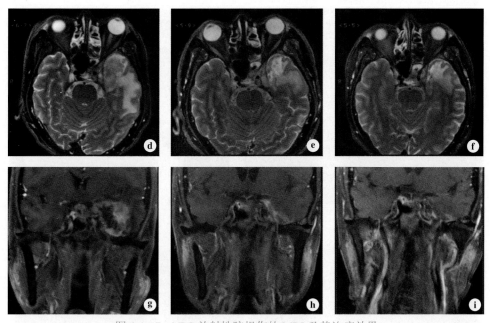

图 4-1-17　NPC 放射性脑损伤的 MRI 及其治疗效果

a、b、c. 放疗后 2 年 MRI T₁WI 横断面影像、MRI T₂WI 横断面影像、T₁增强冠状面影像显示左侧颞叶异常影像；d、e、f. 神经节苷脂治疗半年后的影像学表现；g、h、i. 间断维持治疗 1 年后的影像学表现

三、磁共振引导鼻咽癌放射治疗实践示例

下面以不同的 NPC 病例，将以上尚未涉及的靶区勾画磁共振优势的内容以图示方式显示（图 4-1-18～图 4-1-21）。

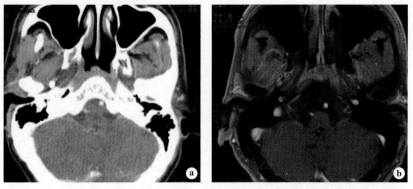

图 4-1-18　MRI 较 CT 清晰显示黏膜侵犯范围

a. CT 横断面影像；b. MRI T₁WI 增强影像

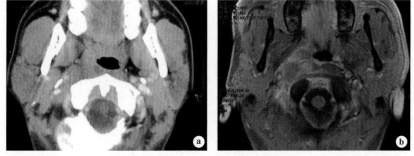

图 4-1-19　MRI 显示 CT 不能辨别的咽后淋巴结和原发肿瘤

a. CT 横断面影像；b. MRI T₁WI 增强影像

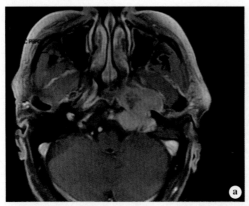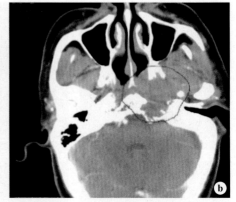

图 4-1-20　MRI 较 CT 清晰显示原发肿瘤对肿瘤邻近组织器官的侵犯
a. MRI T_1WI 增强影像；b. CT 影像

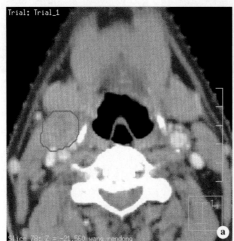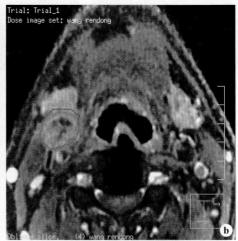

图 4-1-21　MRI 较 CT 清晰显示颈部转移淋巴结的具体边界
a. CT 影像；b. MRI T_1WI 增强影像

　　MRI 在 NPC 的诊断、治疗、预后、毒副作用的评估和早期发现方面都具备独特优势和无可替代的作用。作为 NPC 精确放疗的 IMRT 改善了患者预后，在很大程度上有赖于磁共振对病变范围的精准识别上。

　　为充分利用 MRI 具备的优势，目前磁共振机和直线加速器合二为一的新兴放疗设备，即Unity MR-Linac 已经问世。其优势主要表现为：一是可将传统的放疗流程转变为自适应放疗（ART）工作流程，可根据肿瘤体积变化及时调整治疗方案，真正实现每次放疗的个体化治疗，对提高肿瘤控制率及降低毒副作用具有重要意义。二是无须激光灯摆位，不需要关注摆位误差，通过放疗前 MRI 扫描所获得的影像直接配准当前患者肿瘤与 TPS 的计划靶区（PTV），然后自动移床，真正实现精准照射；三是利用 MRI 优越的软组织对比，可以动态观察肿瘤的消退情况，同时对其毗邻的危及器官的监测也非常有帮助。

　　NPC 患者在治疗过程中会出现肿瘤和正常器官轮廓的显著变化，这些轮廓变化会显著增加正常组织受照剂量，增加急性和远期毒性。ART 可根据肿瘤和正常组织轮廓变化动态优化IMRT 计划以降低 OAR 受量。磁共振加速器放疗系统实现了实时高质量 MR 影像与基于 ART的工作流程，为 NPC 在临床治疗中实现 ART 提供了可能。通过磁共振加速器可实时在线了解患者的瘤体及危及器官变化情况，同时可发现治疗过程中摆位误差与动度对放疗的影响，真正实现精确可视化的放疗过程。对鼻咽肿瘤消退过快者，或危及器官需要保护者，可在 MRI-IGRT引导下随时进行肿瘤靶区和危及器官的校正，从而可以更好地保护正常组织。

其不足在于临床应用流程较为烦琐，单次治疗时间长、医师和物理师的工作量增加。中国医学科学院肿瘤医院放疗科总结了 14 例患者应用医科达 MRI Unity 的治疗经验，结果显示平均治疗时间为 36.87min，其中，摆位平均时长 5.40min，扫描平均时长 7.48min，自适应计划平均时长 7.46min，治疗时间较常规加速器的明显增加。相信随着技术发展，MRI 时间缩短、加速器出线率提高、基于 AI 修正靶区及 OAR 的日益完善，MRI Unity 将在 NPC 的放疗上发挥重要的作用。

第二节　磁共振引导喉和下咽肿瘤放射治疗

一、概　　述

1. 喉和下咽肿瘤流行病学及解剖特点　喉癌（laryngeal cancer）是仅次于肺癌的呼吸道高发恶性肿瘤，是头颈部第二位原发于上皮的常见恶性肿瘤，占全身恶性肿瘤 1.2%～1.6%；下咽癌（hypopharyngeal cancer）发病率在世界各国差别较大，占全身恶性肿瘤的 0.3%，占头颈部恶性肿瘤的 1.4%。喉癌和下咽癌病理多为鳞癌。

喉和下咽是颈部两个相互毗邻的重要器官，喉位于前方，下咽在喉的后方，是两个不同的部位，密切相连。下咽起自会厌上缘，下到第 6 颈椎骨体外缘平面与食管相连，上宽下窄，其下面是咽腔最薄处。喉由杓状会厌襞形成，在喉的两边各有一深窝称梨状窝（梨状窦），为异物停留之处。在喉外缘，会厌软骨上缘两边，有一横向皱襞，呈弧形绕至咽外壁，称会厌皱襞。肿瘤到了晚期互相侵犯，无论放疗还是手术的局部治疗都相互影响。

2. 喉和下咽肿瘤的治疗原则　临床上应采取个体化综合治疗的原则，即根据患者的机体状况，肿瘤病理类型、侵犯范围（病期）、部位和发展趋向，有计划地、合理地应用现有的治疗手段，以期最大幅度地根治、控制肿瘤和提高治愈率，改善患者生活质量。推荐基于多学科会诊（MDT）综合治疗原则，以合理地应用现有治疗手段，最大限度地提高生存率，降低不良反应，改善患者生活质量。建议对初治患者做多学科会诊，包括头颈外科、放疗科、肿瘤内科、营养科、放射科和病理科参加会诊，必要时邀请嗓音医师、护师、心理治疗师和其他支持学科医师参加。尤其是局部晚期喉和下咽肿瘤，具体方案的制订要根据患者分期及保喉愿望综合决定。

对于早期喉和下咽肿瘤（$T_{1\sim2}N_0M_0$），手术和放疗都可获得相似的肿瘤控制和功能保留。放疗可保全喉器官，结合患者意愿选择治疗方式。手术方式可选择经口入路切除原发灶或者开放式手术。有条件者可选择经口激光显微手术或者机器人手术，以达到保留喉功能目的。T_1N_0 者术后不需要放疗，T_2N_0 术后有高危因素者需要术后放疗或者放化疗。高危因素包括切缘阳性、低分化癌。

对于局部晚期喉和下咽肿瘤的治疗仍有争议。目前手术加术后放疗的模式仍是主流。术后辅助放疗应在 6 周内进行，具有一般高危因素者（$T_{3\sim4}$、淋巴结转移、脉管侵犯、周围神经浸润）行术后放疗。切缘阳性、淋巴结包膜外侵犯建议行术后同步放化疗治疗方案。

$T_{2\sim3}N_{0\sim3}$ 或 T_1N+ 的患者治疗方案：①诱导化疗 2～3 周期后，评价疗效，原发灶完全缓解（complete response，CR），颈部病灶稳定或改善，可选择根治性放疗（1 类证据）或全身治疗/放疗（2B 类证据）。原发灶部分缓解（partial response，PR），颈部病灶稳定或改善，可选择全身治疗/放疗（2B 类证据）或手术。原发灶小于 PR，可选择手术，术后根据有无不良特征，选择术后辅助治疗，无不良特征的选择单纯放疗，存在不良特征的［淋巴结包膜外侵犯和（或）切缘阳性］，术后全身治疗/放疗（1 类证据）。如果是其他不良特征，选择放疗或者考虑全身治疗/放疗。②手术，部分或全喉咽切除术+颈清扫术+甲状腺切除术及气管前和同侧气管旁淋巴结清扫，根据术后病理判断有无不良特征，选择术后辅助治疗。③同步全身治疗/放疗。④参加临床试验。

大 T_3 或早期 T_4 疾病的患者治疗方案：有远处转移高风险的患者，如 $N_{2b\sim c}$ 或 N_3 者，可考虑先行诱导化疗，对化疗不敏感的患者选择喉切除术，对化疗敏感者可选择同步放化疗，同步化疗可选择顺铂，不能耐受者可选择西妥昔单抗。

$T_{4a}N_{0~3}$ 期的患者治疗方案：①全喉咽切除术+颈清扫+在同侧或双侧气管旁淋巴结清扫术后行一侧或全甲状腺切除术，如果术后存在淋巴结外侵犯和（或）切缘阳性，行全身治疗/放疗（1 类证据），如果存在其他不良特征，则行放疗或考虑全身治疗/放疗。②诱导化疗（3 类证据）。③同步全身治疗/放疗（3 类证据）。④参加临床试验。

诱导化疗后疗效评价：原发灶 CR，颈部病灶稳定或改善，可选择放疗或全身治疗/放疗。原发灶 PR，颈部病灶稳定或改善，可选择全身治疗/放疗。原发灶小于 PR，可选择手术±颈部淋巴结清扫术，术后根据有无不良特征，选择术后辅助治疗。

新的免疫治疗剂已成为二线治疗的标准治疗选择。两种针对程序性死亡受体 1（PD-1）的单克隆抗体帕博利珠单抗和纳武单抗已获得 FDA 的批准，可用于治疗复发或转移性头颈部鳞状细胞癌（HNSCC）并在含铂化疗后疾病进展的患者。

3. 喉和下咽肿瘤的放射治疗指征

（1）根治性放化疗/放疗适应证

1）$cT_{1~3}N_{1~3}$ 患者。

2）$cT_{4a}N_x$，拒绝手术者。

3）$cT_{4b}N_x$，或区域转移淋巴结无法切除，或不适合手术者，但 PS 评分<3 分的患者。

4）拒绝手术的，或者存在手术禁忌证或手术风险大的患者。

以上均首选根治性同步放化疗，若无法耐受化疗，则行单纯根治性放疗。Tis 或 $cT_{1~2}N_0$ 者，行单纯根治性放疗。

5）T_3N_x 或 $T_{4a}N_x$（拒绝手术）患者，若首治为诱导化疗，获得完全缓解或部分缓解的，行根治性放疗（1 类证据）或根治性放化疗（2B 类证据）。

（2）术后放疗/放化疗适应证

1）术后有不良预后因素：转移淋巴结包膜外侵或切缘阳性（同步放化疗为首选，1 类证据），切缘安全距离不足，pT_4，$pN_{2~3}$，神经浸润，血管侵犯，淋巴管侵犯。

2）$T_{3~4a}N_x$ 患者，首治为诱导化疗，后续行根治（全喉切除）术的，如无不良预后因素，可单纯放疗。

3）气管造瘘口放疗指征：声门下区受侵，气管切缘阳性或安全距离不够，手术切口通过造瘘口，术前行紧急气管切开，颈部软组织受侵（包括淋巴结包膜外侵）。

术后辅助放疗应在术后 6 周内进行。对高危病例，如转移淋巴结包膜外侵、$pN_{2~3}$、切缘阳性、原发肿瘤侵及颈部软组织、周围神经受侵等，术后放疗应限制在 4 周内开始。

（3）姑息放疗适应证

1）$cT_{4b}N_x$，或转移淋巴结无法切除，或不适合手术者，PS 评分 3 分的患者。

2）远处转移患者，若转移灶控制或稳定，可行原发灶姑息放疗。

3）远处转移灶引起临床症状者。

4）根治性治疗后局部±区域复发或残留病变（既往放疗过的），不可切除的。

（4）放疗禁忌证

1）一般状况差，恶病质，或者合并其他重要器官、系统疾病，不能耐受放疗。

2）肿瘤或其周围组织明显水肿。

3）肿瘤或其周围组织广泛坏死，严重感染。

4）肿瘤明显阻塞气道伴有呼吸困难。

二、磁共振引导喉和下咽肿瘤放射治疗应用

1. MRI 在喉和下咽肿瘤诊断及分期中的应用 精确放疗的核心是确定病变的浸润和转移

范围、明确病理和分期，然后结合病例特点制订合理正确的治疗方案。特别是需要接受放疗的患者，临床医师需要收集患者放疗前的治疗经过和病情变化、内镜检查资料、影像学检查资料及手术中所见，评估和确定治疗计划。CT 只对具有不同电子密度或对 X 线有吸收特征的组织结构具有较好的分辨率，对包括肿瘤组织在内的相似密度的不同软组织结构区分较差，图像的软组织分辨率低。MRI 最大的优点就是对具有相似电子密度的软组织有较强的分辨率显示能力，与 CT 互相补充，更清晰地区分组织特征，对于头颈部肿瘤，MRI 能够更好地提供靶区轮廓，识别病变侵犯范围，准确分期。

（1）病变侵犯范围的识别：对喉和下咽肿瘤侵犯范围的精准识别是靶区勾画的关键一步。下咽肿瘤发生在梨状窝外侧壁时，常侵犯甲状软骨板，甚至穿破甲状软骨板而累及喉外组织、甲状腺、皮肤及颈部血管等。肿瘤生长在梨状窝内侧壁时，常向内侵犯喉部，累及声带、室带，并可向后累及环后区，亦可经梨状窝前壁直接侵入声门旁间隙。向上扩展则可侵犯舌根部，甚至腭扁桃体。梨状窝底部病变可侵犯声门下，晚期可侵入皮下。肿瘤浸润性生长，常沿后壁在黏膜下向上、下广泛扩散，因而可出现多发病灶。MRI 通过多序列（如 T_1、T_2、DWI、T_1 强化等）以及多方位成像（如冠状面和矢状面图像），可以对原发病灶及其局部侵犯范围做到清晰识别（图 4-2-1）。

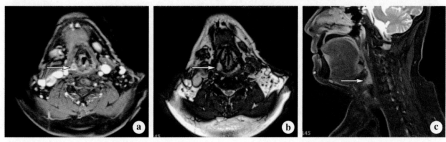

图 4-2-1　患者下咽鳞癌，右侧梨状窝及环后区壁在 T_1 增强和 T_2 图像上均显示明显的异常信号，肿瘤呈浸润性生长，在黏膜下广泛扩散，MRI 在矢状面显示了肿瘤浸润轮廓
a. MRI T_1WI 横断面增强影像；b. MRI T_2WI 横断面影像；c. MRI T_1WI 矢状面增强影像
白色箭头所示为肿瘤侵犯部位

喉肿瘤在 CT 上呈密度较高的软组织块影，当喉周和会厌前间隙被肿瘤侵犯时，这些间隙中的低密度脂肪影消失（图 4-2-2）。较大肿块造成梨状窝闭塞，气道偏移。杓状会厌皱襞受累显示增宽，两侧不对称。肿瘤侵犯喉部软骨，表现为不规则的破坏，但应与正常软骨钙化不全相区别。声带受累显示声带增厚、固定，声门裂不对称（图 4-2-3）。颈部淋巴结转移时，颈动脉和静脉周围正常低密度脂肪间隙消失。MRI 对喉癌显示优于 CT，可提供如下重要信息：①声带前后联合受侵；②声门上区会厌前间隙、喉周围隙、会厌谷和梨状窝的蔓延；③声带固定的原因；④喉外组织（如颈动脉鞘）、淋巴结和舌根受侵犯。

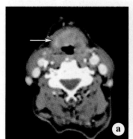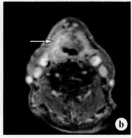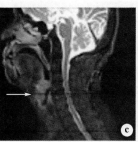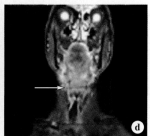

图 4-2-2　患者喉癌放疗后复发，强化 CT 显示会厌、双侧会厌皱襞及右侧声带皱襞增厚、强化，周围间隙模糊，局部咽腔狭窄，MRI 显示肿瘤组织异常信号，周围脂肪间隙消失，累及双侧杓状会厌皱襞，增强呈不均匀强化，较 CT 更清晰，在矢状面和冠状面显示肿瘤轮廓
a. CT 增强影像；b. MRI T_1WI 横断面增强影像；c. MRI T_2WI 矢状面影像；d. MRI T_1WI 冠状面增强影像
白色箭头所示为皱襞增厚

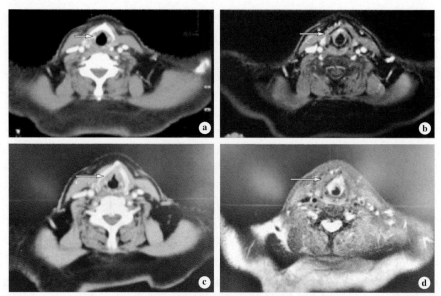

图 4-2-3　患者声门鳞癌，CT 显示双侧声带增厚，密度欠均匀，甲状软骨局部缺失。MRI 显示双侧声带异常
信号，前联合受累，边界更易区分
a、c. CT 影像；b、d. MR 影像
白色箭头所示为肿瘤侵犯范围

对病变局部侵犯范围的识别，临床要求强化 CT 和强化 MRI 双重影像的结合，而 MRI 作为一种有效的检查手段，具备 CT 所不具备的优点，有些病变在 CT 上并不能发现异常，但是通过 MRI 多序列影像的变化，可以非常清晰地显示出病变的侵犯范围。MRI 具备良好的软组织分辨率，对于肿瘤是否侵犯周围的软组织、脂肪间隙、神经等结构的鉴别能力，是 CT 远远不能达到的（图 4-2-4）。

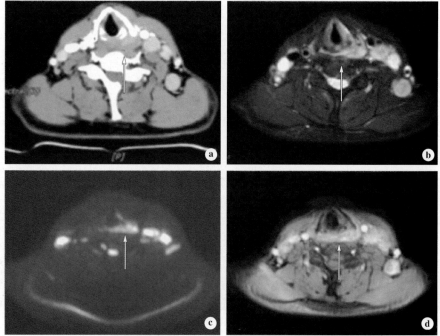

图 4-2-4　下咽鳞癌患者，CT 显示左侧会厌皱襞、梨状窝及环后区不规则软组织密度肿块，在相同层面的
CT/MRI 比较：MRI 受侵范围较 CT 更加清晰和广泛，左侧甲状软骨受累信号异常
a. CT 横断面影像；b. MRI T_2WI 横断面影像；c. MRI DWI 横断面影像；d. MRI T_1WI 横断面增强影像
白色箭头所示为肿瘤侵犯范围

（2）淋巴结转移和结外侵犯判断：喉癌和下咽癌常见颈部淋巴结转移，临床工作中判断淋巴结转移参考淋巴结发生的部位、大小、形态、边缘特征及是否强化，淋巴结是否结外侵犯影响着 N 分期，MRI 判断结外侵犯较 CT 有明显优势（图 4-2-5）。临床工作发现下咽癌咽后淋巴结转移容易出现漏诊，主要原因是在 CT 影像上组织对比度差，转移的咽后淋巴结往往难以清晰地显示出范围和边界。而通过 MRI 的不同序列，不但可以清晰地识别咽后转移淋巴结，还可以相对容易地判断淋巴结有无坏死、与周围结构（如头长肌、颈鞘）的关系。王惠丽等基于 MRI 技术分析下咽鳞状细胞癌咽后区域淋巴结转移率，通过收集分析中国医学科学院肿瘤医院 2012～2018 年的下咽癌患者的临床资料，并且在所有治疗前接受了头颈部 MRI 检查，淋巴结转移诊断、临床靶区勾画都经过全科查房讨论审核确定；统计发现所有患者颈部淋巴结转移率为 90.5%，最常见的区域为 Ⅱa 区，其次为 Ⅲ、Ⅱb、Ⅳ、Ⅶa（咽后）、Ⅴ 区。咽后淋巴结转移率为 21.5%，原发灶位于咽后壁的患者咽后淋巴结转移率为 53.1%。对于喉癌和下咽癌，淋巴结转移发生率较高，同时具有双侧颈部淋巴结转移，较大肿瘤负荷患者容易出现咽后淋巴结转移，MRI 检查有助于鉴别淋巴结转移，指导靶区勾画更精确。

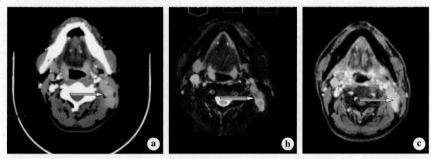

图 4-2-5　转移淋巴结结外侵犯左侧胸锁乳突肌，CT 不易判断，MRI 可清晰显示
a. CT 横断面影像；b. MRI T$_2$WI 横断面增强影像；c. MRI T$_1$WI 横断面增强影像
白色箭头所示为转移淋巴结

MRI 检查可见局部肿块或软组织增厚，T$_1$WI 呈等低信号，T$_2$WI 呈中等或高信号。增强扫描病变呈不同程度的强化。喉的主要结构是喉软骨、喉内肌和疏松结缔组织，这三者之间的质子密度、T$_1$ 和 T$_2$ 相差较大，MRI 可清晰显示各自结构，因此 MRI 较 CT 可以更清晰地显示病变范围及组织结构受累情况。此外，MRI 检查不需要增强扫描即可判断颈部有无肿大的淋巴结。

2. MRI 在喉和下咽肿瘤放射治疗靶区勾画中的应用　喉和下咽肿瘤放疗可选择 3D-CRT、IMRT、HT 和质子重离子技术。随着放疗技术的发展，IMRT 已成为下咽癌放疗的首选方式，3D-CRT 目前仅用于肿瘤局部复发。靶区勾画是精确计划的前提和关键技术。喉和下咽 GTV 指临床可见的或可触及的、可以通过诊断检查手段证实的肿瘤部位和肿瘤范围。根据临床检查（包括各种影像学检查手段）确定，对应于肿瘤细胞累及的组织，包括已确定肿瘤原发病灶、周围受侵犯的组织及转移淋巴结。放疗靶区参考临床收集的资料在 CT 或 MR 影像上进行勾画的，依据 MR 影像和 CT 影像勾画的 GTV 大小并没有规律性（图 4-2-6、图 4-2-7）。GTV-MRI 与 GTV-CT 比值的大小，在一定程度上与肿瘤所在的位置有关。Rasch 等基于不同医师根据 CT 和 MRI 勾画的头颈部肿瘤 GTV，发现 GTV-CT 的平均体积是 GTV-MRI 的 1.3 倍，但 GTV-CT 并不能完全包括 GTV-MRI，而是互补的关系。由于在临床上缺乏喉癌和下咽癌患者 CT 和 MRI 等影像学表观与肿瘤病理标本的对照资料，无法判定 CT 和 MRI 勾画的肿瘤范围哪个更为准确。如果 MRI 代表了肿瘤的实际情况，则基于 CT 影像勾画靶区可造成部分靶区的遗漏，引起肿瘤组织出现漏照；如果 CT 是正确的，则可能引起部分正常组织受到照射。因此，有研究者建议，不管 CT 和 MRI 勾画的肿瘤范围是否一致，只要其中一种影像方式怀疑肿瘤侵犯，勾画 GTV 就应该将其包含在内。

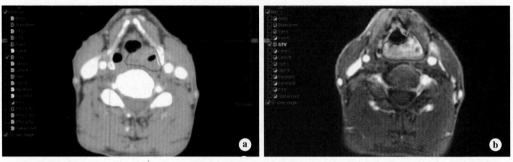

图 4-2-6 下咽鳞癌患者，同机融合图像，a. 参考 CT 影像勾画 GTV，b. 参考 MR 影像勾画，MR 影像显示更清晰，勾画范围有较大差别
a. CT 横断面影像；b. MRI T$_1$WI 横断面增强影像

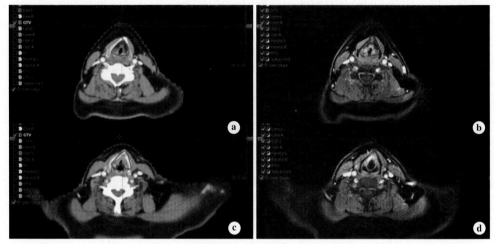

图 4-2-7 声门鳞癌患者，同机融合图像，MR 影像显示更清晰，勾画范围略有差别
a、c. CT 横断面影像；b、d. MRI T$_1$WI 横断面增强影像

FDG-PET-CT 影像勾画原发肿瘤已得到验证，但与 MR 影像勾画 GTV 也存在差异。刘国才等为了有效解决单独使用 PET 和 MR 影像勾画 GTV 存在的肿瘤、水肿及其周围正常组织区分难题，选取 PET 图像上包含肿瘤区域的感兴趣区（ROI）中标准摄取值（SUV）最大的体素点作为肿瘤区域生长算法的初始种子点，在 PET 和 MR 影像上分别进行第一阶段自适应区域生长，然后从其勾画的肿瘤 PET 靶区内自动获取肿瘤的最小 SUV，并联合肿瘤 MRI 靶区自适应区域生长的最佳阈值构建第二阶段肿瘤 PET 和 MRI 联合区域生长准则，进行第二阶段区域生长，完成 PET 与 MRI 融合靶区勾画。结果显示，PET 和 MR 影像自适应勾画的融合 GTV 与 MRI GTV 具有最高相似性，可实现头颈部肿瘤 PET 与 MRI 融合大体肿瘤靶区自适应高精度勾画。临床工作中，对于小的肿瘤（如 T$_1$ 和 T$_2$），特别是表浅的病变，PET 空间分辨率不足及部分容积效应无法准确勾画 GTV，只推荐用于局部晚期肿瘤。

咽喉部临床检查和咽喉纤维镜检查是勾画 GTV 的重要参考，较小的早期病灶或肿瘤浸润的范围，影像学不能清晰显现，应由耳鼻喉专科采集的摄影图像、绘图和（或）视频详细描述肿瘤范围和浸润。对于早期喉病变，如果有窄带成像内镜可以更好地评估黏膜浸润。在检查过程中由耳鼻喉专科进行全身麻醉下的直接内镜，采集摄影图像、影像和（或）肿瘤范围确定。

CTV：包括已确定存在的肿瘤和潜在的受侵组织，GTV 和周围亚临床病灶构成 CTV。研究表明，头颈部鳞状细胞癌不同研究者之间靶区勾画存在差异。这种异质性在某种程度上导致了患者之间疗效的差异。为了减少这种差异，不少国际放疗组织已经发布颈部淋巴结阴性与阳性患者的淋巴结临床靶区（CTV-node）勾画共识。原发肿瘤靶区的勾画还没有完整的指南。

在这样的背景下，意大利放射肿瘤学家协会（AIRO），中国抗癌协会、头颈部肿瘤专业委员会、鼻咽癌专业委员会（CACA）等 19 家机构共同制订了喉、下咽、口咽和口腔原发肿瘤临床靶区（CTV-P）勾画共识。该共识中，首先提出 CTV-P 勾画的一般概念和程序，然后描述喉、下咽鳞状细胞癌各种分期靶区勾画指南。参考指南结合 GTV-P 外延 5～10mm 勾画 CTV-P 虽然还有争议，但参照不同图像勾画的靶区差别不大。目前 CTV-N 勾画存在着差异与人为因素有关，一是淋巴结的高危、中危和低危区域不同的放疗医师有不同的理解，淋巴结分区存在多个分界方法。

PTV：包括临床靶区，照射中患者器官运动和由于日常摆位中靶位置和靶体积变化等因素引起的扩大照射的组织范围，虽然为提高摆位的重复性，下咽和喉癌放疗定位常采用热塑膜和新型头肩模架进行体位固定和制模，有条件的单位增加发泡胶双固定以提高体位重复性，但吞咽运动有可能发生于头颈部肿瘤患者放疗过程中，并引起 GTV 及周围正常组织移动。孙萌等利用 MRI 技术连续采集 20 例头颈部肿瘤患者吞咽时图像，观察并测量软腭、舌、喉的运动规律及最大活动度。吞咽时喉向上移动距离为（1.14±0.22）cm 且服从正态分布，向前移动的中位距离为 0.4cm（0.27～0.90cm）。提示在制订放疗计划时应注意 GTV 至 PGTV 的个体化外放距离，以保证肿瘤处方剂量。

3. MRI 在喉和下咽肿瘤放射治疗疗效评估中的应用 给予放疗后，评估肿瘤病灶的变化及残留情况，是临床疑难问题。常规 MRI 和 CT 影像技术对观察肿瘤大小的变化非常有利，但无法了解肿瘤内部分子结构发生的变化，难以对肿瘤的放疗疗效做出合理的评估。MRI 功能定量成像可以用来量化放疗引起的放射靶区和危及器官的功能变化，放疗前的功能变化数据可以用于检测肿瘤的放射敏感性、评价疗效，并进一步在放疗过程中优化放疗计划，如改变分割剂量、优化治疗靶区并提高靶区剂量，从而获得最佳的治疗结果。

DWI 作为一种功能 MRI 技术，是可以测量活体组织内水分子扩散运动的临床检查方法。其不仅能提供肿瘤解剖形态信息，还能反映其内部的水分子运动、血流和细胞代谢等功能信息，为放疗后的肿瘤疗效预测和评价提供了新的思路。放疗后，对放射敏感的肿瘤出现快速消退、凋亡、坏死等，导致细胞间隙增大，使得 ADC 值有明显的升高；对放射不敏感或抗拒的肿瘤消退较慢，ADC 值升高不明显或与放疗前相似，但可通过放疗中后期 ADC 值的变化程度监测肿瘤放疗疗效。Kim 等通过对 40 例头颈部鳞癌患者研究，完全缓解者与部分缓解者治疗前 ADC 值分别为（1.04±0.19）×10mm^2/s 及（1.35±0.30）×10mm^2/s，完全缓解者明显低于部分缓解者，两者有统计学意义（$P<0.05$）。提示治疗前 ADC 值的测定及治疗后 ADC 值变化的幅度可以预测头颈部恶性肿瘤放化疗的效果。Vandecaveye 等通过监测 30 例头颈部鳞癌患者治疗前、同步放化疗后第 2 周及第 4 周 ADC 值变化，发现完全缓解患者较复发患者治疗早期的 ADC 值变化更为显著（$P<0.01$）。Lambrecht 等的研究也发现，单变量分析 ADC$_{high}$、ADC$_{avg}$越高，病变复发可能性越大；而多变量分析，ADC$_{high}$ 越高、肿瘤体积越大，则病变预后越差。

此外，研究发现，肿瘤早期的有效治疗可反映为 ADC 值的升高，并且与之后肿瘤的退缩程度和缓解情况具有高度相关性。李依霞等搜集喉癌、下咽癌患者（仅接受放化疗，未行手术治疗）共 25 例。所有患者治疗前均行常规 MRI 及 DWI 扫描，分析患者 MRI 特点、测量肿瘤最大横截面积及 ADC 值，放化疗结束后 1 个月内再次行 MRI 检查，测残留肿瘤面积及 ADC 值，分析治疗前及治疗后肿瘤 ADC 值与肿瘤缓解率相关性。结果显示治疗前肿瘤平均 ADC 值及最高 ADC 值与治疗后肿瘤缓解率呈负相关（$P<0.05$），治疗后平均 ADC 值与缓解率呈正相关（$P<0.05$）；非完全缓解（complete response，CR）组治疗前肿瘤平均、最高 ADC 值高于 CR 组，CR 组治疗后平均 ADC 值及治疗前后平均 ADC 值的变化高于非 CR 组，差异有统计学意义。治疗前肿瘤 ADC 值以及治疗前后肿瘤 ADC 值的变化对评价非手术喉癌、下咽癌放化疗后早期缓解率有一定意义。但是，DWI 在检查标准和图像解释上尚有不明确的地方，DWI 图像还存在着气体伪影致使图像变形、空间分辨率低和微小病灶难以检出等问题，需要进一步完善。

DCE-MRI 通过测量组织血管的灌注参数的变化，进而反映肿瘤组织的新生血管程度及微血管表面通透性的高低，从而评价肿瘤的治疗疗效。抑制肿瘤血管生成是抗肿瘤治疗的一个重要机制，而形态学监测难以评价其疗效，DCE-MRI 则具有明显的优势。放疗过程中，肿瘤组织逐渐消退，肿瘤血管逐渐减少，正常组织逐渐修复，导致放疗后期 DCE-MRI 半定量参数明显下降；而对于 DCE-MRI 的定量分析，对比剂容量转移常数（K_{trans}）已被公认为肿瘤血流的标志物，可作为预测放疗疗效的指标。射线照射肿瘤组织时，肿瘤毛细血管壁肿胀、变性、坏死，使得血管管腔变窄，血栓形成，从而导致血管渗透性降低及血流灌注减少，使得 K_{trans} 值降低。DCE-MRI 技术已逐渐应用于头颈部肿瘤、乳腺癌、宫颈癌等放疗疗效的监测与评估。但是，由于 DCE-MRI 技术与分析的标准化、成像方法、病理对照规范化及量化等问题，使得其临床应用受到限制。陈薪伊等探讨 DCE-MRI 相关定量参数对喉癌和下咽癌同步放化疗疗效预测和监测的价值。其收集喉癌和下咽癌初诊患者 32 例，病理均为鳞状细胞癌。测量治疗前、治疗中（放疗剂量 50Gy）、治疗后肿瘤的相关定量参数：容量转移常数、速率常数、细胞外间隙容积分数，于治疗末判断肿瘤缓解情况。治疗前 DCE-MRI 相关定量参数对于预测喉癌及下咽癌同步放化疗疗效有一定作用，以速率常数预测价值最大，治疗中 DCE-MRI 相关定量参数及其变化值对于监测肿瘤治疗后水分子扩散运动变化及血流动力学变化有一定价值，评估疗效可参考。

功能 MRI 在恶性肿瘤疗效预测中的应用还存在不足。感兴趣区域的选择不同，扫描序列及扫描参数设定不同会对研究结果有一定影响，尤其在喉和下咽的部位，易产生磁敏感伪影，有中心频率不稳造成脂肪抑制不均匀等问题。不同病理类型、个体差异可造成对放化疗敏感性不同，且喉和下咽的解剖位置复杂，放疗后改变与肿瘤残存的鉴别有一定困难，在计算肿瘤消退率时易造成偏差。

4. MRI 在喉和下咽肿瘤放射治疗放射性损伤评估中的应用 放射性骨髓炎（简称骨炎）是其中一种常见的喉癌放疗后并发症，一般于放疗后 1～29 年（平均 4.4 年）发生，可能与放疗剂量、持续时间、靶区界定、总剂量、局部损伤、年龄、是否合并骨质疏松等骨本身异常有关。有研究表明，对于放疗剂量，剂量越大，放疗后发生骨髓炎的可能性越大，发生的时间越短。60Gy 可作为造成放射性骨坏死的临界性剂量指标。但也有报道低于 60Gy 时也可出现放射性颌骨骨髓炎。既往报道在妇科肿瘤放疗后于耻骨、骶骨较多见，在头颈颌面则以颈椎、下颌骨常见。放射性骨髓炎是放疗反应、损伤、感染三种因素的总和。

放射性骨髓炎在放疗后半年至数年内发病，多数患者可出现局部疼痛、肿胀，继发细菌感染及其他损伤后伤口长期不愈，瘘管形成但脓性分泌物少，奇臭。有研究报道病史结合 MRI 检查对骨髓炎的诊断与肿瘤复发的区别具有重要意义。颈部 MRI 检查结论为颈部软组织肿胀。

5. 喉和下咽肿瘤 MR 影像引导自适应放射治疗 IGRT 是将直线加速器与成像设备相结合，在治疗前、治疗中采集有关的图像信息，确定治疗靶区和重要结构的位置是否与治疗计划前相一致，并对其进行位置和剂量分布的校正，从而引导此次及后继的治疗。IGRT 旨在减少不确定因素，实现真正的精确放疗。

目前 IGRT 主要的引导方式是 CBCT，相对 CBCT 成像技术，MRI 有软组织对比度高、无电离辐射等优势。将放疗系统与 MRI 相结合有助于实现实时自适应放疗。2009 年 Raaymakers 等研究显示在放疗同时进行高品质的 MRI 是可行的。

MRgRT 的结构可引起特异的射线剂量分布特征，可在蒙特卡罗法下获得最优化的精度，但与商用 TPS 的计算精度相比是否具有差异，还有待进一步的验证。

基于 MRI 模拟定位、靶区勾画、剂量计算和器官运动监测与校正以及 MRI 与直线加速器一体化放疗设备的研制，将更有助于精确放疗的实现。不过临床应用过程中还存在一些不足，流程较为烦琐，单次治疗时间长；MRI 模拟定位机序列选择方法和设备质量控制方法还需要进一步健全。另外，患者体内金属植入物（如起搏器、人工关节）、运动影响及 MRI 设备价格也是需要考虑的问题。随着技术发展，磁共振加速器将在放疗方面发挥重要的作用。

三、磁共振引导喉和下咽肿瘤放射治疗实践示例

1. 患者的基本资料 患者，男性，59 岁。因饮水呛咳行电子喉镜检查发现左侧杓状会厌皱襞肿物，活检病理鳞癌，纤维胃镜检查发现下咽肿物（环后区），表面凹凸不平，充血糜烂，并有溃疡形成，累及左侧梨状窝，为梨状窝肿物；CT 示下咽见软组织密度影凸向喉腔，强化明显，左侧梨状窝变窄，颈部见多发性淋巴结影，大者位于左侧 III 区，直接 1.2cm，强化。分期：$T_2N_2M_0$，IVa 期，患者合并早期食管鳞癌、早期胃癌，拒绝手术治疗，经多学科讨论行 TPF 方案诱导化疗 2 周期后疗效评价疾病稳定（SD），与患者再次沟通仍拒绝手术治疗，行同步放化疗。

放疗计划设计：胃和食管肿瘤已行内镜黏膜下剥离术（ESD），计划行根治性放疗。GTV 为下咽肿瘤及肿大淋巴结，计划照射剂量为每次 2.2Gy，照射 30 次，后加量至 70Gy，CTV1 为 GTV 外放 1cm，上下 1.5cm；双侧 II、III 区和左侧 Va 淋巴引流区，计划照射剂量为每次 2Gy，照射 30 次，双侧 IV、左侧 Vb 区勾画为 CTV2，计划照射剂量为每次 1.8Gy，照射 30 次。

放疗定位：患者平卧，使用热塑膜和头肩模架（图 4-2-8），CT、MRI 同体位扫描获取图像，放疗医师先在 CT 和 MR 影像上勾画靶区（图 4-2-9），然后同机融合，参照 MR 影像上勾画的靶区进行修改，综合考虑图像匹配误差和不同影像勾画差异，确定放疗靶区。

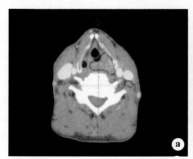

图 4-2-8 颈肩热塑膜固定

2. 基于 MRI 进行靶区勾画 基于 MRI 进行的靶区勾画见图 4-2-9。

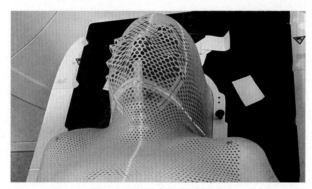

图 4-2-9 靶区勾画

a. CT 横断面影像；b. MRI T_1WI 横断面增强影像；c. CT 和 MR 影像融合

MR-Linac 以其 MRI 良好的影像学特性，在肿瘤精确放疗和自适应放疗中扮演着重要的角色。磁共振引导喉和下咽肿瘤放疗系统可实现毫米级的软组织分辨率，能够清晰显示靶区和危及器官边界，对靶区进行高剂量照射的同时最大限度地保护正常组织，提高治疗效果，减少毒副作用。同时可通过 MR 影像特点，实现对肿瘤性质的判断，优化照射次数、照射范围和照

射剂量的治疗决策，为肿瘤患者提供更具个性化的放疗服务。

参 考 文 献

曹建忠, 罗京伟, 徐国镇, 等. 2007. NPC 调强放疗中靶区和正常器官变化规律及临床意义探讨[J]. 中华放射肿瘤学杂志, 16(2): 81-85.

陈薪伊, 林蒙, 罗德红, 等. 2017. DCE-MRI 半定量参数预测和监测喉癌和下咽癌同步放化疗疗效的价值[J]. 实用放射学杂志, 33(10): 1515-1519.

丁寿亮, 刘红冬, 王彬, 等. 2021. 基于磁共振加速器系统头颈部肿瘤自适应放射治疗的剂量学评估[J]. 中华放射医学与防护杂志, 41(7): 499-503.

顾大勇, 黄生富, 宗丹, 等. 2019. 磁共振弥散加权成像对 NPC 放疗后颈部淋巴结复发早期诊疗的临床价值[J]. 中华放射肿瘤学杂志, 28(8): 571-574.

黄伟, Li X A, 李宝生. 2017. MRI 引导的自适应放疗技术进展[J]. 中华放射肿瘤学杂志, 26(7): 819-822.

李晔雄, 王绿化, 高黎, 等. 2018. 肿瘤放射治疗学[M]. 5 版. 北京: 中国协和医科大学出版社.

李依霞. 2016. 磁共振成像对非手术喉癌、下咽癌患者放化疗前后的临床应用研究[D]. 北京: 中国人民解放军医学院.

刘国才, 胡泽田, 朱苏雨, 等. 2016. 头颈部肿瘤 PET 与 MRI 融合放疗靶区自适应区域生长勾画[J]. 中国医学物理学杂志, 33(3): 222-230.

罗京伟, 罗德红. 2016. 头颈部放射治疗解剖图谱[M]. 北京: 人民卫生出版社.

罗京伟, 徐国镇, 高黎. 2020. 头颈部肿瘤放射治疗图谱[M]. 3 版. 北京: 人民卫生出版社.

潘新良, 林云. 2020. 正确选择喉癌治疗方式、提高患者的生存率及生活质量[J]. 中华耳鼻咽喉头颈外科杂志, 55(12): 1111-1115.

孙萌, 刘璇, 曹莹, 等. 2020. 基于 MRI 动态图像观察吞咽时器官动度对头颈部肿瘤调强放疗靶区影响[J]. 中华放射肿瘤学杂志, 29(11): 937-940.

覃仕瑞, 程斌, 田源, 等. 2021. 医科达磁共振加速器初步临床实践[J]. 中华放射肿瘤学杂志, 30(7): 688-691.

王惠丽, 曲媛, 王凯, 等. 2020. 基于 MRI 下咽癌咽后淋巴结转移高危因素研究[J]. 中华放射肿瘤学杂志, 29(8): 625-628.

夏黎明, 邵剑波, 孙子燕. 2016. MRI 读片指南[M]. 北京: 北京大学医学出版社.

于金明. 2004. 肿瘤精确放射治疗学[M]. 济南: 山东科学技术出版社.

张全彬, 张书旭, 林生趣, 等. 2016. 磁共振成像技术应用于肿瘤放射治疗的进展[J]. 中华放射医学与防护杂志, 36(4): 316-320.

张希梅, 李明辉, 曹建忠, 等. 2010. NPC 调强放疗中靶区剂量变化规律研究[J]. 中华放射肿瘤学杂志, 19: 197-200.

周纯武, 赵心明, 陈雁, 等. 2018. 肿瘤影像诊断图谱[M]. 北京: 人民卫生出版社.

Boeke S, Mönnich D, Van Timmeren J E, et al. 2021. MR-guided radiotherapy for head and neck cancer: current developments, perspectives, and challenges[J]. Front Oncol, 11: 616156.

Brouwer C L, Steenbakkers R J, Bourhis J, et al. 2015. CT-based delineation of organs at risk in the head and neck region: DAHANCA, EORTC, GORTEC, HKNPCSG, NCIC CTG, NCRI, NRG Oncology and TROG consensus guidelines[J]. Radiother Oncol, 117(1): 83-90.

Grégoire V, Evans M, Le Q T, et al. 2018. Delineation of the primary tumour clinical target volumes (CTV-P) in laryngeal, hypopharyngeal, oropharyngeal and oral cavity squamous cell carcinoma: AIRO, CACA, DAHANCA, EORTC, GEORCC, GORTEC, HKNPCSG, HNCIG, IAG-KHT, LPRHHT, NCIC CTG, NCRI, NRG Oncology, PHNS, SBRT, SOMERA, SRO, SSHNO, TROG consensus guidelines[J]. Radiother Oncol, 126(1): 3-24.

Kim S, Loevner L, Quon H, et al. 2009. Diffusion-weighted magnetic resonance imaging for predicting and detecting early response to chemoradiation therapy of squamous cell carcinomas of the head and neck[J]. Clin Cancer Res,

15(3): 986-994.

Lambrecht M, van Herck H, de Keyzer F, et al. 2014. Redefining the target early during treatment. Can we visualize regional differences within the target volume using sequential diffusion weighted MRI[J]. Radiother Oncol, 110(2): 329-334.

Liao X B, Mao Y P, Liu L Z, et al. 2008. How does magnetic resonance imaging influence staging according to AJCC staging system for nasopharyngeal carcinoma compared with computed tomography[J]. Int J Radiat Oncol Biol Phys, 72: 1368-1377.

Ozgen B, Oguz K K, Cila A. 2011. Diffusion MR imaging features of skull base osteomyelitis compared with skull base malignancy[J]. AJNR Am J Neuroradiol, 32(1): 179-184

Raaijmakers A J, Raaymakers B W, Lagendijk J J. 2005. Integrating a MRI scanner with a 6 MV radiotherapy accelerator: dose increase at tissue-air interfaces in a lateral magnetic field due to returning electrons[J]. Phys Med Biol, 50(7): 1363-1376.

Rasch C R, Steenbakkers R J, Fitton I, et al. 2010. Decreased 3D observer variation with matched CT-MRI for target delin-eation in Nasopharynx cancer [J]. Radiat Oncol, 5(1): 21.

Van Herk M, McWilliam A, Dubec M, et al. 2018. Magnetic resonance imaging-guided radiation therapy: a short strengths, weaknesses, opportunities, and threats analysis[J]. Int J Radiat Oncol Biol Phys, 101(5): 1057-1060.

Vandecaveye V, Dirix P, de Keyzer F, et al. 2010. Predictive value of diffusion-weighted magnetic resonance imaging during chemoradiotherapy for head and neck squamous cell carcinoma[J]. Eur Radiol, 20(7): 1703-1714.

第五章　磁共振引导胸部肿瘤放射治疗

第一节　磁共振引导肺癌放射治疗

一、概　　述

1. 肺癌的发病情况及主要表现　肺癌发病率及死亡率均居恶性肿瘤首位。全球每年新发病例约 160 万例，死亡病例 140 万例。据美国癌症协会统计，美国每年约有 222 500 例肺癌和支气管癌新发病例，其中 80% 为非小细胞肺癌（non-small cell lung cancer，NSCLC）。美国烟草消耗量的降低使得肺癌发病率稍有降低，但是发展中国家烟草消耗却在增加。目前，中国已有近 3 亿吸烟者，由于肺癌发展的潜伏期为 20～30 年，故推测不久的将来，会迎来肺癌发病的高峰。

肺癌患者常常表现出慢性阻塞性肺部症状，这与长期吸烟有关。呼吸困难、咳嗽、咳痰、咯血、胸痛和胸闷是常见症状。此外，可表现为局部压迫症状，如上腔静脉压迫综合征、霍纳综合征、肺上沟瘤（Pancoast tumor）、声音嘶哑、脊髓压迫症、反射性交感神经营养不良综合征。晚期患者还可出现远处（脑、骨、肝脏等）转移，引起相应部位的症状、体重下降。

肺癌除恶病质常出现的呼吸系统、局部或全身症状之外，SCLC 患者还常伴有副肿瘤综合征，包括抗利尿激素分泌失调综合征（SIADH）、库欣综合征、兰伯特-伊顿（Lambert-Eaton）综合征等。

2. 肺癌的治疗原则

（1）NSCLC 的治疗原则

1）早期 NSCLC：目前早期 NSCLC 的治疗原则以手术为主，并根据是否存在危险因素辅以放化疗。对于不完全切除患者，建议二次手术切除或精确放疗±化疗。对于因高龄、肺功能差或合并严重系统疾病无法行手术患者以及拒绝接受手术治疗的患者，体部立体定向放疗（stereotactic body radiation therapy，SBRT）或立体定向放射放疗（stereotactic ablative radiotherapy，SABR）是标准治疗手段，疗效显著优于常规分割放疗，与手术治疗相当。

2）II/III 期 NSCLC

A. 可手术切除 II/III 期 NSCLC：这部分患者的治疗以完全性根治性手术切除为主，辅以术后化疗、放疗等。对于完全性切除患者，术后病理分期为 pN_0～N_1 的患者，辅助含铂双药化疗后无须行术后放疗；对于 pN_2 的患者辅助含铂双药化疗后是否行放疗，目前仍存在争议。

B. 不可手术 LA-NSCLC：III 期 NSCLC 是一类异质性明显的疾病。这部分患者与 IV 期患者最显著的不同在于存在治愈的可能，15%～20% 的患者通过局部放疗联合全身药物治疗达到长期无瘤生存。Pacific 研究显示，根治性放化疗后，用 PD-L1 抑制剂德瓦鲁单抗巩固，五年生存率高达 42.3%。放疗联合化疗的综合治疗是不可手术 LA-NSCLC 的标准治疗方式。

C. 晚期 NSCLC：晚期 NSCLC 应采用以全身治疗为基础的综合治疗，根据驱动基因决定全身治疗方案。总体以期最大限度地延长患者生存期，控制疾病进展程度，提高生活质量。针对残存原发灶和（或）寡转移灶的积极局部治疗（SBRT、手术等），可能延长疾病控制时间和患者的生存期，获得潜在的根治效果。

（2）SCLC（small cell lung cancer，SCLC）的治疗原则

1）局限期 SCLC：局限期 SCLC 的治疗以化疗联合局部治疗的综合治疗为原则，根据不同分期选择放化疗或化疗联合手术治疗。

$T_{1\sim2}N_0M_0$ 期 SCLC 的放疗及综合治疗：目前的研究支持 $T_{1\sim2}N_0M_0$ 的早期 SCLC 可以接受

根治性手术治疗，但这部分患者一般仅占所有局限期 SCLC 的 5%，超出该分期不能从手术中获益。

分期超出 $T_{1\sim2}N_0M_0$ 局限期 SCLC 的放疗及综合治疗：化疗联合放疗的综合治疗是不可手术的局限期 SCLC 患者的标准治疗方式。化疗方案为依托泊苷+顺铂或依托泊苷+卡铂静脉滴注。

2）广泛期 SCLC 的放疗：广泛期 SCLC 属于全身性病变，治疗原则以全身治疗为主，推荐化疗联合 PD-L1 抑制剂一线治疗。初始治疗有效性高，但易复发转移，总体预后不佳。

3. 肺癌的放射治疗策略 NSCLC 患者放疗主要适应证包括以下五种情况：①有手术禁忌证患者或拒绝手术早期 NSCLC 的根治性治疗，采用 SRT 技术；②部分可手术局部晚期患者的术前或术后治疗；③局部晚期 NSCLC 的根治性治疗，通常与化疗结合；④寡进展和寡转移患者的局部巩固治疗；⑤晚期 NSCLC 患者的姑息治疗。放疗的目标是最大限度地控制肿瘤并减少治疗相关不良反应。放疗计划完成以后，应对靶区剂量及 OAR 剂量进行评估和优化。95% PTV 剂量均匀度 93%～107%，双肺 $V_{20Gy}<30\%$（同步放化疗可使控制更加严格）、$V_{20Gy}<28\%$、肺叶切除术后放疗 $V_{20Gy}<20\%$、全肺切除术后放疗 $V_{20Gy}<10\%$、肺 $D_{mean}<17Gy$，计划脊髓危及体积 $D_{max}<45\sim50Gy$，食管 $D_{mean}\leqslant34Gy$、$V_{60Gy}\leqslant17\%$，心脏 $D_{mean}\leqslant20Gy$、$V_{50Gy}\leqslant25\%$。SBRT 的正常组织限量应根据不同分次进行限制。

放疗计划制订的最低要求是基于 CT 模拟定位的 3D-CRT，应使用多野照射并且所有射野均应每日同照。放疗计划完成以后应对靶区剂量及危及器官剂量进行评估。以剂量体积直方图作为基本工具，并根据三维空间中区域等剂量曲线的分布，评估计划靶体积及危及器官的剂量分布。计划评价中危及器官受照剂量限制为 95%PTV 剂量均匀度 93%～107%，双肺 $V_{20Gy}<30\%$、肺 $D_{mean}<17Gy$，脊髓计划危及体积 $D_{max}<45Gy$，食管 $D_{mean}\leqslant34Gy$、$V_{60Gy}\leqslant17\%$，心脏 $D_{mean}\leqslant20Gy$、$V_{50Gy}\leqslant25\%$。

二、磁共振引导肺癌放射治疗应用

1. MRI 在肺癌诊断及病情评估中的应用 肺癌的诊断依赖于影像学检查对肺部结节的显示及对病变性质的判断。多排螺旋 CT、PET 或 PET-CT 是常用的检查肺部结节及判断其良恶性的无创性检查手段，其中以 PET-CT 最有价值。

MRI 并非肺部结节的首选检查手段，但由于其无辐射性，同时具有良好的软组织分辨率及多序列成像特点，加之其成像技术的迅速发展，近年已越来越多地应用于肺部良恶性结节的鉴别诊断。

肺 MRI 平扫与薄层多排螺旋 CT 同样能有效检出肺部恶性结节，虽然对所有结节的总检出率显著低于薄层多排螺旋 CT，但对恶性结节的检出率并不亚于薄层多排 CT，且短反转时间反转恢复（short TI inversion recovery，STIR）序列的诊断效能明显高于其他 MRI 序列。动态对比增强 MRI 有助于肺部良恶性结节的鉴别，特别是肺癌、结核球和错构瘤之间的鉴别。MRI 在肺部良恶性结节的鉴别以及肺癌的筛查中均有应用前景，关键在于选择合适的成像序列，并确定其诊断标准。由于 MRI 无放射性，在需多次行胸部影像复查或年轻患者中值得推广应用。

（1）增强 MRI 在肺癌诊断、分期中的应用：影像学检查对肺癌的诊断依赖肿物与胸壁、气道及纵隔的关系、强化状态特点。由于肺组织本身质子密度低，MRI 信号强度低下，因此 MRI 平扫对于肺癌肿瘤本身及其与周围结构关系情况的显示受限。钆类顺磁性对比剂可以缩短 T_1，提高图像信号强度，使肺部 MRI 的信噪比明显增加，图像质量得到改善。

（2）增强 MRI 在肺癌诊断与鉴别诊断中的应用：孤立性肺结节（solitary pulmonary nodule，SPN）的诊断一直是影像学的难点。研究发现，常规增强 MRI 对肺癌的诊断及鉴别诊断有一定的应用价值，直径<3cm 的肺癌表现为均匀明显强化，而伴有干酪性坏死的结核显示特征性薄壁环形强化，并且肺癌组强化水平明显高于结核球组，但是两组间仍有很大的重叠。随着快

速成像序列的开发和高场强 MRI 的应用，使旨在研究肺癌血流动力学特点的动态对比增强 MRI 成为可能，有助于肺癌和良性 SPN 的鉴别诊断。有研究显示，动态对比增强信号强度-时间曲线的走势有助于判断 SPN 的性质；肺癌的最大增强线性斜率（steepest slope，SS）及强化峰值，均显著高于良性肿瘤，可以作为肺癌鉴别诊断的参考指标；炎性结节增强后第 4 分钟增强后信号强度改变率显著高于肺癌，可以作为鉴别炎性结节与肺癌的参考指标。动态对比增强 MRI 在区分小肺腺癌亚型中也有应用价值。

2. 功能 MRI MRI 对于病变组织内的成分具有很好的分辨能力，通过扫描序列的优化，在肺部能够产生高质量的具有足够空间分辨率的影像。DWI、DKI、IVIM、DCE、ASL 及 MRS 等各种功能 MRI 更能够提供除形态学以外的组织功能信息。

（1）肺结节的发现：DWI 发现直径 0.6～0.9cm 结节的敏感度为 86.5%，发现直径≥1.0cm 结节的敏感度高达 97%。但当结节直径<0.5cm 时，DWI 的准确度只有 43.8%，其敏感度甚至低于其他 MRI 序列，如短反转时间反转恢复序列等。因此 MRI 发现肺结节仍存在一定的局限性。

（2）显示肺癌形态学特征的价值：MRI 对评估肺癌的继发改变具有一定的优势，如 DWI 与 DCE 成像均有助于鉴别中央型肺癌合并肺不张。DWI 优于 CT 增强或 T_2WI 对阻塞性肺不张与肿块的鉴别，且 DWI 影像质量高于 T_2WI。DCE 成像也有助于鉴别肿块和继发性肺不张或肺炎，这是由于注射对比剂后肿块与继发性改变之间有明显的信号差异。

（3）肺癌的鉴别诊断

1）DWI：早期研究发现，恶性肿瘤的 ADC 值比良性病变低，因此 ADC 值可以鉴别肺部肿块的良恶性。恶性肿瘤组织的细胞密度大、胞膜完整，而细胞外间隙少、组织间液压力高，因此肿瘤组织内自由水分子扩散越受限，DWI 的信号越高、ADC 值越低。Meta 分析显示恶性肺结节的 ADC 值较良性结节的明显减低（$1.21×10$mm/s 和 $1.76×10$mm/s，$P<0.05$）。以病理作为"金标准"的研究显示，与 PET 相比，ADC 鉴别肺结节良恶性的价值更大。应用 DWI 鉴别肺结节或肿块的良恶性，可以减少假阳性的发生。LSR（LSR=SI 病灶/SI 脊髓）较 ADC 值的诊断效能更高。不同 b 值时病灶的 SI 对鉴别肺结节的良恶性均具有重要的价值。LSR 的诊断效能高于单 b 值及多 b 值的所有量化参数。

2）IVIM 成像：对肺结节良恶性的鉴别具有重要价值。恶性结节与肿块的 D 值显著低于良性，以 $D=0.90×10$mm/s 作为良恶性的诊断阈值时，其诊断敏感度高达 95.7%，准确度高达 90.9%，而良恶性病变的 D 值和 f 值间没有显著差异。单、双指数模型对肺癌及炎性灶的鉴别诊断均有意义，炎性病变的 f 值明显高于肺癌。IVIM 成像与其他有效参数的联合运用将有助于病灶的定性诊断。D 值诊断肺结节良恶性的准确度（72.2%）及敏感度（91.3%）高于其他参数，而 K_{trans}（84.6%）诊断特异度较高，联合 D 值与 K_{trans} 值作为良恶性鉴别诊断阈值时，其诊断准确度、敏感度及特异度分别达到 93.5%、94.2% 及 92%。

3）DKI：目前 DKI 用于肺癌的临床研究较少，但 DKI 序列用于评估肺癌是可行的，得到的表观度系数（K_{app} 值）与 SUV 值具有较好的相关性。

4）DCE-MRI：通过评估肿瘤血供及间质的特点，已证实 DCE-MRI 用于良恶性病变的鉴别具有较高的临床价值。尽管 TIC 曲线的强化模式和形态在一些良恶性病变中有重叠，但它对于鉴别两者仍有重要价值。SI 缓慢上升及平稳多见于良性病变，表现为 C 型曲线和 D 型曲线，但 C 型曲线偶见于 NSCLC，如黏液腺癌。SI 快速上升后快速流出或处于平台期（A 型与 B 型曲线）多见于恶性病变，而活动性炎症可能具有更快的 SI 上升及更快流出曲线，类似于 A 型曲线。如果良恶性病变 DCE-MRI 都表现为 A 型曲线，再联合应用 DWI 鉴别出炎症及坏死部分，可明显提高良恶性病变的诊断准确性。

5）MRS：肺恶性结节 MRS 常表现为 Cho 峰值升高、Cho/Cr 值的增加、Lac 峰值的加大，这也是诊断恶性结节的重要标志物。MRS 在孤立性肺结节的鉴别诊断中有一定的辅助诊断价值。

（4）肺癌的病理亚型及分化程度鉴别：DWI 可在一定程度上区分细胞类型，NSCLC 的 ADC 值高于小细胞肺癌，高度分化腺癌的 ADC 值明显高于其他组织类型。DCE-MRI 对肺腺癌亚型的分型也具有一定的应用价值。

总之，肺癌的功能 MRI 具有潜在的应用前景，它可用于描述结节或肿块的形态，并可对良恶性结节或肿块进行鉴别，对于区分 NSCLC 与小细胞肺癌，划分低级别与高级别的肺癌以及准确分期提供了除形态学信息以外的组织功能信息。但不同研究者的定性与定量方法各不相同，很难具体指出哪种功能 MRI 的价值更大。如何整合这些功能成像应用于临床工作，并获得最佳的功能参数组合，今后仍需进一步研究。

三、MRI 在肺癌分期中的应用

1. 增强 MRI 在肺癌分期中的应用　Hasegawa 等研究结果显示，动态对比增强 MRI 诊断肺门淋巴结转移的灵敏度、特异度、阳性预测值、阴性预测值分别为 92%、78%、73%、93%。动态对比增强 MRI 对评估肺门淋巴结转移有很大的潜力。肿瘤 MVD 和最大增强线性斜率（SS）与肺癌淋巴结转移存在正相关，可作为术前判断肺癌淋巴结转移的预测因子和判断预后的指标。随着增强磁共振血管成像的发展，MRI 对于肺癌纵隔及肺门受侵的显示能力得到提高。增强磁共振血管成像可帮助提高诊断纵隔及肺门大血管受侵的诊断能力。

2. MRI 在肺癌放射治疗靶区勾画中的应用　肺癌在放疗计划制订和实施过程中，精准的靶区勾画非常重要，其不仅能够提高疗效，还能够减少正常组织受量、降低放射性肺炎等不良反应的发生率。如何利用现有技术条件实现肺癌精准靶区勾画是当今研究的热点。在肺癌靶区勾画中，增强 CT 是最常用的检查方法，主要反映了组织器官的解剖结构及形态改变，但不能反映代谢异常，其敏感性、准确性及特异性均有限。研究表明，CT 扫描的肿瘤体积要明显大于病理大体标本，尤其是在肺癌伴有阻塞性肺炎和肺不张的情况下，其难以区分肿瘤与肺不张的界限，因此通过 CT 定位不能准确地进行肺癌靶区勾画。

近年来，人们把越来越多地关注功能影像学技术在指导放疗生物学靶区（biological target volume，BTV）勾画中的作用。功能影像反映肿瘤代谢情况，在指导放疗靶区精准勾画的同时，还能够预测肺癌放疗疗效以及指导剂量提升。功能影像学技术以 PET-CT 及功能 MRI 为代表，与 CT 相比，PET-CT 在解剖图像基础上融合了细胞代谢信息，对肺癌原发灶及转移淋巴结的定位、疾病分期以及疗效评价有明显的优势，因此能够指导肺癌的靶区精准勾画。利用 PET-CT 进行肺癌靶区勾画受到众多专家学者推荐，但 PET-CT 存在一定假阳性可能，且检查费用昂贵，设备普及率低，临床应用推广受限。而 MRI 有优越的软组织分辨率，研究发现基于 MRI 进行靶区勾画得出的 GTV、CTV、PTV、*V5*、*V20* 水平均明显低于基于常规 CT 勾画得出的数值（*P* <0.05），因此，MRI 相对于 CT 勾画出的肺癌靶区更精准，体积更小，可降低正常肺组织辐射损伤风险，提高放疗疗效，安全性更高。

弥散加权成像（DWI）是临床应用成熟的功能 MRI 技术，可以对病理生理状态下组织中水分子扩散状况进行客观反映，反映组织结构、细胞密度、功能变化和代谢异常。中央型肺癌的发生常常伴有阻塞性肺炎，膨胀不全的肺组织发生渗出、实变，出现密度的增高，在 CT 上表现为扇形的密度增高区，而中央型肺癌的肿瘤组织在 CT 上也往往表现为高密度改变，又与其所牵拉且不张的肺组织相互融合，仅从密度上往往难以区分。但肿瘤组织与不张的肺组织细胞密度不一致，水分子扩散的受限程度不同：肿瘤组织增殖速度较快、细胞密度较大、细胞外间隙小，水分子扩散受限较明显，在 DWI 图像上呈现明显的高信号；而肺不张的肺组织相对疏松，水分子扩散受限程度较轻，在 DWI 图像上信号往往低于肿瘤组织。这种水分子扩散程度的差别使得 DWI 能够很好地鉴别肺癌与肺不张。其中分子扩散程度可通过计算出的表观弥散系数（ADC）值反映。ADC 值越大，分子扩散程度越大；而 ADC 值越小，分子扩散越受限。因此，DWI 技术在肺癌合并肺不张的鉴别及精准肿瘤靶区勾画中具有较高的应用价值。

　　研究发现，DWI 技术可较好地鉴别出中央型肺癌和阻塞性肺不张，中央型肺癌信号强度显著高于阻塞性肺不张（$P<0.05$），而其 ADC 值显著低于阻塞性肺不张（$P<0.05$）。研究者进一步探索了 DWI 在肺癌靶区勾画中的临床价值。研究表明，对于中央型肺癌合并肺不张的患者，基于 DWI 勾画的 GTV 可以媲美基于 PET-CT 勾画的 GTV，都显著小于基于 CT 勾画的 GTV（图 5-1-1）。进而基于 DWI 和 PET-CT 影像制订的放疗计划能显著降低肺组织的受照剂量，降低放射性肺炎的发生率，并能降低心脏的受照剂量。然而炎症也可导致 PET-CT SUV 值升高，出现假阳性，从而影响对边界的判断，并且乏氧肿瘤又会因 FDG 摄入不足导致假阴性的结果。

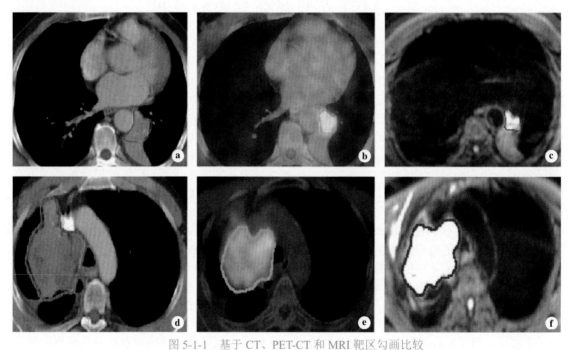

图 5-1-1　基于 CT、PET-CT 和 MRI 靶区勾画比较

a～c. 患者 1，男，74 岁，左下肺鳞癌合并肺不张，a. 基于 CT 影像勾画的 GTV$_{CT}$；b. 基于 PET-CT 影像勾画的 GTV$_{PET-CT}$；c. 基于 MR 影像勾画的 GTV$_{MRI}$。d～f. 患者 2，男，61 岁，右上肺小细胞肺癌合并肺不张，d. 基于 CT 影像勾画的 GTV$_{CT}$；e. 基于 PET-CT 影像勾画的 GTV$_{PET-CT}$；f. 基于 PET-CT 影像勾画的 GTV$_{MRI}$

　　李丁丁等研究发现相较于 CT，于 DWI 图像上勾画的肺癌 GTV 显著缩小。刘瑞宝等进一步发现 DWI 组患者的放疗完成率、肺复张率均优于 CT 组，且减少了放射性肺炎的发生。多因素 Logistic 回归分析显示，对于肺不张的勾画是两者差异的主因，ADC 值低的肺不张在 DWI 图像中可更清楚地显示。任雪姣等研究表明，放疗后 ADC 值变化显著及治疗末 ADC 值较高的患者预后较好。因此，DWI 成像更有助于肺癌靶区勾画并可根据 ADC 值预测患者预后。

　　DWI 本身分辨率较低，无法提供清晰的肺部解剖分层，且组织结构边界模糊，部分患者的 DWI 图像甚至存在轻度变形，这些都为肺癌靶区勾画增加了难度。为了提高靶区勾画的精准度，研究者探索了 DWI 成像与其他序列融合的临床价值。在一般的 T_2WI 中，肺癌组织和肺不张组织均表现为高信号，能对两者进行一定程度的区分，而脂肪抑制 T_2WI 在抑制脂肪信号基础上，突出组织间 T_2 信号差别，更有利于区分肿瘤组织与肺不张组织的鉴别和界线划定。此时 DWI 与脂肪抑制 T_2WI 的结合可提供更多的解剖学信息，进而进行精准的界线分割、靶区勾画。王菲菲等通过计算肺癌与肺不张组织的信号强度比（signal intensity ratio，SIR）、对比度噪声比（contrast-to-noise ratio，CNR），发现脂肪抑制 T_2WI 联合 DWI 图像区分肺癌组织与肺不张组织边界的阳性率高于脂肪抑制 T_2WI，差异均具有统计学意义。关祥祯等对 27 例伴有阻塞性肺炎或肺不张的中央型肺癌患者进行 CT 和 MRI 定位扫描，并分别在定位图像上勾画 GTV。结果显示增强 CT 对肿瘤和肺不张界线区分困难，仅有 9 例（33%）可显示二者边界。而 DWI 和脂肪抑制 T_2WI 的融合图像则能显示出 24 例（88.9%）患者的病变界线，两组有统计学差异（$P<0.05$）。因此脂肪抑制 T_2WI 联合 DWI 能显著提高脂肪抑制 T_2WI 对肺癌与肺不张的鉴别能力，脂肪抑制 T_2WI 能为 DWI 图像提供更多的解剖学信息，两者互为有力补充。在慢性阻塞性肺疾病（chronic obstructive pulmonary disease，COPD）合并中央型肺癌的患者中，孟思等的研究发现 DWI 联合脂肪抑制 T_2WI 在区分肿瘤和正常肺组织的边界方面优于 CT（$P<0.05$），进而提高靶区精确性，提高放疗疗效和安全性，对淋巴结转移的检出率也显著增高。除脂肪抑制 T_2WI 序列外，研究发现 LAVA、LAVA+C 序列也能较好地区分出肿瘤与阻塞性肺炎或肺不张的边界，尤其是超长期延迟强化的 LAVA 影像。

此外，研究发现，MRI 对诊断肺癌淋巴结转移的准确性也优于 CT，进而精准地指导肺癌的靶区勾画。在乳腺癌和肺癌放疗前行胸部 MRI 检查对于纵隔、肺门淋巴结转移和胸壁、肋骨、脊柱的破坏较为准确，是制订放疗计划不可或缺的证据之一。

进行 MRI 模拟定位以及 CT 与 MRI 配准融合还存在一定的问题。首先，由于 MR 影像总会存在几何失真，因而就不能准确地定位肿瘤靶区及其相邻正常组织空间位置关系。目前的放疗计划系统依靠 CT 影像所提供的 CT 值数据并通过电子密度-CT 值转换曲线转换得到相应的组织密度进行组织不均匀性校正计算，借此实现精确计算剂量分布的目的。MR 影像的信号强度是质子密度和组织弛豫时间的函数，没有电子密度信息。因此，MRI 无法像 CT 一样，基于电子密度来准确计算组织的剂量分布而直接应用于放疗计划。为此，目前临床上主要基于 MRI-CT 影像配准的方法来解决这一问题。

MR 影像配准还没有得到广泛的研究，因为肺部是一个非刚性系统，具有很高的形变程度，因此对图像配准提出更高的挑战性。Ireland 等的研究探讨了活体超极化 ^{3} 氦（^{3}He）-MRI 图像采集并与 X 线 CT 配准用于指导非小细胞肺癌患者治疗的可行性。该项研究显示，^{3}He-MRI 和 CT 的配准足够准确，可以进行功能性引导的调强放疗计划。使用刚性变换创建的影像融合是最常用的图像配准方法。然而，当这种方法应用于肺部时，有一些潜在的限制。该研究中分别用屏气和自由呼吸两种不同的呼吸方案采集 ^{3}He-MRI 和 CT 影像，这种差异可能会导致两组图像的肺形态不同。此外，用于 ^{3}He-MRI 的线圈不能在获取通气图像时模拟治疗位置。该研究团队进行的一项前瞻性研究进一步评估了用于 ^{3}He-MRI 和 X 线 CT 的图像采集和配准方案。结果显示，通过使用 ^{3}He-MRI 椭圆形鸟笼射频（RF）体线圈和吸气式屏气 CT，^{3}He-MRI 和 CT 都可以在相似的屏气和身体位置下获得图像配准，从而显著改善了图像配准。同时，^{3}He-MRI 与 CT 的融合可能有助于肺病患者的评估。

在肺癌患者放疗计划设计中，4D-CT 成像被广泛用于解释呼吸运动相关效应。然而，4D-CT 通常含有烟雾伪影，不能用于测量运动的可变性，从而导致较高的剂量暴露。Marx 等的一项研究使用 4D-MRI 来获取放疗计划过程中的运动信息。该研究从 4D-MR 影像中推导出患者特定呼吸平均运动的时间连续模型，并将该模型应用于基于静态 3D-CT 的 4D-CT 数据模拟。结果显示，基于模型的估计运动矢量与实测运动矢量之间的差异平均为 1.39mm，此外，MRI 到 CT 的配准策略被证明是适合于模型转换的。另一项研究提出了一种新的基于实时 RT-4D-MRI 确定 ITV 定义的方法，结果显示，RT-4D-MRI 具有较高的参考价值，比目前基于 4D-CT 的靶区定义概念具有更高的抗分次间变化的稳健性。综上，基于 MRI 的 4D 运动模型用于模拟 4D-CT 影像具有比标准 4D-CT 更好的优点，即运动伪影少、无辐射，为放疗计划提供了一种更优的方法。

MRI 与 CT 影像配准融合的另一问题是关于配准标识的选择，尤其是在伴有肺不张的肺癌患者中。Han 等分别以肺动脉、骨骼为配准标识进行 MRI-CT 影像融合，并比较这两种融合方式的优劣，以及两种勾画方式对靶区体积、剂量分布和正常组织受量的影响。结果显示，以肺动脉为配准标识进行 MRI-CT 影像融合比以骨骼为配准标识进行影像融合的几何中心偏移误差更小，融合图像更宜用于放疗计划进行；融合图像的 GTV 更小，根据融合图像形成的治疗计划对正常器官包括双肺、心脏有更好的保护作用，更适合用于肺癌合并肺不张患者的 IMRT 计划。但我院的研究显示以肺动脉为配准标识进行 MRI-CT 影像融合相比以骨骼为配准标识进行影像融合，几何中心偏移误差无明显差异（图 5-1-2）。因此，以肺动脉或骨骼为配准标识进行 MRI-CT 影像融合仍然值得进一步研究，但必须以肿瘤的配准契合度为参照。

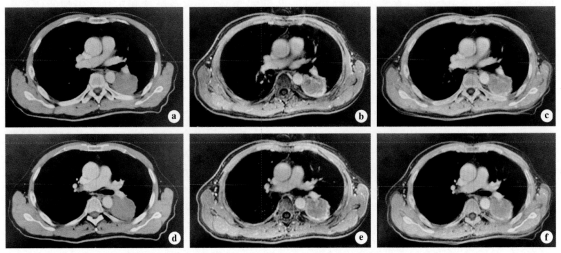

图 5-1-2　以肺动脉或骨骼为配准标识进行 MRI-CT 影像融合比较

a、b、c. 以脊柱为参考进行配准的 CT、MRI 及 CT&MRI 融合图像；d、e、f. 以肺动脉为参考进行配准的 CT、MRI 及 CT&MRI 融合图像

综上所述，MRI 相对于 CT 能够更精准地指导肺癌靶区勾画，肿瘤体积更小，在提高放疗疗效的同时，能够显著降低正常肺组织辐射损伤风险，安全性更高。基于肺癌和阻塞性肺不张/肺炎的细胞密度及水分子扩散不同，DWI 序列以及 ADC 值可鉴别肺癌和阻塞性肺不张/肺炎，在中央型肺癌伴阻塞性肺疾病的靶区勾画中具有重要临床价值。而脂肪抑制 T_2WI 联合 DWI 可提供更多的解剖学信息，对肿瘤与正常组织的界线更好地区分，有利于肺癌的精准靶区勾画。并且 MRI 在一定程度上弥补了 PET-CT 的假阳性和假阴性的缺陷，价格可接受，临床可及性较好。然而，MRI 与 CT 影像配准融合还没有得到广泛的研究，并且肺部的高迁移率以及关于配准标识的选择等都对图像配准的提出具有更高的挑战性。

四、MRI 在肺癌放射治疗疗效评估中的应用

目前，临床治疗指南普遍推荐 CT 作为肺癌放疗后疗效评估的标准检查手段。CT 是一种成熟的检查方法，可快速生成具有高分辨率的图像，允许在所有空间平面进行重建。然而，由于肿瘤导致肺不张的形成或放疗后放射性肺疾病 RILT 的出现，放射治疗后 CT 用于疗效评估和随访具有一定的局限性。此外，为了更好地评估纵隔和肺门结构在治疗前后的变化，应用含碘对比剂的增强 CT 检查是必需的，而这对部分碘过敏的患者是无法实现的。因此，在临床工作中需要找到一种能用于肿瘤病灶与肺不张的鉴别以及区分 RILT 和复发的检查手段。胸部 MRI 就具有上述鉴别作用，尤其是 DWI。DWI 是一种应用磁场梯度测量水分子运动（又称为"布朗运动"）的技术，具有高细胞密度的病变，如肿瘤组织，由于扩散减弱，在 DWI 成像中为高信号。有研究指出，胸部 MRI 的 DWI 对肺结节的鉴别诊断以及肺癌的初始分期和淋巴结是否转移的评估具有明显优势。并且，有研究发现，当 PET-CT 和 DWI

对比时，DWI 成像显示出了与 PET-CT 对初始肿瘤体积测定的良好一致性。此外，MRI 具有出色的软组织对比度和特定的扫描序列，能够区分不同的相邻组织。利用 MRI 的组织形态和功能特性方面的独特优势，可以更好地进行肺癌放疗疗效的评估。

DWI-MRI 已被报道用于肺癌分期的评估，为进一步确定 DWI 对放疗的疗效评估是否比 CT 更准确，Usuda 等比较了 DWI-MRI 与 CT 对肺癌复发肿瘤放疗的疗效评价。随访研究表明，DWI-MRI 的疗效评价是正确的，DWI-MRI 对肺癌复发肿瘤放疗疗效的评价优于 CT。Philippe 等探究了 MRI 与 CT 在 NSCLC 随访中的诊断价值。结果显示，MRI 与 CT 显示的（病灶最大长径）LD 和肿瘤体积无显著性差异（$P \geqslant 0.6221$，$P \geqslant 0.25$）。对治疗结束后 3 个月（$r=0.875$）和 12 个月（$r=0.903$）的 RILT 评估显示 MRI 和 CT 具有很高的相关性。对 ADC 值的评估表明，肿瘤反应良好的患者比无反应者的 ADC 值更高。因此，研究者得出以下结论：①DWI 对 NSCLC 患者治疗结束后疗效评估时肿瘤体积的测定与 CT 相当；②MRI 可以可靠地确定 RILT 的范围；③DWI 可能成为一种更准确地评估肿瘤反应的有效方法；④ADC 值可作为判断预后的有用指标。

实体肿瘤反应评估标准（RECIST）指南（1.1 版）作为肿瘤治疗疗效的评估标准存在局限性，由于肿瘤形状多种多样，高度不规则，一维测量能在多大程度上准确地反映真实的肿瘤负荷，这是一个一直存在争议的问题。同时，有研究表明肺肿瘤的体积测量比大小测量更具重复性。此外，Zhang 等的研究也证明了 DWI 对肺癌病灶的成像更准确，重复性也更高。Shintani 等进行了一项初步的前瞻性研究，以评估 DWI-MRI 是否可以预测 SBRT 后的治疗反应。选择接受 SBRT 的早期 NSCLC 患者为研究对象，分别于 SBRT 前和治疗结束后每 3 个月进行一次 DWI-MRI 和 PET 检查。测量肿瘤的表观扩散系数（ADC）和最大标准摄取值（SUV_{max}），并比较肿瘤局部复发组和无局部复发组之间的差异。研究发现，DWI-MRI 可作为肺 SBRT 反应的早期预测指标，其作用优于 PET。但是由于该研究入组样本数较少，尚需大样本的临床前瞻性研究证实上述结论。

来自日本京都大学的研究团队评价了 DWI-MRI 和 ^{18}F-氟代脱氧葡萄糖（FDG）-PET 对 NSCLC SBRT 后进展预测的研究表明：ADC 值较低组（$\leqslant 1.05 \times 10^{-3}\ mm^2/s$）和 PET SUV_{max} 较高组（$\geqslant 7.9$）疾病进展风险高，ADC 值和 SUV_{max} 两者联合是预测疾病进展的一个有统计学意义的预测因子（$P=0.036$）。另外，已有研究发现 MRI 和 PET 两种成像检查方法的结合可以更好地预测肿瘤治疗反应。Huang 等通过动态对比增强 PET-MRI 研究了接受放化疗（CRT）的非转移性 NSCLC 患者的放射学参数是否能预测肿瘤对治疗的反应和生存。患者在 CRT 前 1 周接受对比增强 PET-MRI 检查。分析原发灶大小、大体肿瘤体积、SUV_{max}、总病灶糖酵解（TLG）、ADC、容量转移常数（K_{trans}）、反向反流速率常数（K_{ep}）、血管外细胞外间隙容积分数（V_e）、血浆容积分数（V_p）和增强后 60s 时间-浓度曲线下的初始面积（iAUC60）。研究得出，对比增强 PET-MRI 扫描获得的参数可用于预测接受 CRT 的 NSCLC 患者的治疗反应，而且这些参数与临床和生存结果（包括肿瘤进展和死亡）相关。在肺癌脑转移接受放疗的患者中，MRI 参数 K_{trans} 也同样具有预测放疗后疗效的作用。对接受 SRS 治疗的 NSCLC 脑转移患者进行治疗前后的灌注 MRI 扫描，计算每个病灶的 K_{trans}、V_p 和 V_e，对患者进行 MRI 检查随访，K_{trans} 可作为预测疾病是否进展的指标，且高度敏感，敏感度为 89%。研究得出结论，治疗后 MRI 成像参数 K_{trans} 可作为治疗后早期影像学生物标志物，帮助预测肺癌脑转移对 SRS 的长期反应，有助于识别最终不能通过 SRS 反应获益的患者，对治疗方法进行更及时的调整。

综上所述，MRI 对肺癌放疗疗效评估及预测预后有一定的临床指导价值，但是，目前的研究结果均来自单中心的小样本研究，更具有说服力的数据还需要通过多中心大样本的Ⅲ期临床试验得出。

五、MRI 在肺癌放射治疗放射性损伤评估中的应用

近年，MRI 技术在肿瘤诊疗领域得到迅速发展和普及，其在肺癌放疗毒性反应评估中的应用价值也逐渐受到关注，尤其在放射性肺及心脏损伤预测方面，为临床医师提供了新型诊疗思路，有助于及时调整临床策略，适时采取干预措施，进而达到"增效减毒"的治疗目的。

放射性肺损伤（radiation-induced lung injury，RILI）是肺癌放疗后常见的剂量限制性毒性反应，发生风险较高，可达 5%～25%。轻者可无症状，重者则被迫中断规范化治疗，延误最佳诊治时机，进而影响疗效，大大降低患者生活质量，甚至导致死亡。CT 是当前临床实践中监测 RILI 发生最常用的影像手段。然而，CT 影像仅可以简单显示出 RILI 进展至晚期阶段时的肺组织形态及密度变化，并不能够深入提供反映肺部功能状态的相关信息。SPECT 虽可提供 RILI 不同进展时相的肺组织区域通气和灌注的功能信息，但缺乏特异性。此外，既往研究表明，PET-CT 在 RILI 的评估中具有重要的作用，但由于入组的样本量较小以及研究结论不一，其对 RILI 预测价值尚需证实，并且 PET-CT 花费高昂，进一步限制了临床实用性。因此，积极探索新型监测方式助力肺癌放疗后 RILI 预测是目前临床工作中亟待解决的瓶颈问题。目前，研究学者认为 MRI 在 RILI 预测方面或许具有潜在应用前景。

Yankelevitz 等对 10 例肺癌患者放疗前、放疗中、放疗结束时以及每 3 个月随访期间获取的系列 MRI 进行了对比分析，研究发现肺部肿瘤的邻近正常肺组织在受到射线照射后第 17 日（放疗总剂量为 18～20Gy）即可表现出 MRI 异常，呈现为 T_1WI 和 T_2WI 的增强信号，并且在放疗结束后的 6 个月内信号将会持续升高，随后逐渐降低，这一动态变化的信号强度可能与 RILI 进展时的病理改变息息相关。该研究结果有力揭示出，放疗期间密切动态监测 MRI 的 T_1WI 和 T_2WI 信号变化或许为尽早识别、预判 RILI 发生的风险提供了一种有效可行的方法，进而能够及时有效调整治疗策略，为适时采取干预措施赢得最佳时机。Ogasawara 等获取了 8 只实验犬和 9 例小样本肺癌患者在放疗前以及放疗 40Gy 后 0.5 个月、1 个月、2 个月、3 个月、4 个月和 7 个月的 MR 影像资料，分别在动物和临床层面上初步探索了肺组织接受放疗后 RILI 不同病理阶段与 MRI 灌注影像特征之间的关系，并取得了较为一致的结果。该研究提示，当给予放疗 40Gy 后 1 个月内，相比于未受到射线照射的肺组织而言，接受照射的肺组织在 MRI 上表现为局灶性和持续性强化。而放疗 40Gy 后 4 个月时，受照射的肺组织相比于未受照射的肺组织当处于钆喷酸葡胺对比剂首过期间反而显示出较低的强化，但随后在对比剂再分布阶段则表现为持续增强。总之，这项研究表明了早期/急性期放射性肺炎和晚期放射性肺纤维化两种不同病理状态之间可借助于对比剂首过和再分布期的增强模式改变，从而呈现出 MRI 水平的肺灌注差异，强有力地说明了放疗期间依据 MRI 增强灌注在一定程度上可以帮助临床医师区分 RILI 不同阶段。此外，Weber-Donat 等也报道 MRI 在急性放射性综合征的诊断评估中具有潜在价值，或许可成为预测 RILI 的可靠手段。

肺癌放疗后常常不可避免地导致照射野内肺组织纤维化的发生，继而给治疗后随访期间准确鉴别肿瘤复发或残留抑或放射性肺纤维化带来困难。目前多个研究初步表明，肺纤维化在 MRI 上呈现出较低的 T_1WI 和 T_2WI 信号，呈长 T_1 短 T_2 改变，然而肿瘤复发或残留病灶则呈高信号。简言之，T_1WI 有利于鉴别肿块与脂肪，T_2WI 有利于鉴别肿块与纤维化。另外，Munoz-Schuffenegger 等采集了 30 例肺癌患者放疗后 MRI，探讨借助于弥散加权成像和动态对比增强成像是否能够将肿瘤复发病灶与放射性肺纤维化有效进行区别。该项研究结果表明，完成初始规范化治疗后中位随访了 45 个月，肿瘤复发患者 MRI 的 ADC 值明显小于放射性肺纤维化患者（981×10mm/s vs. 1770×10mm/s，P=0.0014）。据此证实了 MRI 是判别肿瘤复发灶和放疗后肺纤维化的切实可行手段，值得在临床工作中推广应用。尽管目前研究初步揭示出 MRI 在肺癌放疗 RILI 预测中的应用价值，但研究报道较少，证据级别仍欠缺，尚需展开进一步深入探讨。

肺癌放疗可不同程度地造成患者放射性心脏损伤（radiation-induced heart injury，

RIHI），进而引发一系列心脏不良事件。既往研究报道，放疗结束后 5～10 年期间 RIHI 发病率可达 10%～30%，其中 88%患者会出现心肌、心包、瓣膜、传导系统和血管系统异常。王松等纳入 1870 例胸部肿瘤放疗患者进行了 RIHI 的系统评价和 Meta 分析，研究结果表明，RIHI 在胸部肿瘤放疗后发生率极为普遍，高达 42%，其中肺癌患者发生率居于首位，为 39%。近年，随着肿瘤综合诊疗策略的不断提高，患者长期生存得到改善，RIHI 相关研究逐渐受到国内外肿瘤放疗医师的重视。总之，鉴于 RIHI 在肺癌放疗患者中较高的发生风险以及较差的预后结局，临床工作中需要积极对其发生、发展情况进行有效监测，进而及时采取干预措施。

目前尚缺乏 RIHI 相关公认的诊断标准，各种影像手段在辨识 RIHI 方面一定程度上发挥了潜在作用。当前临床工作中常用来监测 RIHI 的影像技术包括经胸超声心动图（transthoracic echocardiography，TTE）、心脏超声造影（contrast enhanced ultrasound，CEU）、心脏磁共振成像（cardiac magnetic resonance imaging，CMRI）、心脏计算机断层扫描（cardiac computed tomography angiography，CCAT）及心脏放射性核素显像等。概括来说，TTE 操作简便且安全性高，无辐射，是筛查心脏疾病、测量左心射血分数最常用的检查技术，可通过发现的任何心脏结构异常、心室功能受损以及瓣膜疾病来辅助诊断 RIHI 的发生。CEU 可用来评估心肌微循环，帮助临床医师识别灌注缺损的心脏区域，能够较好地评价心肌病变和心肌纤维化。CCAT 是唯一可以检测和量化冠状动脉狭窄的非侵入性检查技术，但在心肌功能评价方面应用受限。心脏放射性核素显像包括了 SPECT 和 PET-CT。前者常用来评价局部心肌缺血和活力，而后者可用于评估缺血和生存能力。肺癌放疗后引发的心脏灌注早期改变可以借助现代非侵入性成像技术进行精确量化和解剖学记录。放射线诱发的早期心肌纤维化因缺乏特定的症状和检查方法较难做出诊断，而 CT、MRI 和 TTE 等传统检查只能在晚期心肌纤维化阶段检测心肌僵硬程度。虽然 CEU、CCAT、SPECT 及 PET-CT 在心脏疾病诊断方面具有各自的优势，但在监测 RIHI 价值中仍缺乏相关报道。然而，值得一提的是，CMRI 是衡量心室体积、质量和射血分数公认的"金标准"。使用 CMRI 延迟强化成像是评估心肌纤维化的首选影像学方法。近年，不少研究学者认为，CMRI 在监测 RIHI 发生方面具有重要的应用前景，或可成为诊断 RIHI 的有效手段。

根据延迟增强的 T_1 图像，CMRI 尤其适用于评估区域性和新近发生的弥漫性心肌纤维化。Umezawa 等对 24 例接受胸部放疗的患者进行延迟增强 MRI 扫描，通过观察，晚期钆增强清楚显示出了放疗导致的心肌纤维化。该研究提示，在制订及实施放疗计划时要严格进行质量把控，及时调整放疗策略，尽量避免出现晚期心脏损伤。另外，最新研究报道，心肌分子 MRI 能够将心肌细胞凋亡、髓过氧化物酶活性、巨噬细胞浸润梗死组织以及治愈性梗死中的纤维化等进行成像。借助这种心肌超微结构成像的新技术，有望在细胞或分子水平上开展心脏疾病相关研究，同时也为更好地监测 RIHI 的发生提供切实可行的新型检查手段。

RIHI 受到越来越多的广泛关注。近年来围绕 RIHI 相关的基础及临床探究，现代影像手段的发展为我们不断深入认识和早期发现 RIHI 提供了新的技术支持，特别是既往研究已初步揭示了 MRI 在 RIHI 监测方面的潜能，展现出了其临床应用价值，但目前为止，尚缺乏相关文献报道。因此，后续仍需开展更多的研究来证实 CMRI 在早期预测 RIHI 方面的临床意义，进而用以指导制订个体化的诊疗策略，为进一步提高患者生存质量和延长预后提供循证医学证据。

六、肺癌 MR 影像引导自适应放射治疗概述

在肺癌的精确放疗中，CT 的应用最为广泛，但当病灶周围存在肺不张、纤维化、阻塞性肺炎及坏死组织时，单纯依靠 CT 影像往往难以分辨出肿瘤与上述非肿瘤性病变的分界，导致

靶区勾画范围不够或过大，从而导致肿瘤漏照或正常组织损伤增加。随着放疗技术及影像学技术的发展，生物学靶区的概念被有关专家提出，它是指由一系列肿瘤生物学因素决定的靶区内放射敏感性不同的区域，这些因素包括乏氧、乏血供、增殖、凋亡及细胞周期调控、癌基因和抑癌基因改变、浸润及转移性等。MRI 与 CT 相比，具有优越的软组织对比度、器官运动可视化以及监测肿瘤和组织生理变化的能力。因此，许多医疗机构已将 MRI 应用到放疗的各个阶段，如定位、离线矫正。近几年磁共振引导直线加速器（MR-Linac）系统的出现使得在线矫正成为可能，它结合了 MRI 和直线加速器，提供了一个在线磁共振平台，在治疗过程中即可进行治疗计划的调整、自适应治疗和疗效监测。

1. MRI 在肺癌定位及计划设计阶段中的作用　利用 MRI 可尽量避免正常肺组织在肺癌放疗计划中受照。患者定位时吸入惰性超极化 ^{3}He，这种气体可通过选择性显示通气区域来显示局部肺功能，非通气区域显示为空白信号。Bates 等基于 ^{3}He-MRI 对 7 例Ⅲ期非小细胞肺癌患者进行功能性肺成像，发现在所有患者中，使用功能性肺成像可以减少 V_{20Gy}（接受 20Gy 照射的肺体积百分比）和 fV_{20Gy}（接受 20Gy 照射的功能肺体积百分比），而不影响靶区覆盖率。如果非功能性肺占肺总体积的 25%以上，则 V_{20Gy} 和 fV_{20Gy} 减少更明显。Ireland 等同样发现如果功能性肺部位于照射野方向，可以通过重新照射尽量避开功能性肺区域而使危及器官获益最大。

2. 离线磁共振引导放疗　MRI 扫描可以用来评估在放疗过程中肺部肿瘤和正常组织反应的变化。杨克勒维兹等对 10 例患者在放疗前、中、后期进行了 0.6T 的 MRI 扫描，发现照射 20Gy 后肿瘤体积减小 38%，照射 40Gy 后减少 64%，所有患者在放疗期间均表现为正常肺组织信号增强，但无放射性肺炎的临床证据。另有研究者已经注意到在治疗过程中 DCE-MRI 上微血管结构的变化，其反映了肿瘤通透性的变化。

MRI 在降低肺癌放疗过程中食管炎的发生率上也具有一定优势。在中央型或伴有纵隔淋巴结转移的肺癌放疗中，食管经常由于其位置与肿瘤毗邻而受到接近处方剂量的照射，从而导致放射性食管炎的发生。有研究者开发了一个临床平台，通过每周的 MRI 来定量食管的累加剂量和体积变化，用于自适应放疗。11 名患者共接受分次剂量 2～3Gy、总量 60～70Gy 的照射。首先，每周在 MR 影像上勾画食管轮廓并上传到计划 CT，中间食管轴之间的距离被计算为位置不确定性。然后将每周的 MR 影像与计划 CT 可变形配准，计算食管的总剂量。最后比较计划剂量与累加剂量之间的食管剂量参数［平均食管剂量（MED）、V_{90} 和 D_{5cm^3}］。结果发现患者食管位置不确定度为（6.8±1.8）mm。在放疗结束时，所有患者的食管中位平均剂量显著高于计划剂量（24Gy vs. 21Gy，P=0.006）。中位 V_{90} 和 D_{5cm^3} 为 12.5cm^3 vs 11.5cm^3（P=0.05）、61Gy vs. 60Gy（P=0.01）。最大食管扩张比例（M_{max}）为 24%，与 2 级食管炎显著相关（P=0.008）。通过及时调整肿瘤和食管的范围边界，制订计划时尽量避开食管，有望降低放射性食管炎的发生率。

根据 MRI 的这些变化，可以对分次间的靶区及放疗计划进行调整，以达到精确放疗的目的。

3. 在线磁共振引导放疗　MR-Linac 的主要潜力之一，是使受运动影响较大的肿瘤在分次内实时自适应放疗时无须基准点。这不仅会进一步降低脱靶概率，而且理论上还会进一步减少正常组织损伤，在较少放疗次数的前提下提高靶区剂量。肿瘤实时自适应运动的第一个解决方案是门控（gating），即在高时间分辨率处连续拍摄运动图像，只有当肿瘤位于特定位置时才进行放疗。阿姆斯特丹大学医学中心的研究小组使用 ViewRay MR-Linac 系统对 10 例患者进行了单分割运动门控肺立体定向消融治疗，显示 MRI 用于在线实时追踪肿瘤的运动轨迹方面表现优秀，然而，由于施照只在整个运动周期的一小部分时期进行，整个治疗过程时间明显延长。单次分割治疗肺癌，平均施照时间约 2h。另一种可能更有效的解决方案是多叶准直器追踪。例如，来自 Elekta MR-Linac 系统的多叶准直器的延迟（即命令和由此产生的位移之间的延迟）只有大约 20ms。需要强调的是，目前的 MRI 技术在实时器官运动体积成像方面相对缓慢。即使使用了最新的采集和重建技术，实时 MRI 也仅限于二维成像，二维成像对运动的解释不够理想，而且平面运动配准不准确。目前正在大力开发实时三维 MRI，以适应 MRI 直线加速器的需要，并尽量减少成像延迟期（数据采集开始和图像重建结束之间的延迟）。新一代的快速 MRI 获得更少的数据点（即所谓的欠采样），并利用以前的信息重建具有完整信息的图像。压缩感知利用了图像是可压缩的这一事实，并在提高三维成像和动态成像的速度中显示了显著的作用。大多数 MRI 制造商已将压缩感知转化为临床实践，人工智能技术进一步扩展了压缩感知的应用，通过对成百上千个病例的深度学习，训练了一个卷积神经网络（convolutional neural networks，CNN），将未采样的 MRI 数据映射成具有完整信息的图像。目前基于人工智能的快速 MRI，只能作为科研使用，但 MRI 制造商已经开始实施这项技术。

有研究在肺癌的 SBRT 自适应放疗中，采用 MRI 定位，靶区及危及器官的勾画均在定位 MRI 上完成并制订计划（非自适应性计划），每次施照时均进行 MRI 实时在线扫描并根据肿瘤和危及器官的变化在线重新制订放疗计划（分次自适应性计划），比较两种计划的参数。最后发现分次自适应计划中，各危及器官（如脊髓、胸壁、食管等）均有获益，但获益最明显的是正常肺组织，研究中 92% 的患者正常肺受量均有降低。

4. 磁共振引导的肺癌自适应放疗的现状 目前文献中记载了五种不同的 MRI 放疗系统，但据我们所知，其中只有两种用于临床，目前商业上可用的主要是 MRIdian（ViewRay Inc）和 Unity（Elekta）系统。

最初，胸部磁共振引导放疗的临床经验主要包括使用 SBRT 治疗早期肺癌。由于担心支气管毒性，SBRT 的使用最初仅限于那些距中央气道大于 2cm 的肿瘤。然而，近年来越来越多的文章表明，剂量适应的 SBRT 方案可以用于中央型肺肿瘤。但是严重的毒副作用也已被报道，特别是在超中央型肿瘤患者中尤为明显，在这种情况下需要进行前瞻性研究。表 5-1-1 对迄今为止的磁共振引导肺癌放疗的临床试验进行了总结。

表 5-1-1 磁共振引导肺癌放疗的临床试验总结

分期	作者	设备	患者数量	肿瘤位置	分割模式	成像序列	固定/定位	适应参照	门控/追踪	移床时间（min）
I/II	Thomas 等, 2018	MRIdian ⁶⁰Co	5	外周和中央	50～54Gy/3～4 次	TrueFISP	NR	NR	追踪	>20
	Padgett 等, 2018	MRIdian ⁶⁰Co	3（1 例原发性肺癌）	外周	50Gy/5 次	NR	NR	解剖	NR	NR
	De Costa 等, 2018（Abstract）	MRIdian ⁶⁰Co	14（11 例原发性肺癌）	NR	40～50Gy/5 次	NR	NR	NR	都有	NR
	Henke 等, 2018	MRIdian ⁶⁰Co	5（1 例原发性肺癌）	超中央	50Gy/5 次	NR	NR	解剖	门控	中位 69
	Finazzi, 2019	MRIdian ⁶⁰Co 或 MR-Linac	23（25 个肿瘤, 14 个原发性肺癌）	外周	54～60Gy/3～8 次	TrueFISP	NR	解剖	门控	从更衣室到治疗结束的时间 ⁶⁰Co =62 MR-Linac=48
	Finazzi 等, 2020	MRIdian 或 MR-Linac	10（8 个原发性肺癌）	外周	34Gy/1 次	TrueFISP	NR	解剖	都有	从更衣室到治疗结束的中位时间 120
	Finazzi 等, 2020	MRIdian ⁶⁰Co 或 MR-Linac	50（29 个原发性肺癌）	外周和中央	54～60Gy/3～12 次	TrueFISP	NR	解剖	都有	从更衣室到治疗结束的时间 ⁶⁰Co =60 MR-Linac=49

续表

分期	作者	设备	患者数量	肿瘤位置	分割模式	成像序列	固定/定位	适应参照	门控/追踪	移床时间（min）
I/II	李等，2019（海报，联合14届Elketa MR-Linac联盟会议）		1	外周	50Gy/7次	T_2 3D	定制真空袋	位置配准	间断运动监测	<30
	Merckel等，.2020联合（私人通信）		10	中央/超中央	60Gy/8～12次	T_2 3D	空气垫，手下垂	形状配准	无	中位39
IV	Padgett等，2018	MRIdian ^{60}Co	3（2个寡转移）	外周和中央	48～50Gy/4次	NR	NR	解剖	NR	NR
	De Costa等，2018（摘要）	MRIdian ^{60}Co	14（2个寡转移）	NR	40～50Gy/5次	NR	NR	NR	都有	NR
	Henke等，2019	MRIdian ^{60}Co	5（4个寡转移）	超中央	50Gy/5次	NR	NR	解剖	门控	中位69
	Finazzi等，2019	MRIdian或MR-Linac	23（25个肿瘤，11个寡转移）	外周	54～60Gy/3～8次	NR	NR	解剖	门控	从更衣室到治疗结束的时间 ^{60}Co=62 MR-Linac=48
	Finazzi等，2020	MRIdian MR-Linac	10（2个寡转移）	外周	34Gy/1次	TureFISP	NR	解剖	都有	中位120
	Finazzi等，2020	MRIdian ^{60}Co或MR-Linac	50（2个寡转移）5	外周和中央	54～60Gy/3～12次	TureFISP	NR	解剖	都有	从更衣室到治疗结束的时间 ^{60}Co=60 MR-Linac=49

注：NR，未记录；TrueFISP，稳定进动的真快速成像。

MR影像引导的肺癌自适应放疗，最终目标是建立一个"只有MRI"的放疗流程。这个概念包括MRI诊断扫描，MRI用于靶区勾画（"计划性MRI"），治疗监测和实时适应，最后在治疗期间使用功能MRI序列评估早期反应，并在必要时使适应能力。尽管有潜在的好处，但由于成本效益、患者选择、部门后勤工作、工作流程的改变，以及技术挑战等因素，在日常临床实践中实施MRgRT仍然具有挑战性，需要付出更多的努力。

七、磁共振引导肺癌放射治疗实践示例

1. 患者的基本资料　患者张某，女，58岁，诊为右肺腺癌伴多发性骨转移、脑转移及腹腔淋巴结转移，$cT_1cN_1M_1$，IV期，合并EGFR21外显子pL858R突变。既往接受过骨转移灶放疗、脑转移灶放疗，口服吉非替尼靶向治疗，后因肝损伤严重改用阿美替尼。复查CT示右肺原发病灶较前增大，给予胸部放疗3Gy×15f，DT45Gy。

2. 磁共振引导肺癌放射治疗示意　见图5-1-3。

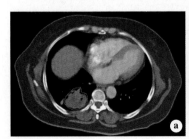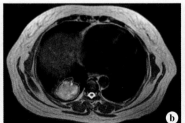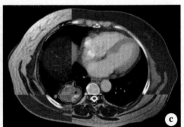

图5-1-3　在线MRI显示靶区与定位CT勾画靶区配准
a. CT影像；b. MR影像；c. CT与MRI融合影像

3. 基于 MRI 进行放射治疗反应追踪示意　磁共振引导的胸部放疗过程中，可实时监测肿瘤的位置变化，实现对肿瘤的精准照射，对周围危及器官也能有较好的监测。

磁共振引导肺癌的放疗，可在线实时观察肿瘤变化，通过实时引导实现精准照射，具有照射靶区更精确、周围危及器官照射范围更小的特点，对于提高放疗疗效、减少放疗并发症提供技术保障。

第二节　磁共振引导食管癌放射治疗

一、概　　述

1. 食管癌的发病情况及主要表现　食管癌是世界范围内最常见的恶性肿瘤之一，其发病率居第八位，死亡率居第六位。我国是世界上食管癌发病率和死亡率最高的国家之一，占全球食管癌的 50% 以上，且绝大部分为食管鳞癌。根据 2015 年中国恶性肿瘤流行情况估计，我国食管癌新发病例 24.6 万，发病率居第六位，死亡病例 18.8 万，死亡率居第四位。

食管癌的早期症状常不明显，常有食管异物感，典型症状为进行性吞咽困难，呕吐黏液样物，中、晚期患者还会出现发热、声音嘶哑、吞咽梗阻、明显消瘦、锁骨上淋巴结肿大、咳嗽、呼吸困难、呕血等晚期食管癌病变播散引起的症状。

2. 食管癌的治疗原则　食管癌的治疗方式主要包括内镜下治疗、手术治疗、放疗、化疗、免疫治疗、靶向治疗等。放疗是食管癌的一种重要的治疗方式，在术前新辅助治疗、根治性治疗、术后辅助治疗及姑息性治疗等方面均发挥着重要的作用。

食管癌的治疗非常复杂且具有技术困难。大多数患者在诊断时就有局部晚期或转移性病变，需要多种方式联合治疗。治疗通常分为治疗性或姑息性两类，对于局部病变可通过手术或放疗进行治疗，对于远处转移可通过化疗进行治疗。单纯接受手术或放疗的患者有明显的局部复发和远处转移风险。这两种治疗方法的主要目的都是缓解吞咽困难症状。同时这两种方法有治愈疾病的可能性。现在正在研究许多不同的联合治疗方案，以确定一种治疗方案是否比其他方案能够提供更好的局部控制率和生存结果。最常用的两种联合治疗手段是根治性放化疗和术后的新辅助放疗。根治性放化疗是目前食管癌非手术治疗的标准方案。目前的研究正在评估使用不同化疗药物术前放化疗及根治性放化疗对食管癌局部病变的疗效。

食管癌的切除有多种手术方法。在许多医院手术切除仅限于食管的中下 1/3。颈段食管并不被认为是可以行手术切除的部位，通常通过放疗和化疗进行治疗。根治性手术通常包括食管部分切除术或全部切除术。手术类型的选择取决于病灶的位置和受累程度。通常情况下，整个食管将被切除。胃肠系统的连续性是通过在与胃或左半结肠放入胸腔内吻合来实现的。即使在根治性切除后，大多数患者仍会通过血源途径转移到肺部、肝脏或骨骼。

放疗：对于可手术的食管癌，新辅助放化疗后手术是标准治疗方案；对于不可手术食管癌，根治性放化疗是唯一的根治性方案；术后辅助放疗对于经过选择的病例可提高局部控制率和生存率。

化疗：食管癌生存率低与局部治疗失败和治疗后远处转移的患者比例高有关。与单纯放疗相比，联合化疗减少了局部和远处治疗失败率，提高了总体生存率。

3. 食管癌的放射治疗策略　准确的 T 分期及淋巴结性质判断对食管癌临床分期、治疗方案的制订、靶区范围的确定都极为重要。准确的肿瘤靶区勾画是精确放疗的关键所在，对于确保足够的靶点覆盖，同时限制周围危及器官的剂量至关重要。

食管癌纵向扩散，从原发病灶到转移病灶至少 5cm。局部扩散到引流淋巴管是一种常见的早期表现，在放疗靶区的制订中必须加以考虑。颈部、锁骨上、纵隔、食管旁和膈下（腹腔）淋巴结区域具有转移风险。这些淋巴结组的风险高低取决于原发肿瘤的位置。锁骨上淋巴结更多地受累于近端病灶而不是远端病灶。然而，任何食管原发部位病变均可累及颈部或腹部淋巴结。

临床靶区（CTV）包括区域淋巴结和食管癌原发病灶上下外扩 3～4cm 以及左右外扩 1cm。淋巴结边径为肿瘤靶区外扩 0.5～1.5cm。计划靶区为在临床靶区基础上均匀外扩 0.5～1cm。食管上 1/3 病灶的放疗区域从甲状软骨水平开始，至隆突水平结束，包括锁骨上淋巴结、颈前低位淋巴结和纵隔淋巴结。在病变部位位于食管远端 1/3 的肿瘤患者中，下缘必须包括位于 T_{12}～L 椎体水平的腹腔淋巴结。最佳照射范围应该包括食管旁淋巴结和纵隔淋巴结，但可能不包括锁骨上淋巴结，因为它们转移的风险很低。对于胸中段食管肿瘤，照射范围的解剖边界包括食管周围淋巴结和纵隔淋巴结，但可不包括锁骨上窝或胃食管交界处。

食管癌的治疗采用了多种放疗技术，包括 3D-CRT（前后/后前野，斜野）、IMRT 调强和 VMAT。所选择的技术取决于食管癌位置及哪种技术可以减少危及器官剂量。需要考虑许多关键结构，如肺、心脏、脊髓、肾和肝。目前许多研究用于证实哪种技术既能保证靶区照射剂量同时能减少正常组织受量。与 3D-CRT 相比，IMRT 和 VMAT 所产生的放疗剂量分布与靶区高度适形，对肺、心等健康组织具有更好的保护作用。初步研究表明，质子束治疗可能比传统的光子或 3D-CRT 技术更能减少对肺、心脏和其他结构的剂量。单纯放疗处方剂量为 60～65Gy。术前放化疗联合总剂量为 41.4～50.4Gy，以最大限度地降低健康组织不良反应。根治性放化疗剂量为 50～50.4Gy。这些剂量都超过了脊髓的耐受剂量（45～50Gy）。静态 IMRT 为了避免脊髓损伤设计了横向或斜向的照射野。需要制订详细的剂量测定计划，以保证肺、心、肾和肝的耐受剂量。

二、磁共振引导食管癌放射治疗应用

1. MRI 在食管癌诊断及病情评估中的应用　MRI 具备良好的软组织分辨率和多方位成像的特点，逐渐在食管癌靶区勾画方面发挥出其优势。已有众多学者将 MRI 用于食管癌分期、指导靶区勾画、预测治疗敏感性、预测放射性损伤等研究，但目前 MRI 在食管癌放疗中尚处于临床研究阶段，并未常规应用于临床。MRI 在食管癌的研究进展中主要应用在以下几个方面。

MRI 在食管肿瘤诊断中的应用：MRI 是一种无创、无辐射、多参数、多方位成像技术，可提供出色的软组织对比度。近年来 MRI 逐渐成为食管癌的重要影像学检查手段之一。目前，MRI 在食管癌的应用包括解剖成像和功能成像两个方面。解剖成像应用较多的有高分辨率（high resolution，HR）T_2WI 扫描和增强扫描等，主要应用于食管癌 T 分期。功能成像主要有弥散加权成像（DWI）和 DCE-MRI，多用于肿瘤的放化疗疗效评估。

众所周知，MRI 有很高的软组织对比度。正常节段食管在 T_1WI 上为低到等信号，在 T_2WI 上黏膜线呈环形，且可清晰地区分食管壁的黏膜层和肌层。而在发生肿瘤的节段上，首先矢状面上 T_1WI 可见食管不规则增粗形成肿块，T_2WI 肿瘤呈低到等或不均匀信号，并可看到高信号的黏膜线中断。由此可见，MRI 在食管癌的诊断中有很高的应用价值。

除此之外，DCE-MRI 定量参数与食管癌病理分级之间有相关性。有研究前瞻性地分析了经电子消化道内镜证实的食管鳞癌，行食管癌根治术获得病理结果，且术前 1 周内行 MRI 检查，结果发现，K_{trans}、K_{ep} 及 V_e 值与食管鳞癌病理分级呈正相关，随着鳞癌恶性程度增加，各参数值升高，提示 DCE-MRI 定量参数能够反映肿瘤的恶性程度和肿瘤的血流灌注特征，这些参数可应用于术前食管鳞癌分化程度的评估。

综上所述，MRI 在食管癌定性诊断及定量诊断中，均有较高价值。

2. MRI 在食管癌分期中的应用　目前食管癌的治疗是以外科手术为主并辅以放化疗的综合治疗。准确的临床分期和及时的疗效评估有助于食管癌治疗方案的选择及修改。目前食管癌的 T/N 分期主要依据超声内镜检查术（EUS）、CT、钡剂造影等检查综合评定。当怀疑气管支气管侵犯时，经支气管镜腔内超声（endobronchial ultrasonography，EBUS）可能具有额外的价值。^{18}F-FDG-PET-CT 在检测远处转移方面发挥着重要作用。

这些成像技术在三个重要领域都有其局限性。首先，成像质量不佳通常会导致对局部肿瘤范围（T 分期）和区域淋巴结受累（N 分期）的误差评估。其次，食管癌成像的第二个挑战是精确定义放疗的肿瘤边缘。再次，缺乏对新辅助治疗或根治性放化疗疗效评估的准确方法。上述缺点可能导致个别患者的治疗策略选择不当，因此改善食管癌的影像学应成为目前的研究热点之一。

随着传统 MRI 技术改进，包括硬件的升级及序列的研发，为 MRI 在食管癌放疗和治疗反应评估方面提供了新的机会，本部分将围绕 MRI 对食管癌 T 分期和 N 分期的评估进行论述。

（1）食管癌 T 分期：准确的肿瘤分期对于确定个体患者的预后和治疗非常重要，旨在根据肿瘤浸润深度及对周围结构浸润程度的精确评估来确定可切除性。T_1 和 T_2 之间的区别，对于决定是否在 T_2 或更高 T 分期的肿瘤行术前新辅助治疗很重要。T_{4a} 或 T_{4b} 肿瘤的区别主要在于侵犯可切除或不可切除的邻近结构。这些分期之间的区分对于决定是否行手术治疗尤为重要。

EUS 是目前用于 T 分期的首选技术。EUS 对食管癌 T 分期诊断的敏感度约为 85%，在晚期（T_4）比早期（T_1）更有优势，准确率约为 83%。众所周知，EUS 是一种侵入性技术，因肿瘤部位狭窄致内镜无法通过导致的失败率为 14%~25%。此外，EUS 诊断效能高度依赖于内镜医师的经验。与 EUS 不同，CT 无法区分食管壁层以确定肿瘤浸润深度，即 T_{1a} 与 T_{1b} 疾病。然而，CT 通过判断食管及周围结构间的脂肪间隙，在排除 T_{4b} 肿瘤、确定可切除性方面比较可靠。对某些疑似气道侵犯患者在 EUS 和 CT 后，可能需行 EBUS 检查来排查。由于空间分辨率有限，FDG-PET 在评估肿瘤 T 分期方面没有任何优势。

在 MRI 常规 T_1WI 上，食管壁各层间信号相近，均呈中等信号，因此难以区分食管壁层，不利于食管癌 T 分期。常规 T_2WI 存在扫描层厚较厚、空间分辨率低的缺点，也难以达到 T 分期的目的。而高分辨率 T_2WI 层厚较薄，层面空间分辨率高，能较好地对食管壁层及其周围组织进行描述，有利于食管癌 T 分期的判断。Riddell 等在 1.5T 磁共振采用高分辨率 T_2WI 扫描，能区分食管壁的主要结构，包括黏膜层（中等信号）、黏膜下层（高信号）、固有肌层（低信号），能很好地评估 T 分期，其诊断食管癌 T_1、T_2、T_3 和 T_4 期的符合率分别为 50%、83%、82% 和 100%，总符合率为 81%（30/37）。一项使用 T_2WI 和 DWI 以更快的序列和心脏/呼吸门控进行 1.5T MRI 检查的研究报告称，在 33% 的病例中检测到 T_1 肿瘤，在 58% 的病例中检测到 T_2 肿瘤，T_3 为 96%，T_4 为 100%。Yamada 等利用 7.0T MRI 对食管癌体外标本进行超高分辨率 T_2WI 扫描，可以清晰显示正常食管壁的 8 层结构，判断食管癌浸润深度的符合率为 100%。

虽然高分辨率 T_2WI 在 1.5T 或 3.0T 设备下能够清晰地分辨黏膜层、黏膜下层和固有肌层，较好地显示病灶，但对于 T_{1a} 和 T_{1b} 还不能做到区分，一方面是因为食管壁黏膜层和黏膜下层连接紧密且厚度很薄，另一方面是由于磁共振梯度场、线圈通道等硬件的限制很难做到分辨率很高的成像。有学者认为，高分辨率 T_2WI 对 T_1 期肿瘤会造成过度分期，且 T_2WI 对运动伪影的敏感限制了 T 分期的使用。但当食管癌发展至 T_3、T_4 时，高分辨率 T_2WI 不仅能显示肿瘤本身而且对周围组织受侵情况也能进行较准确的判断。从临床治疗方案考虑，尽管 T_1、T_2 期区分上仍有困难，但是无论 T_1 期还是 T_2 期，手术都是优先选择方案，因此高分辨率 T_2WI 对于食管癌的 T 分期有利于临床手术方案的选择。在食管癌 T 分期中，MRI 增强也有其应用价值（图 5-2-1）。动态对比增强序列 r-VIBE（radial VIBE）应用放射填充技术，在自由呼吸状态下采集图像，较常规动态对比增强能够有效减少运动伪影。Qu 等指出在 r-VIBE 峰值强化期中能够很好地区分黏膜层（高信号）、固有肌层（低信号）、外膜（高信号）。在 r-VIBE 基础上研发的 starVIBE 自由呼吸技术结合高效率的频谱选择性脂肪抑制技术，如 SPAIR 技术等，能有效去除运动伪影，包括呼吸运动伪影、血管搏动伪影以及非自主颤动（如帕金森病患者）伪影等。因此，在食管癌的应用中，尤其是位于心脏大血管处和食管下段的病灶，starVIBE 具有显著的优越性，对临床 T 分期应用价值更佳。同时可以通过对比剂增强效果有效地提高食管黏膜与肌层的对比，提高食管癌病变的影像显示能力。而 BLADE（BLADE T_2 weighted imaging）能清晰地显示管腔结构的层次、器官边缘及周围膜性结构。研究显示 starVIBE 与 BLADE 序列结合使用可在术前对可切除性食管癌进行较准确的无创性的 T 分期区别。

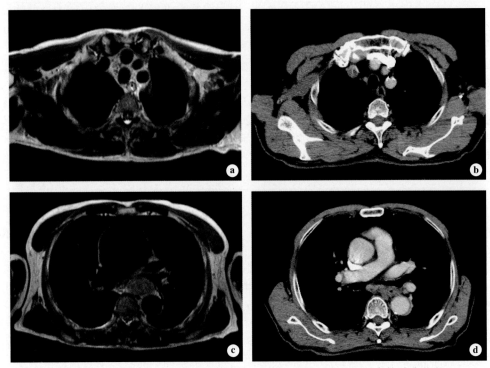

图 5-2-1　MRI T_2WI 及静脉期增强 CT 所示食管正常节段及食管肿瘤节段

a. 食管正常节段 MRI T_2WI，可见食管各层连续性好；b. 食管正常节段 CT；c. 食管肿瘤节段 MRI T_2WI，可见病变处食管外膜模糊不清，为 T_3 期；d. 食管肿瘤节段 CT

　　（2）食管癌 N 分期：转移淋巴结的组织病理学证据是可切除食管癌最重要的预后因素。准确的术前淋巴结转移范围评估对于手术、放疗计划和预后预测至关重要。无淋巴结受累（N_0）的患者，手术后 5 年总生存率为 70%～92%，而淋巴结转移（$N_{1～3}$）患者术后五年生存率为 18%～47%。

　　目前临床上常使用 EUS、CT 和（或）FDG-PET 评估区域淋巴结受累状况。EUS 可通过细针穿刺抽吸（FNA）获得用于细胞学及组织病理学检查的标本，与单独 EUS 相比，EUS-FNA 在确定 N 分期方面更具优势。EUS-FNA 通常很容易到达纵隔内和腹腔轴周围最常见的淋巴结受累部位。然而，当内镜不能穿过肿瘤时，EUS 对 N 分期的价值有限。一项包括 EUS 和 EUS-FNA 的荟萃分析报道 N 分期敏感性为 80%，特异性为 70%，淋巴结受累的分期不足占 3%，分期过度占 25%。一项将 EUS 与 FDG-PET 和 CT 进行比较的研究发现，EUS 在 T 分期的准确性并不显著高于 FDG-PET 或 CT。同样，一项荟萃分析表明 CT 在确定淋巴结状态方面的价值有限，该分析报道的敏感度为 50%，特异度为 83%。关于 FDG-PET 评估区域淋巴结转移，一项荟萃分析显示敏感度为 51%，特异度为 84%。

　　到目前为止，对 MRI 诊断价值的研究更多的是在淋巴结分期而不是肿瘤分期，部分原因是目前已建立技术，对于 N 分期的诊断性能不足。使用传统 MRI 技术，其敏感度、特异度和准确度分别为 38%～62%、68%～85% 和 64%～77%。一项研究还报道了使用超顺磁性氧化铁（SPIO）增强的 1.5T MRI 的出色结果，其敏感度、特异度和准确度分别为 100%、95% 和 96%。但 SPIO 增强也会出现假阳性，心脏运动、胃腔蠕动等伪影会影响淋巴结观察。另外，尘肺或硅肺的食管癌患者淋巴结因失去吞噬 SPIO 的能力而导致假阴性。一项研究通过扩展 MRI 上阳性淋巴结的传统定义，从短轴直径"＞10mm"改为"＞5mm"，实现了 70%、93%和 89% 的更高敏感度、特异度和准确度。最近的一项研究表明，背景抑制弥散加权成像（diffusion weighted imaging with background suppression，DWIBS）结合短反转时间反转恢复（STIR）序列脂肪抑制并未导致 N 分期诊断的重大改进，敏感度、特异度和准确度分别为 75%、62% 和 68%。最新研究发现使用心电触发的 1.5T MRI 与 TSE 和 STIR 脂肪抑制影像，其灵敏度、特异性和准确度分别达到 81%、98%和 95%。总的来说，MRI 对食管癌患者 N 分期的诊断价值在逐步提高。但由于不同研究中使用的 MRI 技术异质性高，对结果进行合理汇总或荟萃分析比较困难（图 5-2-2）。

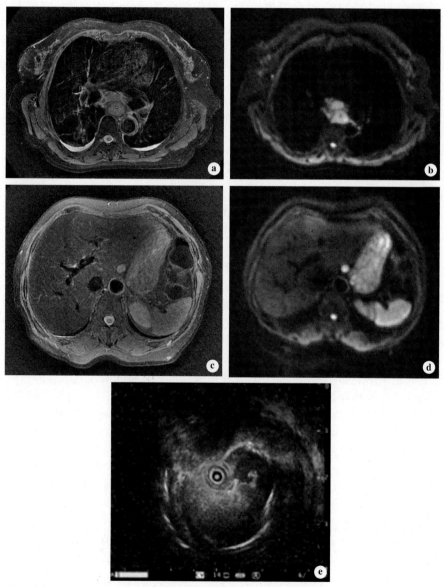

图 5-2-2　患者为胸中段食管鳞癌，通过超声内镜及 PET-CT 临床分期 $T_3N_2M_0$
a. 胸部 MRI T_2WI 脂肪抑制影像；b. 胸部 MRI DWI 影像；c. 腹部 MRI T_2WI 脂肪抑制影像；d. 腹部 MRI DWI 影像；e. 超声内镜影像

食管癌影像在 T/N 分期、放疗靶区勾画和治疗反应评估等重要领域都有特定局限性。MRI 是一种微创成像技术，可提供出色的软组织对比度，可弥补这些限制。然而，由于多项技术挑战,MRI 在食管癌治疗中的作用受限。食管癌 MRI 的早期研究结果相当差,这是由于成像时间长导致运动伪影而图像质量严重下降。随着时间推移,不断提高的场强(从 0.5T 到 1.5T 和 3.0T,以及实验的 7.0T)以及更快的扫描序列和心脏/呼吸门控的发展使得成像质量不断提高。此外,通过使用基于钆的药物抑制脂肪信号和增强管腔对比度,改善了组织对比度。随着传统 MRI 技术改进,功能 MRI(如 DWI 和 DCE-MRI)逐渐得到广泛应用。

最近研究能够通过高分辨率 MRI 实现 T 分期的高准确度(81%),接近标准 EUS 的准确度范围(81%~92%)。此外,与 CT 相比,MRI 在评估可切除性方面具有相似的价值,而 EUS 则无此方面的作用。未来的研究应仔细确定不同成像技术的附加作用。系统的文献检索表明,常规 MRI 对 N 分期敏感度、特异度和准确度分别为 25%~62%、67%~88% 和 56%~77%。常规形式的 MRI 对食管癌患者的淋巴结分期诊断价值有限。EUS-FNA 的大型荟萃分析中显示出更高的价值(敏感度 80%,特异度 70%),应作为首选技术。使用更新技术,更高成像质量导致更好的诊断性能,使用 SPIO 对比剂的两种快速序列(STIR-TSE)报道准确度均高达 95%~96%。在不久的将来,优化的 MRI 技术可以在确定淋巴结状态方面得到进一步改进。

必须注意有关 T 分期研究的一些潜在限制。由于新辅助治疗策略可降低大量患者的食管肿瘤分期,应谨慎解释治疗前和(或)治疗后成像与组织病理学对比的准确性。一些研究没有提及新辅助治疗的应用和(或)影像学检查的确切时间,影响了比较的准确性。随着新辅助治疗的重要性日益增加,影像越来越转向评估治疗反应的手段。T 分期研究的另一个潜在限制是不可能通过组织病理学确认 T_{4b} 的期别。关于 N 分期,必须指出的是,研究中没有专门尝试将影像确定的淋巴结与组织病理学评估的淋巴结进行完全匹配。影像学上可疑淋巴结在组织病理学上很可能是阴性,但由于另一个位置未检测到淋巴结可能被证明是阳性的,这些问题同样适用于 CT、EUS、FDG-PET 和 MRI 研究。

尽管 MRI 在食管癌的检查中发挥的作用有限,但其质量正在随着时间的推移而提高。在最近的研究中,与 EUS 和 CT 相比,使用优化的 MRI 在 T 和 N 分期中获得了类似甚至更好的结果。MRI 在肿瘤勾画和放疗的实时引导以及新辅助治疗反应和再分期评估中的作用在很大程度上仍未确定。将来,MRI 有可能在确定局部肿瘤范围和淋巴结状态以及其他功能方面得到改进。此外,预测新辅助治疗反应者和准确的反应评估可以提高当前非手术疗法的效果和适用性。未来关于 MRI 在这些具有挑战性领域中的价值的研究应该更加清晰。

3. MRI 在食管癌放射治疗靶区勾画中的应用 靶区勾画是食管癌放疗中的关键环节,在放疗计划制订尤其是采用局部加量治疗时,食管癌病理长度和位置的确定对大体肿瘤靶区(GTV)勾画尤为重要。局部晚期食管癌 GTV 的勾画通常基于 CT、FDG-PET、内镜、超声内镜和食管造影。CT 是临床上最常用的勾画食管癌 GTV 的影像学手段,食管癌 GTV 横断面边缘在 CT 影像上一般清晰可见,但如果肿瘤与周围组织或转移淋巴结分界不清时,GTV 的边缘确定仍有一定难度。在食管癌上下界的判定上,多项研究发现,CT 难以准确估计食管病灶的长度,对肿瘤上下界难以区分,这给 GTV 确定带来了难度。Sillah 等对食管癌患者术前 CT 长度与术后病理测量的食管肿瘤长度进行对比发现,CT 长度比病理长度长 68%,平均差异为 1.67cm。虽然食管造影和超声内镜可以比 CT 更准确地确定 GTV 长度,但在放疗计划系统中,使用这两种方式获得的图像不能与 CT 影像融合进行靶区勾画。还可以在超声内镜下给予钛夹标记上下界来确定肿瘤的上下界,但对于一些食管狭窄的患者无法实现。一些研究人员认为,FDG-PET 能更准确地显示食管鳞癌 GTV。然而,在使用 FDG-PET 时,必须首先确定食管鳞癌的标准摄取值(SUV)阈值。由于这一阈值容易受患者生理状态和扫描条件影响,不同机器和研究中心的 SUV 阈值选择标准也不尽相同。尽管采用了多模式方法来勾画肿瘤,但观察者间的可变性仍然很大,特别是在头脚方向。因此,选择一种更准确成像方式来确定食管癌 GTV 的位置和范围是至关重要的。

Li 等对 26 例食管癌患者基于 CT、PET-CT、MRI 分别进行 GTV 的勾画,研究发现 MRI 获得的 GTV 大小明显小于 PET-CT。GTV-PET 与 GTV-CT 或 GTV50%(以 SUV 最高值的 50%

为阈值勾画 GTV）之间存在较大的错配，GTV-MRI 和 GTV-PET 也存在很大的不一致性。GTV-MRI 和 GTV-PET 严重失配的原因可能有以下几点。①由于 PET 的空间分辨率和部分容积效应较差，对食管壁的解剖显示可能不如 MRI T_2WI。②PET-CT 在勾画 GTV 时选择的 SUV 值可能太低，以至于包括正常的食管周围组织，这将不可避免地降低靶区勾画准确性。③在 MRI T_2WI 和 PET-CT 采集过程中，呼吸模式的不一致可能会在一定程度上影响肿瘤位置和形状。

综上所述，GTV-PET 比 GTV-MRI 包含更多的呼吸运动信息。GTV-MRI 不能取代 GTV-PET，因为每次成像所包含的靶区信息不同。另外，无论是 GTV-MRI 还是 GTV-PET 单独确定治疗靶区，都会产生靶区差异，因此需要结合不同影像学检查进行靶区的勾画。

Hou 等研究分析了 DWI 在食管鳞癌 GTV 勾画中纵向长度的准确性。对 42 例食管癌根治术患者，术前行常规 CT 扫描、MRI T_2WI 和 DWI 检查。扩散敏感梯度 b 值分别取 400、600 和 $800s/mm^2$。GTV 在不同 b 值图像上分别采用 CT、MRI T_2WI 和 DWI 显示。将使用上述成像方式测量的 GTV 经度长度与病理病变长度进行比较，以确定最准确的成像方式。应用 CMS XIO 放疗计划系统对 DWI 图像和 CT 影像进行融合，探讨在融合图像上勾画 GTV 的可能性。研究发现，DWI 扫描可以准确地显示食管鳞癌 GTV 长度，也可以清晰地显示 GTV 上下缘。同时，在放疗计划系统中，DWI 扫描图像可以与 CT 影像进行融合，二者联合确定 GTV。Vollenbrock 等研究发现，MRI 上 GTV 显示的观察者间变异性与 FDG-PET-CT 相当。MRI 所显示的 GTV 较 FDG-PET-CT 小，主要变异出现在头脚方向肿瘤边缘，在 2 例累及胃食管交界处的肿瘤中，DWI 加 MRI T_2WI 显著减少尾端变异。

磁共振波谱成像（MRS）诊断与肿瘤细胞增殖相关的高代谢活动区的能力对于放疗计划的制订非常有用，MRS 可以使用足够强的磁场来分辨代谢物的共振频率。常见且相对丰富的代谢物有肌酸（一种能量标志物）、胆碱（一种细胞膜标志物）和 NAA（一种神经元标志物）。这些标志物之间的比值可以用来区分异常组织和正常组织。MRS 还可以通过每日肿瘤成像帮助影像指导，促进同步的推量治疗。MRS 还可将复发病灶与先前放疗部位的瘢痕组织区分开来（图 5-2-3～图 5-2-5）。

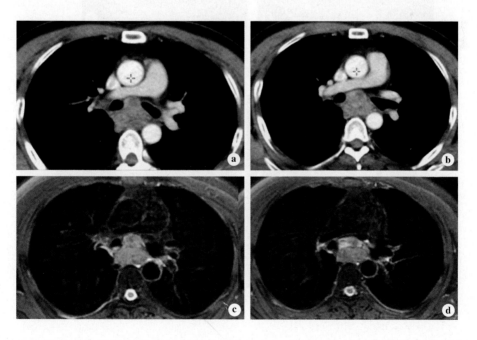

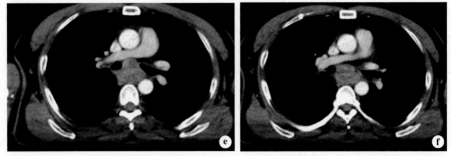

图 5-2-3　食管病灶与纵隔转移淋巴结分界不清，T_2WI 可清晰地显示食管病灶的边界，结合 T_2WI 的信息，进行 GTV 的勾画
a、b、e、f. CT 影像；c、d. MRI T_2WI 脂肪抑制影像

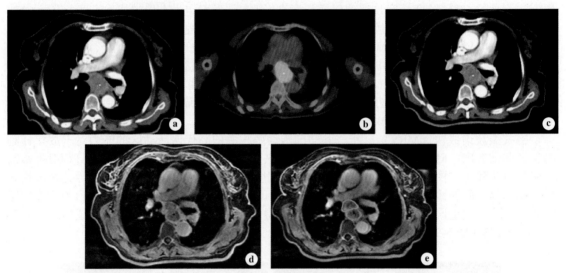

图 5-2-4　食管病灶与纵隔转移淋巴结分界不清，CT（a）及 PET-CT（b）无法准确判断食管病变边界，根据 CT 勾画 GTVp（红线）与 GTVn（蓝线）（c）。MR 影像可清晰显示食管病灶及相邻淋巴结的边界（d），借助 MR 影像可更好地勾画 GTVp（红线）与 GTVn（蓝线）（e）

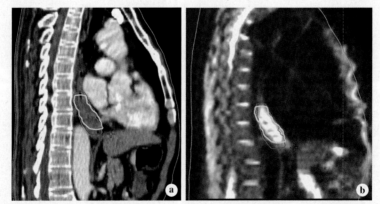

图 5-2-5　DWI 可更好地确定食管病灶的上下边界（红线根据 CT 进行勾画，黄线根据 DWI 进行勾画）
a. CT 矢状面影像；b. MRI DWI 矢状面影像

4. MRI 在食管癌放射治疗疗效评估中的应用　放化疗在食管癌综合治疗体系中起着不可或缺的作用，甚至对于可手术的中、早期食管鳞癌，其治疗效果并不亚于手术；对于中晚期食管癌，放化疗更是首选治疗方式。放疗设备和放射物理技术进步迅速，推动了常规普通放疗到

精确放疗的跨越，但总体生存率的改善远远低于临床预期。究其原因，主要为不同患者之间放化疗疗效存在着巨大差异，即使相同分期、相同病理类型、相同部位，其疗效亦可迥异，甚至在同一肿瘤的不同放疗时段，对放疗的应答也不尽相同。出现这些疗效差异的原因在于肿瘤的异质性，即肿瘤基因表达的差异、肿瘤微环境的差异等。而目前"群体化"的放化疗技术难以有针对性地做出"个体化"选择。因此，寻找一种可以"个体化"预测放化疗疗效的有效途径，来指导食管癌后程放疗计划的调整，成为一种迫切的需求。

（1）弥散加权成像（DWI）-MRI 在预测食管癌疗效中的价值：除常规 MRI 序列外，在食管癌疗效预测中 DWI 是研究最多的功能影像学检查，可在宏观成像上真实反映肿瘤组织水分子的微观扩散过程。DWI 用于评价食管癌放化疗效果主要通过表观弥散系数（ADC）定量评价水分子在肿瘤组织内部的扩散能力，恶性肿瘤细胞密度大，细胞外空间小，水分子扩散受限制，表现为 DWI 图像高信号，ADC 值降低；随着放化疗的进行，肿瘤细胞数量和密度减少，细胞外空间增加，水分子重获自由扩散能力。众多研究都报道了 DWI 序列 ADC 值在预测治疗效果方面的价值，但部分结论不尽相同：王澜等利用 DWI 技术，通过 ADC 值变化预测食管癌患者放化疗后近期及远期疗效，结果显示，低 ADC 值组近期有效率及远期复发转移率均优于高 ADC 值组。Shunsuke 等通过不同放疗时间点 DWI 检查，结果显示，放疗剂量 20Gy 时行 DWI-MRI 可早期预测放疗疗效。2011 年日本的一项研究表明，放疗前 ADC 值是影响治疗反应的独立预后因素，高 ADC 值组预后明显优于低 ADC 组。而 de Cobelli 等却得出了相反的结论，该研究的观点认为治疗有效组治疗前 ADC 值低于无效组，放疗后 ADC 值高于无效组，而放疗前后差值 ΔADC 高于无效组。也有文献报道，DWI 信号强弱与病变恶性程度有关。此外，不同研究之间采用的 DWI 序列 b 值也不尽相同，是造成结论不同的另一原因，这种情况在其他肿瘤的 DWI 应用中也有类似报道（图 5-2-6）。

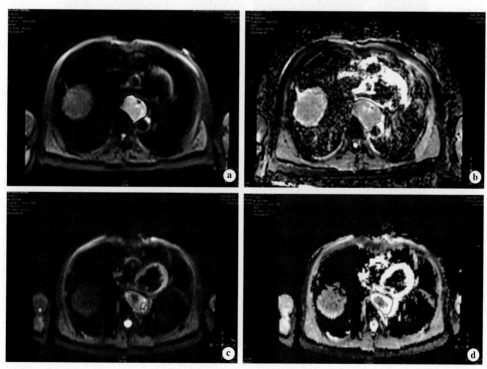

图 5-2-6　DWI 和 ADC 图
a、b. 治疗前；c、d. 治疗中期

DWI-MRI 虽应用前景乐观，但目前仍存在许多待改进之处，如①图像清晰度欠佳，有待进一步提高。②ADC 受组织血液灌注影响明显，因为 DWI 和 ADC 本身即可反映组织的血供情况，提示血液灌注可能对低 b 值 DWI 影响较大，分析低 b 值弥散时要考虑这个因素。③小病灶漏诊或 ADC 不准。④严重图像扭曲变形，无法获取理想的 ADC 图像。⑤EPI 固有的特点决定了图像会产生各种各样的伪影。

（2）动态对比增强（DCE）-MRI 在预测食管癌疗效中的价值：DCE-MRI 作为一种无创评价组织和病变微循环特性的功能成像方法，得到了临床普遍重视及认可，已广泛用于多种肿瘤（如乳腺癌、肝癌、直肠癌、胰腺癌、鼻咽癌、前列腺癌等）的鉴别诊断、疗效评价、预测复发等。既往文献报道 DCE-MRI 在食管癌中的应用相对较少，主要原因是血流动力学模型受多种因素影响，且磁共振动态扫描时间过长，严重干扰计算机分析。比如 Tofts 模型要求单个时相时间在 6s，Exchange 模型要求是 3s。随着 MRI 技术的进步，MRI 扫描序列所需时间明显缩短，也为 DCE-MRI 在食管癌中的应用提供了基础。

近年来，DCE-MRI 在食管癌中应用的报道逐渐增多。Oberholze 等运用 DCE-MRI 技术预测放化疗后肿瘤微环境的变化，结果显示 DCE-MRI 可早期显示放化疗后微环境的变化。Eugene 等使用 DCE-MRI 定量参数来预测新辅助化疗的疗效，结果显示，DCE-MRI 可早期预测疗效。Lei 等研究认为，DCE-MRI 在食管癌早期诊断中具有优势。Wu 等 2015 年使用 DCE-MRI 技术评估舒尼替尼在食管癌的疗效，结果表明，DCE-MRI 技术可更敏感地预测食管癌的血管特征。Yuan 等研究表明，食管鳞癌同步放化疗后 K_{trans}、V_e 值较治疗前降低（$P < 0.05$）（图 5-2-7）。

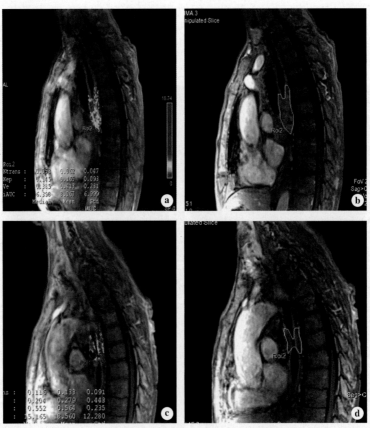

图 5-2-7　DCE 伪彩图和强化图

a、b. 治疗前；c、d. 治疗后

目前 DCE-MRI 在食管癌中的价值仍有不同观点,分析出现差异的原因包括两个方面。一方面,感兴趣区(ROI)的勾画方式存在不同,食管本身存在空腔,影响参数值计算;另一方面,不同研究之间采用的 MRI 扫描序列存在差异,此外,在扫描过程中采用刚性配准与非刚性配准结合的方式,可最大限度地减少体位不自主活动和心肺运动也会带来影响。目前关于 DCE-MRI 在食管癌中的应用样本量偏少,缺乏大样本的前瞻性研究,且 DCE-MRI 的模型缺乏统一,仍需要进一步的实验结果验证。

(3)磁共振波谱成像(MRS)在预测食管癌疗效中的价值:MRS 在食管癌疗效预测的价值主要表现在食管癌的早诊、早治。目前其在食管癌疗效评估中的研究相当局限。Mukherji 等在运用 MRS 技术时发现,食管癌组织中胆碱能复合物含量明显升高,并且与肌酐的比值存在一定关系。其他研究也进一步证实了该结果。Merchant 等通过对食管鳞癌组织中磷脂质的检测,回顾性研究分析其与临床病理因素之间的关系,结果显示其与 T、N 分期之间存在相关性,为术前准确分期提供了选择。因此,通过食管鳞癌组织中磷脂质的表达水平,可以预测肿瘤对放化疗的反应。

MRS 在食管癌中的应用多限于离体研究,在体研究数据较少,但 MRS 作为无创的检查方法,可能会成为大家更容易接受的检查手段,仍需大量前瞻性实验来摸索可靠的参数以获取可靠的数据。

(4)磁共振体素内不相干运动(intravoxel incoherent motion,IVIM)成像在预测食管癌疗效中的价值:IVIM 技术和 DWI 不同之处在于它不仅反映组织内单纯水分子扩散效应,还反映组织毛细血管灌注效应,目前已广泛应用于各个器官及组织。在放化疗疗效评估方面,IVIM 已在胰腺癌和卵巢癌等取得较好效果,同时 IVIM 成像对于食管癌早期诊断、分期及分级也有较好价值,但对于评估放化疗疗效的研究目前还不太完善。Zhu 等研究显示 IVIM 成像部分参数值可以用来预测食管癌患者新辅助放化疗疗效,其中新辅助放化疗后的 ΔD 值最有价值(如图 5-2-8)。Zhou 等研究显示,IVIM 参数有助于评估不能手术食管鳞癌患者的根治性同步放化疗疗效,并且 IVIM 参数联合 ADC 是早期预测疗效的良好指标。

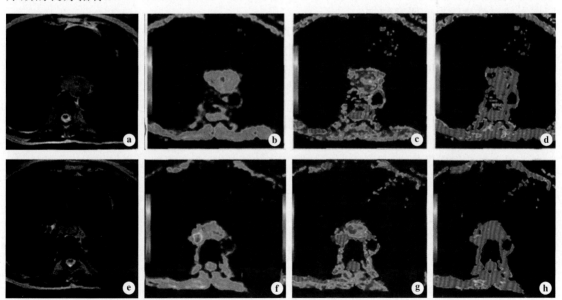

图 5-2-8　患者男,49 岁,食管胸中段癌

a～d. 为该患者新辅助放化疗前 T_2 平扫、IVIM 参数值(b、c、d 为伪彩显示);e～h 为该患者新辅助放化疗后 T_2 平扫、IVIM 参数值(f、g、h 为伪彩显示)。该患者术后 TRG 等级为 2 级

5. MRI 在食管癌放射治疗放射性损伤评估中的应用　食管癌放疗中常见的副作用主要有放射性食管炎、放射性肺炎、放射性脊髓损伤、放射性心脏损伤等，其中放射性食管炎与放射性肺炎是放疗剂量限制的主要因素。

（1）放射性食管炎：急性放射性食管炎是指在患者开始放疗后 90 天内出现的食管反应，主要表现为食管黏膜充血、水肿、渗出及糜烂。多数患者会有吞咽疼痛，进食困难的症状较前加重。患者大多为 Ⅰ～Ⅱ 级反应，但 3D-CRT 和（或）合并化疗后的不良反应较单一放疗明显增加，需要及时处理。放射性食管炎多数情况下不需要用镇痛药，特别是局部有溃疡或穿孔前的征象时，可能会因镇痛药物的作用，临床上会影响对穿孔可能的判断。内镜下的改变，如红斑和溃疡，也是非特异性和非诊断性的。受影响区域的活检显示不同的炎症改变以及与辐射相关的内皮细胞和间质细胞异型性。这种非典型性类似于巨细胞病毒的细胞病变，可以通过免疫染色排除。因此，放射性食管炎在临床上可确诊，在内镜和组织学上与更常见的以血管扩张为主要表现的放射性直肠炎有很大不同。

尽管食管标准化 MRI 方案还没有报道，但根据经验，T_2WI 对器官的解剖至关重要，因为它具有出色的软组织对比度、良好的空间分辨率和高信噪比；DWI 提供了有关组织结构和细胞密度的信息，它反映的是 ADC 水质子的流动性。这一定量指标被认为是食管和胃一个很有前途的成像生物标志物。DCE-MRI 包括在注射一组螯合 Gd 分子之前和之后采集序列 T_1 加权图像。在过去的几年里，由于技术的不断发展，DCE-MRI 在肿瘤学中的应用越来越多。此外，Tofts 等研究了胃管中从 DCE-MRI 图外推的不同定量生物标志物。从组织学上讲，食管由不同的层组成：内层（即复层鳞状上皮，在胃门突然变成简单的柱状上皮）、黏膜肌层、黏膜下层、内环状肌层、外纵肌层。在 T_1 加权成像上，食管显示为低信号结构，与周围脂肪高信号强度形成对比。食管层在高分辨率 MRI T_2WI 上清晰可见。在轴向 T_2WI 采集上，以三层模式为特征：黏膜层（内层）：中/低信号强度；黏膜下层：高信号强度；固有肌层（外层）：低信号强度。其区别主要基于中间层的较高信号强度。体外研究表明，在超高分辨率 T_2 加权序列上，食管壁多达 8 层。刘长民等研究了放疗中 DCE-MRI 及 DWI 参数的变化预测放射性食管炎发生的价值，尚未得到阳性结论。在当前的临床实践中，仍缺乏 MRI 应用于放射性食管炎的研究数据。

（2）放射性肺炎：肺损伤通常分为早期（或急性）肺损伤和晚期肺损伤。放射性肺炎是一种早期并发症。放射性肺炎指正常肺组织受到照射后引的放射性肺损伤，通常发生在放疗后 6 个月内，主要临床表现为干咳和呼吸困难，对类固醇反应良好。其发病机制多数学者认为是肺泡 Ⅱ 型细胞损伤学说：指肺组织受到放射性照射后肺泡 Ⅱ 型细胞损伤和表面活性物质变性导致其分泌功能丧失及成纤维细胞异常增生而引起肺纤维化。放射学表现是不尽相同的，表现为与炎症相关的密度增加（急性），或伴随收缩和胸膜增厚的密度增加（晚期）。放射学异常发现频率取决于放射学评估的敏感性。

非侵入性放射成像技术可用于评估局部损害、功能减退，并有可能预测与临床相关的结果。然而，肺损伤的放射学证据并不总是伴随着临床症状。临床肺损伤发生概率与放疗剂量、照射体积和分割计划有关。全身治疗（如化疗、激素治疗或免疫治疗）可能会影响放疗引起的损伤发生率和严重程度，也可能会影响患者特定因素，如治疗前肺功能和吸烟史。增强 MRI 可用于描述放射性肺损伤不同时相的血流灌注特征。日本的一项研究表明，MRI 可以在动物模型中检测到辐射导致肺损伤。Shioya 等使用 MRI 技术，发现在大鼠半胸腔 20Gy 单次照射后 14d CPMG T_2 值继续升高，T_1 值、Hahn T_2 值和水含量显著升高，在放射后的肺组织中，CPMG T_2 测量可以在早期检测到分子紊乱。他们发现，在检测确定辐射诱导的肺组织损伤的程度方面，MRI 比传统成像技术更敏感。Ogaswara 等研究了辐照后 1 个月内，受辐照的犬肺相对于未受辐照的肺表现出局灶性和持续性造影增强。这种异常在接下来的 2 个月里表现得很明显。4 个月后，在 Gd-DTPA 第一次通过时，受辐射的肺显示相反的较低强化，但在 Gd-DTPA 再分配阶段持续增强。临床观察到急性和纤维化放射性肺炎增强异常的相似差异。这些结果提示

Gd-DTPA 动力学可跟随早期/急性放射性肺炎和放射性纤维化的组织病理学而改变，DCE-MRI 可能有助于区分放射性肺炎的分期。Muryama 等最近的一项研究是 19 例原发性肺癌患者和 21 例原发性食管癌患者在接受根治性放疗前行速度编码电影（VEC）MRI 检查，检测肺动脉血流。将左、右肺动脉血流剖面数字化，并从这些数据中测量加速时间、射血过程中最大流量变化、加速容积以及射血过程中最大流量变化与加速容积的比值，发现在放疗前，发生和未发生大于 1 级的放射性肺炎患者肺动脉血流的差异有统计学意义，提示 VEC MRI 检测的肺动脉高压可作为放射性肺炎的预测指标。

（3）放射性心脏损伤（RIHD）：已成为肿瘤患者不可忽视的心源性致死因素，包括心包炎、心肌纤维化、冠状动脉病变、心脏瓣膜疾病、缺血性心肌损伤、心律失常、心脏传导系统损伤等。心包疾病主要的机制是放疗后心脏微循环受损，毛细血管通透性增加，心包腔内出现包含大量蛋白质的渗出液；放疗还会导致蛋白质溶解能力下降，导致心包纤维化。放射性冠脉损伤是因为冠状动脉内皮细胞对放射线敏感，损伤后导致冠状动脉粥样硬化。放射性瓣膜病的病理变化包括瓣叶的纤维化、增厚，瓣膜回缩、钙化，最终导致瓣膜的关闭不全和狭窄。放疗导致的心脏传导系统损伤的风险相对较小，可由放射线的直接损伤引起，也可能与心肌纤维化和心肌缺血有关。放射性心肌损伤可由放射线直接损伤引起，也可由放射性瓣膜病或冠状动脉损伤间接引起。

心脏 MRI 被公认为衡量心室体积、质量和射血分数的"金标准"。使用心脏磁共振延迟强化成像是评估心肌纤维化的首选影像学方法。MRI 和 CT 的进步提高了心肌急性和瘢痕梗死的可视化程度。在过去的十年里，心脏 MRI 和多层螺旋 CT 技术已有许多重大进步。MRI 的强度依赖于各种脉冲序列以及在单个成像过程中非侵入性地提供有关心肌结构、功能和灌注信息的能力。MRI 可以用于评估再灌注损伤的急性和慢性后果，多层螺旋 CT 更适合于评估冠状动脉狭窄，并可作为评估 MRI 禁忌证患者生存能力的一种替代技术。在速度编码电影 MRI 上测量的左心室（LV）体积和功能的变化与延迟对比增强图像上测量的梗死范围直接相关。最近的 MRI 研究发现，透壁梗死区、微血管阻塞和梗死区范围情况是预测梗死后恢复和死亡率较差的良好指标。最近的 MRI 研究提供了充分的证据，表明局部的生长因子基因和干细胞对心肌存活、灌注和功能有益。心脏 MRI 和 MDCT 具有评估再灌注损伤表现的潜力。MRI 可以确定心肌壁厚度，通过舒张末期壁厚和多巴酚丁胺诱导的收缩储备可评价心肌的存活，并在延迟增强下直接显示心肌损伤或纤维化；Umezawa 等的研究中，对食管癌放疗的患者通过进行延迟对比增强 MRI 观察晚期钆增强（LGE），可观察到放疗诱导的心肌纤维化。在评估心内膜下损伤方面，MRI 比 SPECT 更敏感。MRI 和 SPECT 都提供了有关室壁运动和射血分数的信息，但 MRI 有更好的空间分辨率，因此评价结果可能更准确。心脏速度编码电影 MRI 空间和时间分辨率均较高，可以直接测量心腔容积及室壁厚度，还可以动态观察心室壁的运动情况。心肌首过灌注时心肌信号的变化能够反映局部 Gd-DTPA 浓度的变化，这可以反映出心肌局部血流灌注。当局部心肌血流减低，会出现局部低灌注，即心肌内可见低信号影，可以尽早发现心肌缺血。MRI 延迟强化能够很好地区分存活心肌，它被列为 ACC/AHA 应用指南的 I 类，可能会成为继 PET 后一种新的无创监测存活心肌的"金标准"。

（4）放射性脊髓损伤：是放疗后并发的一种少见而严重的并发症，其发生率为 0.8%～3.51%。放射性脊髓损伤主要累及白质，依不同的阶段及损伤的程度不同而表现差异。MRI 主要表现如下。①脊髓损伤部位：均发生在放射照射野内，受照射的椎体因弥漫性脂肪浸润而呈短 T_1 信号改变。②脊髓形态：脊髓稍肿胀或无形态改变，病变较广泛的患者出现脊髓肿胀，损伤较轻病灶小的患者脊髓增粗不明显。未见脊髓萎缩现象。③病变的信号改变：病变呈稍长或长 T_1、长 T_2 信号，注射 Gd-DTPA 后病变范围大的强化明显，病灶小的强化程度较轻。④病变的形状及累及部位以 T_2WI 和增强扫描显示较好，冠、矢状面病变呈条、片状和（或）结节状，与脊髓平行轴位呈弧形和（或）结节状，病变累及主要为边缘区，或伴有灰质的累及，这与白质损害为主的病理基础相符。

6. 食管癌 MR 影像引导自适应放射治疗的概述 肿瘤的运动也是在放疗时需要解决的问题。Frederiek 等用一种快速的图像跟踪方法对 36 例食管肿瘤患者在速度编码电影 MRI 上的运动进行了无创性的量化研究，发现食管肿瘤的运动在不同患者之间差异很大。在头脚方向的运动最大，其次是前后和左右方向。头脚和前后方向上的运动与肿瘤沿食管轴的位置有关，由于靠近膈肌和呼吸运动的影响，食管下段肿瘤的运动最大。最稳定的肿瘤位置是在呼气末。这些信息可用于制订门控放疗策略，或对患者进行运动位移确定，个体化确定 PTV 外放大小，进行相应的个体化放疗。

机载在线锥形线束 CT（CBCT）成像促进了图像引导放疗的发展，刚性配准较精确，提高了食管癌放疗的精度。然而 CBCT 的软组织对比度不佳，而且对运动器官的成像较困难，对于形变无法实时调整。磁共振引导放疗（MR-GRT）的最终目标将是利用 MRI 优越的软组织对比度及其使用可能指示治疗反应的成像生物标志物的能力，以在线方式自适应地修改治疗。MR-Linac 基于 MRI 较好的软组织对比度，可在射束传送之前和期间实时在线显示肿瘤。与先进的在线运动补偿相结合，磁共振引导放疗可以很好地提高肿瘤靶向准确性，允许较小计划靶区（PTV），从而减少正常组织暴露，潜在地减少与治疗相关毒性。

除了 GTV 和 CTV 位置变化外，MRI 还可以显示放化疗过程中肿瘤体积缩小。到治疗的第 5 周，食管肿瘤可以减少初始体积的 28%（36 例）。这种肿瘤消退将主要导致靶点变形，因此，危及器官，特别是心脏，可能会移动到最初的 GTV，从而增加对心脏的辐射剂量，并导致心脏毒性。肿瘤退变对解剖结构的影响可通过在线磁共振引导发现，并通过在线自适应工作流程进行校正，在线自适应工作流程根据当天的解剖生成新的治疗计划，我们称之为磁共振引导的自适应放疗。MR-GRT 允许在线监测肿瘤运动，这为在观察到极端解剖变化和漂移的情况下进行干预提供了选择。呼吸门控可以减轻呼吸运动影响，减少所需 PTV。因此，图像引导对于准确的呼吸门控以避免靶区遗漏至关重要。通过跟踪 GTV，MRI 可以在门控治疗期间实时确认位置，确保治疗准确性。

MR-IGRT 与传统 IGRT 平台相比有一系列优势，但它确实有一些必须解决的局限性。MRI 是由主要来自质子的射频信号重建的，缺少电子密度信息。但是，MRI 可以用来估计电子密度或与 CT 数据集配准。对于每个治疗部位，需确定该器官/临床设置的成像需求 MRI 序列。MRI 采集的时间长度大大超过了放疗的时间，因此可能导致 MRI 数据集模糊。必须执行质量保证（QA）以确保 MRI 数据集几何精度，并且 MR 影像缺少放疗剂量计算所需电子密度信息。植入患者体内的金属装置会导致磁共振图像伪影，如信号丢失、强烈的信号积累区域和植入物附近区域的扭曲，即使它们是非磁性的（图 5-2-9～图 5-2-11）。

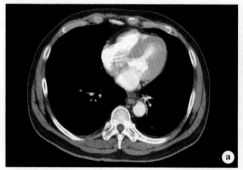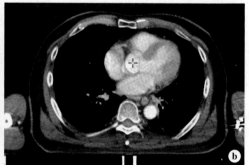

图 5-2-9 在治疗期间，食管旁淋巴结位置发生变化
a. 治疗初期 CT 影像；b. 治疗中期 CT 影像

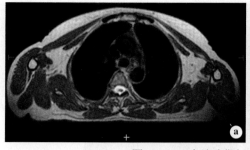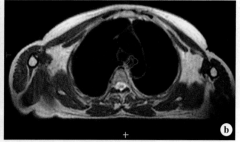

图 5-2-10　在治疗期间，食管病灶位置发生变化
a. 治疗初期 MR 影像；b. 治疗中期 MR 影像

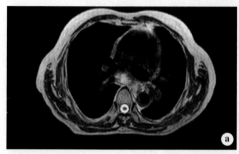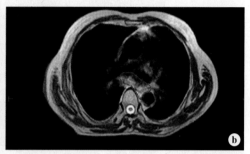

图 5-2-11　在治疗期间，食管病灶靶区体积缩小，如不及时修改靶区，会明显增加正常组织（如心脏）的
照射量

a. 治疗初期 MR 影像（第 1 次放疗）；b. 治疗中期 MR 影像（第 13 次放疗）

三、磁共振引导食管癌放射治疗实践示例

1. 患者的基本资料　患者女，69 岁，因进食阻挡感 3 个月入院。患者 3 个月前开始无明显诱因出现进食阻挡感，无明显胸骨后疼痛，无声音嘶哑、无饮水呛咳，无呕血、黑便，患者未行诊治，因进食阻挡感逐渐加重，并出现呕吐黏液，进食半流质饮食时也有明显阻挡感，遂来院就诊，入院后完善相关辅助检查，颅脑颈胸上腹增强 CT 示：①胸中段食管占位，考虑食管癌，纵隔腹腔淋巴结肿大，考虑转移；②双肺慢性炎性病灶；③双侧少量胸腔积液，心包少量积液；④双肾囊肿；⑤颈部及颅脑扫描未见明显异常。

行超声胃镜检查术提示：食管黏膜粗糙，距中切牙 25～35cm 食管溃疡隆起性肿物，肿物环周生长，充血糜烂，质脆易出血，管腔狭窄，更换超细胃镜后勉强通过，肿物取活检。距中切牙 37～39cm 10-2 点位黏膜粗糙，局部隆起，病变处取检 B2。超声所见：病灶处超声小探头探及狭窄上段食管壁结构层次消失，低回声病变已侵犯至外膜。检查印象：食管癌（食管 25～35cm，待病理）；食管 37～39cm 黏膜病变（性质待病理）；慢性萎缩性胃炎。

超声提示：病变侵及外膜。

活检病理示：（食管 25～35cm 活检）低分化鳞状细胞癌。（食管 37～39cm 活检）高级别鳞状上皮内瘤变，活检取材表浅，未见明确浸润成分。全身 PET-CT 示：胸中段食管管壁增厚，放射性摄取增高，摄取灶上下径约 8.4cm，最高 SUV32.2。纵隔 7 区、腹腔胃周见增大淋巴结，其中纵隔 7 区淋巴结与食管病变分界不清，最高 SUV20.0。纵隔 5 区、8R 区见增大淋巴结，大者短径约 1.1cm，轻度放射性摄取增高，最高 SUV3.1。纵隔 2R 区见小淋巴结，轻度放射性摄取，最高 SUV2.5。结合病史，胸中段食管癌伴高代谢；纵隔 7 区、腹腔胃周淋巴结转移伴高代谢；纵隔 5 区、8R 增大淋巴结伴略高代谢，考虑转移；纵隔 2R 区小淋巴结伴略高代谢，考虑转移可能性大。诊断为胸中段食管鳞癌（$cT_3N_2M_0$，Ⅲ期），根据多学科会诊意见，入组新辅助放疗联合免疫治疗的临床试验，给予术前新辅助放疗。

2. 基于 MRI 进行靶区勾画示意　食管 GTVp 边界确定见图 5-2-12～图 5-2-18。

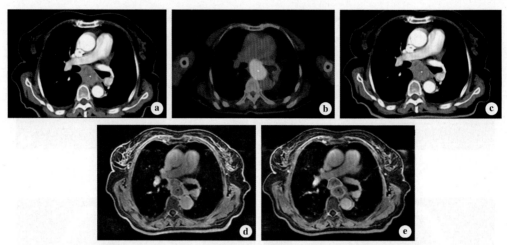

图 5-2-12　a、b. 食管病灶与周围淋巴结融合，CT 及 PET-CT 不能准确确定食管病灶边界；c. 基于增强 CT 勾画的 GTVp（红线）及 GTVn（蓝线）；d. T₂WI 图像可准确显示食管病灶及淋巴结形态；e. 基于 T₂WI 图像勾画的 GTVp（红线）及 GTVn（蓝线）食管 GTVn 确定

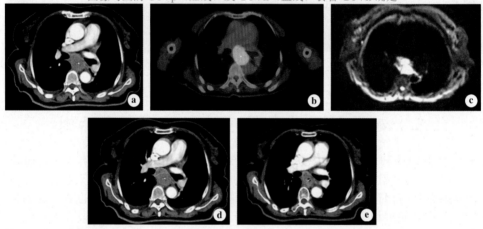

图 5-2-13　CT 示纵隔 7 区淋巴结与周围食管病灶分界不清（a），PET-CT 高代谢（b），DWI 高信号（c），考虑为转移，勾画为 GTVn（d 蓝线），放疗后淋巴结较治疗前明显缩小（e）

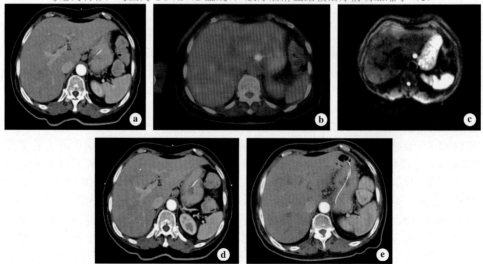

图 5-2-14　CT 示腹腔淋巴结（a），PET-CT 高代谢（b），DWI 高信号（c），考虑为转移，勾画为 GTVn（d），放疗后淋巴结较治疗前明显缩小（e）

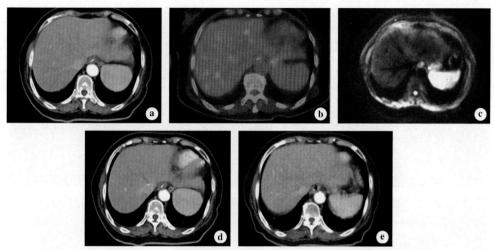

图 5-2-15　CT 示腹腔淋巴结（a），PET-CT 略高代谢（b），DWI 高信号（c），考虑为转移，勾画为 GTVn（d），放疗后淋巴结较治疗前缩小（e）

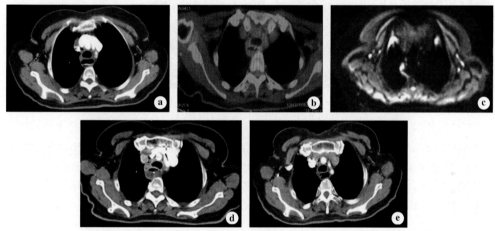

图 5-2-16　CT 示 2R 区淋巴结（a），PET-CT 略高代谢（b），DWI 高信号（c），考虑为转移，勾画为 GTVn（d），放疗后淋巴结较治疗前缩小（e）

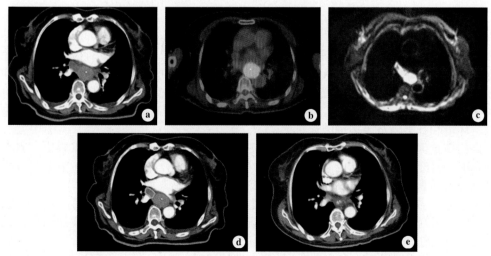

图 5-2-17　CT 示 8R 区淋巴结（a），PET-CT 略高代谢（b），DWI 高信号（c），考虑为转移，勾画为 GTVn（d 蓝线），放疗后淋巴结较治疗前明显缩小（e）

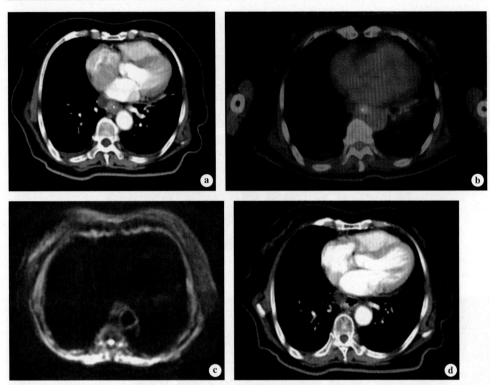

图 5-2-18　CT 示 8R 区低密度灶（a），PET-CT 未见高代谢（b），DWI 低信号（c），考虑非转移淋巴结，治疗后病灶无明显变化（d）

　　功能 MRI 的价值逐渐凸显，关于 MRI 在临床中的应用研究结果进一步佐证了其价值。随着计算机技术的快速发展及 MRI 方式的进步，使克服心肺功能运动带来的影响成为可能，结合功能影像学技术，其在食管癌等胸部肿瘤疾病鉴别诊断、放射治疗靶区勾画、疗效、预测、损伤的评估等方面的应用将更具有临床指导意义。

第三节　磁共振引导乳腺癌放射治疗

一、概　述

　　1. 乳腺癌的发病情况及主要表现　乳腺癌（breast cancer，BC）是女性癌症死亡的主要原因。据统计，全球每年有 64.7 万人死于乳腺癌，占所有癌症死亡人数的 15%。《全球癌症统计报告》（2020 年版）指出，在女性患者中，乳腺癌发病比例（24.5%）和死亡比例（15.5%）最高。同样对所有肿瘤患者，女性乳腺癌发病比例达 11.7%，已高于肺癌（11.4%）。乳腺癌发病与基因、环境和社会经济等多种因素有关。

　　明确的高危因素有高龄、*BRCA1/2* 基因突变、有阳性乳腺癌个人史或家族史、青春发育时乳腺辐射、月经初潮早（<12 岁）、绝经晚（>55 岁）、第一胎生育晚（>30 岁）或生育次数少、绝经后激素替代治疗、高脂饮食、乳腺活检病理为不典型导管增生史等。

　　早期乳腺癌多由筛查诊断，患者无症状。乳腺癌最常见的临床表现是乳房肿块，肿块无痛、质硬，边界不规则。肿瘤侵犯乳房悬韧带时，乳房皮肤可出现酒窝征。肿瘤发展后期可以侵犯皮肤，出现皮肤红、水肿、橘皮征或皮肤结节溃疡；侵犯胸壁时，肿瘤固定。发生在大导管的肿瘤可以首先出现乳头溢液，多为血性。肿瘤出现转移时，腋窝、锁骨上可以扪及肿大淋巴结。

　　2. 乳腺癌的治疗原则　手术、放疗、化疗、内分泌治疗和分子靶向治疗是目前乳腺癌的主要治疗方法。大多数（约 77%）乳腺癌患者诊断时为早期（Ⅰ～Ⅱ期）。

早期乳腺癌和导管原位癌的标准治疗方法是保乳治疗（breast conserving treatment，BCT）。保乳术后放疗是 BCT 的重要组成部分，明显提高了乳腺癌患者治疗的局部控制率和乳房保全率，并为提高患者远期生存率奠定了基础。浸润性乳腺癌，优先选择 BCT，还需要行腋窝前哨淋巴结活检或腋窝清扫术。满足以下条件之一者可推荐先行新辅助药物治疗：肿块较大（＞5cm）、腋窝淋巴结转移、HER2 阳性、三阴性，或有保乳意愿但原发肿瘤大小与乳房体积比例大难以保乳者。同样，BCT 术后患者均需接受全乳+瘤床（tumor bed，TB）放疗，同时需结合新辅助化疗前初始分期和化疗后手术降期情况并充分评估复发风险，在全乳放疗基础上行区域淋巴结照射（regional nodal irradiation，RNI）。临床研究的长期随访证实，对于年龄≥70岁，分期为 $T_1N_0M_0$、激素受体阳性、HER2 阴性的患者，术后放疗较单纯内分泌治疗可提高局部控制率，但并未改善总生存期及无病生存期。所以对满足此条件的部分患者，可以在充分评估放疗风险和患者获益情况下结合患者意愿考虑减免术后放疗。对于 T＞5cm 及 N+ 的乳房切除术后患者接受术后局部区域放疗。转移性乳腺癌，以化疗、内分泌治疗和分子靶向治疗为主，根据肿瘤反应情况和患者是否有明显症状，决定是否需要手术或放疗等局部治疗介入，并在必要时针对骨、脑等转移病灶给予减轻痛苦、缓解症状、适当延长生存为目的的局部姑息放疗。对于生存期短、治疗耐受性差的晚期乳腺癌患者则强调对症支持治疗和终末关怀等处理。

3. 乳腺癌的放射治疗策略　放疗是乳腺癌局部治疗的手段之一。尤其是乳腺癌保乳术后，放疗是重要组成部分。单纯乳腺切除术后可根据患者年龄、疾病分期分类等情况，决定是否应用放疗。乳腺癌放疗适应证包括早期乳腺癌保乳术后、全乳切除术后、乳腺重建后、乳腺癌复发、转移病灶的放疗等。在综合平衡疗效、不良反应和费用三个方面后选择合适的放疗技术，主要包括 3D-CRT、IMRT、呼吸控制放疗、质子重离子放疗等技术。简单的 3D-CRT 可以采用常规放疗的布野方式进行三维放疗计划及剂量评估和优化，一般要求 90% 以上的靶区接受90% 以上的处方剂量。乳腺癌 IMRT 技术包括切线野为主的正向和逆向野中野 IMRT（即sIMRT）、多野的逆向 IMRT、VMAT 和 HT 等。

二、磁共振引导乳腺癌放射治疗应用

多项大分割全乳放疗（hypofractionated whole breast radiotherapy，HWBI）研究确立了HWBI 在早期乳腺癌放疗中的作用和地位。与传统常规分割相比，对于符合适应证的患者来说，局部控制率相同，美容效果相当或更好，且并发症相当、患者治疗次数缩减，而护理成本更低。HWBI 已成为传统分割放疗模式的替代，是大多数早期乳腺癌保乳术后放疗的标准选择。

对于部分局部晚期接受乳腺癌改良根治术后的患者，术后辅助放疗对有适应证证据选择的患者，其局部控制率提高了 60%～70%，绝对生存率提高了 10%。重大技术进步使得放疗提高了靶区内治疗剂量，减少了对包括心脏、患侧肺脏、对侧乳腺等在内的正常器官、组织的剂量和毒性。2016 年 9 月初，美国外科肿瘤学会（Society of Surgical Oncology，SSO）、美国临床肿瘤学会（American Society of Clinical Oncology，ASCO）和美国放射肿瘤学会（American Society of Radiation Oncology，ASTRO）就乳腺癌术后放疗的作用发布了最新的多学科共识声明，这一最新共识声明潜在地扩大了乳腺癌术后放疗的使用。

1. MRI 在乳腺癌诊断及病情评估中的应用　MRI 因其卓越的软组织分辨率、更高的肿瘤检测灵敏度以及对肿瘤组织和正常组织的诸如肿瘤血管通透性、细胞外间隙曲折、代谢状态和乏氧等生物和功能数据动态分析，一直被用来帮助定义和指导乳腺肿瘤的诊断及病情评估。恶性肿瘤比良性病变更早、更快地出现增强。

美国放射学会（American College of Radiology）乳腺影像报告和数据系统（breast imaging reporting and data system，BI-RADS）中将乳腺 MRI 的报告进行了标准化规范。标准报告包括

了临床适应证、使用的 MRI 序列和后续处理方法，以及所用对比剂的数量和类型。典型的恶性肿块具有不规则的大小和边缘，不均匀或边缘强化，并伴有毛刺，MRI 多参数方法诊断乳腺恶性肿瘤的特异度已达到 90%。

大多数乳腺癌在对比剂增强后 10s 内开始强化，在动态对比增强 T_1 加权成像在注射对比剂 60～90s 后获得的图像都会出现峰值增强，而良性病变平均在 0.15s 之后开始强化。乳腺 MRI 可以诊断出所有直径为≥5mm 的强化癌。因此，T_1 加权扫描层厚建议不应超过 2.5mm。脂肪抑制的 T_2 加权成像可以很容易地显示囊性病变，在大多数 T_2 加权像高信号的肿块是良性的，如大汗腺化生、囊肿、黏液样纤维腺瘤、脂肪坏死和淋巴结节。而多数乳腺恶性病变因其高细胞密度和低水分含量在 T_2 加权成像中不显示为相对于实质的高信号强度。但黏液癌、坏死癌和化生癌在 T_2 加权像上可有高信号。T_2 加权成像已证实可以提高良恶性病变鉴别特异性，还可以明确乳房内病灶周围或胸肌前水肿，对于已证实的乳腺癌患者来说，这是一个预后较差的征象。

因为常规方法和临床乳房检查的效果有限，大多数指南建议将 MRI 用于浸润性小叶癌的分期。同样，MRI 对浸润性癌伴随导管原位癌（ductal carcinoma in situ，DCIS）成分的显示远好于钼靶摄影，钼靶会漏诊近 50% 以上的病变，而 MRI 对以 DCIS 为主要组成部分的病变敏感度接近 100%。

2. MRI 在乳腺癌诊断中的应用 MRI 是致密型乳腺女性进行乳腺癌早期筛查的有效手段，灵敏度为 95.7%，而乳腺数字断层扫描仅为 39.1%。乳腺 MRI 可用于术前分期、保乳术中评估安全切除范围、术后治疗反应随访等。肿块形态多不规则，边缘不光滑，多有小分叶或毛刺，T_1WI 表现为低信号，T_2WI 上其信号常不均匀且信号强度取决于肿瘤内部成分，成胶原纤维所占比例越大则信号强度越低，细胞和水含量高则信号强度高。DWI 上肿块呈高信号，ADC 值较周围正常组织明显减低。DCE-MRI 时肿块信号强度趋于明显快速升高且快速减低的特点，强化多不均匀，多呈中心样强化。在 ^1H-MRS 上，部分乳腺癌在 3.2ppm 处可见胆碱峰。常规 MRI 对病变检出的灵敏度较高，但其属于结构解剖影像学技术，特异度与 X 线和超声并无明显差别。磁共振分子影像学技术主要包括 DCE-MRI、DWI、MRSI 和多参数 MRI 等，这些技术可进一步提高乳腺癌诊断的准确率。DCE-MRI 能够通过测量组织血管的灌注参数改变来反映肿瘤新生血管的多少及微血管表面通透性的高低。应用早期强化率、时间-信号强化曲线及形态学特征等指标可对乳腺良恶性病变进行综合评价及鉴别。DWI 辅助 MRI 诊断乳腺癌的总体特异度>90%，有助于肿块良恶性的鉴别。乳腺癌多为细胞增殖较快的实性肿块，水在细胞外空间的扩散明显受限，因此 DWI 常表现为病变区信号增加及 ADC 值降低。

3. MRI 在乳腺癌分期中的应用 对于经活检证实的乳腺癌患者，MRI 可用于评估疾病范围，并检测相同（多灶）或不同象限（多中心）或对侧乳房中可能影响患者治疗的其他病变。在这种情况下，当分期多灶性和多中心性疾病或存在 DCIS 时，DCE-MRI 比钼靶摄影和超声检查（ultrasonography，US）更有用。

（1）T 分期：MRI 诊断和评估乳腺癌的范围包括 T_1 加权、T_2 加权、DWI 和对比增强 T_1 加权图像。鉴于 MRI 对生存率的影响尚不清楚，常规使用对比增强 MRI 进行术前分期仍存在争议。目前，无证据表明术前 MRI 可以提高整体或无病生存率。大量研究表明，与最终病理相比，MRI 高估了肿瘤大小。在初始分期设置中，MRI 可能会导致过度分期。但是 MRI 也适用于某些类型的乳腺癌，MRI 已经证明了浸润性小叶癌分期的价值，乳腺 X 线摄影和超声通常会低估这种亚型。MRI 可降低侵袭性小叶癌的再切除率，一般为 11%～18%。MRI 在显示多中心病灶和胸肌及胸壁受累方面也很有用。当不同成像方式的肿瘤测量值不一致时，通常以用 MRI 的测量结果为准。

（2）N 分期：乳腺淋巴引流流入 ALN/IMLN 链腋窝淋巴结（axillary lymph nodes，ALN），内乳淋巴结（internal mammary lymph node，IMLN）。大约 97% 的乳腺淋巴液流入 ALN，其余 3% 流入 IMLN。乳腺实质有三个相互连通的淋巴丛参与淋巴引流，即浅组、穿支和深组。浅组淋巴网和穿支几乎完全通过乳晕下 Sappey 淋巴网络流入 ALN。深部系统流入 ALN 和 IMLN。

中间穿支丛与深丛相连。IMLN 接受来自前膈淋巴结、肝脏前上部分以及前胸和上前腹壁深层结构的淋巴引流。此外，淋巴引流在 IMLN 和前纵隔或上纵隔淋巴结之间横向流动。临床 N 分期评估影像模式包括 US、CT、MRI 和 PET-CT。在 US、CT、MRI 和 PET-CT 上检测到 IMLN 增大的发生率分别约为 10%、16%、16% 和 14%。内乳淋巴结 IMLN 存在于视野范围内，可在乳房 MRI 上进行评估。

（3）M 分期：用以描述乳腺癌的远处转移情况，准确评估 M 分期有利于指导选择乳腺癌的治疗策略，避免不必要手术。M 分期的评估手段包括胸部 CT、腹盆 CT 或 MRI、骨扫描和 FDG-PET-CT。当与其他影像学研究结合使用时，FDG-PET-CT 有助于识别未发现的区域性淋巴结疾病和（或）远处转移。在转移性乳腺癌中，肿瘤细胞取代正常骨髓脂肪细胞，导致脂肪含量降低，而成功的治疗与健康骨髓脂肪的恢复有关。MRI 可以将健康骨髓与病理性骨髓区分开来，可作为一种有效且无创监测手段来识别骨转移。

MRI 序列包括 T_1WI、DWI 和 Dixon 定量化学位移成像（估计水分和脂肪含量）可以评估骨髓的解剖和功能特征。研究评估 MRI 作为诊断骨转移的主要筛查技术，将高灵敏度和特异度的优势与空间分辨率的提高联系起来，证明 MRI 在识别骨转移方面优于骨扫描。此外，据报道，MRI 的敏感度和特异度分别为 80%～82% 和 96%～98%，是检测肝转移瘤的合适方法。乳腺癌肝转移瘤通常在 T_1WI 上呈低至等信号，在 T_2WI 上呈等至高信号，由于乳腺转移瘤通常是低血管性的，因此在动脉期增强时通常表现为病灶周围增强；也可能发生高血管转移，这可能与疾病进展有关。DWI 可以帮助检测在其他序列中容易被忽略的小肝转移。MRI 上肝转移瘤的预处理增强特征，如肿瘤边缘血管增生程度，也可以预测疾病进展。在检测脑转移时，对比增强 MRI 比 CT 有更高的灵敏度，并且能够更好地检测实质和软脑膜受累。病变通常位于幕上，可以是单发，也可以是多发，发生在灰质-白质交界处和主要动脉区域的分水岭区。此外，与 PET-CT 相比，MRI 对脑转移瘤的敏感度和特异度更高，因为皮质和基底节中存在的高活性背景（由于这些结构固有的高糖消耗）可以显著降低 FDG-PET 的信噪比，因此对 PET 检测特别小的转移病灶的能力产生不利影响。然而，根据最新 ASCO 指南，临床医师不应对所有乳腺癌患者进行常规 MRI 检查以排除脑转移，而应仅对 HER2 阳性的晚期乳腺癌患者进行检查，因为其脑转移发生率很高。乳腺癌转移常累及肺部，肺部转移可在 DWI 上显示为高信号病灶。

4. MRI 在乳腺癌放射治疗靶区勾画中的应用　世界范围内乳腺癌发病率的上升以及治疗后死亡率的下降，导致越来越多的患者在生活中面对与治疗相关的晚期毒性反应。因此，目前局部及全身治疗降级旨在保证生存及局部控制的前提条件下减少治疗相关的毒性反应。乳房是一个高度可变形的非刚性结构，乳腺癌靶区勾画、图像引导放疗以及毒副作用评估的过程会比其他肿瘤更加复杂。而放疗疗效进一步提高及毒副作用降低的重要措施就是放疗技术的进步。相较于二维普通放疗及 3D-CRT、IMRT 和 VMAT，因其靶区内三维剂量分布适形性及均匀性更好，减少了心脏、肺、臂丛神经、健侧乳腺等 OAR 的受照剂量，提高了照射野衔接处剂量合理性，现已成为乳腺癌术后放疗的主导模式。锥形线束 CT（CBCT）逐渐成为实施 IGRT 的标准方法。但 CBCT 因其图像质量欠佳、软组织对比度差以及额外成像剂量等问题，临床广泛应用仍存在固有的局限性。MRI 已逐渐被探索成为实施乳腺癌 IGRT 的替代方案。

大孔径 CT 模拟定位是乳腺癌放疗定位的标准方式。然而，由于 CT 软组织分辨率低，针对乳腺癌患者 CT 影像显像的局限性显而易见，尤其在致密型乳腺、术腔小、接受腺体组织重塑或手术和放疗时间间隔较长的患者，CT 定位用于靶区构建受限更为明显。在线实时磁共振引导放疗（MR-guided radiotherapy，MRgRT）与集成了高场强磁共振扫描的直线加速器系统的临床应用标志着一个新时代的开始。MR-Linac 和 in-room 磁共振扫描仪允许患者在治疗前或治疗期间以治疗体位直接进行无剂量扩展成像（在线）。磁共振引导 IGRT 在放疗计划制订和实施中的作用越来越大，它们不仅能够在放疗过程中提供无标记的实时图像在线 IGRT，还可以通过不同的成像序列整合功能信息，结合动态靶区信息的更高精度靶区定位，从而最大限度减少放疗过程中运动的影响，继而为减少计划靶区（planning target volume，PTV）外扩边界提供一种新的放疗方法。因为在根据每日摆位和内部解剖变化进行重新优化后，可以为每次放疗生成新的自适应方案，MRgRT 每日可提供个性化治疗。这些先进的技术理论上更适用于像乳房这类组织形变较明显的疾病部位。

（1）全乳临床靶区：依据靶区勾画指南，全乳临床靶区（clinical target volume，CTV）勾画需有参考体表标记及定位时放置的乳腺触诊线圈，应结合 CT 显示及触诊边界［包括所有乳腺组织，上界在锁骨头下缘即在第 2 肋插入处，下界为乳腺腺体组织消失的层面，内界位于肋骨与胸骨交界处，不应越过中线（参照病灶象限位置及瘢痕位置进行调整），外侧边界由腋中线确定，但依赖于 CT 所见乳腺组织］。CT 对乳腺腺体组织边界的显示较差，因此全乳靶区的勾画仍存在很多的差异性和不确定性。仰卧位成像时，全乳靶区主要的轮廓差异位于内侧和外侧边缘。俯卧位全乳 CTV 的勾画者间靶区勾画差异性小于仰卧位。

基于我国人群的特征，山东省肿瘤医院进行了依据体表标记所界定乳腺解剖范围、触诊范围所界定乳腺解剖范围和 CT 影像显示腺体范围勾画全乳 CTV 的差异比较，结果显示基于体表标记和触诊范围以及 CT 影像显示腺体勾画的全乳 CTV 的差异有统计学意义，其中基于 CT 显示的腺体勾画的 CTV 明显小于另外两个靶区（图 5-3-1）。这是因为依据 CT 显示的腺体勾画的 CTV 仅为较致密的腺体组织和较大的乳腺导管，而末端的腺泡和小的导管与脂肪组织密度相差小，难以区分。因此，仅以 CT 影像显示的腺体组织勾画全乳 CTV 存在很大的风险。同时，不同勾画方式之间上界和内界的差异较大，这是因为 CT 上乳腺组织与非乳腺脂肪组织缺乏明确的界线，乳腺的下侧和外侧由于乳腺的自然皱褶和悬垂可以观察到较为明显的分界，因此差异相对较小，而内界和上界缺乏较明显的自然分界，造成勾画的随意性较大。定位时基于腺体组织触诊而放置的金属丝标记可以降低勾画者自身的差异，而降低勾画者之间的差异则需要与乳腺组织相关的病理学基础，以及更好的影像学技术来提供乳腺组织的信息。

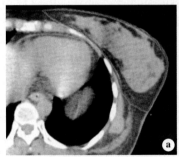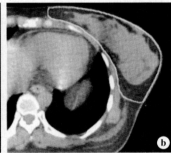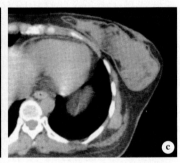

图 5-3-1　基于不同勾画方式构建的全乳 CTV 的比较

a. 基于体表标记所界定的乳腺解剖范围勾画的 CTV；b. 基于触诊范围所界定的乳腺解剖范围勾画的 CTV；c. 基于 CT 影像显示腺体范围勾画的 CTV

MRI 对腺体支撑脂肪组织的分辨率明显高于 CT，能更清晰地显示乳腺结构和周围软组织的情况。因此，在 CTV 勾画中引入 MR 影像，有助于靶区的确定。在一项针对 15 名患者和 4 个模体的小型研究中，观察到 MRI 检测到的乳腺腺体组织超出了 CT 扫描确定的范围，主要表现在外上和内上方向上，靶区中心向头侧变动 17%，向背侧变动 3%。如果仅基于 CT 影像勾画全乳 CTV，将有平均 4% 的乳腺组织可能会被遗漏。全乳 MRI 定位治疗的困难之一是：目前大部分患者采用仰卧位进行治疗，而最佳成像是患者俯卧，乳腺悬挂在射频线圈的单独孔中。目前使用体部表面柔性线圈可以使仰卧位获得足够质量的 MRI，为了获得最佳的 MRI 质量，线圈应放置在接近靶区的位置。

（2）瘤床靶区：基于血清肿确定保乳术后瘤床靶区（tumor bed，TB）时，定位时机的把握相当重要，因为血清肿的体积和可见度均会随术后时间的变化而变化。血清肿体积变化的幅度与术后 CT 扫描时间选择相关，同时，乳腺腺体致密度、血清肿体积及切除乳腺体积均显著影响基于 CT 影像的血清肿可见度。术腔中各边界所放置的金属夹是 TB 确定的另一重要参照，其可见度一般不会随术后时间的变化而变化。但在术后早期，基于金属夹所确定的 TB 大小也会发生变化，而手术一段时间后，基于金属夹所确定的 TB 大小就相对恒定了。基于术腔中金属夹勾画 TB 时，靶区勾画的准确度主要取决于勾画者的主观认识和经验，因此勾画标准的制订和勾画者的培训也非常重要。另外，保乳手术缝合术腔的方式会影响术后 TB 的勾画，尽管全层缝合降低了手术后感染风险和纤维化程度，但相较于保留术腔的表面缝合方式，其 CT 影像上 TB 的可视化程度显著降低，同时因缺乏血清肿 TB 勾画的不确定性进一步增加。因此靶区勾画指南推荐，CT 上 TB 的勾画应包括可见的血清肿、术腔金属夹、腺体组织断裂的肿瘤游离边缘，以及术前影像上的肿瘤位置。

为进一步提高 TB 可视化，减少勾画者之间差异，前期很多研究进行了磁共振引导 TB 勾画与 CT 引导 TB 勾画之间的差异性比较，研究结果显示基于 MRI 定位图像所构建的 TB 可与定位 CT 构建的 TB 相媲美，但 MRI 并未比 CT 进一步改善 TB 的可视化程度及 TB 勾画者间的一致性指数（consistency index，CI）。对可见度评分低的患者，术腔 MRI 扫描并没有优势，而不同勾画者基于 MRI 所勾画的术腔空间错位更为明显。因此，对于低可见度评分的患者，单纯基于 MRI 确定 TB 是不合理的，必须基于 CT 与 MRI 融合图像，而且要借助于术腔中的金属夹。除此之外，金属夹在 MRI 上显示为空洞，可能导致 TB 靶体积勾画的准确性降低。因此，在术后辅助放疗中，MRI 对标准计划 CT 扫描的附加价值仍存在争议性。

1.5T 和 3.0T MRI 机器上获得的仰卧位和俯卧位乳腺定位 MR 影像质量良好。而靶区勾画序列需注意：脂肪抑制 T_1WI 增强 MRI 序列肿瘤和边缘毛刺显示最佳，可以明确区分肿瘤和正常乳腺腺体组织。因此，推荐对于接受新辅助放疗的患者选择脂肪抑制 T_1WI 增强 MRI 序列进行原发 GTV 勾画，而且可以协助乳腺腺瘤和血清肿的鉴别。脂肪抑制或非脂肪抑制的 T_2WI 可以区分肿瘤和穿刺后改变，金属夹在非脂肪抑制 T_1WI 序列可清晰显示，在脂肪抑制 T_2WI 上，术腔渗出液及其周边肉芽组织均为高信号，且脂肪抑制 T_2WI 的软组织分辨率、空间对比度、信号对比度均优于其他序列，可用于乳腺组织和 TB 区分，用于术后 TB 靶区勾画。而 DWI 的使用，可以帮助鉴别良恶性病变，可用于放疗后的反应评估，而不是靶区勾画。

但临床工作中经常会遇到以下特殊情况：①术腔中既无血清肿又无金属夹；因错失最佳定位时机（如术后 8 周以后）导致血清肿可见度过低或不可见；②术腔金属夹放置数目偏少（<3 枚）；③塑形保乳手术的普及应用。此类情况下仅基于 CT 定位图像上的血清肿或金属钛夹无法准确确定 TB 范围。基于脂肪抑制 T_2WI 勾画术腔（lumpectomy cavity，LC）只能在保乳术后一定的时限内，因为随着肉芽组织演变为纤维组织，腔壁信号强度会逐步下降，但这一时限目前并不清楚。当血清肿不可见或可见度低时，TB 腔壁于平扫 T_1WI 上的显影欠佳，因此脂肪抑制或无脂肪抑制的 T_1WI 对基于 CT 影像勾画的 TB 均无提升作用。因此，山东省肿瘤医院进一步探究了 MRI 增强延迟扫描成像在保乳术后俯卧位放疗 TB 勾画中的应用（图 5-3-2）。从技术上讲，DCE-MRI 似乎并不适合于大孔径 MRI 定位扫描，DCE-MRI 主要用于乳腺良恶性病变的鉴别。首次基于 DCE-T_1WI（对比剂注射后 2min、5min 及 10min）对血清肿不可见或低可见度患者进行 TB 勾画（增强延迟 2min、5min 和 10min 的 T_1WI）上勾画 TB 并分别定义为 TB_{CT}、TB_{T_2}、TB_2T_1、TB_5T_1 和 $TB_{10}T_1$）。结果发现，随着时间的延长，术腔部位图像信号逐步增强，多数患者延迟至 10min 时信号最强（图 5-3-3）。增强 MRI 上术腔部位

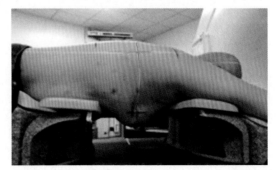

图 5-3-2 俯卧位 MRI 定位（体表标记线 CT 定位时已描画）

的增强显像是术腔创伤部位修复过程中炎症细胞浸润、肉芽组织增生、血管数目及通透性增加

的结果，基于血管化肉芽组织的结构特点，增强延迟会增加对比剂在术腔部位的积聚。本次研究入组患者术后到 MRI 模拟定位间隔的中位时间为 122d，处于肉芽组织到纤维组织的转变期，或许部分肉芽组织已经转变为纤维组织，导致增强 MRI 扫描时对比剂在术腔部位肉芽纤维组织中流入慢、流出也慢，从而出现信号不断升高的现象。$TB_{10}T_1$ 与 TB_{CT} 体积关联性最强（$r=0.929$），同时 TB_{CT}-$TB_{10}T_1$ 的 CI、包含度（degree of inclusion，DI）、相似度指数（dice similarity coefficient，DSC）相较于 TB_{CT}-TB_2T_1、TB_{CT}-TB_5T_1 间 CI 值、DI 值、DSC 值均有所改善，且 $TB_{10}T_1$ 与 TB_{CT} 的靶区质心（center of mass，COM）距离值也是最小的。从靶区体积关联及靶区空间位置关联上可以看出基于 10min DCE-T_1WI 勾画 TB 的优势。

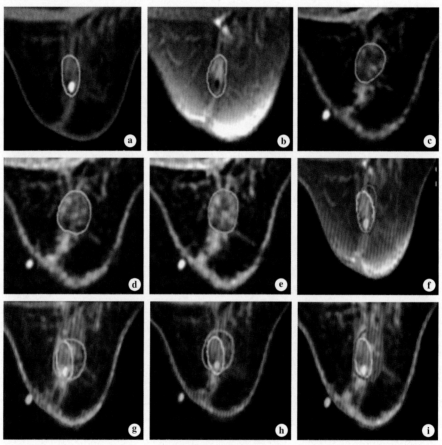

图 5-3-3　基于定位 CT 影像和不同序列定位 MRI 所勾画的 TB 体积以及不同序列 MRI 与 CT 扫描融合图像 TB 的比较

a. 基于金属夹的 CT 模拟轴向图像勾画的 TB；b～e. T_2WI、第 2 分钟 DCE-T_1WI、第 5 分钟 DCE-T_1WI、第 10 分钟 DCE-T_1WI 勾画的 TB；f～i. T_2WI、第 2 分钟 DCE-T_1WI、第 5 分钟 DCE-T_1WI、第 10 分钟 DCE-T_1WI 与 CT 模拟轴位图像融合后的图像

5. MRI 在乳腺癌放射治疗疗效评估中的应用　MR-Linac 在放疗之前和放疗中采集 MR 影像，进行在线图像引导，并在每次治疗时进行计划调整。磁共振图像引导加速器为减少治疗前和治疗过程中肿瘤形状和位置不确定性提供了可靠依据，因而可以减少 GTV 及 CTV 的外扩边界，减少 OAR 剂量。MR-Linac 单次计划适应策略的选择取决于计划质量和计划适应速度之间的权衡，需要放射治疗师进行系统的评价。若靶区及 OAR 变化小，仅修正患者摆位误差选择适应位置（adapt to position，ATP）的计划模式；当患者位置发生明显扭曲或靶区错位时，即不仅需要修正摆位误差，还需要进一步修正靶区及 OAR 变化时，选择适应形状（adapt to shape，ATS）的计划模式，这样一个完全的再优化方案将会改善大多数患者的剂量测定，同时这也将需要更多的时间。治疗时间的延长会进一步增加治疗中系统性非短暂性患者移位的风险，也可能

对患者舒适度产生负面影响。

（1）计划设计：不同于传统直线加速器乳房照射的治疗计划，使用磁共振加速器设定乳腺癌放射治疗计划时有一些特定问题需要强调。首先，因为低温冷槽管对射线衰减的不确定性，ViewRay MR-Linac 系统射野角度为 30°～33°是不可用的，而 Elekta 系统需要避免 8°～18°射野角度的出现。其次，常规系统中乳腺癌放射治疗的一些射束角度最好不要在 Elekta 系统中使用，这是因为治疗床有 10 个区域，每一个区域的电子密度不等，治疗床边缘的高密度材料可能会在日常计划自适应执行期间造成不必要的剂量效应，即 130°～150°和 210°～230°的射野需谨慎，但临床实践过程中具体射野角度仍取决于靶区位置。再次，由于治疗床移动维度受限，治疗过程中不能转床角，且目前 IMRT 治疗计划共面计划就可以很好地实现 EB-PBI，非共面照射不能在磁共振加速器上实现。

（2）OAR 剂量评估：一项乳腺癌术后加速部分乳腺照射（acclerate partial breast irradiation，APBI）的 MRIdian Linac 步进式 IMRT（step and shoot IMRT）和 CT-Linac（VMAT）计划（给予 CTV 24.6Gy 和 PTV 23.4Gy，分 3 次完成治疗）的对照比较结果显示，当使用相同的 PTV 外扩边界（3mm）时，靶区均匀性指数（homogeneity index，HI）及适形性指数（conformity index，CI）及 OAR 受量相当。MRIdian Linac 计划仅很低限度地增加了同侧乳房和胸壁剂量。由于磁场的存在，次级电子的轨迹被修改，皮肤中聚集区域缩短和散射剂量增加（即电子回旋效应，electron return effect，ERE），剂量分布会受到一定的影响。在皮肤中观察到的最大剂量（D2%）增加发生在皮肤的最浅表层。磁场（magnetic field，MF）的存在使皮肤 D2%增加了相当于处方剂量的 0.75%。尽管文献报道，局部放疗增加了乳房肿胀的风险，并与乳房疼痛和生活质量降低有关。一般来说，乳房肿胀本身不需要治疗，但如果出现疼痛，可能需要干预。但在 1.5T 磁场的存在下，实施 APBI 时，皮肤剂量可以忽略不计（7 野 APBI 时皮肤平均剂量为 5.8Gy），全乳放射治疗（whole breast irradiation，WBI）时皮肤的剂量略有增加（对穿切线野放疗时为 33.2Gy，7 野 WBI 为 29.8Gy）。因此，在磁场中 PBI 的皮肤剂量的增加不太可能转化为更高的辐射皮炎。文献报道皮肤受照剂量结果取决于放射治疗计划类型（即切线野、IMRT、VMAT）。增加磁场内射野的数量可以减少皮肤剂量，产生这种效应是由于射束角度的增加对入射点的影响小于光束出射点。因此，相较于 IMRT，VMAT 计划中皮肤 D_{1cm^3} 和 V_{30} 剂量分别显著减少了 8%和 28%。同时，皮肤受照剂量结果依赖于磁体强度，磁场越高，ERE 越大，导致更高的皮肤剂量。通过 0T、0.35T 和 1.5T 的模拟研究，发现两野对穿 WBI 时的平均皮肤剂量从 0T 时的 29.5Gy 增加到 0.35T 时的 32.3Gy 和 1.5T 时的 33.2Gy。对于 7 野 WBI，平均皮肤剂量从 0T 时的 27.9Gy 增加到 0.35T 时的 30.2Gy 和 1.5T 时的 29.8Gy。30Gy 和 40Gy 剂量下皮肤体积差异最大。但 ERE 的剂量增加与急性毒性风险的增加无关。

ESE 可以导致剂量沉积在辐照场之外的组织中，与常规治疗相比，1.5T 磁场存在所有患者下胸壁剂量均增加，俯卧位治疗时胸壁 D_{20cm^3} 为 4.3Gy，仰卧位为 12.4Gy。但等效填充物的使用可以使高剂量从胸壁转移，并在乳腺组织中形成统一的剂量。研究显示，1cm 的等效填充物可显著减少 ESE。另外，影响 ESE 的因素为病灶位置及深度，当肿瘤位于上乳腺区域时，ESE 影响显著增加。相反，当肿瘤位于下乳腺区域时，未观察到 ESE 的影响。

由于与仰卧治疗体位相比，俯卧治疗体位的摆位误差可能会增加。MRI 在线成像不仅可以进一步解决治疗分次间体位验证问题，而且因为自适应计划的修正，OAR 辐照体积进一步减少。采用 MRI 直线加速器进行 APBI 治疗时，俯卧位与仰卧位相比，在同侧肺平均肺剂量减少了 0.4～0.9Gy。同时，磁场的存在对肺脏及心脏剂量均没有影响。不同磁体强度对心脏的影响没有显著差异（0T 时为 6.9Gy，0.35T 时为 6.2Gy，1.5T 时为 5.8Gy）。MR-Linac 的三维图像实时监测的可及性使心脏的运动监测成为可能，未来它既可以用来实现心脏照射剂量减少又可指导心脏消融。

6. MRI 在乳腺癌放射治疗放射性损伤评估中的应用　RAPID 和 NSABP B-39/RTOG 0413 两项临床随机试验报道了 6000 多例 EB-PBI 近 10 年的随访结果。RAPID 研究的随访结果显示，在预防同侧乳腺肿瘤复发方面 APBI 并不差于全乳照射，但与全乳照射相比，APBI 的临床应用增加了≥2 级晚期毒性和不良美容效果的发生率。NSABP B-39/RTOG 0413 试验报告称，APBI 局部控制率和晚期毒性与全乳照射具有可比性。RAPID 研究团队认为晚期毒性反应的增加归因于分次间隔时间缩短。同时靶区确定是一个复杂的过程，仅瘤床靶区就受到了术者、术式、术腔、勾画者以及勾画标准等因素的影响。RTOG 的一项多中心研究结果进一步表明，不同机构不同勾画者所勾画的靶区及危及器官不仅在体积上存在较大差异，而且剂量学差异更为显著，这也是造成晚期毒副作用差异的一个主要因素。一项 1.5T Elekta MR-Linac 执行新辅助 PBI 的可行性研究结果显示，对于 cTis 或低风险 $cT_1N_0M_0$ 非小叶乳腺癌患者，采用单剂量术前 1.5T 磁场的 7 野共面束 APBI 治疗计划时，不论采用仰卧位还是俯卧位，磁共振加速器计划具有足够的靶区覆盖率，俯卧位与仰卧位相比，在胸壁和同侧肺剂量方面更有优势。同侧乳腺、皮肤或心脏均没有观察到剂量差异，并且均能满足 OAR 的预定限制条件。第一例接受 1.5T MR-Linac APBI 的乳腺癌患者治疗耐受性良好，患者出现轻微急性毒性，即乳腺皮肤红斑和乳腺水肿 CTC V.4 分级 1 级。一项单机构的前瞻性 I / II 期临床试验，对于使用 0.35-T ^{60}Co View Ray 系统治疗术后 PBI 患者 12 个月的随访结果显示，所有患者均未观察到 3～5 级毒性，除 1 例患者出现 2 级胸壁疼痛外，其余均为 1 级毒性损伤，12 例患者在治疗区出现色素沉着，6 例患者出现短暂乳房疼痛。根据 EORTC QLQ-30 和 QLQ-BR23，HG-PBI 对患者报道的生活质量没有影响。患者和放射肿瘤学家报道的 6 个月美容优良率分别为 100%和 100%。在接受治疗的乳腺象限、区域淋巴结或远处没有复发。

目前已有文献表明，不论是磁共振引导的新辅助 PBI 还是术后辅助 PBI，患者耐受性良好，患者和医师评估外观效果为良好到优秀，毒副作用可耐受。现已有研究逐步证实了 MRgRT 在乳腺癌术前及术后放射治疗中的潜在作用和发展前景，肯定了 MRgRT 在乳腺癌术前新辅助放疗及术后辅助放疗靶区确定、计划制订以及 MR-Linac 自适应放疗方面的价值和优势。但目前还未见大样本及长期随访数据，因此，需要进一步临床试验证实磁共振引导的乳腺癌放射治疗并发症发生率、治疗的可重复性和病理反应及局部控制，并基于未来多中心的大样本量前瞻性研究进一步给出 MR-Linac 在乳腺癌放射治疗中的作用与价值，并制订乳腺癌患者 MRgRT 的操作规范性。

7. 乳腺癌 MR 影像引导自适应放射治疗的概述　乳腺癌靶区位移多以术腔位移作为参照，US、CT、MRI、kV 或 MV 级 X 线成像等影像学方法的离线或在线成像检查是确定术腔位移的主要方法，而术腔中植入金属夹、术腔血清肿及定位时放置的体表标记则是术腔及其位移确定的重要参照物。靶区位移包括呼吸运动导致的分次内及摆位误差（分次间位移），同时还需考虑放疗疗程中术腔大小、形状及位置随时间变化所导致的靶区位移。CT 确定的血清肿清晰度随乳腺组织密度增加及血清肿体积减小而减少，而三维 US 确定的血清肿清晰度则不受乳腺组织密度及血清肿体积的影响，与 CT 相比，3D-US 缩小了勾画者间所勾画术腔体积的差异，但 3D-US 与定位 CT 融合的瘤床靶区勾画仍在大部分单位受限。附有 kV 级 X 线 CBCT 直线加速器，可以在线或离线获得放疗中分次内及分次间的血清肿或银夹位置变化，但图像质量差于 CT。MRI 具有良好的软组织对比度，可不借助于金属夹观测瘤床边界。CT 和 MRI 之间瘤床靶区存在 1.1cm 的中心位置（center of mass，COM）偏移，DSC 仅约 0.4。使用在线 MR 影像引导证实瘤床分次内运动在前后（AP）和头脚（SI）方向很小（平均<3mm）。但患者间个体差异较大，最大位移范围在 AP 方向为 6mm。在放疗过程中考虑体积和解剖变化对于改善疗效有很大的潜力。在放疗过程中，当成像证实肿瘤负荷显著降低时，可通过加入较小的增强靶区来实现放射治疗目标。虽然化疗可能导致肿瘤体积显著缩小，尤其是对化疗敏感的癌症，放疗也可实现肿瘤负担的减轻，这可以通过使用 ART 来实现。除了肿瘤缩小外，考虑到因体重减轻或水肿导致的患者解剖结构潜在变化，重新规划靶区可能会为精确的靶区定位提供额外优势。对于乳腺癌患者，在 5～6 周接受常规分次放疗，然后依次进行瘤床增量，ART 可用于更精确的聚焦增量放疗。瘤床增强的重新规划可防止正常组织过度暴露，尤其是对于全乳照射开始时有血肿的患者。MRI 的 ART 不仅可以进一步减少正常组织电离辐射的暴露，对

于需要瘤床补量或部分乳腺外照射时瘤床体积较大的患者优势更为明显，可降低 52% 的 PTV 体积，通过在线运动实时监测方法的帮助，95% 的处方剂量曲线包绕的靶区体积初始计划和实施时的剂量平均偏差＜1%。MRI ART 在广泛接受的低分割乳腺照射方案中的效用、ART 的成像频率、ART 患者选择或每名患者的技术常规化都是积极研究的领域。

8. 功能 MRI 成像在乳腺癌放射治疗中的应用概述　肿瘤患者经过放疗后，如何评估治疗后病灶的变化及残留情况，是临床上面临的关键问题。常规 MRI 和 CT 成像技术对观察肿瘤大小的变化非常有利，但无法了解肿瘤内部分子结构发生的变化，难以对肿瘤的放疗疗效做出合理的评估。

（1）DCE-MRI 属于磁共振灌注成像，通过测量组织血管灌注参数的变化，进而反映肿瘤组织的新生血管程度及微血管表面通透性的高低，从而评价肿瘤治疗疗效。射线不仅杀灭肿瘤细胞，也破坏肿瘤供血血管。抑制肿瘤血管生成是抗肿瘤治疗的一个重要机制，而形态学监测难以评价其疗效，DCE-MRI 则具有明显优势。放疗过程中，肿瘤组织逐渐消退，肿瘤血管逐渐减少，正常组织逐渐修复，导致放疗后期 DCE-MRI 半定量参数明显下降；而对 DCE-MRI 的定量分析，对比剂容量转移常数（K_{trans}）已被公认为肿瘤血流的标志物，可作为预测疗效的指标。射线照射肿瘤组织时，肿瘤毛细血管壁肿胀、变性、坏死，使得血管管腔变窄，血栓形成，从而导致血管渗透性降低及血流灌注减少，使得 K_{trans} 值降低。DCE-MRI 技术已应用于头颈部肿瘤、乳腺癌、宫颈癌等放疗疗效的监测与评估。但是，由于 DCE-MRI 技术与分析的标准化、成像方法、病理对照规范化及量化等问题，使得其临床应用受到限制。

（2）DWI 作为一种功能 MRI 技术，是目前唯一可以测量活体组织内水分子扩散运动的临床检查方法，信号强度取决于水分子扩散能力，通常通过被测量组织 ADC 值进行量化分析，推测病变的性质。DWI 不仅能提供肿瘤解剖形态信息，还能反映其内部的水分子运动、血流和细胞代谢等功能信息，为放疗后的肿瘤疗效预测和评价提供新思路。恶性组织中存在高亲脂细胞膜，细胞密度高，导致 ADC 值较低；放疗后，恶性细胞发生凋亡。此外，膜通透性和细胞外空间的增加，使得 ADC 值有明显升高；对放射不敏感或抗拒的肿瘤消退较慢，ADC 值升高不明显或与放疗前相似，但可通过放疗中后期 ADC 值变化监测肿瘤放疗疗效。

三、磁共振引导乳腺癌放射治疗实践示例

（一）磁共振引导下乳腺癌仰卧位放射治疗

1. 患者的基本资料　患者，女，47 岁，因"右侧乳腺癌保乳术后 5 个月，化疗后 1 周"就诊。

患者因"自查发现右乳肿物"于当地医院做超声检查：右乳外上囊实不均质团块（BI-RADS：4C，MT 可能），双侧腋下肿大淋巴结（M 可能）。患者诉肿块触之有疼痛，否认乳头溢液、皮肤改变等症状。后在超声引导下行右乳肿物及右侧、左侧腋窝淋巴结穿刺活检术。活检病理：（超声引导下右乳肿块穿刺活检）浸润性癌，Ⅲ 级。（超声引导下右侧腋窝淋巴结穿刺活检）镜下为淋巴组织，穿刺组织内未见肿瘤成分。PET-CT：结合病史，提示为右乳 MT，右侧腋窝淋巴结转移可能。乳腺 MRI 平扫＋增强：右乳外上象限占位，MT 机会大（BI-RADS：4C）。排除禁忌后，行右侧乳腺象限切除＋腋窝淋巴结清扫术。术后病理：（右乳象限）浸润性癌，非特殊型，Scarff-Bloom-Richardson 分级 Ⅲ 级。总分 8 分：腺管形成 3 分，核异性 3 分，核分裂象 2 分。上切缘、下切缘、外切缘、表面切缘及基底切缘均未见癌累及。免疫组化：Calponin 示肌上皮消失，CD10 示肌上皮消失，CK7（+），E-cad（膜+），ER（−），HER2（0），Ki-67（60%阳性），P120（膜+），P63 示肌上皮消失，PR（10%+），

SMMHC 示肌上皮消失。FISH 阴性（无扩增）。右侧腋窝检出淋巴结 17 枚，其中 1 枚见癌转移（1/17）。患者术后恢复可，依据 MDT 意见执行 AC-T 化疗方案 8 周期，后辅助三苯氧胺行内分泌治疗。

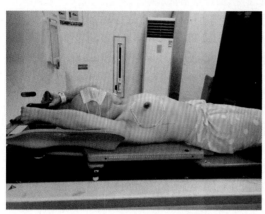

图 5-3-4　磁共振适配翼型板仰卧位定位

2. 基于 MRI 及 CT 双定位进行靶区勾画　患者术中未放置金属夹，因此采用 CT 及 MRI 双定位，由于患者乳房体积小，俯卧位无剂量学优势，因此采用仰卧位模拟定位：①术后仰卧位 CT 模拟定位扫描（图 5-3-4）：患者仰卧于专用 MRI 适配翼型托架上，双侧上肢外展上举以保证患侧乳腺充分暴露，激光灯准直并于体中线和左右体侧分别进行十字标记，分别于体中线和体两侧皮肤上激光十字标记处放置体表金属标记。触诊标记乳腺边界。在自由呼吸状态下，采用飞利浦大孔径进行 CT 扫描，层厚 3mm（图 5-3-5a）。②同体位、同固定装置序贯完成仰卧位 MRI 模拟定位扫描：应用美国通用（GE，750W）MRI 模拟定位，在平静自由呼吸状态下，完成胸部 MRI 扫描并获取 T_2WI 抗运动伪影图像，层厚 3mm，层间隔为 0mm；在屏气状态下，完成胸部 Lava-Flex 动态对比增强扫描（图 5-3-5b）。结合 CT 及 MRI 勾画靶区，并制订 IMRT 计划（图 5-3-5）。

（二）磁共振引导下俯卧位的乳腺癌放射治疗

1. 患者的基本资料　患者，女，48 岁，因"查体发现左乳肿物 1 个月，左乳癌保乳术后 27 天"就诊。

患者健康体检发现左侧乳腺肿物，无乳房疼痛，无乳房红肿及乳头溢液溢血。B 超：左乳 2 点位距乳头 8cm 腺体层内见一 1.3cm×1.1cm 低回声肿物，边界欠清晰，形态不规则。提示左乳肿物（BI-RADS Ⅴ类）。入院后行强化 CT 检查示左乳外上象限见一软组织密度结节灶，大小约为 1.2cm×0.8cm，边界较清；左侧腋窝见稍大淋巴结影，短径约 0.9cm。意见：左乳占位，建议进一步检查；左腋窝淋巴结稍大。行 SLNB 替代左乳腺癌保乳根治术。术后病理：（左乳肿物）浸润性导管癌 Ⅱ级。"上、下、内、外切缘"未见癌。区域淋巴结状态："前哨 1、2、3、4、5、6"（0/1、0/1、0/1、0/1、0/1、0/1）、"哨位周围组织"为脂肪结缔组织，免疫组化：ER（+90%）、PR（90%）、HER2（－）、Ki-67（+20%）、P53（－）、AR（+20%～30%）、EGFR（－）、VEGFR2（+20%）、PD-1（－）、PD-L1（－）。

2. 基于 MRI 及 CT 双定位进行靶区勾画　进行俯卧位 CT 及 MRI 模拟定位扫描。①术后俯卧位 CT 模拟定位扫描：患者俯卧于专用乳腺托架上，头部面朝下置于专用头枕上，双手自然上举握住手柄，调整健侧挡板位置，避免健侧乳腺对患侧造成牵拉，从而使患侧乳腺自然悬垂于治疗孔中。基于激光十字线于患者后背、双侧腋后线及患侧乳腺放置金属夹标记。CT 扫描的范围从环甲膜至肺下缘下 5cm，层厚 3mm。②俯卧位 MRI 模拟定位扫描：采取上述相同扫描体位。应用美国通用（GE，750W）MRI 模拟定位，在平静呼吸状态下，完成胸部 MRI 扫描并获取 T_2WI 影像，层厚 3mm，层间隔 0mm；在屏气状态下，完成胸部 Lava-Flex 多期相动态对比增强扫描，并分别获取对比剂注射后 2min、5min 和 10min 的 LAVA 增强图像，层厚 3mm。基于 CT 及第 10 分钟 LAVA 增强图像勾画的瘤床靶区，并制订 IMRT 计划（图 5-3-6）。

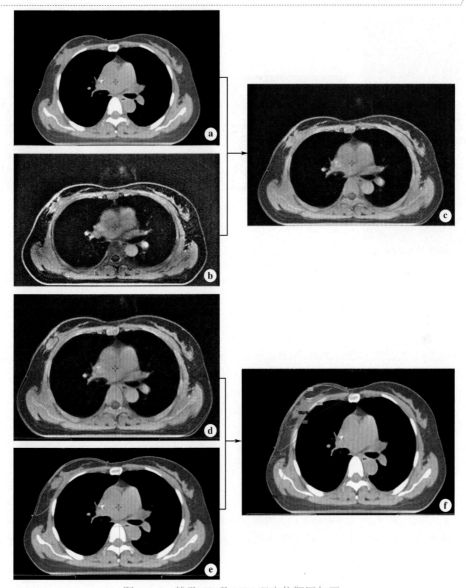

图 5-3-5　基于 CT 及 MRI 双定位靶区勾画

a. CT 影像横断面；b. 强化 MR 影像横断面；c. CT-MRI 刚性配准；d. 瘤床靶区勾画；e. 全乳临床靶区勾画；f. IMRT 放疗计划

　　磁共振引导放疗不但能提高乳腺癌靶区勾画、摆位的精准性，缩小 PTV，还能在线调整计划，进一步提高治疗准确度；功能 MRI 序列扫描还可能实时评估肿瘤信号改变，预测疗效，优化剂量。磁共振引导放疗更利于术前照射，利用肿瘤和周围乳腺组织的信号差别，可提高靶区勾画一致性。乳腺癌术前放疗克服了手术改变的干扰，靶区位置明确，照射范围缩小，其安全性、可行性得到少量的前瞻性研究证实。应用磁共振加速器实施乳腺癌放疗报道较少，期待今后有更多的临床研究证实磁共振引导乳腺癌放疗的作用，为大规模推广该技术治疗乳腺癌的临床应用提供证据。

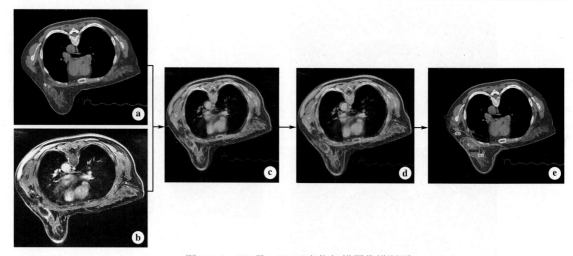

图 5-3-6　CT 及 MRI 双定位扫描图像横断面

a. CT 影像横断面；b. 强化 MR 影像横断面；c. CT-MRI 刚性配准；d. 瘤床及全乳临床靶区勾画；e. IMRT 放疗计划

参 考 文 献

查理斯·华盛顿, 丹尼斯·利弗. 2021. 放射治疗学[M]. 4 版. 郎锦义, 译. 北京: 中国科学技术出版社.

樊代明. 2021. 整合肿瘤学基础卷[M]. 西安: 世界图书出版西安有限公司.

谷锐之, 殷蔚伯, 刘泰福. 1993. 肿瘤放射性治疗学[M]. 北京: 北京医科大学中国协和医科大学联合出版社.

关祥祯, 王军, 柴瑞平, 等. 2019. MR 对伴阻塞性肺不张的中心型肺癌精确放疗靶区勾画的价值[J]. 医学影像学杂志, 29(09): 1487-1490.

郭献日. 2007. 胸部磁共振成像在放疗中的价值[C]// 浙江省医学会放射学分会. 2007 年浙江省放射学学术年会论文汇编. 浙江省医学会放射学分会: 浙江省科学技术协会: 83-85.

何天宇, 李思涵, 李光. 2020. 磁共振增强扫描序列在合并阻塞性肺炎或肺不张肺癌放疗靶区勾画价值[J]. 中华放射肿瘤学杂志, 29(5): 369-373.

景灏, 唐玉, 田源, 等. 2022. MR 加速器在乳腺癌放疗中的临床应用[J]. 中华放射肿瘤学杂志, 31(01): 8-14.

李丁丁, 郑香, 史利红, 等. 2020. 胸部磁共振弥散加权成像技术在肺癌精确放疗靶区勾画中的价值[J]. 河北医药, 42(14): 2175-2177, 2181.

李坤成. 2007. 中华影像医学: 心血管系统卷[M]. 北京: 人民卫生出版社.

李琳琳, 朱绍成, 务森, 等. 2018. 动态增强 MRI 定量参数与食管鳞癌病理分级的相关性研究[J]. 中华放射学杂志, 52(3): 204-208.

李小明, 王承缘, 周义成. 1998. 放疗后脊柱 MRI 表现[J]. 临床放射学杂志, 17(5): 291-293.

李晔雄. 2018. 肿瘤放射治疗学[M]. 5 版. 北京: 中国协和医科大学出版社.

李晔雄, 王绿化, 高黎, 等. 2018. 肿瘤放射治疗学[M]. 5 版. 北京: 中国协和医科大学出版社.

刘长民. 2017. 磁共振动态增强成像预测食管癌同步放化疗疗效的价值及与乏氧、血管生成相关性的研究[D]. 济南: 山东大学.

刘瑞宝, 李洪福, 李莉, 等. 2015. 磁共振扩散成像在肺癌并肺不张放疗中的应用研究[J]. 医学影像学杂志, 25(09): 1592-1595.

孟思, 符礼孔, 李小华, 等. 2020. DWI 联合 T_2WI 检查对 COPD 合并中央型肺癌患者靶区勾画的临床研究[J]. 中国临床医学影像杂志, 31(10): 711-714.

乔香梅, 陆锐, 马苗, 等. 2020. DWI 在鉴别中心型肺癌与阻塞性肺不张中的应用[J]. 医学影像学杂志, 30(08): 1376-1379.

秦琴, 李宝生. 2013. 磁共振成像在肺癌诊断和分期中的作用[J]. 国际肿瘤学杂志, 40(10): 762-765.

任雪姣, 王澜, 韩春, 等. 2016. 弥散加权成像表观弥散系数预测肺癌放疗疗效与预后分析[J]. 中华肿瘤防治杂志, 23(04): 253-257.

王菲菲, 罗娅红. 2019. MR 压脂 T_2 加权与弥散加权成像在合并肺不张的中心型肺癌中的应用[J]. 中国医疗设备, 34(05): 85-88.

王绿化, 殷蔚柏, 谷铣之. 2002. 肿瘤放射治疗学: 肺的放射性损伤[M]. 北京: 中国协和医科大学出版社.

王松, 何津祥, 李兴川. 2019. 胸部肿瘤放射性心脏损伤的系统评价和 Meta 分析[J]. 中国临床研究, 32(4): 457-463.

王昭琦, 张风光, 郭佳, 等. 2017. 高场磁共振对可切除性食管癌术前 T 分期的可行性分析[J]. 中华医学杂志, 97(11): 843-846.

夏黎明, 邵剑波, 孙子燕. 2016. MRI 读片指南[M]. 北京: 北京大学医学出版社.

夏黎明, 王承缘. 2000. 放射性脊髓损伤的 MRI 诊断[J]. 放射学实践, (04): 259-262.

弋振营, 徐志巧, 李宁, 等. 2016. 胸部 MRI 精确勾画靶区对肺癌治疗的价值分析[J]. 实用医学杂志, 32(21): 3476-3479.

张安度, 田华, 韩春, 等. 2013. 磁共振弥散加权成像在肺癌精确放疗靶区勾画中应用价值分析[J]. 中华肿瘤防治杂志, 20(16): 1249-1252, 1256.

张全彬, 张书旭, 林生趣. 2016. 磁共振成像技术应用于肿瘤放射治疗的进展[J]. 中华放射医学与防护杂志, 36(4): 316-320.

中国医师协会放射肿瘤治疗医师分会. 2021. 乳腺癌放射治疗指南 (中国医师协会 2020 版)[J]. 中华放射肿瘤学杂志, 30(04): 321-342.

中华医学会放射肿瘤治疗学分会, 中国医师协会放射肿瘤治疗医师分会, 中国抗癌协会放射治疗专业委员会, 等. 2020. 中国非小细胞肺癌放射治疗临床指南 (2020 版)[J]. 中华放射肿瘤学杂志, 29(8): 599-607.

中华医学会放射肿瘤治疗学分会, 中国医师协会放射肿瘤治疗医师分会, 中国抗癌协会放射治疗专业委员会, 等. 2020. 中国小细胞肺癌放射治疗临床指南 (2020 版)[J]. 中华放射肿瘤学杂志, 29(8): 608-614.

周纯武, 赵心明, 陈雁, 等. 2018. 肿瘤影像诊断图谱[M]. 北京: 人民卫生出版社.

左伟, 陈军, 左光耀. 2019. 非小细胞肺癌放疗前应用 CT 与 MRI 勾画靶区的临床价值分析[J]. 中国 CT 和 MRI 杂志, 17(05): 46-48.

Ajani J A, Barthel J S, Bentrem D J, et al. 2011. Esophageal and esophagogastric junction cancers[J]. J Natl Compr Canc Netw, 9(8): 830-887.

Aleman B M. 2014. Cardiovascular disease after cancer therapy[J]. EJC Suppl, 12(1): 18-28.

Alper F, Turkyilmaz A, Kurtcan S, et al. 2011. Effectiveness of the STIR turbo spin-echo sequence MR imaging in evaluation of lymphadenopathy in esophageal cancer[J]. Eur J Radiol, 80(3): 625-628.

Aoyagi T, Shuto K, Okazumi S, et al. 2011. Apparent diffusion coefficient values measured by diffusion-weighted imaging predict chemoradiotherapeutic effect for advanced esophageal cancer[J]. Dig Surg, 28(4): 252-257.

Artemis D, Wolf M, Blahak C, et al. 2017. Diagnostic and prognostic relevance of magnetic resonance imaging and electrophysiological findings in acute spinal ischemia[J]. J Stroke Cerebrovasc Dis, 26(3): 459-464.

Azahaf M, Haberley M, Betrouni N, et al. 2016. Impact of arterial input function selection on the accuracy of dynamic contrast-enhanced MRI quantitative analysis for the diagnosis of clinically significant prostate cancer[J]. J Magn Reson Imaging, 43(3): 737-749.

Bates E L, Bragg C M, Wild J M, et al. 2009. Functional image-based radiotherapy planning for non-small cell lung cancer: A simulation study[J]. Radiother Oncol, 93: 32-36(2009).

Berlangieri A, Elliott S, Wasiak J, et al. 2022. Use of magnetic resonance image-guided radiotherapy for breast cancer: a scoping review[J]. J Med Radiat Sci, 69(1): 122-133.

Best L M, Mughal M, Gurusamy K S. et al. 2016. Non-surgical versus surgical treatment for oesophageal cancer[J]. Cochrane Database Syst Rev, 3(3): CD011498.

Boekhoff M R, Defize I L, Borggreve A S, et al. 2020. 3-Dimensional target coverage assessment for MRI guided esophageal cancer radiotherapy. Radiother Oncol, 147: 1-7.

Candes E J, Romberg J, Tao T, 2006. Robust uncertainty principles: Exact signal reconstruction from highly incomplete frequency information[J]. IEEE Trans Inf Theory, 52(2): 489-509.

Carver J R, Shapiro C L, Ng A, et al. 2007. American Society of Clinical Oncology clinical evidence review on the ongoing care of adult cancer survivors: cardiac and pulmonary late effects[J]. J Clin Oncol, 25(25): 3991-4008.

Chandarana H, Doshi A M, Shanbhogue A, et al. 2016. Three-dimensional MR cholangiopancreatography in a breath hold with sparsity-based reconstruction of highly undersampled data[J]. Radiology, 280(2): 585-594.

Choi E J, Choi H, Choi S A, et al. 2016. Dynamic contrast-enhanced breast magnetic resonance imaging for the prediction of early and late recurrences in breast cancer[J]. Medicine (Baltimore), 95(48): e5330.

Choi W J, Cha J H, Kim H H, et al. 2016. The accuracy of breast MR imaging for measuring the size of a breast cancer: Analysis of the histopathologic factors[J]. Clin Breast Cancer, 16(6): e145-e152.

Cuocolo A, Acampa W, Imbriaco M, et al. 2005. The many ways to myocardial perfusion imaging[J]. Q J Nucl Med Mol Imaging, 49(1): 4-18.

De Cobelli, Giganti F, Oresenigo E, et al. 2013. Apparent diffusion coefficient modifications in assessing gastro-oesphageal cancer response to neoadjuvant treatment: comparison with tumour regression grade at histology[J]. Eur Radiol, 23(8): 2165-2174.

De Cobelli F, Palumbo D, Albarello L, et al. 2020. Esophagus and Stomach: Is there a role for MR imaging [J]. Magn Reson Imaging Clin N Am, 28(1): 1-15.

De Costa A M A, Mittauer K E, Hill P M, et al. 2018. Outcomes of Real-Time MRI-guided lung stereotactic body radiation therapy[J]. Int J Radiat Oncol, 102(3): e679-e680.

Diederich S. 2007. Staging of oesophageal cancer[J]. Cancer Imaging, 7 Spec No A (Special issue A): S63-S66.

Dong Z Z, Qiao Y L, Li L D, et al. 2002. Report of Chinese cancer control strategy[J]. China Cancer, 11(5): 250-260.

Dunlap N E, Yang W, McIntosh A, et al. 2012. Computed tomography-based anatomic assessment overestimates local tumor recurrence in patients with mass-like consolidation after stereotactic body radiotherapy for early-stage non-small cell lung cancer[J]. Int J Radiat Oncol Biol Phys, 84: 1071-1077.

Eloubeidi M A, Wallace M B, Reed C E, et al. 2001. The utility of EUS and EUS-guided fine needle aspiration in detecting celiac lymph node metastasis in patients with esophageal cancer: a single-center experience[J]. Gastrointest Endosc, 54(6): 714-719.

Eriksen R, Strauch L S, Sandgaard M, et al. 2016. Dynamic contrast-enhanced CT in patients with pancreatic cancer[J]. Diagnostics (Basel), 6(3): 34.

Eugene Y. Li C X, Michael J H, et al. 2008. The evaluation of esophageal adenocarcinoma using dynamic contrast-enhanced magnetic resonance imaging[J]. J Gastrointest Surg, 12: 166-175.

Evans E S, Hahn C A, Kocak Z, et al. 2007. The role of functional imaging in the diagnosis and management of late normal tissue injury[J]. Semin Radiat Oncol, 17(2): 72-80.

Farr K P, Møller D S, Khalil A A, et al. 2015. Loss of lung function after chemo-radiotherapy for NSCLC measured by perfusion SPECT/CT: Correlation with radiation dose and clinical morbidity[J]. Acta Oncol, 54(9): 1350-1354.

Feng L, Grimm R, Block K T, et al. 2014. Golden-angle radial sparse parallel MRI: combination of compressed sensing, parallel imaging, and golden-angle radial sampling for fast and flexible dynamic volumetric MRI[J]. Magn Reson Med, 72(3): 707-717.

Ferraris R, Del Piano A, Galli J J. 2001. Role of magnetic resonance imaging in the staging of gastrointestinal neoplasms[J]. Semin Surg Oncol, 20(2): 122-129.

Finazzi T, Haasbeek C J A, Spoelstra F O B, et al. 2020. Clinical outcomes of stereotactic MR-guided adaptive radiation therapy for high-risk lung tumors[J]. Int J Radiat Oncol BiolPhys, 107(2): 270-278.

Finazzi T, van Sörnsen de Koste J R, Palacios M A, et al. 2020. Delivery of magnetic resonance-guided single-fraction stereotactic lung radiotherapy[J]. Phys Imaging Radiat Oncol, 14: 17-23, 86.

Ganem J, Thureau S, Gardin I, et al. 2018. Delineation of lung cancer with FDG PET/CT during radiation therapy[J]. Radiat Oncol, 13(1): 219.

Gao S, Du S, Lu Z, et al. 2020. Multiparametric PET/MR (PET and MR-IVIM) for the evaluation of early treatment response and prediction of tumor recurrence in patients with locally advanced cervical cancer[J]. Eur Radiol, 30(2): 1191-1201.

Gilbert F J, Pinker-Domenig K. 2019. Diagnosis and staging of breast cancer: When and how to use mammography, tomosynthesis, ultrasound, contrast-enhanced mammography, and magnetic resonance imaging[J]. Cham (CH): Springer, 2019: 155-166.

Glazer H S, Lee J K, Levitt R G, et al. 1985. Radiation fibrosis: differentiation from recurrent tumor by MR imaging[J]. Radiology, 156(3): 721-726.

Glitzner M, Woodhead P L, Borman P T S, et al. 2019. Technical note: MLC-tracking performance on the Elekta unity MRI-linac[J]. Phys Med Biol, 64(15): 15NT02.

Goergen C J, Sosnovik D E. 2011. From molecules to myofibers: multiscale imaging of the myocardium[J]. J Cardiovasc Transl Res, 4(4): 493-503.

Hammernik K, Klatzer T, Kobler E, et al. 2018. Learning a variational network for reconstruction of accelerated MRI data[J]. Magn Reson Med, 79(6): 3055-3071.

Han Q, Liang H, Cheng P, et al. 2019. Comparison of different registration landmarks for MRI-CT fusion in radiotherapy for lung cancer with post-obstructive lobar collapse[J]. J Appl Clin Med Phys, 20(1): 50-54.

Hanania A N, Mainwaring W, Ghebre Y T, et al. 2008. Radiation-induced lung injury. Assessment, management, and prevention[J]. Oncology (Williston Park), 22(1): 37-47; discussion 52-53.

Hanania A N, Mainwaring W, Ghebre Y T, et al. 2019. Radiation-induced lung injury: Assessment and management[J]. Chest, 156(1): 150-162.

Harders S W, Balyasnikowa S, Fischer B M. 2014. Functional imaging in lung cancer[J]. Clin Physiol Funct Imaging, 34(5): 340-355.

Henke L E, Olsen J R, Contreras J A, et al. 2018. Stereotactic MR-guided online adaptive radiation therapy (SMART) for ultracentral thorax malignancies: Results of a phase 1 trial[J]. Adv Radiat Oncol, 4(1): 201-209.

Huang S, Sosnovik D E. 2010. Molecular and microstructural imaging of the myocardium[J]. Curr Cardiovasc Imaging Rep, 3(1): 26-33.

Huang Y S, Chen J L, Chen J Y, et al. 2019. Predicting tumor responses and patient survival in chemoradiotherapy-treated patients with non-small-cell lung cancer using dynamic contrast-enhanced integrated magnetic resonance-positron-emission tomography[J]. Strahlenther Onkol, 195(8): 707-718.

Hunter G J, Hamberg L M, Choi N, et al. 1998. Dynamic T_1-weighted magnetic resonance imaging and positron emission tomography in patients with lung cancer: correlating vascular physiology with glucose metabolism[J]. Clin Cancer Res, 4: 949-955.

Iima M. 2021. Perfusion-driven intravoxel incoherent motion (IVIM) MRI in oncology: Applications, challenges, and future trends[J]. Magn Reson Med Sci, 20(2): 125-138.

Ireland R H, Bragg C M, McJury M, et al. 2007. Feasibility of image registration and intensity-modulated radiotherapy planning with hyperpolarized helium-3 magnetic resonance imaging for non-small-cell lung cancer[J]. Int J Radiat Oncol Biol Phys, 68(1): 273-281.

Ireland R H, Woodhouse N, Hoggard N, et al. 2008. An image acquisition and registration strategy for the fusion of hyperpolarized helium-3 MRI and X-ray CT images of the lung[J]. Phys Med Biol, 53(21): 6055-6063.

Iyer R V, Tomaszewski G, Wu Y V. 2012. Advanced hepatocellular carcinoma (HCC) treated with sunitinib (Su) and transarterial chemoembolization (TACE): Phase Ⅱ trial final report[J]. J Clin Oncol, 30(4_suppl): 275.

Izuka Y, Matsuo Y, Umeoka S, et al. 2014. Prediction of clinical outcome after stereotactic body radiotherapy for non-small cell lung cancer using diffusion-weighted MRI and (18) F-FDG PET[J]. Eur J Radiol, 83(11): 2087-2092.

Jagoda P, Fleckenstein J, Sonnhoff M, et al. 2021. Diffusion-weighted MRI improves response assessment after definitive radiotherapy in patients with NSCLC Cancer Imaging[J]. Cancer Imaging, 21(1): 15.

Jahangiri P, Pournazari K, Torigian D A, et al. 2019. A prospective study of the feasibility of FDG-PET/CT imaging to quantify radiation-induced lung inflammation in locally advanced non-small cell lung cancer patients receiving proton or photon radiotherapy[J]. Eur J Nucl Med Mol Imaging, 46(1): 206-216.

Jamil L H, Gill K R, Wallace M B. 2008. Staging and restaging of advanced esophageal cancer[J]. Curr Opin Gastroenterol, 24(4): 530-534.

Kamrava M, Sepahdari A R, Leu K, et al. 2015. Quantitative multiparametric MRI in uveal melanoma: increased tumor permeability may predict monosomy 3[J]. Neuroradiology, 57(8): 833-840.

Kayani B, Zacharakis E, Ahmed K, et al. 2011. Lymph node metastases and prognosis in oesophageal carcinoma—a systematic review[J]. Eur J Surg Oncol, 37(9): 747-753.

Kim Y E, Joo B, Park M S, et al. 2016. Dynamic contrast-enhanced magnetic resonance imaging as a surrogate biomarker for bevacizumab in colorectal cancer liver metastasis: A single-arm, exploratory trial[J]. Cancer Res Treat, 48(4): 1210-1221.

Kimura H, Taniguchi M, Mori T, et al. 2016. Clinical implication of temporary hypointense lesion on diffusion-weighted imaging after extracranial-intracranial bypass surgery[J]. World Neurosurg, 97: e17-e21.

Koch J, Halvorsen R A Jr, et al. 1994. Staging of esophageal cancer: computed tomography, magnetic resonance imaging, and endoscopic ultrasound[J]. Semin Roentgenol, 29(4): 364-372.

Koh M J, Kim H S, Choi C G, et al. 2015. Which is the best advanced MR imaging protocol for predicting recurrent metastatic brain tumor following gamma-knife radiosurgery: focused on perfusion method[J]. Neuroradiology, 57(4): 367-376.

Kono M, Adachi S, Kusumoto M, et al. 1993. Clinical utility of Gd-DTPA-enhanced magnetic resonance imaging in lung cancer[J]. J Thorac Imaging, 8(1): 18-26.

Kono R, Fujimoto K, Terasaki H, et al. 2007. Dynamic MRI of solitary pulmonary nodules: comparison of enhancement patterns of malignant and benign small peripheral lung lesions[J]. AJR Am J Roentgenol, 188(1): 26-36.

Koyama H, Ohno Y, Kono A, et al. 2008. Quantitative and qualitative assessment of non-contrast-enhanced pulmonary MR imaging for man-agement of pulmonary nodules in 161 subjects[J]. Eur Radiol, 18(10): 2120-2131.

Kulkarni N M, Pinho D F, Narayanan S, et al. 2017. Imaging for oncologic response assessment in lymphoma[J]. AJR Am J Roentgenol, 208(1): 18-31.

Le Bihan D. 2019. What can we see with IVIM MRI?[J]. Neuroimage, 187: 56-67.

Lei J Y, Tian C, Zhu S C, et al. 2015. Preliminary study of IVIM-DWI and DCE-MRI in early diagnosis of esophageal cancer[J]. Riv Eur Sci Med Farmacol, 19: 3345-3350.

Lerut T E, De Leyn P, Coosemans W, et al. 1994. Advanced esophageal carcinoma[J]. World J Surg, 18(3): 379-387.

Lever F M, Lips I M, Crijns S P, et al. 2014. Quantification of esophageal tumor motion on cine-magnetic resonance imaging[J]. Int J Radiat Oncol Biol Phys, 88(2): 419-424.

Li X H, Sun C H, Mao R, et al. 2017. Diffusion-weighted MRI enables to accurately grade inflammatory activity in patients of ileocolonic Crohn's disease: results from an observational study[J]. Inflamm Bowel Dis, 23(2): 244-253.

Li Y T, Cercueil J P, Yuan J, et al. 2017. Liver intravoxel incoherent motion (IVIM) magnetic resonance imaging: a comprehensive review of published data on normal values and applications for fibrosis and tumor evaluation[J]. Quant Imaging Med Surg, 7(1): 59-78.

Ling C C, Humm J, Larson S, et al. 2000. Towards multidimensional adiotherapy (MD-CRT): biological imaging and biological conformality[J]. Int J Radiat Oncol Biol Phys, 47(3): 551-560.

Liu C, Sun R, Wang J, et al. 2020. Combination of DCE-MRI and DWI in predicting the treatment effect of concurrent chemoradiotherapy in esophageal carcinoma[J]. Biomed Res Int, 2020: 2576563.

Liu Y, Wang X, Cui Y, et al. 2020. Comparative study of monoexponential, intravoxel incoherent motion, kurtosis, and IVIM-kurtosis models for the diagnosis and aggressiveness assessment of prostate cancer[J]. Front Oncol, 10: 1763.

Luna A, Sánchez-Gonzalez J, Caro P. 2011. Diffusion-weighted imaging of the chest[J]. Magn Reson Imaging Clin N Am, 19(1): 69-94.

Lustig M, Donoho D, Pauly J M. 2007. Sparse MRI: The application of compressed sensing for rapid MR imaging[J]. Magn Reson Med, 58(6): 1182-1195.

Mann RM, Cho N, Moy L, et al. 2019. Breast MRI: State of the art[J]. Radiology, 292(3): 520-536.

Marks L B. 2003. Radiation-induced lung injury[J]. Semin Radiat Oncol, 13(3): 333-345.

Marks L B, Bentzen S M, Deasy J O, et al. 2010. Radiation dose-volume effects in the lung[J]. Int J Radiat Oncol Biol Phys, 76(3 Suppl): S70-S76.

Marusyk A, Almendro V, Polyak K. 2012. Intra-tumour heterogeneity: a looking glass for cancer [J]. Nat Rev Cancer, 12(5): 323-334.

Marx M, Ehrhardt J, Werner R, et al. 2014. Simulation of spatiotemporal CT data sets using a 4D MRI-based lung motion model[J]. Int J Comput Assist Radiol Surg, 9(3): 401-409.

Michael J H, Christopher M, Warren J, et al. 2010. Expert consensus document on cardiovascular magnetic resonance: a report of the American College of Cardiology Foundation task force on expert consensus documents[J]. Circulation, 121: 2462-2508.

Mizowaki T, Nishimura Y, Shimada Y, et al. 1996. Optimal size criteria of malignant lymph nodes in the treatment planning of radiotherapy for esophageal cancer: evaluation by computed tomography and magnetic resonance imaging[J]. Int J Radiat Oncol Biol Phys, 36(5): 1091-1098.

Munoz-Schuffenegger P, Kandel S, Alibhai Z, et al. 2019. A prospective study of magnetic resonance imaging assessment of post-radiation changes following stereotactic body radiation therapy for non-small cell lung cancer[J]. Clin Oncol (R Coll Radiol), 31(10): 720-727.

Murayama S, Akamine T, Sakai S, et al. 2004. Risk factor of radiation pneumonitis: assessment with velocity-encoded cine magnetic resonance imaging of pulmonary artery[J]. J Computer Ass Tomogr, 28: 204-208.

Nachbar M, Mönnich D, Boeke S, et al. 2020. Partial breast irradiation with the 1. 5 T MR-Linac: First patient treatment and analysis of electron return and stream effects[J]. Radiother Oncol, 145: 30-35.

Nie K, Shi L, Chen Q, et al. 2016. Rectal cancer: Assessment of neoadjuvant chemoradiation outcome based on radiomics of multiparametric MRI[J]. Clin Cancer Res, 22(21): 5256-5264.

Nishimura H, Tanigawa N, Hiramatsu M, et al. 2006. Preoperative esophageal cancer staging: magnetic resonance imaging of lymph node with ferumoxtran-10, an ultrasmall superparamagnetic iron oxide[J]. J Am Coll Surg, 202(4): 604-611.

Nishimura Y, Osugi H, Inoue K, et al. 2002. Bronchoscopic ultrasonography in the diagnosis of tracheobronchial invasion of esophageal cancer[J]. J Ultrasound Med, 21(1): 49-58.

Nishino M, Guo M, Jackman D M, et al. 2011. CT tumor volume measurement in advanced non-small-cell lung cancer. Performance characteristics of an emerging clinical tool[J]. Acad Radiol, 18(1): 54-62.

Oberholze K, Pohlmann A, Schreiber W, et al. 2008. Assessment of tumor microcirculation with dynamic contrast-enhanced MRI in patients with esophageal cancer: initial experience[J]. J Magn Reson Imaging, 27: 1296-1301.

Offersen B, Højris I, Overgaard M. 2011. Radiation-induced heart morbidity after adjuvant radiotherapy of early breast cancer-Is it still an issue[J]. Radiother Oncol, 100(2): 157-159.

Ogasawara N, Suga K, Karino Y, et al. 2002. Perfusion characteristics of radiation-injured lung on Gd-DTPA-enhanced dynamic magnetic resonance imaging[J]. Invest Radiol, 37(8): 448-457.

Ohno Y, Nogami M, Higashino T, et al. 2005. Prognostic value of dynamic MR imaging for non small cell lung cancer patients after chemoradiotherapy[J]. J Magn Reson Imaging, 21: 775-783.

Oshinski J N, Yang Z, Jones J R, et al. 2001. Imaging time after Gd-DTPA injection is critical in using delayed enhancement to determine infarct size accurately with magnetic resonance imaging[J]. Circulation, 104(23): 2838-2842.

Osugi H, Nishimura Y, Takemura M, et al. 2003. Bronchoscopic ultrasonography for staging supracarinal esophageal squamous cell carcinoma: impact on outcome[J]. World J Surg, 27(5): 590-594.

Otazo R, Kim D, Axel L, et al. 2010. Combination of compressed sensing and parallel imaging for highly accelerated first-pass cardiac perfusion MRI[J]. Magn Reson Med, 64(3): 767-776.

Padgett K R, Simpson G N, Llorente R, et al. 2018. Feasibility of adaptive MR-guided stereotactic body radiotherapy (SBRT) of lung tumors[J]. Cureus, 10(4): e2423.

Park I, Kim Y H, Yoon D H, et al. 2014. Non-surgical treatment versus radical esophagectomy for clinical $T_1N_0M_0$ esophageal carcinoma: a single-center experience[J]. Cancer Chemother Pharmacol, 74(5): 995-1003.

Pavone P, Cardone G P, Di Girolamo M, et al. 1992. Studio dell'esofago con risonanza magnetica con opacizzazione del lume mediante impiego di un mezzo di contrasto specifico [Magnetic resonance imaging of the esophagus with lumen opacification using a specific contrast agent][J]. Radiol Med, 84(6): 756-760.

Peerlings J, Troost E G C, Nelemans P J, et al. 2016. The diagnostic value of MR imaging in determining the lymph node status of patients with non-small cell lung cancer: a meta-analysis[J]. Radiology, 281(1): 86-98.

Petit S F, van Elmpt W J, Oberije C J, et al. 2011. [^{18}F]fluorodeoxyglucose uptake patterns in lung before radiotherapy identify areas more susceptible to radiation-induced lung toxicity in non-small-cell lung cancer patients[J]. Int J Radiat Oncol Biol Phys, 81(3): 698-705.

Petrillo R, Balzarini L, Bidoli P, et al. 1990. Esophageal squamous cell carcinoma: MRI evaluation of mediastinum[J]. Gastrointest Radiol, 15(4): 275-278.

Phongkitkarun S, Tohmad U, Larbcharoensub N, et al. 2016. DCE-MRI-Derived parameters as predictors of response to Neo-adjuvant chemoradiation treatment of rectal carcinoma[J]. J Med Assoc Thai, 99(3): 338-347.

Poncelet E, Delpierre C, Kerdraon O, et al. 2013. Value of dynamic contrast-enhanced MRI for tissue characterization of ovarian teratomas: correlation with histopathology[J]. Clin Radiol, 68(9): 909-916.

Ponikowski P, Voors A A, Anker S D, et al. 2016. 2016 ESC Guidelines for the diagnosis and treatment of acute and chronic heart failure: The task force for the diagnosis and treatment of acute and chronic heart failure of the European Society of Cardiology (ESC) developed with the special contribution of the Heart Failure Association (HFA) of the ESC[J]. Eur Heart J, 37(27): 2129-2200.

Preston S R, Clark G W, Martin I G, et al. 2003. Effect of endoscopic ultrasonography on the management of 100 consecutive patients with oesophageal and junctional carcinoma[J]. Br J Surg, 90(10): 1220-1224.

Puli S R, Reddy J B, Bechtold M L, et al. 2008. Staging accuracy of esophageal cancer by endoscopic ultrasound: a meta-analysis and systematic review[J]. World J Gastroenterol, 14(10): 1479-1490.

Qu J, Zhang H, Wang Z, et al. 2018. Comparison between free-breathing radial VIBE on 3 T MRI and endoscopic ultrasound for preoperative T staging of resectable oesophageal cancer, with histopathological correlation[J]. Eur Radiol, 28: 780-787.

Quint L E, Bogot N R. 2008. Staging esophageal cancer[J]. Cancer Imaging, 2008; 8 Spec No A (Spec Iss A): S33-S42.

Rabe M, Thieke C, Düsberg M, et al. 2020. Real-time 4DMRI-based internal target volume definition for moving lung tumors[J]. Med Phys, 47(4): 1431-1442.

Räsänen J V, Sihvo E I, Knuuti M J, et al. 2003. Prospective analysis of accuracy of positron emission tomography, computed tomography, and endoscopic ultrasonography in staging of adenocarcinoma of the esophagus and the esophagogastric junction[J]. Ann Surg Oncol, 10(8): 954-960.

Ricardo O, Philippe L, Jean-Philippe P, et al. 2020. MRI-guided radiation therapy: an emerging paradigmin adaptive radiation oncology[J]. Radiology, 298(2): 1-13.

Rice T W. 2000. Clinical staging of esophageal carcinoma. CT, EUS, and PET[J]. Chest Surg Clin N Am, 10(3): 471-485.

Riddell A M, Allum W H, Thompson J N, et al. 2007. The appearances of oesophageal carcinoma demonstrated on high-resolution, T_2-weighted MRI, with histopathological correlation[J]. Eur Radiol, 17(2): 391-399.

Sadegh A, Maria T, Andreas R, et al. 2020. Quantification of accumulated dose and associated anatomical changes of esophagus using weekly magnetic resonance imaging acquired during radiotherapy of locally advanced lung cancer[J]. Phys Imaging Radiat Oncol, 13: 36-43.

Sager O, Dincoglan F, Demiral S, et al. 2020. Adaptive radiation therapy of breast cancer by repeated imaging during irradiation[J]. World J Radiol, 12(5): 68-75.

Sakurada A, Takahara T, Kwee T C, et al. 2009. Diagnostic performance of diffusion-weighted magnetic resonance imaging in esophageal cancer[J]. Eur Radiol, 19(6): 1461-1469.

Salminen J T, Färkkilä M A, Rämö O J, et al. 1999. Endoscopic ultrasonography in the preoperative staging of adenocarcinoma of the distal oesophagus and oesophagogastric junction[J]. Scand J Gastroenterol, 34(12): 1178-1182.

Satoh S, Kitazume Y, Ohdama S, et al. 2008. Can malignant and benign pulmonary nodules be differentiated with diffusion-weighted MRI[J]. Am J Roentgenol, 191(2): 464-470.

Schroeder T, Ruehm S G, Debatin J F, et al. 2005. Detection of pulmonary nodules using a 2D HASTE MR sequence: comparison with MDCT[J]. AJR Am J Roentgenol, 185(4): 979-984.

Shapiro M D, Guarraia D L, Moloo J, et al. 2008. Evaluation of acute coronary syndromes by cardiac magnetic resonance imaging[J]. Top Magn Reson Imaging, 19: 2-32.

Sharma U, Jagannathan N R. 2022. Magnetic resonance imaging (MRI) and MR spectroscopic methods in understanding breast cancer biology and metabolism[J]. Metabolites, 12(4):295.

Shin J K, Kim J Y. 2017. Dynamic contrast-enhanced and diffusion-weighted MRI of estrogen receptor-positive invasive breastcancers: Associations between quantitative MR parameters and Ki-67 proliferation status[J]. J Magn Reson Imaging, 45(1): 94-102.

Shintani T, Matsuo Y, Iizuka Y, et al. 2017. Assessment of treatment response after lung stereotactic body radiotherapy using diffusion weighted magnetic resonance imaging and positron emission tomography: A pilot study[J]. Eur J Radiol, 92: 58-63.

Shioya S, Tsuji C, Kurita D, et al. 1997. Early damage to lung tissue after irradiation detected by the magnetic resonance T_2 relaxation time[J]. Radiat Res, 148: 359-364.

Sun J, Wang Z. 2019. Advances in the application of magnetic resonance diffusion —weighted imaging in esophageal carcinoma[J]. Oncol Progress, 17(14): 1627-1629.

Takashima S, Takeuchi N, Shiozaki H, et al. 1991. Carcinoma of the esophagus: CT vs MR imaging in determining resectability[J]. AJR Am J Roentgenol, 156(2): 297-302.

Taunk N K, Haffty B G, Kostis J B, et al. 2015. Radiation-induced heart disease: pathologic abnormalities and putative mechanisms[J]. Front Oncol, 5: 39.

Taunk N K, Oh J H, Shukla-Dave A, et al. 2018. Early posttreatment assessment of MRI perfusion biomarkers can predict long-term response of lung cancer brain metastases to stereotactic radiosurgery[J]. Neuro Oncol, 20(4): 567-575.

Teichgraeber D C, Guirguis M S, Whitman G J, et al. 2021. Breast cancer staging: Updates in the AJCC cancer staging manual, 8th edition, and current challenges for radiologists, from the AJR special series on cancer staging[J]. AJR Am J Roentgenol, 217(2): 278-290.

Thind K, Chen A, Friesen-Waldner L, et al. 2013. Detection of radiation-induced lung injury using hyperpolarized (13) C magnetic resonance spectroscopy and imaging[J]. Magn Reson Med, 70(3): 601-609.

Thomas D H, Santhanam A, Kishan A U, et al. 2018. Initial clinical observations of intra-and interfractional motion variation in MRguided lung SBRT[J]. Br J Radiol, 91(1083): 20170522.

Tofts P S, Brix G, Buckley D L, et al. 1999. Estimating kinetic parameters from dynamic contrast-enhanced T_1-weighted MRI of a diffusable tracer: standardized quantities and symbols[J]. J Magn Reson Imaging, 10: 223-232.

Umezawa R, Ota H, Takanami K, et al. 2014. MRI findings of radiation-induced myocardial damage in patients with oesophageal cancer[J]. Clin Radiol, 69(12): 1273-1279.

Urano M, Denewar F A, Murai T, et al. 2018. Internal mammary lymph node metastases in breast cancer: what should radiologists know[J]. Jpn J Radiol, 36(11): 629-640.

Usuda K, Iwai S, Funasaki A, et al. 2019. Diffusion-weighted magnetic resonance imaging is useful for the response evaluation of chemotherapy and/or radiotherapy to recurrent lesions of lung cancer[J]. Transl Oncol, 12(5): 699-704.

Usuda K, Sagawa M, Motono N, et al. 2013. Advantages of diffusion-weighted imaging over positron emission tomography-computed tomography in assessment of hilar and mediastinal lymph node in lung cancer[J]. Ann Surg Oncol, 20(5): 1676-1683.

Van Vliet E P, Eijkemans M J, Kuipers E J, et al. 2007. Publication bias does not play a role in the reporting of the results of endoscopic ultrasound staging of upper gastrointestinal cancers[J]. Endoscopy, 39(4): 325-332.

Van Vliet E P, Heijenbrok-Kal M H, Hunink M G, et al. 2008. Staging investigations for oesophageal cancer: a meta-analysis[J]. Br J Cancer, 98(3): 547-557.

Van Westreenen H L, Westerterp M, Bossuyt P M, et al. 2004. Systematic review of the staging performance of ^{18}F-fluorodeoxyglucose positron emission tomography in esophageal cancer[J]. J Clin Oncol, 22(18): 3805-3812.

Van Zoonen M, Van Oijen M G, Van Leeuwen M S, et al. 2012. Low impact of staging EUS for determining surgical resectability in esophageal cancer[J]. Surg Endosc, 26(10): 2828-2834.

Vazquez-Sequeiros E, Norton I D, Clain J E, et al. 2001. Impact of EUS-guided fine-needle aspiration on lymph node staging in patients with esophageal carcinoma[J]. Gastrointest Endosc, 53(7): 751-757.

Vollenbrock S E, Voncken F E M, Bartels L W, et al. 2020. Diffusion weighted MRI with ADC mapping for response prediction and assessment of oesophageal cancer: A systematic review[J]. Radiother Oncol, 142: 17-26.

Wagner A, Marholdt H, Kim R J, et al. 2005. Use of cardiac magnetic resonance to assess viability[J]. Curr Cardiol Rep, 5: 59-64.

Wakelin S J, Deans C, Crofts T J, et al. 2002. A comparison of computerised tomography, laparoscopic ultrasound and endoscopic ultrasound in the preoperative staging of oesophago-gastric carcinoma[J]. Eur J Radiol, 41(2): 161-167.

Wang L, Han C, Zhu S, et al. 2014. Investigation of using diffusion-weighted magnetic resonance imaging to evaluate the therapeutic effect of esophageal carcinoma treatment[J]. Oncol Res Treat, 37(3): 112-116.

Wang L, Liu L, Han C, et al. 2016. The diffusion-weighted magnetic resonance imaging (DWI) predicts the early response of esophageal squamous cell carcinoma to concurrent chemoradiotherapy[J]. Radiother Oncol, 121(2): 246-251.

Waterman T A, Hagen J A, Peters J H, et al. 2004. The prognostic importance of immunohistochemically detected node metastases in resected esophageal adenocarcinoma[J]. Ann Thorac Surg, 78(4): 1161-1169.

Wayman J, Chakraverty S, Griffin S M, et al. 2001. Evaluation of local invasion by oesophageal carcinoma—a prospective study of prone computed tomography scanning[J]. Postgrad Med J, 77(905): 181-184.

Weber-Donat G, Amabile J C, Lahutte-Auboin M, et al. 2012. MRI assessment of local acute radiation syndrome[J].

Eur Radiol, 22(12): 2814-2821.

Winkel D, Bol G H, Kroon P S, et al. 2019. Adaptive radiotherapy: The Elekta Unity MR-linac concept[J]. Clin Transl Radiat Oncol, 18: 54-59.

Wu C, Mikhail S, Wei L, et al. 2015. A phase Ⅱ and pharmaco dynamic study of sunitinib in relapsed/refractory oesophageal and gastro-oesophageal cancers[J]. Br J Cancer, 113(2): 220-225.

Wu L F, Wang B Z, Feng J L, et al. 2003. Preoperative TN staging of esophageal cancer: comparison of miniprobe ultrasonography, spiral CT and MRI[J]. World J Gastroenterol, 9(2): 219-224.

Yamada I, Izumi Y, Kawano T, et al. 2001. Superficial esophageal carcinoma: an in vitro study of high-resolution MR imaging at 1. 5T[J]. J Magn Reson Imaging, 13(2): 225-231.

Yamada I, Miyasaka N, Hikishima K, et al. 2015. Ultra-high-resolution MR imaging of esophageal carcinoma at ultra-high field strength (7. 0T) ex vivo: correlation with histopathologic findings[J]. Magn Reson Imaging, 33(4): 413-419.

Yankelevitz D F, Henschke C I, Batata M, et al. 1994. Lung cancer: evaluation with MR imaging during and after irradiation[J]. J Thorac Imaging, 9(1): 41-46.

Yiping L, Kawai S, Jianbo W, et al. 2017. Evaluation parameters between intra-voxel incoherent motion and diffusion-weighted imaging in grading and differentiating histological subtypes of meningioma: A prospective pilot study[J]. J Neurol Sc, 372: 60-69.

Yu H M, Liu Y F, Hou M, et al. 2009. Evaluation of gross tumor size using CT, ^{18}F-FDG PET, integrated ^{18}F-FDG PET /CT and pathological analysis in non-small cell lung cancer[J]. Eur J Radiol, 72(1): 104-113.

Yu X, Li F, Hu Y, et al. 2015. Relationship between parameters of dynamic contrast-enhanced MRI and clinical stage of nasopharyngeal carcinoma[J]. Zhonghua Zhong Liu Za Zhi, 37(8): 597-602.

Zhang T, Cheng J Y, Potnick A G, et al. 2015. Fast pediatric 3D free-breathing abdominal dynamic contrast enhanced MRI with high spatiotemporal resolution[J]. J Magn Reson Imaging, 41(2): 460-473.

Zhang X, Fu Z, Gong G, et al. 2017. Implementation of diffusion-weighted magnetic resonance imaging in target delineation of central lung cancer accompanied with atelectasis in precision radiotherapy[J]. Oncol Lett, 14(3): 2677-2682.

Zhao B, James L P, Moskowitz C S, et al. 2009. Evaluating variability in tumor measurements from same-day repeat CT scans of patients with non-small cell lung cancer[J]. Radiology, 252(1): 263-272.

Zheng D, Yue Q, Ren W, et al. 2017. Early responses assessment of neoadjuvant chemotherapy in nasopharyngeal carcinoma by serial dynamic contrast-enhanced MR imaging[J]. Magn Reson Imaging, 35: 125-131.

Zheng H, Ren W, Pan X, et al. 2018. Role of intravoxel incoherent motion MRI in early assessment of the response of esophageal squamous cell carcinoma to chemoradiotherapy: A pilot study[J]. J Magn Reson Imaging, 48(2): 349-358.

Zhu B, Liu J Z, Cauley S F, et al. 2018. Image reconstruction by domain-transform manifold learning[J]. Nature, 555(7697): 487-492.

Zhu G, Federau C, Wintermark M, et al. 2020. Comparison of MRI IVIM and MR perfusion imaging in acute ischemic stroke due to large vessel occlusion[J]. Int J Stroke, 15(3): 332-342.

Zhu S, Wei Y, Gao F, et al. 2019. Esophageal carcinoma: Intravoxel incoherent motion diffusion-weighted MRI parameters and histopathological correlations[J]. J Magn Reson Imaging, 49(1): 253-261.

第六章 磁共振引导腹部肿瘤放射治疗

第一节 磁共振引导肝癌放射治疗

一、概　述

1. 肝癌的发病情况及主要表现　原发性肝癌（简称肝癌）的病因及确切分子机制尚不完全清楚，目前认为其发病是多因素、多步骤复杂过程，受环境和饮食双重因素影响。流行病学及实验研究资料表明，乙型肝炎病毒（HBV）和丙型肝炎病毒（HCV）感染、黄曲霉素、饮水污染、乙醇、肝硬化、性激素、亚硝胺类物质、微量元素等都与肝癌发病相关。继发性肝癌（转移性肝癌）可通过不同途径，如随血液、淋巴液转移或直接浸润肝脏而形成疾病。临床表现主要有以下几种。

（1）症状：早期肝癌无特异性症状，中、晚期肝癌症状则较多，常见的临床表现有肝区疼痛、腹胀、乏力、消瘦，进行性肝大或上腹部包块等；部分患者有低热、黄疸、腹泻、上消化道出血；肝癌破裂后出现急腹症表现等。也有症状不明显或仅表现为转移灶症状。

（2）体征：早期肝癌常无明显阳性体征或仅有类似肝硬化体征。中晚期肝癌通常出现肝肿大、黄疸、腹水等体征。此外，合并肝硬化者常有肝掌、蜘蛛痣、男性乳腺增大、下肢水肿等。发生肝外转移时可出现各转移部位相应的体征。

（3）并发症：常见上消化道出血、肝癌破裂出血、肝肾衰竭等。

2. 肝癌的治疗原则　原发性肝癌是临床上最常见的恶性肿瘤之一，其恶性程度高、生存率低，手术后五年生存率为40%~70%，肝脏移植五年生存率为60%~70%。手术切除和肝移植是肝癌的主要根治性治疗手段，然而大多数肝癌患者诊断明确时即已失去了手术机会，非手术治疗如经导管动脉化疗栓塞术（transcatheter arterial chemoembolization，TACE）、化疗、分子靶向以及放疗等成为中晚期肝癌的主要治疗方法。肝癌治疗往往是多学科的规范化治疗，针对不同患者的不同病情实施个体化治疗方案。

（1）原发性肝癌放疗的适应证：肿瘤局限，但肿瘤邻近或侵及周围大血管，或肝功能差，或有严重合并症无法接受手术切除，或拒绝手术；手术切除不彻底；介入治疗后有病变残留和复发；门静脉、肝静脉或下腔静脉癌栓，腹腔或腹膜后淋巴结转移的患者；远处转移，如肾上腺、骨转移等。

（2）肝癌的治疗方式

1）肝癌的局部治疗方式：肝切除，肝移植，局部消融治疗，肝动脉介入治疗，放射治疗，放射性核素免疫治疗等。

2）肝癌的全身治疗方式：靶向治疗，化学治疗，免疫治疗，抗病毒治疗，保护肝功能治疗，中医中药治疗等。

3. 肝癌的放射治疗策略　20世纪90年代之前，由于技术欠佳，放疗对正常肝脏损伤较大，极易发生放射性肝损伤（RILD），严重者会导致肝衰竭甚至死亡，因此应用较少。近年来随着计算机、放疗和影像技术的发展，精确放疗已较多应用于肝癌的治疗。

肝癌有多种放疗方式，如3D-CRT、IMRT、VMAT、SBRT等。3D-CRT是一种基于计算机虚拟重建的放疗技术。近年来的研究表明，相对于手术治疗，3D-CRT无创伤、治疗成本低、并发症少，且对肝癌患者生存率无明显差异，对早期肝癌患者的有效率可达60%~80%，对晚期患者则有良好的近期疗效。IMRT能够调整每个照射野的剂量强度，能够更为均匀地调整肿瘤靶区内的剂量，同时有效保护 OAR。CMAT 是在治疗过程中旋转照射的动态调强放疗技术，结合呼吸控制，具有可降低肝脏损伤的发生率，改善肝癌靶区的剂量覆盖，缩短治疗时间等优势。SBRT 是一种大分割、大剂量的放疗方式，结合 IGRT，实现肿瘤靶区的精准照射，具有较好的治疗效果。前瞻性和回顾性研究均表明，SBRT 的局部控制率高，且对肝和胃肠道毒性剂量限制效果显著，但在照射野外的肝内复发率仍很高。综上所述，放疗对早期肝癌患者的生存率有明显提升，且对身体状况差的晚期肝癌患者具有良好的姑息减症作用。

适形放疗发挥其特有的优势，提高了靶区精确性，同时减少了周边正常组织的受照剂量，提高了肿瘤治疗的效果。原发性肝癌放疗适应证如下。

（1）大血管受侵：伴有门静脉和（或）下腔静脉癌栓者。

（2）姑息放疗：淋巴结转移、肺转移、骨转移、肾上腺转移、脑转移等。

（3）窄切缘术后的辅助放疗：中央型肝癌切缘距肿瘤≤1cm 者。

（4）转化治疗：部分患者肿瘤缩小或降期，从而可获得手术切除机会。

（5）衔接治疗：肝癌等待肝移植前的局部放疗。

二、磁共振引导肝癌放射治疗应用

近年来，将 MRI 应用于指导外照射放疗面临着重大的研究和开发工作。目前机载 MRI 的直线加速器可提供出色的软组织对比度容积成像，为 IGRT 实施提供新的可能。磁共振引导放疗的发展促进了软组织识别和肿瘤靶向的改进，使 IGRT 能够监测每日解剖变化并为自适应放疗提供保障。

1. MRI 在肝癌诊断及病情评估中的应用　肝脏是人体最大的实质性脏器，也是最大的腺体，具有较为独特的供血系统，是各类原发及继发肿瘤的常见器官。尽管 CT 和 US 经常作为肝脏病变的基本检查手段被广泛应用，但由于 MRI 检查可以提供无法比拟的软组织对比度，无须像 CT 一样依赖碘对比剂或像 US 一样依赖于操作医师的经验与主观判断力，可以对肝脏实质、肝内胆管及血管系统提供更加详细、专业的诊断评估。

2. MRI 在肝癌诊断中的应用　MRI 在肝癌诊断中的优势可以做到早期诊断。首先 MRI 是多方位断层检查，CT 是做横断面，MRI 除了横断面，还可以做肝脏的冠状面、矢状面以及斜位断层，如果肝脏里面有一个病灶的话，尤其是小病灶就很容易发现，因为可以做多方面的断层，这是 MRI 的特点。其次 MRI 的软组织分辨率很高，不同的组织有不同的信号。肝脏有良性、恶性、囊性、实性病变，其他检查（如 CT）的组织分辨率不是那么高，可能分不清楚，MRI 的组织分辨率是很高的，什么组织是什么信号，非常敏感。MRI 通过组织分辨率高的情况比较容易对肿瘤做早期的鉴别诊断，这是一方面。MRI 在早期诊断中更容易发现病灶。肝癌大多是从肝炎转变过来的，有一个从肝硬化的再生结节（这是一个良性结节）长到第二步癌前病变发育不良性结节的过程。什么情况下发育为不良性结节甚至肝癌，超声甚至 CT 不太容易判断，但是 MRI 的组织分辨率比较高，可以通过它做出诊断。此即 MRI 早期诊断的优势，更容易发现病灶。其次发现癌前病变结节，比其他方法更容易。MRI 在肝癌诊断中的优势还可体现在鉴别诊断上。肝癌是实质性症状，肝脏的良性肿瘤（如局灶性结节性增生）也是实性病灶，临床诊断中如果不做准确鉴别，可能把肝癌误认为是良性的，有可能耽误患者病情，直接影响预后。还有可能把良性腺瘤诊断为肝癌，这样会对患者造成非常重的思想负担。MRI 在这几个病变中的诊断准确性还是比较高的，这也是 MRI 在肝癌诊断方面的优势所在。

肝脏多模态 MRI 检查具有无辐射、组织分辨率高、可多方位多序列参数成像的优势，且具有形态结合功能（包括 DWI 等）综合成像技术能力，成为肝癌临床检出、诊断、分期和疗效评价的优选影像学技术。

多模态 MRI 检出和诊断直径小于 2cm 肝癌的能力优于动态对比增强 CT。使用肝细胞特异性对比剂钆塞酸二钠可提高直径小于 1cm 肝癌的检出率及对肝癌诊断和鉴别诊断的准确性。

多模态 MRI 检查对评价肝癌是否侵犯门静脉、肝静脉主干及其分支，以及后腹膜淋巴结转移等方面较动态对比增强 CT 更有优势。动态对比增强 MRI 动脉期肝肿瘤呈均匀或不明显均匀强化、门静脉期和（或）平衡期肝肿瘤强化低于肝实质。肝细胞特异性对比剂钆塞酸二钠增强 MRI 检查显示，肝肿瘤动脉期明显强化，门静脉期强化低于肝实质，肝胆特异期常呈明显低信号，5%～12%分化较好的小肝癌，肝胆特异期可呈吸收对比剂的稍高信号。

（1）肝细胞癌在 MRI 上的表现

1）MRI 平扫

肿瘤的直接征象：①T_1WI 上呈低信号或稍低信号，占位效应明显，肿瘤伴有出血或脂肪性变时可呈高信号，坏死囊变时低信号，T_2WI 上呈稍高信号；②肿块可见假包膜，在 T_1WI 及 T_2WI 上均呈低信号。

瘤外征象：①门静脉、肝静脉及下腔静脉侵犯或癌栓形成，表现为门静脉、肝静脉及下腔静脉扩张，T_2WI 或强化 T_1 影像上可见其内软组织影；②侵犯胆管系统，可见胆管系统扩张；③肝门部或腹主动脉旁、腔静脉旁淋巴结增大提示淋巴结转移。

2）MRI 增强扫描：①直接 Gd-DTPA 对比增强扫描，肿瘤呈均匀或不均匀强化；②三期增强扫描示病灶呈"快进快出"征象，即动脉期可见斑片状结节状早期强化，门静脉期可见增强的信号迅速下降，平衡期肿瘤增强信号进一步下降；③肿瘤的包膜一般可见强化。

（2）胆管细胞癌在 MRI 上的表现：①肿块在 T_1 上呈低信号，T_2WI 上呈不均匀的高信号；②动态对比增强扫描示病灶早期呈边缘强化，延时后内部呈不均匀强化，一般表现为渐进性强化；③有时可见肿块周围不同程度的胆管扩张。

（3）肝转移瘤在 MRI 上的表现：①肝内单发或多发病灶，边界一般清晰；②T_1WI 序列上呈均匀稍低信号，T_2WI 上呈稍高信号；③"环靶征"指病灶中心在 T_2WI 上呈高信号，T_1WI 呈低信号；④在 T_2WI 上由于肿瘤周围水肿以及血管丰富，可出现高信号，称为"亮环征"或"晕征"；⑤磁共振动态对比增强，动脉期、门脉期及延时期多呈环形强化，但强化程度一般小于肝实质。

（4）肝海绵状血管瘤在 MRI 上的表现：肿瘤多单发，T_1WI 呈均匀低信号，T_2WI 呈均匀高信号，称为"灯泡征"；动态对比增强扫描动脉期病灶呈周围结节状强化，门静脉期对比剂向中央填充，延时期病灶完全被对比剂填充。

3. MRI 在肝癌分期中的应用　肝脏多模态 MRI 具有无辐射影响、组织分辨率高、可多方位多序列参数成像的优势，且具有形态结合功能（包括 DWI 等）综合成像技术能力，成为肝癌临床检出、诊断、分期和疗效评价的优选影像技术。多模态 MRI 检出和诊断直径≤2.0cm 肝癌的能力优于动态对比增强 CT。

使用肝细胞特异性对比剂钆塞酸二钠（Gd-EOB-DTPA）可提高直径≤1.0cm 肝癌的检出率以及对肝癌诊断与鉴别诊断的准确性。多模态 MRI 在评价肝癌是否侵犯门静脉、肝静脉主干及其分支，以及腹腔或后腹膜淋巴结转移等方面较动态对比增强 CT 也更显优势。

4. MRI 在肝癌放射治疗靶区勾画中的应用　精确治疗是通过精确定位、精确计划和精确照射，达到剂量分布高度适形性、靶区周围组织剂量跌落快的目的。许多因素影响肝癌放疗的准确性，一些新技术的发展使得放疗更加准确。

定位技术的发展：肝脏随呼吸上下运动 1～3cm，造成肝癌 3D-CRT 时从临床靶区（CTV）到计划靶区（PTV）外扩过大，增加了正常肝脏受量，限制了靶区放疗剂量提升。主动呼吸控制（active breathing control，ABC）和呼吸门控技术能够减小呼吸运动的影响，降低 OAR 的受照剂量。Xi 等运用呼吸门控技术确定肝癌内靶体积（internal target volume，ITV），证明在肿瘤位移＞1cm 时能够进一步减小 ITV，同时大大减少周围正常组织的受照剂量。Eccles 等入组 34 例行立体定向放疗肝癌患者，表明 ABC 的应用能够降低同一分次间呼吸运动对靶区的影响，而对于治疗分次间则效果不佳，建议应用 IGRT 以减少周围组织受量。在另一项 28 例肝癌患者自由呼吸（free-breathing，FB）和 ABC 技术的剂量学比较中，二者正常肝脏平均剂量分别为 16.9Gy 和 14.3Gy，PTV 分别为 $529cm^3$、$781cm^3$，V_{20} 分别为 45%和 30%（P 均<0.05）。Gong 等对吸气末、呼吸末及自由呼吸三种呼吸时相制订 3D-CRT、IMRT、RapidArc 三种计划，发现 RapidArc 计划中肝脏的适形性及均匀度更好，靶区更准确，危及器官剂量更低。

IGRT：放疗过程中的一些不确定性因素（如肿瘤和周围正常器官组织的位移，摆位误差等）影响肿瘤实际照射剂量的分布，造成肿瘤脱靶和（或）OAR 损伤增加。为解决这些问题，将放疗机与成像设备结合在一起，在治疗时采集有关图像信息，确定治疗靶区和重要结构的位置、运动，并在必要时进行位置和剂量分布的校正，称为 IGRT。目前，IGRT 应用的图像引导设备包括电子射野影像系统、kV 级 X 线摄片和透视、kV 级 CT、锥形线束 CT。IGRT 提高了靶区的控制率及放疗的精确性，降低了肿瘤周围正常器官及组织的损伤。庞学利等应用 kV 级锥形线束 CT 研究鼻咽癌调强放疗中的摆位误差，发现应用 IGRT 可以提高摆位精度，而且锥形线束 CT 可以准确判断肿瘤的退缩情况。Yoon 等证明了与 3D-CRT 相比，IGRT 增加了肝癌患者的生存获益，并且没有增加肝脏毒性。

四维放疗技术（4D-RT）：是一种国际上近年来兴起的先进放疗技术，可配合呼吸门控技术进行 CT 影像采集，准确覆盖 CTV 的运动范围，形成准确的个体化 ITV。4D-RT 即在三维放疗技术的基础上加入了时间因素，充分考虑了器官在治疗过程中的运动。在四维放疗的各个阶段，都可以清楚地了解肝脏的运动情况。4D-RT 有助于减少靶区外扩边界，实现精确的 4D-RT 和 IGRT，在提高靶区受照剂量的同时降低正常组织的毒副作用。Khan 等研究了 4D-RT 在肺癌放疗剂量学中的应用，正常肺组织受量，V_{20} 和 V_{30} 都明显降低，减少了放射性肺炎发生概率。Brandner 等利用 4D-CT 技术，准确测量 13 例患者肝脏、脾脏、肾脏随呼吸的运动幅度及动度轨迹，各项器官的运动位移对于降低 OAR 照射剂量是有意义的（P 均<0.05）。在 Matthias 等研究中，11 例肝癌患者接受立体定向放疗，同时应用四维图像引导，自由呼吸时肝脏位置的绝对误差及解剖学位置误差分别为（8±4）mm 和（5±2）mm，而在四维 CT 影像引导下运动误差在 5mm 之内。与三维放疗相比，4D-RT 较好地消除了呼吸运动伪影，包含了完整呼吸周期 CT 影像，反映了胸腹部器官的呼吸运动及靶区的真实运动"轨迹"，可据此制订个体化的 ITV。

靶区的勾画：精确地勾画出肝癌放疗靶区，是减少正常肝脏组织受照剂量、提升肿瘤剂量的关键。与正常肝组织不同，肝癌主要由肝动脉供血，典型影像学表现为"快进快出"，亦有部分呈不典型表现，需与肝脏其他病变相鉴别。MRI 对软组织分辨率高，多序列扫描和功能成像可反映组织分子病理学特征，而且对假包膜显示率高于 CT。肝癌放疗的实施首先要进行增强 CT（或 4D-CT）定位，然后充分结合 MR 影像和 TACE 后的碘油沉积 CT 影像，确定肝癌 GTV。周兆德等证明了 CT 与 MR 影像融合技术对于 3D-CRT 靶区的确定具有较好的价值，减少了对 OAR 的影响。Chen 等认为根据 CT 或 MRI 勾画靶区没有差异（$P<0.05$）。有关靶区勾画的文献较少，近年来 PET-CT 的发展，使生物学靶区的勾画成为可能，生物学靶区反映肿瘤区域内的放疗敏感性差异和正常组织的敏感性差异，从而使精确放疗个体化，有望进一步提高疗效。

5. MRI 在肝癌放射治疗疗效评估中的应用 肝癌治疗后，患者接受影像学监测，以评估治疗效果，并确定肝脏其他部位可能有肿瘤的潜在部位。治疗后成像的准确解释对于进一步指导临床决策至关重要，放疗后预期影像学表现与热消融和经动脉化疗栓塞后的不同，鉴于预后影像学结果的差异，目前用于 HCC 的放疗反应评估算法（实体瘤分类中的改良反应评估标准、欧洲肝病研究协会标准以及肝脏成像和报告数据系统治疗反应算法）必须谨慎应用于以放疗为基础的治疗，在治疗后早期持续动脉期高强化十分常见。

（1）常规 MRI 对肿瘤缩小的评估：通过定期常规的 MRI 检查，可动态观察肿瘤变化，直接比较瘤体大小、强化程度等评估疗效。

（2）DWI：通过检测水分子扩散方向和速度，形成表观弥散系数（ADC），缺血、坏死的肿瘤组织内，细胞稀疏，具有较高 ADC 值。因此，可以较早预测肿瘤对治疗反应敏感性，如治疗前肿瘤 ADC 值明显升高者则较一般升高者的放射敏感性差，提示临床在同步放化疗标准治疗的前提下考虑加用靶向治疗、增敏治疗等以加强放疗的局部控制作用。同时，对于放疗结束时的瘤体残存，DWI 可在一定程度上鉴别是真性肿瘤还是放疗后改变，有一定的临床指导意义。

（3）PWI：通过注入对比剂，显示肿瘤组织内血流灌注及血流动力学改变情况，因此一定程度上反映了肿瘤内血管形成、血供情况及氧含量高低，同时利用扫描获得的相关数值，如组织灌注血流量（BF）、峰值时间（TTP）、平均通过时间（MTT）、血容量（BV）、K_{trans} 值（容量转移常数）和 K_{ep} 值（速率常数）等多项指标，既有助于判定同样分期患者恶性程度的差异，在治疗前初步判定肿瘤的放射敏感性，也有助于治疗后肿瘤残存或是放射后改变的鉴别。

6. MRI 在肝癌放射治疗放射性损伤评估中的应用　由于肝脏体积大且靠近胃肠道等器官，在肝癌及胃肠道肿瘤的放疗中，容易发生肝脏损伤。放射性肝损伤（RILD）的发生涉及复杂的放射生物级联过程，可能出现在放疗期间或放疗后几周内的急性放射性损伤，也可能是出现在放疗后的几个月至几年后的远期反应。健康的肝脏组织受照后可能造成细胞损伤，导致肝功能丧失。典型 RILD 的症状和体征是肝脏放疗后出现腹痛、肝大、疲劳、无黄疸性腹水、腹围增加、碱性磷酸酶（alkaline phosphatase，ALP）增加 2 倍以上，而转氨酶和胆红素水平 1～3 个月内保持正常。带有网状蛋白和胶原纤维的红细胞完全闭塞中央静脉，继而出现典型的 RILD 特征性肝静脉阻塞症（hepatic veno-occlusive disease）。静脉闭塞引起肝脏中心区供氧减少，导致小叶中心肝细胞（centrilobular hepatocytes，HCs）死亡和内肝板萎缩，从而导致肝功能障碍和肝纤维化。非典型 RILD 患者通常患有慢性肝病，如各种原因引起的肝硬化或乙型肝炎，并伴有肝细胞丢失、肝功能障碍、肝窦内皮细胞死亡、再生肝细胞丢失，并表现出更多肝功能异常并伴有黄疸，如血清转氨酶升高（可以高于正常值 5 倍以上）而不是 ALP 升高。对于长期生存患者生活质量的关注更为重要。临床上利用 MRI 进行规律定期复查，可以早期发现一些放射性肝损伤，并动态关注其变化，尤其是放射性肝损伤、脊髓损伤、胃肠损伤。有助于做到早期发现，早期诊断，早期给予药物干预治疗，从而避免了严重远期并发症的发生，在一定程度上改善了患者生活质量。

刘英等对 52 例接受放疗的肝癌患者进行随访观察，放疗后 3～15 周 MRI 扫描见局限性放射性肝损伤区域。平扫：T_1WI 呈低信号（$n=28$）或者等信号（$n=4$），T_2WI 呈等信号（$n=12$）或者轻度高信号（$n=20$）。增强扫描表现为轻度增强或者明显增强（$n=25$）及无明显强化（$n=7$）。放疗后 4～36 个月复查平扫时在 T_1WI 呈低信号（$n=20$），T_2WI 呈等信号（$n=2$）或者高信号（$n=18$），内可见增粗的肝动脉（$n=5$）及肝裂隙（$n=2$）。陈大朝等分析了 20 例放射性肝损伤的 MRI 表现，急性放射性肝损伤表现为与受照射区形态相似的大片状肝水肿，T_1WI 上为低信号，T_2WI 为高信号，Gd-DTPA 增强后动脉期无强化。慢性放射性肝损伤平扫 T_1WI 为不规则片状稍低信号，T_2WI 为稍高信号，Gd-DTPA 增强后动脉期强化不明显，静脉期及延迟期强化明显。吴嘉辉探究适形放疗后肝损伤的 MRI 及 CT 成像表现发现，进行放疗后，高剂量放射区的肝脏 CT 检测显示低密度，MRI 的 T_1 加权区显示为低或等信号；出现强化的特征表现为持续性或进行性强化。同样地，姜鹏等对 33 例放疗患者进行肝损伤研究发现，高剂量照射区的肝脏 CT 可表现为低密度 MRI T_1 加权低或等信号；可以出现强化特征为进行性或持续性。当 TDF 值≥90 时容易出现 CT 影像学异常。

7. 肝癌 MR 影像引导自适应放射治疗的概述　尽管采用 CT 引导的肝脏放疗需要许多辅助工具来确保精准，但基于 MRI 的放疗实现了肿瘤附近 OAR 的实时可视化，替代了 CT 引导。在临床工作流程中，患者模拟定位时，采用仰卧、无固定装置（也可使用固定装置），不需要腹部加压、肺活量测定或其他硬件。线圈以前后方向放置在患者周围，并注入钆酸对比剂，以便更清晰地显示肿瘤。在 MRI 和 CT 扫描时获得屏气扫描图像，用于治疗计划设计和剂量计算。对于 MRI 模拟，获取轴向图像、矢状图像以跟踪靶区运动。两种商用系统具有不同的磁场强度（0.35T 和 1.5T）。0.35T 系统涉及单个 T_1/T_2 组合序列（真快成像稳态进动）。在平面扫描上定义了一种跟踪结构，该结构最终与引导呼吸门控结合使用，用于靶区跟踪。在治疗时，像 CT 引导的治疗一样再次获得图像，但细节要精细得多（尤其是肝脏肿瘤和腹部治疗）。这种细节水平允许更好地观察靶区，避免软组织结构，并根据解剖结构适应移动结构。因此，可以实现更准确、有效和更安全的放疗计划。

基于 MRI 的治疗系统和集成治疗计划软件可以在放疗期间调整治疗计划，以适应器官位置的日常变化。自适应放疗计划并非 MRI 的固有特性，但它高度依赖于图像质量。目前，只有在 MRI 的指导下，才有能力直接对肝脏肿瘤和 OAR 进行成像，并在放疗期间实时跟踪这些结构。准确、精确的实时成像与肝脏内侧、下部和上部的肿瘤尤其相关，这些肿瘤通常紧邻小肠、胃、十二指肠和心脏。在附近的关键解剖结构中，移动结构的微小变化可能会导致破坏 OAR 的剂量限制，使患者暴露于潜在毒性。Henke 等进行了一项前瞻性 1 期研究。该研究采用 5 次（50Gy）SBRT 治疗腹部转移瘤或不可切除肿瘤，其中包括一半患有肝癌的患者。在该研究中，初始照射计划满足了所有约束条件；然而，将这一先验计划应用于治疗当前的新解剖结构，导致在大多数（97 例中的 67 例）治疗中，存在风险的器官超过了剂量限制。由于能够在不损害危及器官的情况下增加剂量，因此在另外 20 次治疗中进行了重新规划。总的来说，在 97 次治疗中，87 次（90%）进行了自适应。这一工作流程不仅允许继续观察 OAR 的限制，而且还在 97 次治疗中 64 次（66%）达到肿瘤覆盖率。在 15 个月的随访期内未观察到Ⅲ级或更严重的毒性反应。

尽管在线适应通常会在重新计划和治疗之间增加 20min，但在运动和剂量测定方面，OAR 位置的变化远小于分次间运动。

在线适应（患者留在治疗床上）是经过专门培训的放射治疗师、物理师和内科医师之间的协作过程。这种协作需要实时评估患者的解剖结构，重新计算叠加在当天解剖结构上的放疗计划，并实时重新评估新的结果。在许多方面，该工作流程模拟了手术室，需要一个多学科团队实时改变放疗计划，同时考虑肿瘤和正常解剖结构的日常变化。

使放疗计划适应当时的解剖结构为以前剂量提升的困境开辟了新的解决方法。根据 44 例不能切除的胰腺癌患者回顾性资料显示，采用磁共振引导的方法增加肿瘤剂量可提高总体生存率。当患者分为高剂量组和低剂量组时，发现高剂量组的患者在 2 年总生存率和无局部进展方面有统计学显著改善。只有在持续的可视化指导下，能够适应解剖结构的大小变化，才能安全地增加腹内照射剂量。因此，放射肿瘤学家可以获得对肿瘤和 OAR 剂量的真实感知，而不是简单地假设恒定的解剖结构。与其他疾病部位不同，腹部解剖结构分次间有很大差异，可能导致肿瘤剂量不足和关键结构剂量过高。磁共振引导的治疗方法通过直接可视化减少了这种不确定性。

磁共振引导下肝肿瘤的放疗减少了 OAR 的毒性。现在已经有多篇论文详细介绍了磁共振引导治疗肝肿瘤的疗效和实用性。2018 年，发布了多机构回顾性数据，详细介绍了迄今为止使用该技术治疗 SBRT 肝癌的最全面经验。26 名患者在三个不同的机构接受磁共振引导的放疗。处方剂量为 30～60Gy/5 次，治疗总体积高达 2L。在 21 个月的中位随访中，局部控制率为 80.4%，3 级胃肠道毒性总次数为 2 次（7.7%），未报道任何其他高级毒性。这两种毒性反应是新发门静脉高压症和需要手术治疗的新发肝门胆管狭窄。该队列中的肝脏平均剂量中位数为 12.7Gy（3.2～21.9Gy），只有两名患者（8%）的 Child-Pugh 分级降低，其中一名患者肿瘤体积大于 900cm^3。值得注意的是，这些患者在建立允许在线适应的临床工作流程之前接受了治疗，进一步改善了预后。

Taylor 等在 2020 年对 10 例肝癌患者使用传统直线加速器，在每次治疗前，进行非记载 MRI 扫描。研究表明，ATP 模式下会导致部分 OAR 剂量超量，而 ATS 则确保了所有 OAR 所受剂量均可接受。同年，Padgett 等使用 ^{60}Co 对 10 例肝癌患者进行磁共振引导每日自适应计划研究，结果表明，相比于传统放疗方式，磁共振引导每日自适应计划使肿瘤靶区覆盖率明显提高。在 2021 年，Rogowski 等使用 MR-Linac 对 15 例肝癌患者进行磁共振引导每日自适应计划研究，研究发现，磁共振引导每日自适应计划中肿瘤靶区覆盖率明显提高，且没有 OAR 所受剂量违规情况。而 Mayinger 等对 15 例肝癌患者进行了靶区覆盖率提升的进一步研究，结果表明，磁共振引导每日自适应计划对距离 OAR 小于 0.2cm 的肿瘤靶区覆盖率提升明显，而肿瘤与 OAR 之间距离大于 0.2cm 的则没有观察到明显改变。

能够直接可视化肿瘤和 OAR，并具有分次间适应的可能性，带来了一些研究机会。除在不断变化的解剖结构中增加和减少剂量以外，磁共振引导的治疗还可为 OAR 定制剂量，从而真正限制剂量。虽然对于相对固定的结构，此类限制剂量的准确性可能得以保证，但对于每天移动的结构，存在着质疑。许多正常器官限制来自回顾性系列和动物研究。对于基于 CT 的计划，保守的假设是，在整个治疗过程中，最大剂量在同一位置衰减，但对于移动结构，情况可能并非如此。因此，我们的剂量限制可能会受到不必要的限制，通常需要减少肿瘤的剂量。

尽管外科手术研究显示，在有足够肝功能的患者中切除一半以上肝脏是可行的，但由于对毒性的充分担忧，肝脏消融放疗通常相对保守。在一项 1 期研究中，根据预测的肝毒性风险，对肝转移进行六次消融放疗，剂量递增。使用 Lyman-Kutcher-Burman 正常组织并发症概率模型，根据 Ben Josef 等的原始分割肝脏序列进行假设，确定了肝脏剂量。患者接受高达 60Gy 的剂量治疗，超过 1/3 的患者为受累肝脏接受超过 19Gy 或 700cm^3 的照射。最终，在急性或晚期毒性反应中没有达到剂量限制毒性，这表明典型限制小于 15Gy 或 700cm^3 可能过于保守。通过提高我们对肝脏剂量的耐受性和通过磁共振引导提供较小的边缘，在目前需要较少靶向治疗的病例中，肿瘤的总剂量可以显著增加或改善。

附近的肠腔器官往往限制肝肿瘤的消融剂量。与肝脏一样，关于这些器官对消融剂量的真正耐受性，几乎没有前瞻性数据。也许显示肠道安全剂量的最好数据是来自科罗拉多大学（美国）的肝脏 SBRT 试验，其中肠道保持最大点剂量小于 30Gy，而 47 例患者中没有一例在中位随访 16 个月时经历了 3 级或更高的胃肠毒性。Miften 等回顾了已发表的肝脏 SBRT 数据，发现在 8 个不同系列的 399 名患者中，3 级或更严重胃肠道毒性的发生率为 0%～14%。3 级或更高级别胃肠道毒性的总发生率为 6.3%（399 名患者中有 25 名），随后的剂量-反应模型确定 3 级或更高胃肠道毒性的概率为 10%，与平均处方剂量为 50.6Gy/3～6 次相关。然而，没有关于各个胃肠器官剂量的数据，因此使用处方剂量作为代替。与 SBRT 或单次高剂量照射相关的胃肠道结构实际剂量的数据很少。更易增加并发症的是，肝脏周围的各种胃肠道结构不断移动，因此最大剂量的位置会在分次间不同。任何给定区域的最大总剂量可能大大低于原有假设。在分次间捕捉到这些结构真实剂量的唯一方法是对不断变化的解剖结构进行实时监测和重新计算剂量。磁共振引导提供了一个机会，可以更准确地捕捉这些信息，并对这些器官真实耐受性的评估进行改进。

通过实时磁共振引导和对肝脏周围不断变化的解剖结构的放疗优化，我们提出了一种针对肝转移的剂量递增策略，该策略不依赖于肿瘤本身，而是依赖于附近危及器官。从理论上讲，这种方法将为肿瘤提供最大消融剂量，因为它可受到每次治疗中所有危及器官的限制，从而提供了一种替代方法，以替代传统治疗中基于患者解剖结构单一照射的限制剂量。这一策略将在一个前瞻性的 1/1b 期试验中进行测试（NCT04020276）。本试验第一部分的目标是确定肝脏 700cm^3 的管腔胃肠器官的最大耐受剂量，并在四加四剂量递增设计中对相关 OAR 进行剂量滴定。这项试验的发现将有助于指导随后的 1b 期试验，该试验主要针对结直肠癌肝转移患者，患者将在增加肝脏或肠道剂量的基础上进行剂量递增，然后进行后续 1b 期扩展队列。

三、磁共振引导肝癌放射治疗实践示例

1. 患者的基本资料　李某，男，47 岁，汉族，2019 年 9 月 17 日首次入院。

现病史：患者于 2019 年 8 月无明显诱因出现右上腹部胀痛不适，进行性加重，2019 年 9 月 2 日就诊于当地医院，行腹部 B 超检查：肝左叶可见 4.0cm×3.7cm 强回声结节，边界清，考虑肝左叶实质性占位。AFP 1123ng/ml，CA19-9 19.53U/ml，CEA 7.52ng/ml。血生化：ALT 23U/L，AST 19U/L，总胆红素 7.8μmol/L，直接胆红素 2.3μmol/L。血凝：凝血酶原时间 9.7s，凝血酶时间 14.40s，纤维蛋白原 3.10g/L。病毒学检查：小三阳，DNA 定量 $3×10^2$U/ml。

CT 检查：①结合临床，肝癌并门静脉主干及分支栓子形成；②腹腔、腹膜后淋巴结增大。未做治疗，为进一步诊治，门诊以"肝占位"收入院。患者自发病以来，皮肤、巩膜无黄染，饮食可，精神及睡眠可，大小便正常。否认高血压、心脏病病史，否认脑血管疾病、精神疾病史，否认结核等传染病史。

既往史：否认手术、重大外伤、输血史，否认食物、药物过敏史，预防接种史不详。无吸烟、饮酒嗜好。否认家族肿瘤遗传病病史。

体格检查：T 36.50℃，P 92 次/分，R 23 次/分，BP 138/85mmHg，身高 178cm，体重 80kg，BS 1.96m²，KPS 80 分，NRS2002 2 分，NRS 0 分，CAPRINI 4。中年男性，营养中等，神志清，精神好。浅表淋巴结未触及肿大。头颅及五官无异常。皮肤及巩膜无黄染，颈软，无抵抗。双肺呼吸音清，未闻及干湿啰音和异常呼吸音。心率 92 次/分，心律齐，心音有力，未闻及病理性杂音。全腹无压痛及反跳痛，未扪及明显包块。肝脾肋下未触及。脊柱、四肢及神经系统无异常。入院诊断：①原发性肝癌（$T_4N_xM_0$ Ⅲb 期、CNLC 分期 Ⅲa 期、BCLC 分期 C 期、Child-Pugh A 级）；②乙型病毒性肝炎。

2. 基于 MRI 进行靶区勾画示意　见图 6-1-1～图 6-1-6。

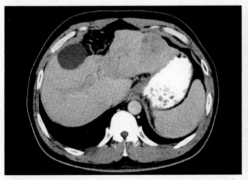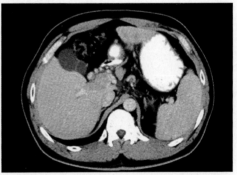

图 6-1-1　介入手术前（2019-09-19）

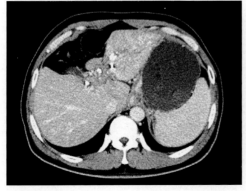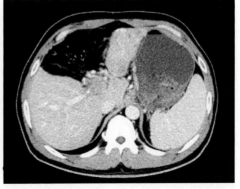

图 6-1-2　两次介入术后（2020-01-14）

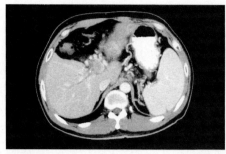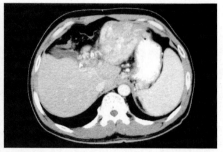

图 6-1-3　局部放疗后进展（2020-02-26）

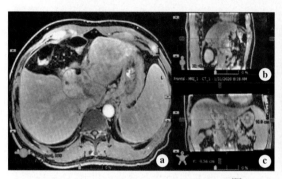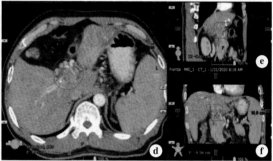

图 6-1-4　放疗靶区

a～c. MRI T₁WI 横断面、矢状面、冠状面增强影像；d～f. CT 横断面、矢状面、冠状面增强影像

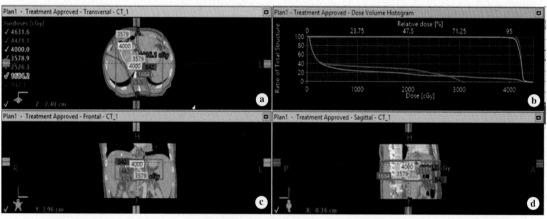

图 6-1-5　放疗计划

a. CT 横断面影像及剂量分布；b. DVH 图；c. CT 冠状面影像及剂量分布；d. CT 矢状面影像及剂量分布

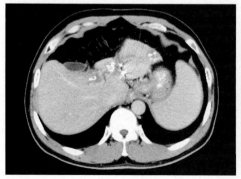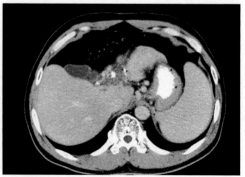

图 6-1-6　多程治疗后原发灶及癌栓 PR（2021-01-20）

磁共振引导肝癌放疗的最新发展促进了软组织识别和肿瘤靶向的改进，使 ART 能够检测解剖结构变化和治疗反应。通过磁共振引导肝癌放疗捕获放疗分次间和分次内的解剖变化有望进一步提高对治疗期间剂量沉积情况，这些因素将有助于我们对肿瘤和正常组织辐射剂量-反应的认识和理解。总的来说，在 IGRT 中系统地使用 MRI 有利于更好的放疗方案的制订和发挥个体化治疗反应评估的潜力。

第二节 磁共振引导胰腺癌放射治疗

一、概 述

1. 胰腺癌的发病情况及主要表现 胰腺癌是一种高度恶性的肿瘤，近年来发病率逐渐升高，但是治疗效果远远低于预期，5 年总生存率约为 11%，其中男性死亡率从 2000 年的 12.1/10 万升高至 2019 年的 12.7/10 万，女性死亡率为 9.3～9.6/10 万，在恶性肿瘤死亡原因中居第三位。

胰腺癌的主要症状由原发灶和转移灶所致，表现多样。主要的临床表现是腹部疼痛，性质可表现为胀痛或钝痛等，以脐周、上腹部或腰背部为主，随着病情发展，加重为持续性剧痛。若压迫胆管可引起梗阻性黄疸，严重影响患者生活质量和生存期。如胰腺分泌功能障碍，部分患者可表现为血糖升高，消化酶缺乏表现为腹胀、腹泻等胃肠功能紊乱。肿瘤本身压迫可造成十二指肠梗阻表现，压迫门静脉造成脾功能亢进。晚期消耗可造成乏力、形体消瘦及发热症状。

2. 胰腺癌的治疗原则 手术是胰腺癌的根治性治疗手段，但初诊时只有 15%～20% 的病例可切除。据此，胰腺癌治疗可分为病灶可切除、临界可切除、局部进展不可切除、治疗后局部复发及转移性胰腺癌。治疗策略的制订依赖于高水平 MDT 团队，放疗作为一种重要的治疗手段可在各阶段发挥作用。目前，放疗在胰腺癌术后辅助治疗中的应用虽有推荐，但目前仍存在较大争议。相对地，对于可切除和临界可切除胰腺癌，PREOPANC 研究结论证实新辅助放化疗组中位总生存期（overall survival，OS）达到 15.7 个月，优于直接手术组的 14.3 个月。对于局部进展期患者，同步放化疗或序贯放化疗是主要的治疗手段。对于体能状态差且症状明显的患者进行姑息减症放疗，在胰腺癌治疗中也有广泛应用。

3. 胰腺癌的放射治疗策略 放疗是胰腺癌综合治疗的重要组成部分，虽然仍存在很多争议问题，但放疗仍是不可手术胰腺癌的主要治疗方式，也是局部姑息减症的重要手段。LAP07 研究结果表明，对于不能手术的局部晚期胰腺癌患者，常规剂量的适形放疗联合化疗与单独化疗相比，OS 并没有优势，其最根本的原因在胰腺靠近胃肠等放射线耐受性差的组织，导致传统的以 CT 影像引导的放疗总剂量较低，无法有效提高局部控制率（LRC）。

2011 年，Schellenberg 等进行了吉西他滨与 SBRT［每次 25Gy，生物有效剂量（BED）87.5Gy］治疗局部晚期胰腺癌，仅有 19% 出现局部复发，同时 15% 患者出现 2 级消化道溃疡和 1 例十二指肠穿孔。另外，一项包括 1009 名患者的综述证明，采用 SBRT 治疗局部晚期胰腺癌 1 年局部控制率为 72.3%，中位生存期达到 17 个月，严重不良事件发生率低于 10%，并且局部控制率与剂量相关，提示增加照射剂量是提高疗效的重要手段之一，而剂量的增加很大程度上需要放疗技术进步。2017 年，Bohoudi 等利用 MRIdian 系统实施了磁共振引导的局部晚期胰腺癌 SBRT，在 5 次 40Gy 的照射剂量下，发现使用磁共振引导的在线重新优化计划具有足够的靶区覆盖和更好的正常组织保护。紧接着，Rudra（2019）等对 44 例不可切除的胰腺癌患者进行 MRgRT。其中，对接受 15 次以下的大剂量照射患者，进行自适应磁共振引导放疗，每日进行 GTV 在线配准、OAR 评估及计划优化；对治疗次数超过 15 次的患者，进行常规照射。通过 17 个月的中位随访时间进行生存分析，发现接受高剂量（BED＞70Gy）患者 2 年 OS 为 49%，高于标准剂量组（BED≤70Gy）30%。同时标准剂量组有 3 名患者发生 3 级以上消化道毒性，高剂量组没有发生 3 级以上消化道不良反应，归功于磁共振引导在线优化。另有研究表明，采用自适应和不采用自适应治疗，100%等剂量靶区覆盖率分别为 90%和 80.4%，而十二指肠最大点剂量达到 38Gy 标准的次数也明显增多。

　　因此，在周围正常组织耐受范围内，如何提高局部照射剂量是胰腺癌放疗急需解决的问题。随着治疗技术提高，胰腺癌放疗可以采用传统医用直线加速器 IMRT、Cyberknife、HT、质子重离子放疗、MRgRT 等治疗手段。其中，因为 MRI 能为胰腺病灶提供高质量的组织轮廓，故而磁共振引导放疗在胰腺癌放疗中具有显著的优势，尤其是在靶区勾画、在线配准及运动管理等方面较之 CT 引导具有鲜明特点。依托 MRI 优势而出现的 MRgRT 是一种新的放疗手段，可以提高局部肿瘤照射剂量，使 SBRT 或 SIB 技术得到更好地执行，最大限度减少危及器官的受照剂量，同时使腹部易于变形器官所导致的靶区在线修订成为可能。

二、磁共振引导胰腺癌放射治疗应用

　　准确的诊断和分期是胰腺癌规范治疗的前提，而 MRI 在胰腺癌诊断和分期中均具有重要作用。因为胰腺位于腹部正中，邻近胃、十二指肠、小肠、结肠及血管等空腔器官，加之胰腺癌本身所含间质成分多，血供不丰富，肿瘤边缘常模糊不清，这些原因均对胰腺癌的诊断和分期造成挑战。MRI 对软组织具有明显优势，相对于 CT 扫描可以更好地识别软组织内的小病变和等密度肿块，可以提供周围正常组织准确的轮廓边界，从而更好地进行分期。

　　1. MRI 在胰腺癌诊断中的应用　典型的胰腺癌影像表现是位于胰腺部位的不规则、低强化的肿块，T_1WI 序列中正常的胰腺表现为高信号，而胰腺癌表现为低信号，T_2WI 表现为略高信号或者是等信号。强化时动脉期可见肿瘤呈低信号改变，静脉期及延时期以等信号为主，也可呈轻至中度强化。磁共振胆胰管成像（MRCP）可显示胰头癌造成的胆总管和主胰管扩张，称为双管征。DWI 序列胰腺癌呈现高于胰腺组织的信号。因此，MRI 扫描在胰腺癌诊断和分期中相对于 CT 扫描更具优势。

　　2. MRI 在胰腺癌分期中的应用　MR 影像可以清晰显示周围血管及淋巴结图像，为疾病的分期提供可靠依据。MRI 扫描相对于 CT 扫描可以更好地识别软组织内的小病变和等密度肿块，并且可以提供周围正常组织准确的轮廓边界。因为肿瘤组织病变大小及与血管的关系是胰腺癌分期中最为重要的因素，所以 MRI 扫描在胰腺癌分期方面有更好的应用前景。

　　3. MRI 在胰腺癌放射治疗靶区勾画中的应用　MRI 可以为放疗提供精准的肿瘤组织靶区勾画。目前以 CT 扫描为基础的靶区勾画是多数单位的主要方式，但是对于腹部组织，包括肿瘤及正常组织，磁共振扫描具有明显优势。对于胰腺癌放疗定位扫描，部分机构采用诊断 MRI 与大孔径 CT 进行影像融合方式，虽然在一定程度上取得进步，但距离临床要求尚有一定距离。少数单位采用放疗专用的 MRI 定位装置来进行放疗前定位，可以获得高质量的定位图像用于靶区勾画，充分发挥 MRI 定位优势。利用 MRI 具有软组织高分辨率特性获得清晰的图像，提高肿瘤靶区勾画的准确性，并且精确勾画出胆总管、肠管等重要器官边界，为制订优质放疗计划提供保障。同时，根据不同肿瘤成分 MRI 表现不同，可以明确肿瘤的空间异质性，进行不同空间的计划调整，防止剂量不足或过量。同时必须清楚的是，DWI 序列对肿瘤敏感性高，高 b 值 DWI 图像有助于肿瘤靶区勾画，但因容易出现几何失真，失去了对病变边界的精确定位，故而只能用于定位肿瘤病理区域，而不能用于靶区勾画。另外，MRI 扫描时较强的磁场会出现肿瘤边界失真，而呼吸管理通常需要手动调整配准，这些都是磁共振引导勾画靶区需要解决的问题。

　　2019 年，意大利放射肿瘤学家协会（AIRO）组织了一次多中心靶区勾画范围研究，对 2 个胰腺癌患者进行了靶区勾画的探讨。该研究向所有参与者提供了 CT 和 MR 影像，通过统计分析表明，在临界可切除的病例中 MRI-GTV 平均体积明显小于 CT-GTV，而局部晚期不可切除病例中两种不同成像方式之间未见差异。该研究建议 MRI 与增强 CT 结合进行靶区勾画，以提高靶区勾画精确度。另外几项研究也支持这一观点。总体而言，基于 MR 影像的靶区或 OAR 轮廓体积通常小于 CT 影像的体积，而综合 MRI 和 CT 影像进行靶区勾画时，不同参与者之间差异变小。因此，对于胰腺癌靶区勾画，建议结合 MRI 和 CT 影像进行（图 6-2-1）。

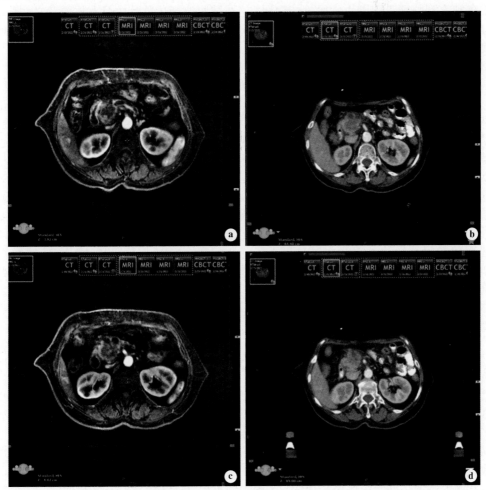

图 6-2-1　a、c 为大孔径 MRI 定位图像；b、d 为同一层面大孔径 CT 定位图像。通过看到 MRI 定位图像，可以清晰明确肿瘤边界及十二指肠管壁，为精准勾画靶区提供高质量图像

　　4. MRI 在胰腺癌放射治疗疗效评估中的应用　功能 MRI 作为一种无创性检查方法广泛应用于临床研究，如 DWI、DCE-MRI 及 MRS 能够显示肿瘤活性成分，预示着磁共振引导的放疗可以在治疗中进行疗效评估。DWI 是利用水分子随机运动的成像原理，胰腺癌大多数来源于导管上皮，由不同分化程度的腺体构成，伴有丰富的间质成分，细胞间隙小，因此 DWI 序列中呈现高信号，ADC 值较正常组织减低。DCE-MRI 可以了解病变与周围血管的关系以及血供变化，利用灌注变化从而判断肿瘤组织活性。MRS 是通过检测活体组织在生理及病理状态下的化学变化来了解细胞代谢情况的无创性检查技术。利用上述功能 MRI 可以在治疗分次间观察放疗疗效，具有潜在应用前景。

5. MRI 在胰腺癌放射治疗放射性损伤评估中的应用 胰腺癌放射治疗所造成的损伤，主要累及器官是肝脏、胃、十二指肠及脊髓等。放射性肝损伤主要病理学改变为炎症反应及后期的局部纤维化。炎症反应造成水肿时，T_1WI 表现为低信号，T_2WI 表现为高信号，DWI 序列呈高信号，动脉期呈轻度强化。急性放射性胃肠炎发生时，MRI 扫描可见消化道黏膜增厚水肿表现。放射性脊髓损伤的机制主要是神经细胞的损伤及血管炎造成的血管闭塞，图像可见 T_1WI 低信号、T_2WI 高信号，边缘较模糊病变。对于放射引起的组织损伤，MRI 是最为敏感的检查手段，具有潜在应用价值。

6. 磁共振加速器在胰腺癌放疗中的应用 MR-Linac 可以在线进行 MRI 扫描，通过图像可以准确观察到肿瘤和周围正常肠管的位置，这在胰腺癌精确放疗中具有重要意义。肠管的变化往往造成治疗时与定位时图像位置及形状不同，造成放疗剂量受限，而 MR-Linac 可以在一定程度上改善这一现象。

磁共振引导可以在放疗时提供靶区精准配准，而精准的配准是精准治疗的前提。尽管以 CBCT 为代表的 IGRT 在一定程度上可以指导摆位，但是不能准确地定位胰腺肿瘤的边缘。近年来，出现了磁共振引导的加速器，包括 ViewRay 和 Elekta Unity 可以在摆位后进行 MRI 扫描，从而通过软组织轮廓配准肿瘤位置。简单地讲，MRI 直线加速器是将 MRI 设备与直线加速器结合，相对于传统的 CBCT 具有更好的组织对比度，可以较为精确地区分靶区和小肠等危及器官的位置，从而辅助摆位。精确的摆位和在线配准可以降低 PTV 的外扩范围，从而更好地保护 OAR，并使得胰腺癌 SBRT 治疗方式变得更加精准。

磁共振引导放疗可在治疗过程中对肿瘤及正常组织器官运动进行实时监测。对于腹盆部肿瘤放疗，磁共振引导可以在线提供高质量的门控成像，增强了治疗时靶区和 OAR 的可视化，相对可以降低靶区外扩范围，无论是在降低毒性还是在靶区覆盖率方面都具有优势，进而使放疗剂量达到较高水平，提高局部控制率。MRI 扫描可以 4D-MRI 的形式观察胰腺肿瘤的运动，在此基础上，使用视觉反馈技术可以对靶区和正常组织运动进行实时监测。在外扩范围尽量减小的情况下防止脱靶，同时还可以完成深吸气屏气条件下治疗以优化呼吸控制，在胰腺癌放疗中具有独特优势，尤其是胰腺 SBRT 的治疗中，具有较高的质量控制。

三、磁共振引导胰腺癌放射治疗实践示例

1. 患者的基本资料 患者米某，男性，因"发现胰腺占位 8 个月余，上腹、背部及肋缘疼痛 3 个月余"就诊。行腹部 CT 结论：胰颈部占位，胰腺癌不除外，并胰腺体尾部萎缩、主胰管扩张；肝囊肿，胆囊结石并胆囊炎，主动脉及冠状动脉钙化。上腹部 MRI 结论："胰颈部占位性病变并胰体尾部胰管扩张，考虑胰腺癌可能大；胆囊结石、胆囊炎"。PET-CT（全身）检查提示：①结合病史，胰腺癌伴高代谢；胰腺体尾部萎缩。②双侧扁桃体高代谢，考虑炎症；双侧上颈部小淋巴结伴略高代谢，考虑炎性淋巴结。③甲状腺右叶高代谢，结合超声检查。④右肺上叶局部支气管扩张；双肺散在纤维灶及右肺钙化灶。⑤胆囊结石。⑥结肠高代谢，考虑由肠蠕动所致。胰腺穿刺病理结果：腺癌。

确诊后给予第一周期 AG 方案化疗，定位后行磁共振引导放疗。患者行大孔径 CT 及 MRI 双定位，采用仰卧位，负压袋固定，压腹，双手上举抱头枕。于胸壁建立坐标系，贴体表扫描银针，平扫螺旋 CT 扫描，层厚 3mm，层间距 3mm。CT 定位图像传输至 Varian Eclipse 等系统勾画靶区。放疗靶区：IGTV 为内靶区，外扩 3mm 为 PTV。勾画危及器官：肝脏、十二指肠、脊髓。

2. 基于 MRI 进行靶区勾画示意 见图 6-2-2。

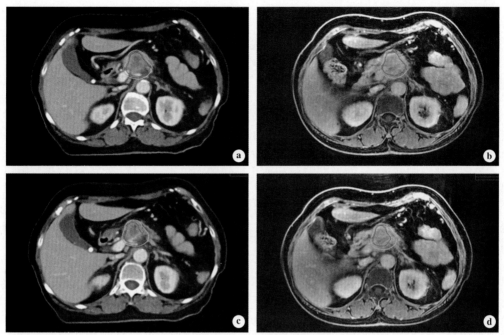

图 6-2-2　CT、MRI 融合勾画胰腺癌靶区

红线为 IGTV，绿线为 PTV。a、c. 在大孔径 CT 影像勾画的靶区；b、d. 同层 MRI 定位图像勾画的靶区

处方剂量：IGTV：4Gy×15 次/3 周，PTV 45Gy：3Gy×15 次/3 周。计划评价脊髓最大点剂量 7.83Gy，胃最大点剂量 4.98Gy。由 Elekta Unity 直线加速器实施放疗计划（图 6-2-3）。放疗期间消化道反应Ⅰ度，骨髓抑制Ⅰ度。后序贯化疗 AG 方案共 6 周期，疗效评价为部分缓解。

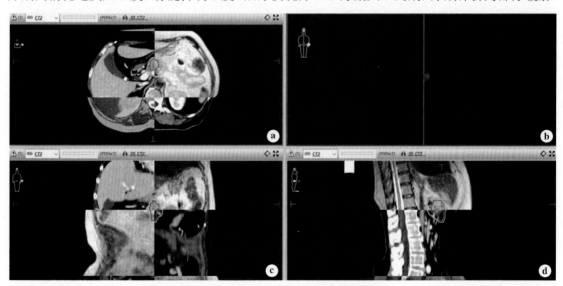

图 6-2-3　Unity 加速器在线配准辅助摆位

a. CT、MRI 横断面影像融合配准；b. 靶区三维显示；c. CT、MRI 冠状面影像融合配准；d. CT、MRI 矢状面影像融合配准

综上所述，基于以上磁共振引导放疗特点，尽管目前缺乏前瞻性临床试验进行探索，从几项少数研究可以发现磁共振引导放疗具有较好的局部控制率和较低的不良反应。磁共振引导放疗技术的提高，在正常组织耐受范围之内，可以显著增加肿瘤组织照射剂量，尤其是胰腺癌 SBRT，从而提高局部控制率，并在一定程度上转化为总生存率的提高。在胰腺癌放疗中具有

潜在的治疗价值，期待今后有更多临床研究证实磁共振引导胰腺癌放疗的作用。

第三节 磁共振引导胃癌放射治疗

一、概 述

1. 胃癌发病情况及主要表现 根据 GLOBOCAN 2020 的流行病学数据，胃及胃食管结合部腺癌的全球新发和死亡病例数分别为 108.9 万例和 76.9 万例，位居第五位和第四位。在我国，胃癌是最常见恶性肿瘤之一，新发病例数和死亡病例数均位居第三位，分别为 47.9 万例和 37.4 万例，分别占全球的 43.9% 和 48.6%。

早期胃癌多无明显症状或体征，部分患者可有上腹部轻度压痛。随着病情进展，可逐渐出现非特异性的、类似于胃炎或胃溃疡的症状。上腹痛为最常见的症状，可表现为饱胀不适、胀痛或隐痛，亦可表现为节律性痛，治疗后可暂时缓解。少数患者可有恶心、呕吐、食欲减退、呕血、黑便等其他症状。进展期胃癌除上述症状更为明显以外，尚可出现梗阻、上消化道出血和穿孔等一系列严重症状。胃窦或胃体部的肿瘤，或疾病进展肿瘤浸润周围脏器时，可在上腹部扪及质硬肿块。伴幽门梗阻者则可有胃形和震水音。肿瘤穿孔可导致典型的腹膜炎三联征。当发生胆总管压迫时，则可见梗阻性黄疸。晚期胃癌可因肿瘤转移而扪及左锁骨上肿大淋巴结，或发生广泛的腹膜种植而产生腹水，并可在直肠指诊时扪及膀胱（子宫）凹陷内的质硬肿块。

2. 胃癌的治疗原则 早期胃癌淋巴结转移率低，其治疗方式正日益趋向缩小和微创的方式。对于黏膜内癌和生物学行为良好的黏膜下癌，首选内镜或腹腔镜治疗。条件或情况不允许者，则可选择局限性剖腹手术或传统的胃癌根治手术。局部进展期胃癌的治疗是多元的，存在地域性差异。NCCN 指南推荐可直接手术，亦可先行围手术期化疗或术前放化疗后再行手术。日本胃癌治疗指南则推荐先行手术再行术后辅助化疗。免疫治疗在胃癌围手术期治疗中的应用正在探索。晚期胃癌以全身治疗为主，包括化疗、靶向治疗和免疫治疗等，同时可考虑局部治疗的配合应用。

3. 胃癌的放射治疗策略 放疗在胃癌中的应用，主要包括针对局部进展期胃癌的围手术期治疗，可分为术后辅助治疗、术前新辅助治疗；针对局部晚期不可切除胃癌的转化治疗；针对晚期胃癌缓解症状的姑息性放疗，以及在全身治疗的基础上，作为一种局部治疗手段的参与。随着免疫治疗的广泛应用，放疗的角色，或可转变为一种有效的免疫增敏手段，用以促进肿瘤抗原释放，提高免疫治疗疗效，即所谓的"放免"策略。

二、磁共振引导胃癌放射治疗应用

1. MRI 在胃癌诊断及病情评估中的应用 过去，因为 MRI 相对较长的信号采集时间、器官蠕动和呼吸伪影的影响，成像质量较差，限制了其在胃癌中的应用。随着 MRI 扫描技术的不断改进，包括快速成像技术、呼吸运动补偿技术、抗蠕动剂的应用和功能 MRI 的引入，MRI 在胃肠道肿瘤中的应用日渐增加，已成为有效的影像学手段。MRI 的优势主要包括软组织对比度高，多角度、多方向、多参数的成像。然而，时至当下，MRI 仍存在检查时间长、稳健性低和成本高的问题。

目前用于评估胃癌的 MRI 序列包括使用基于快速自旋回波和梯度衰减的 T_1 加权和 T_2 加权序列。此外，功能 MRI，如 DWI 在肿瘤成像的应用中得到了广泛关注，为解剖学 T_1 和 T_2 加权和 DCE-MRI 提供了丰富的信息，并可在肿瘤和正常结构之间形成显著对比。

越来越多的研究表明，MRI 在胃癌患者临床应用中具有重要价值，包括分期、治疗反应评估、治疗指导和预测预后等。MRI 对胃癌 T 分期和 N 分期评估的准确性与 EUS 和 CT 相当，是合适的替代方案。MRI 对胃癌远处转移评估的证据有限，但 MRI 广泛用于诊断肝转移，并显示出诊断腹膜种植的潜力。

　　功能 MRI 的应用，如 DWI 和 DCE-MRI，可能有助于治疗反应评价以及淋巴结转移和全身疾病的诊断。关于治疗指导，MRI 在更好地定义 CTV 和引导放疗设置验证方面的作用会带来额外的价值（图 6-3-1）。

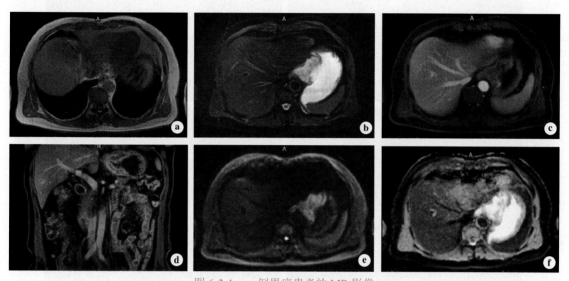

图 6-3-1　一例胃癌患者的 MR 影像

a. MRI T₁WI 横断面影像；b. MRI T₂WI 横断面影像；c. MRI T₁WI 横断面增强影像；d. MRI T₁WI 冠状面增强影像；e. MRI DWI 影像；f. MRI ADC 影像

　　根据 2021 年 CSCO 胃癌指南，MRI 在胃癌中的应用虽有循证医学证据支持，但鉴于其目前可及性及普适性不强，故作为Ⅱ级推荐手段，主要应用于胃癌定位、分期诊断和放化疗或靶向治疗的疗效评价，均为 2 类证据级别。值得注意的是，指南不建议腹部 CT 平扫检查，如有 CT 增强扫描禁忌，则建议行 MRI 或 EUS。此外，推荐腹部 MRI 作为 CT 怀疑肝转移时进一步检查手段，推荐有条件者采用肝细胞特异性对比剂，可提高肝转移诊断的敏感性。

2. MRI 在胃癌诊断及分期中的应用

（1）T 分期：随着早期胃癌内镜治疗的发展和新辅助治疗的应用，准确评估 T 分期，对于明确患者的治疗和预后非常重要。EUS 经常用于胃癌术前分期。它可与细针穿刺抽吸（FNA）相结合，但要依赖操作者的技术水平。CT 是评估 T 分期的另一种常用方法，具有扫描时间短、同时显示胸腹部的优点。但 CT 软组织对比度差，需要静脉注射对比剂和足够的胃舒张以进行图像评估，且具有辐射。就胃癌 T 分期评估的准确性，CT 和 EUS 的结果相似。¹⁸F-FDG-PET 目前尚未常规用于肿瘤浸润深度的评估，与其空间分辨率较低有关。

　　MRI 在描绘不同的胃壁层次、区分肿瘤组织与纤维化方面具有很高的性能。DCE-MRI 有助于浆膜外侵犯的诊断，包括腹膜受侵。胃癌病灶的检测受诸多影响因素，包括肿瘤大小、T 分期、组织学类型和胃壁强化方式等。MRI 和 DWI 均无法定位所有 pT₁ 肿瘤患者的病灶。MRI、MRI 联合 DWI 对于 pT₁ 肿瘤的检出率与 CT 相似。在评估 T 分期方面，与 MRI 相比，DWI 使评估 T 分期的准确性提升了 7%。与只有一个功能序列（DCE-MRI 或 DWI）的 T₂WI 相比，T₂WI、DCE-MRI 和 DWI 组合的 T 分期评估准确性可显著提高。DCE-MRI 的参数 V_e（血管外细胞外间隙容积分数）与 T 分期之间存在显著相关性（图 6-3-2）。此外，胃癌病灶的检测以及 T 分期的正确评估会受到胃镜检查结果对肿瘤范围和位置的影响。

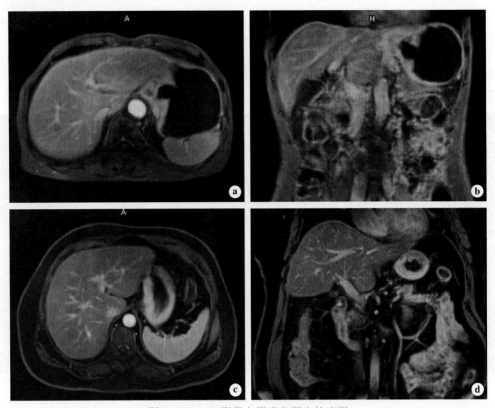

图 6-3-2　MR 影像在胃癌分期中的应用

a、b. DCE-MRI 序列和 C-VIBE 序列均诊断为 T_3 期；c、d. DCE-MRI 序列和 C-VIBE 序列均诊断为 T_{4a} 期

总体而言，与目前评估 T 分期最常用的影像学方式（EUS 和 CT）相比，MRI 具有相似或更好的准确性。然而，MRI 的可及性相对较低，且成本较高，故目前临床上作为对于 CT 有禁忌或 CT 结果不明确时的替代影像学检查手段。

（2）N 分期：胃具有复杂的淋巴结分布和丰富的淋巴引流，N 分期用以描述胃癌的淋巴结转移情况，是根治术后胃癌患者的独立预后因素。N 分期除了提示预后的作用，对治疗策略的选择亦至关重要。淋巴结转移的影像学诊断依据包括淋巴结的长短径、形态、有无坏死及强化特点。CT 是评估胃癌患者是否存在淋巴结转移的常用影像学检查方法，其敏感度为 62.5%～91.9%（中位数为 80.0%），特异度为 50.0%～87.9%（中位数为 77.8%）。此外，评估胃癌的影像学检查方法还有 EUS 和 ^{18}F-FDG-PET-CT。EUS 在确认或排除区域淋巴结受累方面的表现并不理想，但 EUS 的优点是可以通过 FNA 获得细胞学病理依据。高阳性预测值（＞90%）使 ^{18}F-FDG-PET-CT 在 CT 表现模棱两可时有用，然而，^{18}F-FDG-PET-CT 对淋巴结受累的诊断灵敏度相对较低，从 41%到 80%不等。此外，腹部 US 亦是一种评估淋巴结状态的技术，但在临床上并不常用，且总体表现不理想。

MRI 正确区分阴性淋巴结和阳性淋巴结的准确性为 65%～100%，阳性预测值（positive predictive value，PPV）、阴性预测值（negative predictive value，NPV）、敏感度和特异度分别为 72%～100%、29%～100%、69%～100%和 40%～100%。DWI 的应用可进一步提高 MRI 的表现。在 DWI 上，当显示高信号强度时，淋巴结通常被认为是转移性的。在两项应用常规 MRI 未使用 DWI 的研究中，MRI 正确区分 N 分期的准确率不够理想，仅为约 55%。而单独使用 DWI 后的 PPV、NPV、敏感度和特异度则可分别高达 86%、91%、79%和 98%。与高分辨率 T_2WI 相比，DWI 具有更高准确性。根据 DWI 确定的 ADC 测量结果，优于包括淋巴结短径、边界不规则特征在内的组合形态学标准，以及 DCE-MRI。在 MRI 与 EUS 和（或）CT

进行直接比较的研究中，三者表现没有统计学上的显著差异。MRI 与 EUS 联合使用时可获得最高的准确性（图 6-3-3）。

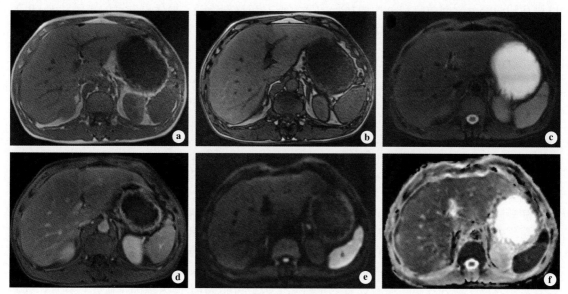

图 6-3-3 磁共振对于胃周淋巴结的显示
a. MRI T_1WI inphase 影像；b. MRI T_1WI outphase 影像；c. MRI T_2WI 影像；d. MRI T_1WI 增强影像；e. MRI DWI 影像；f. MRI ADC 影像

综上，在评估 N 分期表现上，MRI 与 CT 或 EUS 相比没有统计学上的显著差异。因此，当患者存在增强 CT 禁忌或结果不明确时，MRI 或 EUS 可作为替代的影像学检查手段。

（3）M 分期：用以描述胃癌的远处转移情况，准确评估 M 分期有利于指导胃癌的治疗策略，避免不必要的手术。M 分期的评估手段包括 CT、EUS、[18]F-FDG-PET-CT 和诊断性腹腔镜探查。CT 是检测转移性疾病的首选，虽然敏感性较低，但具有较高的特异性。EUS 对 M 分期的诊断准确率和特异度均较高，但灵敏度非常有限。[18]F-FDG-PET-CT 被广泛用于评估转移性疾病。诊断性腹腔镜探查对于腹膜种植的诊断表现优异，但属于侵入性检查方式。

目前，有关 MRI 在转移性疾病诊断价值的文献中报道并不多，且鲜有特别专注于胃癌转移的研究。胃肠道肿瘤腹膜种植的诊断一直是影像学技术的挑战。DWI 的诊断性能与[18]F-FDG-PET-CT 或 CT 没有显著差异。在评估肝转移方面，DWI 能够根据 ADC 值区分胃癌肝转移病灶和邻近肝实质。MRI 在检测小灶肝转移（≤10mm）方面被证明显著优于[18]F-FDG-PET-CT。DCE 和 DWI 可对化疗引起的局灶性肝损伤与肝转移病灶进行区分。DWI 还有助于预测胃肠道肿瘤肝转移患者对化疗的反应。

总体而言，MRI 对胃癌 M 分期诊断的特异性有限，随着 DWI 以及 PET-MRI 应用的增加，这些手段对于远处转移诊断的价值仍有待探索。

3. MRI 在胃癌放射治疗靶区勾画中的应用 对于不可切除的局部晚期、局部复发或转移性疾病，同步放化疗是指南推荐的治疗手段。同时，放疗对于解除梗阻、止血、止痛均有确切作用。在围手术期治疗中，D2/R0 术后辅助放疗作用不明确。目前进行的研究则有将放化疗前移至手术前的趋势，以获得更好的肿瘤降期。

从技术实施的角度分析，胃癌的放射治疗存在着以下难点：①现有靶区勾画指南良莠不齐，临床实践缺乏统一标准；②器官移动度受到呼吸运动、器官充盈状态等因素的影响；③胃周围有诸多剂量限制器官，包括十二指肠、肾脏、肝脏、胰腺、脊髓等。因此，将辐射剂量准确地传递给病灶和淋巴引流区，同时将毒性降至最低，很大程度上依赖于对 CTV 的精确勾画和精准的治疗实施。

MRI 可以直接显示肿瘤及其周围 OAR，是一种适合放疗的多方面影像学检查方法。随着直线加速器和 MRI 集成系统的发展，磁共振引导放疗可提供实时成像和优越的软组织对比度，以描述和跟踪分次间放疗和分次内放疗的器官形态和解剖运动，提供更准确的靶区和 OAR 的定义，并据此进行个性化的放疗计划调整。目前已有相关的研究正在进行，如 NCT04162665、NCT04368702。

4. MRI 在胃癌放射治疗疗效评估及预后中的应用

（1）MRI 在胃癌放疗疗效评估中的应用：胃癌治疗后的疗效有多种评价方法，对于新辅助治疗的胃癌患者，术后病理是疗效评估的"金标准"，但其评估具有滞后性。CT 是胃癌新辅助治疗后、术后辅助治疗以及复发转移性胃癌疗效评估的主要方式。但对于治疗后的病灶，CT 在病灶大小、密度、体积等形态学的测量效果不尽如人意，T 分期准确性仅为 57%，而 N 分期仅有 37%。准确性低的原因可能是放化疗引起的纤维化和水肿影响了胃壁的层次显示，而新辅助治疗后正常大小的淋巴结镜下存在肿瘤浸润的概率比单纯术后更常见，导致分期错判。

随着磁共振技术的发展，DWI 及 DCE-MRI 逐渐应用于胃癌，两者均能以功能成像的方法反映组织病理生理过程。功能 MR 影像除了在胃癌的诊断方面可与 CT 媲美，还能够有效地评估治疗疗效及早期监测肿瘤治疗反应。MRI 在脑、肝脏、乳腺等实质性脏器中的优势已达成共识，而在空腔脏器中，由于扫描时间长，受呼吸运动及器官蠕动的影响，仅在位置相对固定的食管、直肠中研究较多。尽管已有大量研究证实了功能 MRI 在头颈部、盆腔、食管、乳腺等肿瘤中的疗效预测及疗效评估作用，但由于胃癌 MRI 扫描图像易受到器官蠕动和呼吸伪影影响，因此功能 MR 影像在胃癌中的实际应用及研究相对较少，MRI 用于胃癌放疗疗效的评估更是鲜有报道。

DWI 作为一种功能 MRI 方法，可通过检测人体组织内水分子的扩散运动状态来间接反映微观组织的结构特点及其变化，因此 DWI 在评估胃癌治疗反应方面的应用也越来越引起重视。早在 2013 年，两项小样本研究就发现了 ADC 可作为评价胃癌治疗反应的有效指标。De Cobelli 等通过分析局部进展期胃癌新辅助治疗前后病灶的 ADC 值以及 TRG 评分，发现与治疗无反应组相比，有反应组在新辅助治疗后病灶 ADC 值上升更明显。且与 ^{18}F-FDG-PET-CT 相比，治疗前后基于 DWI 产生的 ADC 的差值较 PET-CT 检查获得的 SUV 值与 TRG 评分更加相关，提示在胃癌疗效评估方面，MRI 相较 PET-CT 更能准确反映胃癌患者的治疗疗效。此后，多项大样本研究也得到了相似结论。除原发灶以外，DWI 在胃癌转移淋巴结性质判断及疗效评估中也有优势。Zhong 等对 106 例胃癌患者在新辅助化疗前后多个时间点进行了 DWI 扫描，测量每个淋巴结长短径以及 ADC 值，并与手术切除后病理结果进行对比，发现阳性淋巴结在化疗后各个时间点 ADC 值均呈上升趋势，提示 ADC 可作为生物标志物动态监测及早期预测胃癌转移性淋巴结对新辅助化疗的反应。除了 ADC 值外，还有研究认为平均扩散峰度（mean kurtosis，MK）可作为胃癌疗效评估的有效参数。

DWI 是基于活体组织内水分子布朗运动的 MRI。恶性肿瘤 ADC 值下降的原因可能与更高的细胞密度、恶性间质成分以及细胞分裂增殖活跃、细胞异型性等病理生理特点引起的细胞内外间隙缩小、水分子扩散运动受限有关。而随着治疗进行，肿瘤细胞发生不同程度的缺血缺氧、细胞数量减少、细胞密度降低、坏死囊变增加等，细胞数量、细胞膜完整性以及细胞内外间隙等发生相应改变，导致 ADC 值升高。

与 DWI 类似，DCE-MRI 同样能以功能成像的方法反映组织病理生理过程。朱永健等纳入了 65 例行新辅助化疗的局部进展期胃癌患者，于治疗前行 DCE-MRI 检测，测量包括容量转移常数（K_{trans}）、反向回流速率常数（K_{ep}）、血管外细胞外间隙容积分数（V_e）和血浆容积分数（V_p）在内的 DCE-MRI 定量参数，根据 TRG 评分将患者分为治疗有反应组和无反应组，结果显示治疗前肿瘤原发灶的 K_{trans} 值和 V_e 值在有反应组显著高于无反应组，两者预测化疗疗效的 AUC 值分别为 0.881 和 0.756，联合两者更是能将 AUC 值提高至 0.921。类似地，徐校胜等前瞻性地收集了经新辅助放化疗的进展期胃癌，治疗前后分别行常规 T_1WI、T_2WI、DWI 及 DCE-MRI 扫描，并计算治疗前后的定量差值，结果显示 ΔK_{trans} 及 ΔADC 在治疗有反应组和无反应组中差异有统计学意义，提示 DCE-MRI 序列中的 ΔK_{trans} 及 DWI 中的 ΔADC 可作为局部进展期胃癌新辅助放化疗后有效的疗效评估参数。

DCE-MRI 通过特定的药代动力学模型，分析对比剂在肿瘤血管和血管外细胞外间隙的交换，是一种可以无创性地评估肿瘤微血管结构及毛细血管通透性和组织灌注的功能成像新技术。经过治疗后肿瘤血管部分减少、新生血管正常化、渗透性降低，因此 DCE-MRI 中的定量参数可以反映治疗疗效。K_{trans} 是容量转移常数，反映药物在肿瘤组织血浆与组织间隙中的交换能力，是最具代表性和最广泛应用的血管通透性标志物，因此治疗前较高的 K_{trans} 值提示较高的肿瘤新生血管通透性及血流灌注，可以使化疗药物更好地渗透入肿瘤组织。同样的研究结果在直肠癌和鼻咽癌等肿瘤中也得到了证实（图 6-3-4）。

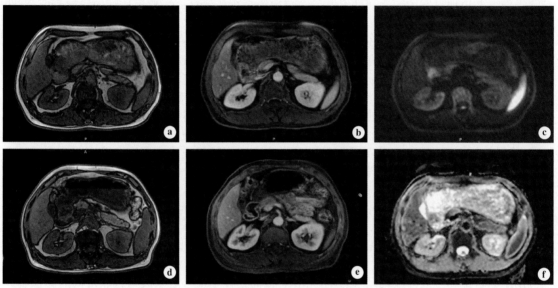

图 6-3-4　男性，61 岁，病理证实为幽门腺癌，术前行新辅助化疗
a、d 分别为治疗前后 T_1WI 图像；b、e 分别为治疗前后 DCE-MRI 延迟期图像，可见肿瘤经新辅助治疗后退缩明显；c 为化疗前 DWI 图像；f 为化疗前 ADC 图像

（2）MRI 在胃癌预后评估中的应用：在头颈部鳞癌、乳腺癌、宫颈癌等多种肿瘤中，ADC 已被证实为生存的独立预后因素。但由于西方国家胃癌发病率低以及胃癌 MRI 可及性和普适性较低等原因，MRI 在胃癌患者中的预后价值相关研究较少。目前仅有两项研究证实了 ADC 可作为胃癌患者总生存及风险分层的预后生物标志物。Giganti 等纳入了 99 例经活检证实的胃或胃食管癌患者，并在治疗前行 T_1WI、T_2WI 及 DWI 扫描。其中 71 例直接进行手术，28 例患者行新辅助化疗后手术。多因素回归分析显示，除 T 分期和 N 分期以外，ADC 值 $\leqslant 1.5 \times 10 mm^2/s$ 是总生存的独立危险因素（$P=0.002$），且在单纯手术组、化疗组以及全人群组中都获得了相似的结论。该团队在 2017 年再次报道，根据术前 MRI 的 ADC 值可预测胃癌病理分期，ADC 值 $> 1.80 \times 10^{-3} mm^2/s$ 与病理 I 期密切相关，$1.36 \times 10^{-3} mm^2/s < ADC \leqslant 1.80 \times 10^{-3} mm^2/s$ 时更可能为病理 II 期，而 ADC 值 $\leqslant 1.36 \times 10^{-3} mm^2/s$ 时倾向于病理 III 期（$P < 0.001$），而且根据 ADC 值划分的三组患者生存曲线与根据病理分期划分的曲线非常相似。

尽管目前已有的研究皆为小样本单中心研究，但仍然可以看到包括 DWI 和 DCE-MRI 在内的功能 MRI 技术在胃癌患者中的潜力和优势，也期待更大样本以及多中心的研究进行验证。

5. MRI 在胃癌放射治疗放射性损伤评估中的应用　随着放疗在肝癌、食管癌、胰腺癌、胆管癌等上腹部肿瘤中的应用，作为相邻器官的胃、十二指肠会受到一定剂量的照射，造成胃肠黏膜放射性损伤。胃肠组织的耐受剂量为 45～55Gy，当肿瘤的放疗剂量高于周边的胃肠组织的耐受剂量时，损伤发生概率大大增加。因受胃、十二指肠的毒性限制，肿瘤局部控制与后期并发症成为治疗矛盾之一。胃、十二指肠放射性损伤评估及致损伤相关因素分析对并发症的防治非常关键。

放射性胃、十二指肠炎症多出现在黏膜褶皱处及黏膜萎缩部位，通常发生在放疗后的 1～12 个月，辐射诱导溃疡多出现在治疗完成后不久，峰值时间为 1～2 个月。放射性胃肠反应主要表现为腹痛、食欲减退、恶心呕吐，重者有便血、呕血。因放射性胃肠炎与急性单纯性胃炎的临床症状相似，临床上需要靠胃镜鉴别诊断。内镜下放射相关的胃、十二指肠黏膜损伤、溃疡被定义为：在放射区域内新发，或在原有胃、十二指肠疾病基础上加重的黏膜损伤，在放射性炎症基础上发生溃疡，具有如下情况之一称为放射性胃、十二指肠并发症：①放疗后内镜检查可见胃、十二指肠黏膜破损、放射性溃疡直径＞3mm，破损深度明显可见；②照射区域因黏膜损伤，并出现自发的、活动性出血，需要内镜下止血治疗；③放疗后行内镜检查或 X 线片、CT、MRI 等发现的放射相关的胃肠穿孔。

6. 胃癌 MR 影像引导自适应放射治疗的概述　目前，放疗在胃癌治疗中没有明确的作用。然而，最近人们越来越有兴趣评估术前放化疗的临床优势，以诱导肿瘤降期并改善手术结果，这些方案在很大程度上依赖于临床靶区的精确勾画。为了提供杀灭肿瘤剂量的辐射，需要对腹部的大量健康组织（包括胰腺、十二指肠、大血管和脊椎）进行辐射，这些器官具有损伤风险。因此将剂量准确地传递给肿瘤的同时将毒性降至最低是最大的挑战之一。

MRgRT 与 CT 相比，为放疗的图像引导提供了优势。在腹部和胸部恶性肿瘤的治疗中，MRI 优越的软组织对比度可以改善肿瘤和邻近正常组织的可视化。在线自适应功能，再加上先进的实时跟踪肿瘤的运动管理，直接实现高精度的分次间/分次内定位。随着技术的发展，MRgRT 可以在不久的将来更精确地描绘临床靶区、实施放疗，甚至剂量增加。在胃癌术前放化疗中，每天根据分次间和分次内的解剖变异调整治疗计划成为可能，从而更好地保留正常组织和（或）提高辐射剂量。

MRI 指导的新时代可能会改变临床实践，包括提高分次剂量，缩小治疗范围，降低毒性以及几何遗漏的可能性。

由于器官蠕动以及呼吸运动等影响，MRI 目前在许多中心还未成为胃癌常规的影像学评估方法，但随着 MRI 扫描技术不断改进以及功能成像逐步发展，有关 MRI 在胃癌诊断、疗效评估、疾病预后中的研究也越来越多。此外，随着新辅助治疗的地位逐渐确立，术前分期和新辅助治疗后的疗效评价对于整体治疗策略选择起到了决定性作用。如何选择正确而有效的评估手段，使进展期胃癌的治疗更加精准及个体化显得尤为重要。整体而言，MRI 在胃癌诊断和疗效评估方面不逊于常用腹部增强 CT，并且在某些方面（如诊断肝转移上）具有独特优势，但限于 MRI 成本及普适性问题，目前除诊断肝转移外，临床上仍然将 MRI 作为腹部 CT 的替代影像学检查手段。

除此以外，MRgRT 引导的放疗技术也在逐步发展当中，与 CT 相比，MRgRT 在放疗图像引导方面具有优势。在腹部肿瘤中，MRI 良好的软组织对比度可以更好地显示肿瘤与邻近危及器官的关系，提高治疗精确度。但目前在胃癌中的应用仍处于探索阶段。

第四节　磁共振引导腹部转移淋巴结放射治疗

一、概　　述

1. 腹部淋巴结的转移情况、主要表现及其分组　腹部淋巴结转移瘤多来自腹盆部肿瘤，以消化道肿瘤最多见，如中下段食管癌、胃癌、结直肠癌、胰腺癌、胆管癌等。另外，妇科肿瘤、泌尿系统肿瘤等也可见腹部淋巴结转移。少数也可见于肺癌、乳腺癌、恶性黑色素瘤等。腹部淋巴结转移有一定的规律，与原发肿瘤的淋巴引流密切相关。MRI 技术无辐射，软组织分辨率高，因此磁共振引导放疗已经广泛应用于脑瘤和头颈部肿瘤的治疗中，同时也已成为腹部放疗领域的研究热点。

（1）腹部淋巴结转移部位：不同肿瘤的常见腹部淋巴结转移部位相同，如胆管癌、胆囊癌、肝癌常转移至肝门区淋巴结和肝十二指肠韧带淋巴结，也可至腹腔淋巴结和腹主动脉旁淋巴结；胰头部位的肿瘤多见肝十二指肠韧带和腹腔淋巴结转移，而胰体和胰尾部的肿瘤则优先转移至腹腔淋巴结和肠系膜上淋巴结；胃癌最常见的转移部位为胃周围淋巴结、肝十二指肠淋巴结、腹腔淋巴结和腹主动脉周围淋巴结；肾上腺和肾脏恶性肿瘤可引起腹主动脉旁淋巴结肿大。

（2）腹部淋巴结转移表现：可表现为单发或多发，常见多发，临床上根据部位不同可表现为腹痛、腰胀、腰背痛等症状。另外，腹部淋巴结也是胃肠道肿瘤手术后常见的复发部位，例如，结直肠癌根治术后，约21%的患者会出现局部复发，其中约10%会出现腹膜后淋巴结转移。

（3）腹部淋巴结的分组：腹部淋巴结位于腹腔及腹膜后间隙，主要来自腹盆部器官的淋巴引流区。腹腔淋巴结分组，目前主要参考 AJCC 胃癌分期标准，见表6-4-1。

表 6-4-1　腹部淋巴结分组

组别	名称	组别	名称
1 组	贲门右淋巴结	14 组	肠系膜上动静脉淋巴结
2 组	贲门左淋巴结	14v	肠系膜上静脉淋巴结
3 组	胃小弯淋巴结	14a	肠系膜上动脉淋巴结
4 组	胃网膜淋巴结	15 组	结肠中血管淋巴结
5 组	幽门上淋巴结	16 组	腹主动脉旁淋巴结
6 组	幽门下淋巴结	16a1	主动脉裂孔淋巴结
7 组	胃左动脉淋巴结	16a2	腹腔干上缘至左肾静脉下缘之间腹主动脉周围淋巴结
8 组	肝总动脉淋巴结	16b1	左肾静脉下缘至肠系膜下动脉上缘之间腹主动脉周围淋巴结
9 组	腹腔干淋巴结	16b2	肠系膜下动脉上缘至腹主动脉分叉之间腹主动脉周围淋巴结
10 组	脾门淋巴结	17 组	胰头前淋巴结
11 组	脾动脉淋巴结	18 组	胰腺下缘淋巴结
11p	脾动脉近端淋巴结	19 组	膈下淋巴结
11d	脾动脉远端淋巴结	20 组	膈肌食管裂孔淋巴结
12 组	肝十二指肠韧带淋巴结		
12a	肝十二指肠韧带内沿肝动脉淋巴结		
12b	肝十二指肠韧带内沿胆管淋巴结		
12p	肝十二指肠韧带内沿门静脉淋巴结		

位于腹膜后间隙的淋巴结也称为腹膜后淋巴结。腹膜后间隙是指横膈以下、盆膈以上，后腹膜与腹后壁之间的区域，其中包含腹主动脉和下腔静脉，交感神经和脊神经，肾、肾上腺和输尿管以及十二指肠等多种器官和脂肪纤维结缔组织。腹膜后间隙内的淋巴结多位于大血管周

围，受呼吸动度影响较小。

2. 腹部转移淋巴结的放射治疗策略 腹部转移淋巴结根据原发肿瘤来源、病理类型、分期、身体状态、治疗反应等的不同，选择放疗的目的和策略也不同。根据治疗目的大体可分为：辅助放疗、新辅助放疗、姑息减症放疗、根治性放疗。

辅助放疗：由于消化道来源的肿瘤以腺癌为主，相对放疗抗拒，辅助放疗带来的获益有限，且胃肠道对射线耐受性较差，毒副作用大。另外，随着全身治疗药物的发展，越来越多的证据显示辅助化疗在降低高危患者术后局部复发风险方面与辅助放疗相当。因此，目前对于胃肠道肿瘤、胰腺癌、肝胆肿瘤等根治性切除术后的患者，通常不常规建议淋巴引流区的辅助照射。

新辅助放疗：目前对于局部晚期的食管胃结合部肿瘤，指南推荐可以选择新辅助放化疗，靶区需要包括原发肿瘤和区域转移淋巴结。

姑息减症放疗：从分期上讲，出现了腹部转移淋巴结，大部分已经是局部晚期或者晚期患者，针对淋巴结的放疗以姑息减症治疗为主，目的为减轻症状、改善生活质量、延长生存期。

根治性放疗：对于原发肿瘤术后单发的腹部淋巴结转移，在全身治疗控制良好的基础上，可考虑以根治为目的的局部放疗，但前提是要在保证危及器官耐受的情况下。另外，对于原发腹部淋巴结受累的 I/II 期的淋巴瘤，有些类型可以考虑根治性放疗，如惰性淋巴瘤，或化疗后的补充放疗，如弥漫大 B 细胞淋巴瘤。

二、磁共振引导腹部转移淋巴结放射治疗应用

1. MRI 在腹部转移淋巴结诊断及病情评估中的应用 目前多以淋巴结短径≥10mm 作为腹腔淋巴结转移的诊断标准。但采用淋巴结大小来判断淋巴结转移的可靠性和敏感性较低，Mönig 等通过对 1253 枚手术切除的淋巴结研究认为不能仅以淋巴结大小作为判断是否为转移的标准，有时炎性淋巴结也可以>10mm。另有研究表明如果以淋巴结大小≥5～10mm 作为判定标准，肿大淋巴结中 30%～40% 为非肿瘤性增大。因此，需要结合形态学如淋巴结大小、形态、液化坏死等进行评价。有专家建议对可疑淋巴结转移的影像学判断标准如下：①短径>0.8cm；②异常形态；③密度不均匀；④有坏死、融合。但此标准仍存在假阳性和假阴性的情况。MRI 功能影像，如 DWI 在检测淋巴结转移方面有其独特优势，可快速发现可疑淋巴结，结合其大小及形态的变化将提高转移淋巴结的检出率。有研究通过对比 MR-DWI 检测转移、非转移淋巴结的平均 ADC 值的方法发现，转移和非转移淋巴结的平均 ADC 值差异有统计学意义（$P<0.05$），且检测结果可重复性较好，因此 ADC 值可以作为鉴别良、恶性淋巴结参考指标。即使如此，影像学检查对淋巴结转移的判断仍可能存在误差，结合多种影像学检查会提高诊断的准确性。

不同影像学检查在腹部淋巴结转移诊断中的应用：腹部转移淋巴结的发现和准确诊断对疾病的诊断、分期、治疗方案以及放疗靶区的确定等有着重要意义。由于位置深，查体难以触及，影像学检查是腹部淋巴结诊断的主要方法。常用方法有超声、CT、PET-CT、MRI 等。

（1）超声：超声检测方法简单，能比较清晰地显示腹部淋巴结大小、数目、形态、范围等情况，并且可通过皮髓质结构变化、淋巴结内外血流信号情况，对良恶性淋巴结进行鉴别。但是，超声检查易受胃肠道气体的干扰，影响淋巴结的诊断。

（2）CT：扫描速度快，空间分辨力高，多层螺旋 CT 增强扫描对腹部淋巴结转移的诊断具有较高的准确率，总体漏诊率低于超声。而且可以清晰地显示淋巴结与周围组织器官的结构关系。目前放疗定位主要采用以 CT 为基础的模拟定位系统，CT 影像诊断能更直观地指导靶区的勾画。但由于腹部脂肪影响，腹部淋巴结需要与周围血管进行鉴别，所以通常诊断

腹腔和腹膜后淋巴结病变，需要进行增强扫描，这使得肾功能不全或对比剂过敏的患者受到一定的限制。

（3）PET-CT：实现了功能影像同解剖影像的融合，较常规影像学检查方法有其独特优势，在淋巴结的良恶性鉴别、疗效评价、监测复发和转移、寻找肿瘤原发灶等方面有重要临床价值。蒯玉娴等通过对直肠癌淋巴结转移的研究发现，PET-CT 显像应用以 $SUV_{max} \geqslant 1.45$ 为标准，对直肠癌区域淋巴结转移的诊断价值优于单纯以淋巴结大小来判断淋巴结的性质。但有研究发现印戒细胞癌、黏液腺癌由于肿瘤细胞成分少、黏液分泌较多，其转移性淋巴结在 PET-CT 上多表现为低代谢小淋巴结，这是导致假阴性的重要原因。另外，于江媛等研究发现，PET-CT 在胰腺癌区域淋巴结判断上不具备显著优势，其原因主要有以下几点：①对于直径仅几毫米的淋巴结检出和定性，从空间分辨率的角度而言，PET-CT 并不优于传统的螺旋 CT 与 MRI；②第 1 站转移淋巴结多位于胰腺病灶周围，其周围复杂的解剖结构、原发病灶浓聚显像剂的影响、胃肠蠕动均增加了准确评估 SUV 的难度；③腹膜内以及腹膜后淋巴结的反应性增生会造成判断结果的假阳性。而且，PET-CT 价格昂贵，且目前不在医保范围，不宜用于常规的疗效评价和随访。

（4）MRI：与 CT 相比，MRI 具有软组织分辨率高、多参数成像等特点，并且通过血管流空效应，MRI 可以更好地显示腹部淋巴结的状况及与周围组织结构的关系，同时还具有较成熟的脂肪抑制技术，可以避免脂肪对诊断产生的干扰，从而提高诊断准确性。淋巴结在常规的 T_2WI 序列上信号强度相对较弱，与周围组织的对比相对较差，部分较小淋巴结显示不清，虽然应用脂肪抑制技术后有一定改善，但由于扫描时间延长，并且脂肪经常得不到彻底抑制，不仅影响图像对比度，也影响淋巴结的显示和观察。DWI 序列的脂肪抑制效果好，腹膜后淋巴结在 DWI 图像上表现为低信号背景上的明显高信号，对比度好，两者之间的信号差异有统计学意义，易于区分。李如迅等对 24 例经手术证实的淋巴结转移患者的 MRI 与病理结果进行对照分析，结果显示 DWI（$b=1000s/mm^2$）诊断转移淋巴结 163 枚；术中共清扫淋巴结 336 枚，其中转移淋巴结 137 枚，DWI 诊断淋巴结转移与手术病理诊断结果差异无统计学意义。DWI 诊断淋巴结转移的敏感度、特异度、准确度、阳性和阴性预测值分别为 91.97%、81.41%、85.71%、77.30% 和 93.64%，表明 DWI 对淋巴结转移的诊断具有重要价值。腹部转移淋巴结在 MRI 上的表现，不同原发肿瘤也略有不同，大部分转移淋巴结通常呈均匀强化信号，而胃肠道腺癌和胰腺癌所致的腹部淋巴结转移通常呈不均匀强化，肝癌和胆囊癌所致的转移淋巴结经化疗或介入治疗后，常伴有坏死。但是 MRI 单一诊断时，在微小病灶方面的诊断效果不佳，对于较小淋巴结或淋巴结病变微小转移灶检出率较低，易增加误诊和漏诊风险。因此，应采取联合检测方式。

2. MRI 在腹部转移淋巴结分期中的应用　MRI 检查可以显示肿大淋巴结的部位、大小、形态和数量，含有肿瘤细胞但未明显肿大的淋巴结不能显示，MRI 检查平扫 T_1WI 与肌肉相比多呈等信号，T_2WI 为稍高信号，增强扫描病变呈轻度至中度强化，肿大淋巴结内钙化和坏死少见。MRI 增强扫描，使肿大淋巴结与邻近血管、肌肉等结构形成对比，有助于检出病变。

DWI 允许无创可视化和定量水分子的随机运动，而不使用任何对比剂。由于淋巴结具有较长的 T_2，其细胞密度高，导致扩散率受阻。因此，淋巴结通常很容易被 DWI 识别为高信号结构，无论其组织组成。此外，通过 ADC 测量评估可有助于淋巴结的组织学特征，因为由于细胞差异、细胞内结构、坏死和扩散不同的病理过程可能导致弥散系数的差异。有研究表明，发现转移性和非转移性淋巴结之间的 ADC 存在显著差异，但两组之间 ADC 的重叠以及小淋巴结中 ADC 测量的不可靠性可能限制了该方法的临床应用。

超顺磁氧化铁纳米颗粒（ultra superparamagnetic iron oxide nanoparticle，USPIO）增强 MRI 在 20 世纪 90 年代初被引入，作为一种新的淋巴结分期方法，因为转移性淋巴结不能吸收 USPIO，也就是说，没有对比剂摄取被用作肿瘤受累的证据，USPIO 增强 MRI 能够间接揭示淋巴结中的癌症部位。但是这种方法的特异性可能被证明是次优的，因为 USPIO 的摄取也可能受到非肿瘤性疾病过程的损害，如反应性增生。

为了克服这一缺点，有学者提出了 USPIO 增强 DWI。DWI 是一种非常有效的突出淋巴结的方法，而不管其组织病理学组成如何。此外，DWI 非常容易受到由 USPIO 引起的磁场不均匀性的影响。因此，从理论上讲，在 USPIO 增强的 DWI 中，突出了恶性淋巴结；并且转移淋巴结与正常组织的高对比将减少图像分析时间，并增加检测小转移淋巴结的敏感性。但是 USPIO 对比剂至今尚未经美国食品药品监督管理局（FDA）和欧洲药品管理局（EMEA）批准用于人类，因为这些药物为实现足够的效果，需要应用相对较高的剂量而其毒性会抑制正常（健康）淋巴结。事实上，这些对比剂的生产已经停止，新一代 USPIO 对比剂的临床应用还需要几年的时间。

3. MRI 在腹部转移淋巴结放射治疗靶区勾画中的应用

（1）模拟定位：是肿瘤放疗中的重要步骤。目前放疗定位常用还是以 CT 为基础的模拟定位系统，CT 空间分辨率高，扫描速度快，后期可以直接依据电子密度进行剂量计算。但 CT 影像的软组织分辨率较低，而 MRI 具有软组织分辨率高、多参数及多方位成像功能，因此在颅脑肿瘤、头颈部肿瘤、宫颈肿瘤、前列腺肿瘤的放疗中，MRI 定位已成为首选的定位方式，而以 MRI 模拟定位为基础的调强放疗也得到越来越广泛的应用。文献报道，融合 MR 影像后，这些肿瘤可见程度明显提高，靶区勾画的一致性得到改善，靶区更精确，照射体积缩小，有利于在准确照射靶区同时尽量减少正常组织受照体积，从而达到降低放疗副作用的目的。但是 MRI 定位在腹部淋巴结定位中的优势目前报道较少，可以适当参考腹盆腔脏器的定位。当然，MRI 模拟定位用于腹部淋巴结勾画也有其局限性。首先，受呼吸运动和器官运动的影响，图像质量稍差，如果屏住呼吸，则与 CT 定位的平静呼吸状态不吻合，CT 与 MRI 融合时存在误差。另外，扫描时间长，高龄患者受身体状况和肺通气障碍影响，可能无法长时间屏气导致无法接受 MRI 模拟定位。

实际临床应用中，根据是否结合 CT 模拟定位，MRI 模拟定位可有两种实现方式。

第一种方式为结合 CT，这是目前临床主要的应用方式。具体到腹部淋巴结的模拟定位，其定位流程如下：①患者综合检查，确定是否符合 MRI 扫描标准，排除 MRI 检查的相关禁忌证。②定位前进行胃肠道准备，特别是对于腹腔淋巴结，其位置受胃肠充盈度与运动影响相对较大，建议保持胃的适度充盈，这样可以减少胃受照射体积，可以考虑在定位前 30min 饮水 500ml，显影小肠，另外在定位前口服饮水 500ml 充盈胃。在定位前对患者进行呼吸训练，使其尽量保持平静、均匀呼吸。③确定患者治疗体位，常规采用仰卧位，双上肢上举抱头，保持自然舒适状态，采用热塑模体、真空垫、发泡胶等固定体部，行 SBRT 推荐使用立体定向体架+真空垫固定方式（图 6-4-1）。④使用 3D 激光灯确定参考点位置，用十字交叉线标记，贴体表参考标记点。标记点应尽量选择位置平坦、有骨性标记、运动幅度小且身体刚性较好的位置（如剑突水平），并尽量接近肿瘤中心，在患者呼气末时标记参考点定位标记线。⑤螺旋 CT 扫描，扫描层厚建议为 3～5mm。扫描范围根据淋巴结的范围进行选择，应确保包括所有需要治疗的淋巴结及淋巴引流区，以及感兴趣的正常组织器官（建议包括全部肝脏、双侧肾脏、胃和部分小肠），以利于评估危及器官受量。有条件者推荐使用 4D-CT 扫描技术进行模拟定位，以准确记录肿瘤在呼吸周期内的轨迹，精确定位放疗靶区位置，减小外扩范围。⑥患者采用相同的体位、相同的固定方式，并尽量保持与 CT 扫描相同的患者状态，使用相同参考标记点，进行 MRI 扫描，扫描层厚与 CT 定位扫描层厚保持一致，以利于后期影像融合。⑦将患者 CT 和 MRI 扫描图像传至计划系统。⑧将 CT、MR 影像融合，利用 MR 影像确定肿瘤范围，勾画靶区和重要保护器官，利用 CT 影像进行剂量计算，制订治疗计划。

第二种方式为独立使用 MRI 模拟定位机，没有前期的 CT 扫描，定位前准备及定位程序基本相同，直接在 MR 影像上勾画靶区和危及器官，剂量计算时 MRI 缺少的电子密度信息可通过分割组织分配容积密度来获得，从而进行治疗计划的设计。

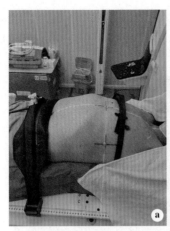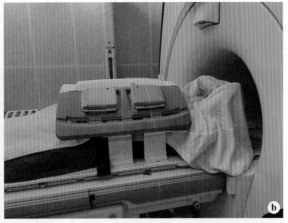

图 6-4-1　腹部 MRI 定位，腹部加压控制呼吸运动示意图

a. 腹部 MRI 定位患者摆位及呼吸监控绑带位置示意图；b. 腹部 MRI 定位线圈桥架及线圈摆放示意图

（2）靶区勾画

1）GTV：影像学可见的转移淋巴结。转移淋巴结的确定是关键，建议不仅要结合 CT 和 MR 影像的形态和特点，而且要结合原发肿瘤性质、淋巴结的位置等进行判断（图 6-4-2、图 6-4-3）。

2）CTV：一方面需要考虑淋巴结的亚临床病灶，主要考虑淋巴结的包膜外侵（extracapsular extension，ECE）。ECE 定义为显微镜下所示的、蔓延至淋巴结包膜外结缔组织的浸润癌（图 6-4-4）。Wang 等通过对 217 例食管鳞癌患者共 3792 个转移淋巴结的清扫标本 ECE 范围的研究发现，689 个阳性淋巴结中 23.1%（159/689）的出现 ECE；转移淋巴结的平均 ECE 为 1.4mm（中位数 ECE 为 1mm），94.3%（150/159）的 ECE≤4mm，97.5%（155/159）的 ECE≤5mm；ECE 的发生率与淋巴结的分期和大小显著相关，N_1、N_2、N_3 期的淋巴结 ECE 发生率分别为 24.2%、49.1%和 75%，直径<10mm、10~19mm 和 20~30mm 的淋巴结 ECE 的发生率分别为 15.7%、25.1%和 35.6%，直径<10mm 和 10~30mm 的淋巴结中 95%的 ECE 范围分别为 3mm 和 5mm。因此该研究认为，对于<30mm 的食管鳞癌转移淋巴结，在淋巴结包膜外扩 5mm 足以涵盖 95%以上的 ECE 区域。Yuan 等则针对非小细胞肺癌转移淋巴结的 ECE 进行了研究，该研究收集了 243 例患者的 640 个清扫淋巴结，33.4%（214/640）清扫淋巴结出现 ECE，测定的平均 ECE 为 0.7mm，95%的 ECE 为 3mm；ECE 的范围与淋巴结大小、分期及分化程度相关，与组织学类型及淋巴结位置无关；直径<10mm、10~19mm、20~30mm 转移淋巴结的 95%ECE 分别为 2.5mm、3.0mm、8.0mm，N_1、N_2 期的转移淋巴结的 95%ECE 分别为 2.8mm、4.7mm，高分化、中分化、低分化、分化不明的转移淋巴结的 95% ECE 分别为 2.1mm、3.2mm、5.0mm 和 3.9mm。由此认为，对于非小细胞肺癌直径<20mm 的转移淋巴结，在淋巴结包膜外扩 3mm 足以涵盖 95%的 ECE 区域，而对于直径≥20mm 的转移淋巴结则应外扩更大范围。但针对腹部淋巴结 ECE 的研究较少，在临床应用中可参考上述研究的结果。

另一方面需要考虑的是区域淋巴引流区，对于腹部淋巴结引流区是否需要预防照射，目前存在争论，这通常需要根据淋巴结转移范围和治疗目的进行适当选择，如果某一个淋巴结引流区内有多个淋巴结，通常建议包括该淋巴结引流区；如果患者分期晚，病情控制不佳，放疗仅为减症治疗手段，仅治疗转移淋巴结即可，不用考虑淋巴结引流区。

区域淋巴结范围：腹腔干动脉自腹主动脉发出部分的 1.5cm，并三维外扩 1cm；肠系膜上动脉自腹主动脉发出的 2.5~3cm 部分，并三维外扩 1cm；门静脉（自肠系膜下静脉汇入处至肝门部分叉为左右门静脉处，包括胆肠吻合和肝管空肠吻合部以及肝门淋巴结），并三维外扩 1cm；腹主动脉旁淋巴结引流区，勾画范围参考 RTOG 胰腺癌术后腹主动脉旁淋巴结引流区范围勾画。马岩等研究建议 CTV 前界应在腹主动脉和下腔静脉外缘至少外扩 7mm，靶区后界应达到椎体前外侧缘。靶区两侧界至两侧腰大肌内侧缘，靶区应充分包括腹主动脉左侧缘（图 6-4-2～图 6-4-4）。

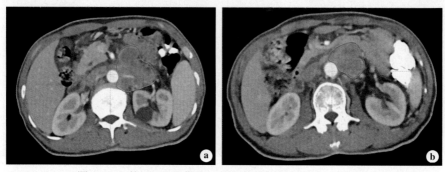

图 6-4-2　基于 CT 影像勾画的腹部淋巴结（红色：GTV）
a. CT 影像层面 1；b. CT 影像层面 2

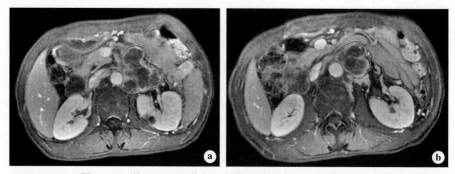

图 6-4-3　基于 MR 影像勾画的腹部淋巴结（红色：GTV）
a. MR 影像层面 1；b. MR 影像层面 2

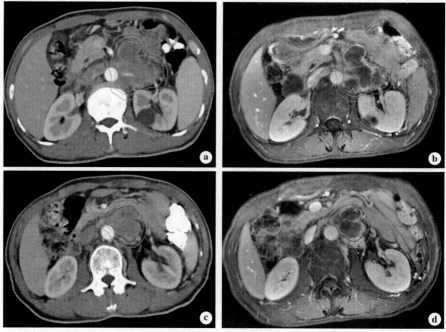

图 6-4-4　外扩确定 CTV 及 PTV（红色：GTV；橙色：CTV；绿色：PTV）
a、c. CT 影像；b、d. MRI T$_1$WI 增强影像

PTV：在 CTV 的基础上外放适当距离形成 PTV，此外扩边界应考虑呼吸运动、器官位移、摆位误差等，评估其范围，并通过合理的运动限制措施、准确摆位缩小其外扩边界，这是放疗准确性和安全性的重要条件之一。淋巴结的位置不同，位移的主要影响因素也不尽相同，如肝门区淋巴结受呼吸运动影响相对较大，胃周围淋巴结（包括胃小弯、胃大弯、胃脾韧带等淋巴结）受胃充盈状态及器官位移影响较大，而腹膜后淋巴结受呼吸和器官运动影响较小，主要考虑摆位误差。习勉等研究显示腹主动脉旁淋巴结在左右、腹背方向的移动度均<3mm（0.6～2.8mm），头脚方向的呼吸移动度为（4.5～8.6mm），明显小于膈肌的运动幅度，可能与其解剖位置位于腹膜后间隙有关，为临床上未行 4D-CT 扫描患者安全边界的设定提供了一定程度的参考。总体而言，淋巴结的外放范围可以参考邻近的相应器官进行外放。目前有很多关于腹部器官运动相关的研究报道，所采用的技术主要包括超声、MRI 等。膈肌运动是呼吸运动的主要动力，腹部器官的运动尤其是头脚方向运动主要与膈肌有关。通常外放范围可考虑前后左右5～7mm，头脚方向 10mm。如果采用 4D 技术或呼吸门控技术，外扩距离可适当缩小。呼吸门控技术通过特殊的呼吸运动监测装置获取患者的呼吸运动信息，进而选择合适放疗时机。深吸气末屏气（DIBH）技术通过患者深吸气屏气，以达到减少/消除呼吸运动对肿瘤靶区的影响。腹部加压技术通过腹部加压减小呼吸运动的幅度。同步呼吸跟踪技术在治疗过程中连续监控并实时追踪肿瘤位置的变化，随着呼吸同步运动，补偿呼吸运动产生的肿瘤靶区的位置变化。

（3）MRI 在放疗计划设计中的应用：基于 MRI 计划设计。由于 MRI 提供高清的软组织对比度，且无放射线损伤，基于 MRI 的治疗计划设计方案是理想选择。因 MRI 不反映电子密度值，基于 CT 影像电子密度剂量算法不再适合基于 MRI 的治疗计划。目前，针对这一挑战，基于 MRI 的治疗计划主要有两类研究方向。

一类是电子密度赋值法，即把配准的 CT 影像的电子密度赋值到 MRI 上。Jonsson 等针对40 例前列腺、肺、头颈以及脑部肿瘤的患者，比较了均一化赋值方式和轮廓集赋值方式的差异，发现相同处方下，两种赋值方式治疗计划的机器跳数最大偏差仅有 16%。他们认为可以直接把 MRI 变成均一化 CT 来处理应用于光子的治疗计划过程。Greer 等仅使用 MRI 进行前列腺的放疗计划设计，首先采用基于 MRI 图库集的方式完成轮廓自动勾画，然后基于 CT 电子密度轮廓集完成 MRI 轮廓的电子密度赋值，从而得到伪 CT 影像，利用伪 CT 影像实施光子计划设计。研究结果表明，仅使用 MRI 进行放疗计划设计是可行的，且可以向乳腺癌或者头颈部肿瘤推广。

另一类方法是直接把 MRI 中特定部位的强度信号与 CT 的电子密度建立对应关系。Kapanen 和 Tenhunen 分析了盆腔患者 MRI 中盆骨强度信号与 CT 影像中盆骨 CT 值的关联性，目的是建立一种将盆骨 MRI 强度信号转换为 CT 值的模型，研究仅使用 MR 影像的计划设计方案。结果表明 MRI 中盆骨的强度信号与 CT 影像中盆骨的 CT 值在 0～1400 时具有强相关性，利用多项式拟合可得到该转换模型，经测试转换模型预测 CT 值的误差约为 135。医科达公司推出了基于磁共振引导的直线加速器 Unity，其放疗计划系统采用商业软件包 MRCAT，即通过单个"mDixon"的 MRI 序列和专有算法来生成电子密度信息。此外，利用功能 MRI 工具包考虑生物信息对肿瘤的异质性表达，可实现基于生物学靶区的治疗计划和治疗实施。

（4）腹部淋巴结转移的放疗剂量：需要照射淋巴结的范围、不同的原发肿瘤来源、不同放疗目的以及周围正常器官的限制等因素都影响放疗剂量的选择。消化道来源的肿瘤以腺癌为主，对放疗敏感性较差，需要较高的剂量才能杀灭肿瘤细胞，但伴有腹部淋巴结转移者，通常分期较晚，放疗目的大部分以姑息治疗为主，再考虑到肠道剂量的限制，放疗剂量通常在 50Gy左右。对于原发肿瘤已经切除、单发或局限的腹膜后淋巴结转移，在全身情况控制良好，且保证胃肠道和脊髓剂量的前提下，可以适当提高到 55～60Gy。另外，淋巴瘤的腹腔淋巴受累，根据具体类型不同和受累范围不同，剂量选择也不同。腹部淋巴结的放疗剂量，很重要的一个方面就是危及器官受照剂量的限制。

4. MRI 在腹部转移淋巴结放疗疗效评估中的应用　常规 MRI 主要从淋巴结的大小、形态等改变进行疗效评价，功能 MRI 如 DWI、DCE-MRI、MRS、DTI、DKI 等，能够反映肿瘤内部的生长状态、生物学特征以及肿瘤组织的微环境情况。杜亚楠等通过动物实验认为，血氧水平依赖磁共振成像（BOLD-MRI）可以间接反映转移性淋巴结放疗后的氧合状态变化，对于评估转移性淋巴结对放疗的反应具有潜在的临床应用价值。另外，肿瘤治疗后微观结构、生物活性的改变要早于大体形态的改变，因此将功能 MRI 与常规疗效评价标准相结合，可以更早期、更精准地评估淋巴结的变化，对放疗疗效进行评价和预测。但目前功能 MRI 用于腹部转移淋巴结疗效评价的相关研究不多，而且功能 MRI 种类多、扫描参数不统一且可解释性较差，想真正用于指导疗效评价，还需更多的研究和探索。

5. MRI 在腹部转移淋巴结放疗放射性损伤评估中的应用 危及器官及其限量：危及器官的勾画及限量参考腹部器官的放疗，通常需要勾画胃、小肠、肝脏、双侧肾脏、脊髓。另外，对于淋巴结位置位于上腹部接近膈肌者，还需要勾画双肺和心脏。正常器官限量可参考：肝脏平均剂量≤30Gy，$V_{30}<40\%$；肾脏 $D_{30}<18$Gy，$D_{50}<13$Gy；脊髓最大剂量≤45Gy；小肠和结肠最大剂量≤54Gy，$V_{50}<10\%$。或者是建议不超过其耐受剂量的 $TD_{5/5}$。表 6-4-2 是常见腹部器官的 $TD_{5/5}$ 和 $TD_{50/5}$。另外 ICRU 62 号报告推荐，为了补偿生理运动、摆位误差等对危及器官受照剂量的影响。危及器官需外扩一定的边界形成危及器官计划体积（planning risk volume，PRV）。

表 6-4-2 常见腹部器官的 $TD_{5/5}$ 及 $TD_{50/5}$ 剂量限值

指标	肝脏（全肝）	胃（100cm）	小肠（100cm）	肾脏（全肾）	脊髓（10cm）
$TD_{5/5}$	25Gy	45Gy	20Gy	20Gy	45Gy
$TD_{50/5}$	40Gy	55Gy	25Gy	20Gy	55Gy

放疗期间常见的毒副作用与腹部器官放疗相似，常见的有以下几种。①胃肠道反应：包括食欲下降、厌食、恶心、呕吐等，如果胃和十二指肠受量较大可能有上消化道出血、穿孔等。②骨髓抑制：如果放疗范围较大，可能会出现骨髓抑制情况。③放射性肝损伤：是腹部淋巴结放疗的常见毒副作用，其与肝脏受照射的剂量和范围有关，合并肝硬化等基础肝病的患者，发生率高。MRI 在放射性肝损伤诊断方面具有一定的作用。放射性肝损伤早期主要为肝水肿，所以在 T_1WI 上表现为信号减低，T_2WI 上表现为信号增高。Gd-DTPA 增强扫描后，受照射的肝组织表现为强化延迟。动物实验研究发现，采用超顺磁性氧化铁（superparamagnetic iron oxide，USPIO）作为对比剂，损伤肝可见明显的高信号改变，而 T_2WI 则对组织内水分增多更敏感，可以提高急性放射性肝损伤的诊断率。④放射性肾损伤：在腹膜后淋巴结放疗时需要注意。早期放射性肾损伤主要是肾小球内皮细胞的损伤、血栓形成，后期可导致肾缺血以及间质纤维化。临床上通常使用生化指标监测肾功能，但诊断敏感性和特异性均有欠缺，且易受内、外源性因素的影响。目前功能 MRI 技术在检测肾脏结构和功能方面的研究日益增多。BOLD-MRI 可无创评估缺血性急性肾损伤患者肾组织中的含氧量变化。一些动物实验研究已证实磁敏感加权成像（SWI）对评估肾脏损伤具有一定价值，SWI 信号改变与肾脏灌注及间质纤维化相关。

6. MR 影像引导腹部转移淋巴结自适应放射治疗的概述 精确放疗的核心是精准的靶区确定和精确的剂量施照，但实际照射过程中，由于一些不确定因素的影响，患者实际受到的照射剂量分布与计划设计的理论剂量存在差异。这种不确定性除呼吸运动、器官位移、摆位误差外，还有治疗过程中肿瘤大小的变化等因素，需要根据患者治疗期间器官的变化实时调整患者的计划，避免靶区漏照或危及器官局部超量的情况发生。自适应放疗被认为是减少放疗过程中不确定性的有效方法。

辅以呼吸运动管理的图像引导放疗（IGRT）技术是减少靶区外扩边界、提升治疗效果的重要手段，但其只能通过重复患者摆位方式来提高靶区处方剂量覆盖率，不能较好评估并补偿靶区收缩、体重改变和膀胱直肠充盈等分次间非刚性形变对靶区和周围危及器官造成的剂量学影响。而剂量引导放疗（dose-guided radiation therapy，DgRT）是以散射校正、形变配准等方法对机载影像进行处理来重建剂量，从剂量学角度分析和评估分次间非刚性形变产生的影响，最后以剂量引导摆位、计划优化及再计划等方式对不符合剂量学要求的分次间非刚性形变进行补偿，更加符合精确放疗要求。

自适应放疗需要依靠多模态的影像采集，而且在采集的图上进行靶区和危及器官的勾画和配准，因此对图像的质量要求较高，尤其对腹部淋巴结。在常规 CBCT 影像中，很难准确确定淋巴结的位置以及与周围腹部器官及血管的界线。MRI 具有较高的软组织对比度，能够较清晰地观察肿瘤及其周围的正常组织。另外，MRI 扫描时无额外电离辐射，可以在放疗同时实现连续的成像。目前，全球主要有 4 家公司从事商业化的磁共振引导的光子治疗方案，分别为 ViewRay、Edmonton、Elekta 和 Australian Project。

MRI 是 IGRT 技术的未来发展方向。剂量重建方法可分为组织分割法、像素-灰度对应法以及灰度-映射法。①组织分割法：是手动或自动勾画出 MR 影像的感兴趣区，分别赋予空气、软组织以及骨信号相应的电子密度的一种方法，该方法可以获得与常规计划 CT 类似的剂量学效果，但存在骨信号在 MR 影像难以勾画的问题。②像素-灰度对应法：相比组织分割法对组织进行简单赋值，根据组织类型的射线衰减数据模型，将 MRI 的像素值转换为灰度值，使各个类型的组织灰度分布形成高斯峰，更加接近真实情况的一种方法。③灰度-映射法：类似于 kV 级 CBCT 的灰度-映射法也是采用计划 CT 形变配准到 MR 影像，以计划 CT 的灰度值信息和 MR 影像的位置信息，形成结合两者优势信息的合成伪 CT 影像的一种方法。合成伪 CT 计算剂量的精确度在 2%以内，但同样存在受形变配准误差影响的问题。

相比于常规影像，MRI 可以精确勾画靶区，除计划执行评估和离线再计划之外，DGRT 在 MRI 加速器的潜在应用主要是自动勾画后在线计划优化。在线优化的方法目前主要有：①保持照射野形状、角度以及能量，以各个照射野的中心点剂量初始化照射野权重引导计划在线优化的方法；②根据各个子野的照射野面解剖结构形变调整其对应的照射范围，以补偿分次间的解剖结构变化的方法；③基于形变配准算法提出对计划照射的各个控制点进行调整的控制点形变优化法。相比于再计划，上述三种方法都显著提高了在线自适应放疗效率。另外，如何减少感兴趣区域勾画时间也是 MRI 加速器在线计划优化流程亟待解决的问题。

总之，磁共振引导下放疗以其特有优势已成为放疗领域的热点研究工作，在腹部肿瘤和腹部淋巴结的放疗中也逐渐得到应用。其中最主要体现在基于 MRI 的转移淋巴结的勾画，精准勾画靶区是精确放疗的关键步骤，伴随着医学影像技术迅速发展，CT 与 MRI、PET-CT、PET-MR 等多模态医学影像在放疗中发挥着越来越重要的作用，当前 MRI 模拟定位正处于快速发展时期，MR 影像可通过与 CT 影像的配准和融合用于靶区的精准勾画。另外，基于 MRI 的剂量计算以及基于 MRI 的自适应放疗也在研究和逐步应用中，期待能进一步提高放疗的准确性，实现最大疗效。

参 考 文 献

爱德华·海普林, 卡洛斯·佩雷兹, 路德·布莱迪. 2012. 放射肿瘤学: 原理和实践[M]. 朱广迎, 李晔雄, 夏廷毅, 等, 译. 天津: 天津科技翻译出版公司.

查理斯·华盛顿, 丹尼斯·利弗. 2021. 放射治疗学[M]. 郎锦义, 译. 北京: 中国科学技术出版社.

陈大朝, 陈龙华, 金吴东, 等. 2007. 三维适形放疗后放射性肝损伤的 MRI 表现[J]. 南方医科大学学报, 27(2): 4.

陈永晔, 张恩龙, 张家慧, 等. 2019. 磁共振功能成像在肿瘤放化疗疗效评价中的应用进展[J]. 磁共振成像, 10(3): 218-222.

杜亚楠, 邢伟, 俞胜男, 等. 2019. 磁共振血氧水平依赖成像评估兔 VX2 瘤转移性淋巴结放射性治疗反应的可行性分析 [J]. 中华医学杂志, 99(13): 1028-1033.

姜鹏, 王义善, 于洪升, 等. 2006. 适形放疗后肝损伤的 CT 和 MRI 表现[J]. 中国肿瘤临床与康复, 13(6):

516-518.

蒯玉娴, 葛继元, 周围, 等. 2017. ^{18}F-FDG PET/CT 显像对直肠癌区域淋巴结转移的诊断价值[J]. 中华核医学与分子影像杂志, 37(2): 70-74.

李斌, 陆凤旗, 陈昉铭, 等. 2020. 基于第 8 版 AJCC 胰腺癌 TNM 分期的 CT、MRI 检查比较[J]. 中华肝胆外科杂志, 26(09): 661-665.

李如迅, 时高峰, 彰俊杰, 等. 2009. MR 弥散加权成像诊断淋巴结转移: 与病理相对照[J]. 中国医学影像技术, 25(9): 1628-1630.

李晔雄, 王绿化, 高黎. 2018. 肿瘤放射治疗学[M]. 5 版. 北京: 中国协和医科大学出版社.

梁启波, 金银华, 陆崴, 等. 2021. 扩散加权成像用于初始不可切除胃癌转化治疗疗效的早期评估与预测[J]. 现代实用医学, 33(5): 610-611, 692.

廖梓群, 陈维荣. 2008. 肿瘤淋巴管生成分子机制的研究进展[J]. 国际外科学杂志, 35(9): 639-642.

林海敏, 刘成新, 韩大力, 等. 2019. 肝细胞癌放疗靶区勾画的研究进展[J]. 中华放射肿瘤学杂志, 28(7): 4.

刘强, 李楠, 孙彬, 等. 2016. 4D-CT 重建技术在肝癌精确放疗定位的应用[J]. 胃肠病学和肝病学杂志, 25(8): 885-888.

刘英, 陈龙华. 2009. 肝癌三维适形放疗后放射性肝损伤的 MRI 随访观察[J]. 南方医科大学学报, 29(5): 1049-1051.

马岩, 葛莹, 陈志深, 等. 2017. 妇科肿瘤伴腹主动脉旁淋巴节转移 IMRT 靶区勾画探讨[J]. 中华放射肿瘤学杂志, 26(6): 4.

庞学利, 肖红, 李建军, 等. 2007. KV-X 线 CBCT 用于鼻咽癌调强放疗精度保证的探讨[J]. 重庆医学, 36(20): 2055-2056.

任军生. 2015. 三维适形放疗治疗 I 期原发性肝癌临床观察[J]. 现代中西医结合杂志, 24(9): 949-951.

任雯廷, 陈辛元, 戴建荣, 等. 2015. 磁共振放疗模拟定位技术应用现状与问题[J]. 中华放射肿瘤学杂志, 24(1): 93-96.

王姣. 2020. 磁共振扩散加权成像在早期评估进展期胃癌化疗疗效中的应用研究[D]. 拉萨: 西藏大学影像医学与核医学.

王思本, 沈乐荣, 朱胜裕. 2012. 三维适形放疗治疗晚期肝癌 35 例[J]. 肿瘤学杂志, 18(5): 2.

王颖, 刘金丰. 2013. 肿瘤 CT 与 MRI 诊断[M]. 广州: 广东科技出版社: 311.

魏华琳, 周平, 郭小陪. 2016. 放射性胃、十二指肠损伤的研究现状[J]. 现代肿瘤医学, 24(9): 1476-1479.

吴嘉辉. 2014. 适形放疗后放射性肝损伤的 CT MRI 表现研究[J]. 现代养生, (12): 67-68.

习勉, 刘孟忠, 李巧巧, 等. 2009. 基于 4DCT 的腹部器官呼吸运动分析[J]. 癌症(英文版), 28(9): 989-993.

夏黎明, 邵剑波, 孙子燕. 2016. MRI 读片指南[M]. 北京: 北京大学医学出版社.

徐校胜, 时高峰, 杨丽, 等. 2021. DCE-MRI 定量参数及 ADC 值在局部进展期胃癌新辅助治疗疗效评价的应用[J]. 实用放射学杂志, 37(1): 132-136.

于江媛, 李囡, 范洋, 等. 2017. ^{18}F-FDG PET/CT 在胰腺癌分期中的价值[J]. 中华核医学与分子影像杂志, 37(8): 456-459.

袁玉果, 刘海峰. 2022. 替吉奥联合立体定向放射治疗消化道恶性肿瘤腹部淋巴结转移的临床效果[J]. 现代养生 (上半月版), 22(3): 329-332.

张黎, 习勉, 孙文钊, 等. 2012. 肝癌三维适形、静态调强与容积旋转调强放射治疗的剂量学研究[J]. 中山大学学报 (医学科学版), 33(3): 402-406.

张楠, 苏向前. 2014. 结直肠黏液腺癌的临床病理特点及预后[J]. 中华胃肠外科杂志, 17(6): 620-622.

赵永亮, 储开岳, 吴建亭, 等. 2015. 胸腹部肿瘤患者放疗体位固定参考等中心与治疗等中心空间距离与后续治疗时摆位误差关系[J]. 中华放射肿瘤学杂志, 24(1): 53-54.

周纯武, 赵心明, 陈雁, 等. 2018. 肿瘤影像诊断图谱[M]. 北京: 人民卫生出版社.

周兆德, 石光耀, 陈然. 2012. CT 与 MRI 图像融合技术在原发性肝癌三维适形放疗靶区确定中的应用[J]. 中国实用医药, 7(25): 84-85.

朱永健, 李颖, 姜军, 等. 2019. 定量动态增强磁共振成像技术对局部进展期胃癌新辅助化疗疗效的预测价值 [J]. 中华肿瘤杂志, 41(10): 765-770.

Ahmad S B, Sarfehnia A, Paudel M R, et al. 2016. Evaluation of a commercial MRI Linac based Monte Carlo dose calculation algorithm with geant 4 [J]. Med Phys, 43(2): 894-907.

Ahunbay E E, Li X A. 2015. Gradient maintenance: a new algorithm for fast online replanning[J]. Med Phys, 42(6ParT$_1$): 2863-2876.

Akino Y, Sumida I, Shiomi H, et al. 2018. Evaluation of the accuracy of the CyberKnife SynchronyTM respiratory tracking system using a plastic scintillator[J]. Med Phys, 45(8): 3506-3515.

Alnaghy S J, Begg J, Causer T, et al. 2018. Penumbral width trimming in solid lung dose profiles for 0. 9 and 1. 5 T MR-Linac prototypes [J]. Med Phys, 45(1): 479-487.

An U, David C, Theodore H, et al. 2014. Exploiting tumor shrinkage through temporal optimization of radiotherapy[J]. Phys MedBiol, 59(12): 3059-3079.

Andolino D L, Johnson C S, Maluccio M, et al. 2011. Stereotactic body radiotherapy for primary hepatocellular carcinoma [J]. Int J Radiat Oncol Biol Phys, 81(4): e447-e453.

Arslan H, Fatih O M, Calli I, et al. 2017. Contribution of diffusion weighted MRI to diagnosis and staging in gastric tumors and comparison with multi-detector computed tomography[J]. Radiol Oncol, 51(1): 23-29.

Barnes H, Mohajer J, Dunlop A, et al. 2020. Laser-free pelvic alignment in an online adaptive radiotherapy environment [J]. Tech Innov Patient Support Radiat Oncol, 13(1): 21-23.

Bohoudi O, Bruynzeel A M E, Senan S, et al. 2017. Fast and robust online adaptive planning in stereotactic MR-guided adaptive radiation therapy (SMART) for pancreatic cancer[J]. Radiotherapy and Oncology: Journal of the European Society for Therapeutic Radiology and Oncology, 125: 439-444.

Boldrini L, Placidi E, Dinapoli N, et al. 2018. Hybrid tri-co-60 MRI radiotherapy for locally advanced rectal cancer: an in silico evaluation[J]. Tech Innov Patient Support Radiat Oncol, 6: 5-10.

Borggreve A S, Goense L, Brenkman H J F, et al. 2019. Imaging strategies in the management of gastric cancer: current role and future potential of MRI[J]. Br J Radiol, 92(1097): 20181044.

Brandner E D, Chetty I J, Giaddui T G, et al. 2017. Motion management strategies and technical issues associated with stereotactic body radiotherapy of thoracic and upper abdominal tumors: a review from NRG oncology[J]. Med Phys, 44: 2595-2612.

Brandner E D, Wu A, Chen H, et al. 2006. Abdominal organ motion measured using 4D CT [J]. Int J Radiat Oncol Biol Phys, 65(2): 554-560.

Brock K K. 2011. Imaging and image-guided radiation therapy in liver cancer [J]. Semin Radiat Oncol, 21(4): 247-255.

Bujold A, Massey C A, Kim J J, et al. 2013. Sequential phase Ⅰ and Ⅱ trials of stereotactic body radiotherapy for locally advanced hepatocellular carcinoma [J]. J Clin Oncol, 31(13): 1631-1639.

Buyyounouski M K, Horwitz E M, Price R A, et al. 2004. Intensity-modulated radiotherapy with MRI simulation to reduce doses received by erectile tissue during prostate cancer treatment[J]. Int J Radiat Oncol Biol Phys, 58(3): 743-749.

Caivano R, Rabasco P, Lotumolo A, et al. 2014. Gastric cancer: The role of diffusion weighted imaging in the preoperative staging[J]. Cancer Invest, 32(5): 184-190.

Caravatta L, Cellini F, Simoni N, et al. 2019. Magnetic resonance imaging (MRI) compared with computed tomography (CT) for interobserver agreement of gross tumor volume delineation in pancreatic cancer: a multi-institutional contouring study on behalf of the AIRO group for gastrointestinal cancers[J]. Acta Oncol, 58: 439-447.

Catana C, van der Kouwe A, Benner T, et al. 2010. Toward implementing an MRI-based PET attenuation-correction method for neurologic studies on the MR-PET brain prototype[J]. J Nucl Med, 51(9): 1431-1438.

Cellini F, Arcelli A, Simoni N, et al. 2020. Basics and frontiers on pancreatic cancer for radiation oncology: Target delineation, SBRT, SIB technique, MRgRT, particle therapy, immunotherapy and clinical guidelines[J]. Cancers, 12(7): 1729.

Cha C H, Saif M W, Yamane B H, et al. 2010. Hepatocellular carcinoma: current management[J]. Current Problems in Surgery, 47(1): 10-67.

Chan L C, Chiu S K, Chan S L, 2011. Stereotactic radiotherapy for hepatocellular carcinoma: report of a local single-centre experience [J]. Hong Kong Med J, 17(2): 112-118.

Chen D, Wang R, Meng X, et al. 2014. A comparison of liver protection among 3-D conformal radiotherapy, intensity-modulated radiotherapy and RapidArc for hepatocellular carcinoma [J]. Radiat Oncol, 9: 48.

Chen H Y, Hou Y L, Ma X M, et al. 2013. CT and MRI in target delineation in primary hepatocellular carcinoma [J]. Cancer Radiother, 17(8): 750-754.

Chen L, Price R A, Wang L, et al. 2004. MRI-based treatment planning for radiotherapy: dosimetric verification for prostate IMRT[J]. Int J Radiat Oncol Biol Phys, 60(2): 636-647.

Cheng J, Wang Y, Deng J, et al. 2013. Discrimination of metastatic lymph nodes in patients with gastric carcinoma using diffusion-weighted imaging[J]. J Magn Reson Imaging, 37(6): 1436-1444.

Chezmar J L, Nelson R C, Small W C, et al. 1991. Magnetic resonance imaging of the pancreas with gadolinium-DTPA[J]. Abdom Imaging, 16: 139-142.

Coburn N, Seevaratnam R, Paszat L, et al. 2014. Optimal management of gastric cancer: results from an international RAND/UCLA expert panel[J]. Ann Surg, 259(1): 102-108.

Corradini S, Alongi F, Andratschke N, et al. 2019. MR-guidance in clinical reality: current treatment challenges and future perspectives[J]. Radiat Oncol, 14(1): 92.

Dalah E, Moraru I, Paulson E, et al. 2014. Variability of target and normal structure delineation using multimodality imaging for radiation therapy of pancreatic cancer[J]. International Journal of Radiation Oncology, Biology, Physics, 89: 633-640.

Dassen A E, Lips D J, Hoekstra C J, et al. 2009. FDG-PET has no definite role in preoperative imaging in gastric cancer[J]. Eur J Surg Oncol, 35(5): 449-455.

Dawson L A, Ten Haken R K. 2005. Partial volume tolerance of the liver to radiation[J]. Semin Radiat Oncol, 15(4): 279-283.

De Bari B, Sellal N, Mornex F. 2011. Scanographie quadrimensionelle et irradiation des carcinomes hépatocellulaires: rôle dans la définition du volume cible interne (ITV)[4D-CT scan and radiotherapy for hepatocellular carcinoma: role in the definition of internal target volume (ITV)] [J]. Cancer Radiother, 15(1): 43-48.

De Cobelli F, Giganti F, Orsenigo E, et al. 2013. Apparent diffusion coefficient modifications in assessing gastro-oesophageal cancer response to neoadjuvant treatment: comparison with tumour regression grade at histology[J]. Eur Radiol, 23(8): 2165-2174.

Dieterich S, Green O, Booth J, et al. 2018. SBRT targets that move with respiration[J]. Phys Med, 56: 19-24.

Dowling J A, Lambert J, Parker J, et al. 2012. An atlas-based electron density mapping method for magnetic resonance imaging (MRI)-alone treatment planning and adaptive MRI-based prostate radiation therapy[J]. Int J Radiat Oncol Biol Phys, 83(1): e5-e11.

Dumonceau J M, Deprez P H, Jenssen C, et al. 2017. Indications, results, and clinical impact of endoscopic ultrasound (EUS)-guided sampling in gastroenterology: European Society of Gastrointestinal Endoscopy (ESGE) Clinical Guideline-Updated January 2017[J]. Endoscopy, 49(7): 695-714.

Eccles C, Brock K K, Bissonnette J P, et al. 2006. Reproducibility of liver position using active breathing coordinator for liver cancer radiotherapy [J]. Int J Radiat Oncol Biol Phys, 64(3): 751-759.

El-Bared N, Portelance L, Spieler B O, et al. 2019. Dosimetric benefits and practical pitfalls of daily online adaptive MRI-Guided stereotactic radiation therapy for pancreatic cancer[J]. Practical Radiation Oncology, 9: e46-e54.

Fu J, Tang L, Li Z Y, et al. 2020. Diffusion kurtosis imaging in the prediction of poor responses of locally advanced gastric cancer to neoadjuvant chemotherapy[J]. Eur J Radiol, 128: 108974.

Giganti F, Ambrosi A, Chiari D, et al. 2017. Apparent diffusion coefficient by diffusion-weighted magnetic resonance imaging as a sole biomarker for staging and prognosis of gastric cancer[J]. Chin J Cancer Res, 29(2): 118-126.

Giganti F, De Cobelli F, Canevari C, et al. 2014. Response to chemotherapy in gastric adenocarcinoma with diffusion-weighted MRI and ^{18}F-FDG-PET/CT: correlation of apparent diffusion coefficient and partial volume corrected standardized uptake value with histological tumor regression grade[J]. J Magn Reson Imaging, 40(5): 1147-1157.

Giganti F, Orsenigo E, Esposito A, et al. 2015. Prognostic role of diffusion-weighted MR imaging for resectable gastric cancer[J]. Radiology, 276(2): 444-452.

Gollub M J, Gultekin D H, Akin O, et al. 2012. Dynamic contrast enhanced-MRI for the detection of pathological complete response to neoadjuvant chemotherapy for locally advanced rectal cancer[J]. Eur Radiol, 22(4): 821-831.

Gong G Z, Yin Y, Xing L G, et al. 2012. RapidArc combined with the active breathing coordinator provides an effective and accurate approach for the radiotherapy of hepatocellular carcinoma [J]. Strahlenther Onkol, 188(3): 262-268.

Guckenberger M, Sweeney R A, Wilbert J, et al. 2008. Image-guided radiotherapy for liver cancer using respiratory-correlated computed tomography and cone-beam computed tomography [J]. Int J Radiat Oncol Biol Phys, 71(1): 297-304.

Gurney-Champion O J, Versteijne E, van der Horst A, et al. 2017. Addition of MRI for CT-based pancreatic tumor delineation: a feasibility study[J]. Acta Oncol, 56: 923-930.

Hackett S L, van Asselen B, Wolthaus J W, et al. 2018. Spiraling contaminant electrons increase doses to surfaces outside the photon beam of an MRI-linac with a perpendicular magnetic field [J]. Phys Med Biol, 63(9): 095001.

Haji K, Royse A, Green C, et al. 2016. Interpreting diaphragmatic movement with bedside imaging review article[J]. Crit Care, 34(1): 56-65.

Hall W A, Heerkens H D, Paulson E S, et al. 2018. Pancreatic gross tumor volume contouring on computed tomography (CT) compared with magnetic resonance imaging (MRI): Results of an international contouring conference[J]. Practical radiation oncology, 8: 107-115.

Hall W A, Small C, Paulson E, et al. 2021. Magnetic resonance guided radiation therapy for pancreatic adenocarcinoma, advantages, challenges, current approaches, and future directions[J]. Frontiers in oncology, 11: 628155.

Hammel P, Huguet F, van Laethem J L, et al. 2016. Effect of chemoradiotherapy vs chemotherapy on survival in patients with locally advanced pancreatic cancer controlled after 4 months of gemcitabine with or without erlotinib: The LAP07 randomized clinical trial[J]. JAMA, 315: 1844-1853.

Han N Y, Park B J, Sung D J, et al. 2014. Chemotherapy-induced focal hepatopathy in patients with gastrointestinal malignancy: gadoxetic acid--enhanced and diffusion-weighted MR imaging with clinical-pathologic correlation[J]. Radiology, 271(2): 416-425.

Hashimoto S, Katsurada M, Muramatsu R, et al. 2019. Effect of a de-vice-free compressed shell fixation method on hepatic respiratory movement analysis for respiratory amplitude of the liver and inter-nal motions of a fiducial marker[J]. Pract Radiat Oncol, 9(2): e149-e155.

Heerkens H D, Hall W A, Li X A, et al. 2017. Recommendations for MRI-based contouring of gross tumor volume and organs at risk for radiation therapy of pancreatic cancer[J]. Practical Radiation Oncology, 7: 126-136.

Heerkens H D, van Vulpen M, van den Berg CAT, et al. 2014. MRI-based tumor motion characterization and gating schemes for radiation therapy of pancreatic cancer[J]. Radiother Oncol, 111: 252-257.

Heethuis S E, Goense L, van Rossum P, et al. 2018. DW-MRI and DCE-MRI are of complementary value in predicting pathologic response to neoadjuvant chemoradiotherapy for esophageal cancer[J]. Acta Oncol, 57(9):

1201-1208.

Henke L, Kashani R, Robinson C, et al. 2018. Phase I trial of stereotactic MR-guided online adaptive radiation therapy (SMART) for the treatment of oligometastatic or unresectable primary malignancies of the abdomen[J]. Radiother Oncol, 126: 519-526.

Heylen A, Bunting K. 1969. Electron drift velocities in a moderate and in a strong crossed magnetic field [J]. Int J Electr Theor Exper, 27(1): 1-12.

Ibarra R A, Rojas D, Snyder L, et al. 2012. Multicenter results of stereotactic body radiotherapy (SBRT) for non-resectable primary liver tumors [J]. Acta Oncol, 51(5): 575-583.

Ichikawa T, Sou H, Araki T, et al. 2001. Duct-penetrating sign at MRCP: Usefulness for differentiating inflammatory pancreatic mass from pancreatic carcinomas[J]. Radiology, 221: 107-116.

Imada H, Kato H, Yasuda S, et al. 2010. Comparison of efficacy and toxicity of short-course carbon ion radiotherapy for hepatocellular carcinoma depending on their proximity to the porta hepatis [J]. Radiother Oncol, 96(2): 231-235.

Jang K M, Kim S H, Lee S J, et al. 2014. Upper abdominal gadoxetic acid-enhanced and diffusion-weighted MRI for the detection of gastric cancer: Comparison with two-dimensional multidetector row CT[J]. Clin Radiol, 69(8): 827-835.

Jonsson J H, Karlsson M G, Karlsson M, et al. 2010. Treatment planning using MRI data an analysis of the dose calculation accuracy for different treatment regions[J]. Radiat Oncol, 5(1): 62.

Joo I, Lee J M, Han J K, et al. 2015. Dynamic contrast-enhanced MRI of gastric cancer: Correlation of the perfusion parameters with pathological prognostic factors[J]. J Magn Reson Imaging, 41(6): 1608-1614.

Joo I, Lee J M, Kim J H, et al. 2015. Prospective comparison of 3T MRI with diffusion-weighted imaging and MDCT for the preoperative TNM staging of gastric cancer[J]. J Magn Reson Imaging, 41(3): 814-821.

Kang B C, Kim J H, Kim K W, et al. 2000. Value of the dynamic and delayed MR sequence with Gd-DTPA in the T-staging of stomach cancer: correlation with the histopathology[J]. Abdom Imaging, 25(1): 14-24.

Kapanen M, Tenhunen M. 2013. T_1 / T_2-weighted MRI provides clinically relevant pseudo-CT density data for the pelvic bones in MRI-only based radiotherapy treatment planning[J]. Acta Oncol, 52: 612-618.

Karava K, Ehrbar S, Riesterer O, et al. 2017. Potential dosimetric benefits of adaptive tumor tracking over the internal target volume concept for stereotactic body radiation therapy of pancreatic cancer[J]. Radiat Oncol, 12: 175.

Kato H, Miyazaki T, Nakajima M, et al. 2004. Value of positron emission tomography in the diagnosis of recurrent oesophageal carcinoma[J]. Br J Surg, 91(8): 1004-1009.

Keall P J, Barton M, Crozier S. 2014. The Australian magnetic resonance imaging-linac program [J]. Semin Radiat Oncol, 24(3): 203-206.

Keyvanloo A, Burke B, Warkentin B, et al. 2012. Skin dose in longitudinal and transverse linac-MRIs using Monte Carlo and realistic 3D MRI field models [J]. Med Phys, 39(10): 6509-6521.

Khan F, Bell G, Antony J, et al. 2009. The use of 4DCT to reduce lung dose: a dosimetric analysis [J]. Med Dosim, 34(4): 273-278.

Kim E Y, Lee W J, Choi D, et al. 2011. The value of PET/CT for preoperative staging of advanced gastric cancer: comparison with contrast-enhanced CT[J]. Eur J Radiol, 79(2): 183-188.

Knybel L, Cvek J, Otahal B, et al. 2014. The analysis of respiration-induced pancreatic tumor motion based on reference measurement[J]. Radiat Oncol, 9: 192.

Korsager A S, Carl J, Riis Østergaard L. 2016. Comparison of manual and automatic MR-CT registration for radiotherapy of prostate cancer[J]. Appl Clin Med Phys, 17(3): 294-303.

Kouloulias V, Mosa E, Georgakopoulos J, et al. 2013. Three-dimensional conformal radiotherapy for hepatocellular carcinoma in patients unfit for resection, ablation, or chemotherapy: a retrospective study [J]. Scientific World

Journal, 2013: 780141.

Krishnan S, Chadha A S, Suh Y, et al. 2016. Focal radiation therapy dose escalation improves overall survival in locally advanced pancreatic cancer patients receiving induction chemotherapy and consolidative chemoradiation[J]. International Journal of Radiation Oncology, Biology, Physics, 94: 755-765.

Kuo Y C, Chiu Y M, Shih W P, et al. 2011. Volumetric intensity-modulated Arc (RapidArc) therapy for primary hepatocellular carcinoma: comparison with intensity-modulated radiotherapy and 3-D conformal radiotherapy [J]. Radiat Oncol, 6: 76.

Kwee R M, Kwee T C, 2007. Imaging in local staging of gastric cancer: a systematic review[J]. J Clin Oncol, 25(15): 2107-2116.

Kwee R M, Kwee T C, 2009. Imaging in assessing lymph node status in gastric cancer[J]. Gastric Cancer, 12(1): 6-22.

Kweet C, Basu S, Torigiand A, et al. 2011. Defining the role of modern imaging techniques in assessing lymph nodes for metastasis in cancer: evolving contribution of PET in this setting [J]. Eur J Nucl Med Mol Imaging, 38(7): 1353-1366.

Kwon J H, Bae S H, Kim J Y, et al. 2010. Long-term effect of stereotactic body radiation therapy for primary hepatocellular carcinoma ineligible for local ablation therapy or surgical resection. Stereotactic radiotherapy for liver cancer [J]. BMC cancer, 10(1): 475.

LA Pérez-Romasanta, Portillo G D, A Rodríguez-Gutiérrez, et al. 2021. Stereotactic radiotherapy for hepatocellular carcinoma, radiosensitization strategies and radiation-immunotherapy combination[J]. Cancers, 13(2): 192.

Lagendijk J J W, Raaymakers B W, van Vulpen M, et al. 2014. The magnetic resonance imaging-linac system[J]. Semin Radiat Oncol, 24: 207-209.

Lamb J, Cao M, Kishan A, et al. 2017. Online adaptive radiation therapy: implementation of a new process of care[J]. Cureus, 9: e1618.

Lambrecht M, van Calster B, Vandecaveye V, et al. 2014. Integrating pretreatment diffusion weighted MRI into a multivariable prognostic model for head and neck squamous cell carcinoma[J]. Radiother Oncol, 110(3): 429-434.

Lazarev S, Hardy-Abeloos C, Factor O, et al. 2018. Stereotactic body radiation therapy for centrally located hepatocellular carcinoma: outcomes and toxicities [J]. J Cancer Res Clin Oncol, 144(10): 2077-2083.

Lee H, Alqathami M, Wang J, et al. 2016. PO-0800: Fricke-type dosimetry for "real-time" 3D dose measurements using MR-guided RT: a feasibility study [J]. Radiother Oncol, 119: S377-S378.

Lee S U, Park J W, Kim T H, et al. 2014. Effectiveness and safety of proton beam therapy for advanced hepatocellular carcinoma with portal vein tumor thrombosis [J]. Strahlenther Onkol, 190(9): 806-814.

Lei C, Huang L, Wang Y, et al. 2013. Comparison of MRI and endoscope ultrasound detection in preoperative T/N staging of gastric cancer[J]. Mol Clin Oncol, 1(4): 699-702.

Li H H, Rodriguez V L, Green O L, et al. 2015. Patient-specific quality assurance for the delivery of (60) co intensity modulated radiation therapy subject to a 0. 35-T lateral magnetic field[J]. Int J Radiat Oncol Biol Phys, 91: 65-72.

Li X, Abramson R G, Arlinghaus L R, et al. 2015. Multiparametric magnetic resonance imaging for predicting pathological response after the first cycle of neoadjuvant chemotherapy in breast cancer[J]. Invest Radiol, 50(4): 195-204.

Lim D H, Lee H, Park H C, et al. 2013. The efficacy of high-dose 3-dimensional conformal radiation therapy in patients with small hepatocellular carcinoma not eligible for other local modalities[J]. Am J Clin Oncol, 36(2): 162-166.

Liney G P, Whelan B, Oborn B. 2018. MRI-linear accelerator radiotherapy systems[J]. Clin Oncol, 30(11): 686-691.

Liu B, Sun Z, Ma W L, et al. 2020. DCE-MRI quantitative parameters as predictors of treatment response in patients with locally advanced cervical squamous cell carcinoma underwent CCRT[J]. Front Oncol, 10: 585738.

Liu S, He J, Guan W, et al. 2014. Added value of diffusion-weighted MR imaging to T_2-weighted and dynamic contrast-enhanced MR imaging in T staging of gastric cancer[J]. Clin Imaging, 38(2): 122-128.

Lu Y Y, Chen J H, Ding H J, et al. 2012. A systematic review and meta—analysis of pretherapeutic lymph node staging of colorectal cancer by 18F-FDG PET or PET/CT[J]. Nucl Med Commun, 33(11): 1127-1133.

Lutkenhaus L J, Visser J, de Jong R, et al. 2015. Evaluation of delivered dose for a clinical daily adaptive plan selection strategy for bladder cancer radiotherapy[J]. Radiother Oncol, 116(1): 51-56.

Margulis A R, Fisher M R. 1985. Present clinical status of magnetic resonance imaging[J]. Magn Reson Med, 2: 309-327.

Mayinger M, Ludwig R, Christ S M, et al. 2021. Benefit of replanning in MR-guided online adaptive radiation therapy in the treatment of liver metastasis [J]. Radiat Oncol, 16(1): 84.

Miller F H, Rini N J, Keppke A L. 2006. MRI of adenocarcinoma of the pancreas[J]. Am J Roentgenol, 187: W365-W374.

Mönig S P, Zirbes T K, Schröder W, et al. 1999. Staging of gastric cancer: correlation of lymph node size and metastatic infiltration[J]. AJR Am J Roentgenol, 173(2): 365-367.

Mornex F, Girard N, Beziat C, et al. 2006. Feasibility and efficacy of high-dose three-dimensional-conformal radiotherapy in cirrhotic patients with small-size hepatocellular carcinoma non-eligible for curative therapies-mature results of the French Phase II RTF-1trial[J]. Int J Radiat Oncol Biol Phys, 66(4): 1152-1158.

Motohara T, Semelka R C. 2002. MRI in staging of gastric cancer[J]. Abdominal Imaging, 27(4): 376-383.

Müller B S, Duma M N, Kampfer S, et al. 2015. Impact of interfractional changes in head and neck cancer patients on the delivered dose in intensity modulated radiotherapy with protons and photons[J]. Phys Med, 31(3): 266-272.

Mutic S, Dempsey J F. 2014. The ViewRay system: magnetic resonance-guided and controlled radiotherapy[J]. Semin Radiat Oncol, 24: 196-199.

Nakamura K, Joja I, Nagasaka T, et al. 2012. The mean apparent diffusion coefficient value (ADCmean) on primary cervical cancer is a predictive marker for disease recurrence[J]. Gynecol Oncol, 127(3): 478-483.

Nakayama H, Sugahara S, Fukuda K, et al. 2011. Proton beam therapy for hepatocellular carcinoma located adjacent to the alimentary tract [J]. Int J Radiat Oncol Biol Phys, 80: 885-992.

Noel C E, Parikh P J, Spencer C R, et al. 2015. Comparison of onboard low-field magnetic resonance imaging versus onboard computed tomography for anatomy visualization in radiotherapy[J]. Acta Oncol, 54: 1474-1482.

O'Brien D, Roberts D, Ibbott G, et al. 2016. Reference dosimetry in magnetic fields: formalism and ionization chamber correction factors [J]. Med Phys, 43(8ParT$_1$): 4915-4927.

Oborn B, Kolling S, Metcalfe P E, et al. 2014. Electron contamination modeling and reduction in a 1T open bore inline MRI-linac system [J]. Med Phys, 41(5): 051708.

Olberg S, Green O, Cai B, et al. 2018. Optimization of treatment planning workflow and tumor coverage during daily adaptive magnetic resonance image guided radiation therapy (MR-IGRT) of pancreatic cancer[J]. Radiat Oncol, 13: 51.

Padgett K R, Simpson G, Asher D, et al. 2020. Assessment of online adaptive MR-guided stereotactic body radiotherapy of liver cancers [J]. Phys Med, 77: 54-63.

Pan L, Chen J, Xing W, et al. 2017. Magnetic resonance imaging evaluation of renal ischaemia-reperfusion injury in a rabbit model [J]. Exp Physiol, 102(8): 1000-1006.

Park J M, Park S Y, Kim J I, et al. 2017. A comparison of treatment plan quality between tri-co-60 intensity modulated radiation therapy and volumetric modulated arc therapy for cervical cancer[J]. Phys Med, 40: 11-16.

Park S R, Lee J S, Kim C G, et al. 2008. Endoscopic ultrasound and computed tomography in restaging and predicting prognosis after neoadjuvant chemotherapy in patients with locally advanced gastric cancer[J]. Cancer, 112(11): 2368-2376.

Petrelli F, Comito T, Ghidini A, et al. 2017. Stereotactic body radiation therapy for locally advanced pancreatic cancer:

A systematic review and pooled analysis of 19 trials[J]. International Journal of Radiation Oncology, Biology, Physics, 97: 313-322.

Pollard J M, Wen Z, Sadagopan R, et al. 2017. The future of image-guided radiotherapy will be MR guided[J]. Br J Radiol, 90(1073): 20160667.

Raaymakers B W, Lagendijk J J W, Overweg J, et al. 2009. Integrating a 1. 5 T MRI scanner with a 6 MV accelerator: proof of concept[J]. Phys Med Biol, 54: N229-237.

Rim C H, Yang D S, Park Y J, et al. 2012. Effectiveness of high-dose three-dimensional conformal radiotherapy in hepatocellular carcinoma with portal vein thrombosis[J]. Jpn J Clin Oncol, 42(8): 721-729.

Rogowski P, von Bestenbostel R, Walter F, et al. 2021. Feasibility and early clinical experience of online adaptive MR-guided radiotherapy of liver tumors [J]. Cancers (Basel), 13(7): 1523.

Rudra S, Jiang N, Rosenberg S A, et al. 2019. Using adaptive magnetic resonance image-guided radiation therapy for treatment of inoperable pancreatic cancer[J]. Cancer Medicine, 8: 2123-2132.

Sanuki N, Takeda A, Oku Y, et al. 2014. Stereotactic body radiotherapy for small hepatocellular carcinoma: a retrospective outcome analysis in 185 patients [J]. Acta Oncol, 53(3): 399-404.

Schaub S K, Hartvigson P E, Lock M I, et al. 2018. Stereotactic body radiation therapy for hepatocellular carcinoma: Current trends and controversies [J]. Technol Cancer Res Treat, 17: 1533033818790217.

Schellenberg D, Kim J, Christman-Skieller C, et al. 2011. Single-fraction stereotactic body radiation therapy and sequential gemcitabine for the treatment of locally advanced pancreatic cancer[J]. International Journal of Radiation Oncology, Biology, Physics, 81: 181-188.

Semelka R C, Ascher S M. 1993. MR imaging of the pancreas[J]. Radiology, 188: 593-602.

Shen Y, Zhang H, Wang J, et al. 2010. Hypofractionated radiotherapy for lung tumors with online cone beam CT guidance and active breathing control [J]. Radiat Oncol, 5: 19.

Shimada H, Kitabayashi H, Nabeya Y, et al. 2003. Treatment response and prognosis of patients after recurrence of esophageal cancer[J]. Surgery, 133(1): 24-31.

Siegel R L, Miller K D, Fuchs H E, et al. 2022. Cancer statistics[J]. CA: A Cancer Journal for Clinicians, 72: 7-33.

Simon A, Nassef M, Rigaud B, et al. 2015. Roles of deformable image registration in adaptive RT: from contour propagation to dose monitoring[J]. Conf Proc IEEE Eng Med Biol Soc, 5215-5218.

Small W Jr, Tarbell N J, Yao M. 2020. 临床放射肿瘤学: 适应证、技术与疗效[M]. 李晔雄, 译. 北京: 中国科学技术出版社: 354, 369, 381.

Sohn K M, Lee J M, Lee S Y, et al. Comparing MR imaging and CT in the staging of gastric carcinoma[J]. AJR Am J Roentgenol, 174(6): 1551-1557.

Song H, Ruan D, Liu W, et al. 2017. Respiratory motion prediction and prospective correction for free-breathing arterial spin-labeled perfu-sion MRI of the kidneys[J]. Med Phys, 44(3): 962-973.

Song R, Tipirneni A, Johnson P, et al. 2011. Evaluation of respiratory liver and kidney movements for MRI navigator gating[J]. Magn Reson Imaging, 33(1): 143-148.

Soussan M, Des Guetz G, Barrau V, et al. 2012. Comparison of FDG-PET/CT and MR with diffusion-weighted imaging for assessing peritoneal carcinomatosis from gastrointestinal malignancy[J]. Eur Radiol, 22(7): 1479-1487.

Stam M K, van Vulpen M, Barendrecht M M, et al. 2013. Kidney motion during free breathing and breath hold for MR-guided radiotherapy[J]. Phys Med Biol, 58(7): 2235-2245.

Sung H, Ferlay J, Siegel RL, et al. 2021. Global cancer statistics 2020: GLOBOCAN estimates of incidence and mortality worldwide for 36 cancers in 185 countries[J]. CA Cancer J Clin, 71(3): 209-249.

Takeda A, Oku Y, Sanuki N, et al. 2012. Dose volume histogram analysis of focal liver reaction in follow-up multiphasic CT following stereotactic body radiotherapy for small hepatocellular carcinoma [J]. Radiother Oncol, 104(3): 374-378.

Tang Q, Li A, Yang G, et al. 2013. Surgical resection versus conformal radiotherapy combined with TACE for resectable hepatocellular carcinoma with portal vein tumor thrombus: a comparative study[J]. World Journal of Surgery, 37(6): 1362-1370.

Taylor E, Lukovic J, Velec M, et al. 2021. Simulated daily plan adaptation for magnetic resonance-guided liver stereotactic body radiotherapy [J]. Acta Oncol, 60(2): 260-266.

Taylor F G, Quirke P, Heald R J, et al. 2014. Preoperative magnetic resonance imaging assessment of circumferential resection margin predicts disease-free survival and local recurrence: 5-year follow-up results of the mercury study[J]. J Clin Oncol, 32(1): 34-43.

Tharian B, Tsiopoulos F, George N, et al. 2012. Endoscopic ultrasound fine needle aspiration: Technique and applications in clinical practice[J]. World J Gastrointest Endosc, 4(12): 532-544.

Thess A, Votyakov E V, Kolesnikov Y. 2006. Lorentz force velocimetry [J]. Phys Rev Lett, 96(16): 164501.

Tong T, Sun Y, Gollub M J, et al. 2015. Dynamic contrast-enhanced MRI: Use in predicting pathological complete response to neoadjuvant chemoradiation in locally advanced rectal cancer[J]. J Magn Reson Imaging, 42(3): 673-680.

Tyagi N, Fontenla S, Zelefsky M, et al. 2017. Clinical workflow for MR only simulation and planning in prostate[J]. Radiat Oncol, 12(1): 119.

Tyagi N, Fontenla S, Zhang J, et al. 2017. Dosimetric and workflow evaluation of first commercial synthetic CT software for clinical use in pelvis[J]. Phys Med Biol, 62(8): 2961-2975.

Ursino S, Greco C, Cartei F, et al. 2012. Radiotherapy and hepatocellular carcinoma: update and review of the literature[J]. Eur Rev Med Pharmacol Sci, 16(11): 1599-1604.

Versteijne E, van Dam J L, Suker M, et al. 2022. Neoadjuvant chemoradiotherapy versus upfront surgery for resectable and borderline resectable pancreatic cancer: Long-term results of the dutch randomized PREOPANC trial[J]. Journal of Clinical Oncology: Official Journal of the American Society of Clinical Oncology, 40: 1220-1230.

Wachowicz K, de Zanche N, Yip E, et al. 2016. CNR considerations for rapid real-time MRI tumor tracking in radiotherapy hybrid devices: effects of B_0 field strength[J]. Med Phys, 43: 4903.

Wang C, Chu M. 2021. Advances in drugs targeting lymphangiogenesis for preventing tumor progression and metastasis [J]. Front Oncol, 11: 783309.

Wang P M, Hsu W C, Chung N N, et al. 2013. Radiotherapy with volumetric modulated arc therapy for hepatocellular carcinoma patients ineligible for surgery or ablative treatments [J]. Strahlenther Onkol, 189(4): 301-307.

Wang Z W, Zhang W, Dong W, et al. 2014. Pathological analysis of extracapsular extension of metastatic lymph node and its potential impact on nodal clinical target volume in the radiotherapy of esophageal squamous cell carcinoma[J]. Neoplasma, 61(3): 324-330.

Woodings S J, Bluemink J, De Vries J, et al. 2018. Beam characterisation of the 1. 5 T MRI-linac [J]. Phys Med Biol, 63(8): 085015.

Xi M, Liu M Z, Li Q Q, et al. 2009. Analysis of abdominal organ motion using four-dimensional CT [J]. International Journal of Radiation Oncology* Biology* Physics, 75(3Supplement1):S288.

Xi M, Zhang L, Liu MZ, et al. 2011. Dosimetric analysis of respiratory-gated radiotherapy for hepatocellular carcinoma [J]. Med Dosim, 36(2): 213-218.

Xu G, Luo G, He L, et al. 2011. Follow-up of high-intensity focused ultrasound treatment for patients with hepatocellular carcinoma[J]. Ultrasound in Medicine & Biology, 37(12): 1993-1999.

Yoon H I, Lee I J, Han K H, et al. 2014. Improved oncologic outcomes with image-guided intensity-modulated radiation therapy using helical tomotherapy in locally advanced hepatocellular carcinoma [J]. J Cancer Res Clin Onco, 140(9): 1595-1605.

Yuan S, Meng X, Yu J, et al. 2007. Determining optimal clinical target volume margins on the basis of microscopic extracapsular extension of metastatic nodes in patients with non-small-cell lung cancer[J]. Int J Radiat Oncol Biol Phys, 67(3): 727-734.

Zhang J G, Xing Z Y, Zha T T, et al. 2018. Longitudinal assessment of rabbit renal fibrosis induced by unilateral ureteral obstruction using two-dimensional susceptibility weighted imaging [J]. J Magn Reson Imaging, 47(6): 1572-1577.

Zhao J D, Xu Z Y, Zhu J, et al. 2008. Application of active breathing control in 3-dimensional conformal radiation therapy for hepatocellular carcinoma: the feasibility and benefit [J]. Radiother Oncol, 87(3): 439-444.

Zheng D, Lai G, Chen Y, et al. 2018. Integrating dynamic contrast-enhanced magnetic resonance imaging and diffusion kurtosis imaging for neoadjuvant chemotherapy assessment of nasopharyngeal carcinoma[J]. J Magn Reson Imaging, 48(5): 1208-1216.

Zheng D, Yue Q, Ren W, et al. 2017. Early responses assessment of neoadjuvant chemotherapy in nasopharyngeal carcinoma by serial dynamic contrast-enhanced MR imaging[J]. Magn Reson Imaging, 35: 125-131.

Zheng D X, Meng S C, Liu Q J, et al. 2016. Predicting liver metastasis of gastrointestinal tract cancer by diffusion-weighted imaging of apparent diffusion coefficient values[J]. World J Gastroenterol, 22(10): 3031-3037.

Zhong J, Zhao W, Ma W, et al. 2016. DWI as a quantitative biomarker in predicting chemotherapeutic efficacy at multitime points on gastric cancer lymph nodes metastases[J]. Medicine (Baltimore), 95(13): e3236.

Zhong L, Li L, Sun J H, et al. 2005. Preoperative diagnosis of gastric cancer using 2-D magnetic resonance imaging with 3-D reconstruction techniques[J]. Chin J Dig Dis, 6(4): 159-164.

第七章 磁共振引导盆腔肿瘤放射治疗

第一节 磁共振引导宫颈癌放射治疗

一、概　述

1. 宫颈癌的发病情况　妇科肿瘤严重威胁女性生命健康，其中宫颈癌是最常见的女性生殖道恶性肿瘤，发病率在女性恶性肿瘤中居第二位，在某些发展中国家位居首位。全球每年新发宫颈癌病例约 50 万，占所有新发癌症病例的 5%。我国每年新发病例在 10 万以上，且近年来其发病有年轻化趋势。国际妇产科联合会（FIGO）2018 年宫颈癌分期系统将影像学证据纳入分期，推荐 I b1 期及以上患者行腹盆部强化 MRI 检查评估原发肿瘤和周围软组织受累情况。因此，MRI 在妇科肿瘤中的地位变得更为重要。

2. 宫颈癌的治疗原则　手术治疗是早期宫颈癌重要的治疗手段之一，也是晚期及某些复发性宫颈癌整合治疗的重要组成部分。对于早期宫颈癌，首选治疗方式是根治性手术，根据不同危险因素选择术后辅助放化疗。对于局部晚期宫颈癌患者的根治性放疗及接受根治术后高危患者的辅助放疗，同期铂类为基础的化疗增敏可显著改善疗效，首选方案为顺铂单药周疗。以顺铂为基础的化疗方案是复发或转移性宫颈癌的标准化疗方案。免疫治疗药物如 PD-1 单抗，以及抗血管生成药物如贝伐珠单抗，目前已被 FDA 批准用于复发/转移宫颈癌的一线治疗。

随着技术的不断进步，放疗已经成为与根治性手术一样重要的一种治疗恶性肿瘤的方法。宫颈癌对放疗普遍敏感，目前已有大量的证据表明放疗能消除原发病灶和淋巴结转移灶。宫颈癌各期别均可行放疗，目前放疗主要适用于局部晚期宫颈癌，以及作为晚期或复发宫颈癌个体化综合治疗的一部分。宫颈癌的放疗应包括体外与腔内放疗的整合治疗，同时配合每周化疗方案增加放疗敏感性。选用适合的放疗方式尽可能减少 OAR 所接受的剂量。

3. 宫颈癌放射治疗策略　宫颈癌以手术和放疗为主要治疗策略。宫颈癌标准治疗通常包括体外放疗和近距离放疗的整合治疗。所有宫颈癌患者均可行放疗，而手术治疗仅用于早期可手术患者（原位癌、I a 期～ I b2 期和 II a 期）。对于盆腔淋巴结阳性、切缘阳性、单纯子宫切除患者，应给予术后放疗。I b3 期、II b 期、III 期和 IV a 期患者给予单纯放疗或联合全身静脉化疗。

宫颈癌治疗前的准确评估、放疗靶区（尤其是内照射靶区）的准确勾画、治疗后的疗效评价都是放疗中的难点。在定位及制订计划的过程中，最好结合 CT 或 MRI 扫描来确定真正的照射野边界。MRI 的优点包括组织分辨率高、对比度好、能够多平面成像及有各种快速成像技术，可提高对子宫体、宫旁受侵及宫颈局部肿瘤的显示，对宫颈癌的最大优势是在多平面成像中显示宫颈肿瘤最佳，可以进行靶区精确的勾画。研究表明，使用 MRI 能够更好地勾画子宫颈癌外照射计划靶区和 OAR，并且有助于鉴别放疗后纤维化和肿瘤复发。基于 MRI 的肿瘤靶区和危及器官勾画可以提高各医师间勾画的重复性，并改善对肿瘤外侵的评估，尤其是对肿瘤大小、宫旁侵犯、子宫体受侵范围以及邻近的软组织侵犯（膀胱、直肠等）。此外，MRI 在追踪宫颈癌治疗中的器官运动、疗效评估等方面都有非常重要的价值。

宫颈癌 MRI 检查的扫描方案应包括以下序列：轴位 T_1 加权成像、轴位和矢状面 T_2 加权成像、轴位和矢状面 T_1 加权增强成像和 DWI。

二、磁共振引导宫颈癌放射治疗应用

1. MRI 在宫颈癌诊断及病情评估中的应用　传统的宫颈癌分期仅仅依赖于妇科检查。其临床分期在早期疾病中较为准确，如在Ⅰa至Ⅰb1期的准确率约为85%。一旦肿瘤超过这些早期阶段，则临床分期的准确性降低至：Ⅱa期小于35%，Ⅱb期为21%。相反，MRI在Ⅰb期或以上的准确率接近95%，是评估肿瘤大小、位置和向周围组织侵犯的最佳方式。首次诊断宫颈癌时，MRI的作用是获取肿瘤的大小、位置、侵犯相邻结构的范围和转移灶，包括骨盆肿大淋巴结，可以据此制订最佳治疗方案。如果宫颈肿瘤局限于宫颈/阴道上段，可考虑手术切除。一旦肿瘤超出宫颈和上阴道，累及宫旁或下段阴道，就被认为是局部晚期疾病（Ⅱb），同步放化疗是一线治疗。在一些中心，Ⅰb₂期和Ⅱa期也接受放化疗。此外，MRI也能够评估淋巴结转移，敏感度高达73%，特异度高达96%。在初步确定治疗方案后，MRI可用于指导外照射和近距离放疗，评估放疗方案的反应，评估手术切除或放疗结束后的复发。

2. MRI 在宫颈癌诊断中的应用　与CT相比，MRI具有良好的软组织对比度，被广泛用于宫颈癌的分期和治疗后评估，因为它已被证明在评估肿瘤大小以及周围侵犯、肠道和膀胱受累等方面有优势。MRI现在已成为检测宫颈癌原发肿瘤和局部侵犯的最佳方式，同时也是选择宫颈癌治疗策略（即手术或放化疗）的最佳选择。MRI还可用于识别重要的预后因素，如病变大小和淋巴结转移情况等。MRI也是显示复发性疾病和监测治疗反应的最佳方式。放射后盆腔在MR影像上的一些表现也与治疗前的分期有关。此外，多参数MRI还被用于预测治疗反应和预后，包括无病生存期和总生存期。MRI以其优越的软组织分辨率，成为宫颈癌术前分期的最佳方式。由于它可以取代多种检查，其中一些是有创检查（钡剂灌肠、排泄性尿路造影、膀胱镜和乙状结肠镜等），因此，从卫生经济学上来说也较为节约。经阴道超声检查在宫颈癌评估中作用有限，因为它的对比度和分辨率低，很难直接观察肿瘤，也很难区分肿瘤组织和相邻的正常组织。MRI在临床检查中评估大于2cm的肿瘤、宫颈内膜病变、可能的宫腔扩大等情况时具有很大的优势。

　　肿瘤可以表现出多种多样的形态学特征，可以是外生性浸润或宫颈管状。肿瘤大小和侵犯范围在T_2WI上很少由于炎症或水肿而被高估。因此，在MR影像上应该注意肿瘤生长的形状和方向。宫颈肿瘤在MRI T_2WI上表现为高信号，可与周围低信号强度的正常宫颈间质相区别。在T_2WI图像上，宫颈纤维间质环的完整存在对宫旁侵犯具有很高的阴性预测值（图7-1-1）。如果有间质环破坏但没有明确的宫旁肿块，可能会有镜下浸润。间质环完全破坏并伴有结节或不规则的肿瘤信号并延伸至周围是存在宫旁侵犯的可靠征象（图7-1-2）。宫颈肿块周围的线样突起提示宫旁浸润，但也有可能为肿瘤周围的炎症所致（此时为假阳性）。单侧或双侧宫旁侵犯是明确的手术禁忌。在这种情况下，T_1WI增强图像并不比T_2WI图像更为准确。MR影像学表现提示盆腔侧壁累及的肿瘤位置包括闭孔内肌、提肛肌、梨状肌等。在T_2WI影像上，骨盆肌肉的信号减弱或增强会提示受侵的可能。肿瘤水平的输尿管梗阻也被认为是盆壁侵犯的指征。然而，有研究报道，74例Ⅲb期疾病患者中只有18例（24.3%）被诊断为肾积水。在T_2WI和T_1WI增强图像上，阴道壁的低信号带中断伴高信号的增厚是阴道侵犯的征象。从分期的角度来看，排除阴道下1/3的侵犯有助于明确分期和治疗方案。但MRI对于阴道受侵的判断有它的局限性。尤其是在肿瘤较大的情况下，MR影像很难识别穹隆的侵犯。其实，阴道受侵通过妇科检查就可以得到明确的评估，因此MRI在这一方面并未有很大的价值。

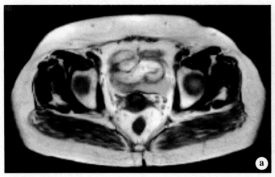
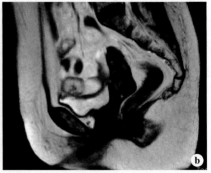

图 7-1-1　Ⅰb 期宫颈癌（磁共振显示宫颈肿块，伴有完整的低信号纤维间质环）
a. MRI T₂WI 横断面影像；b. MRI T₂WI 矢状面影像

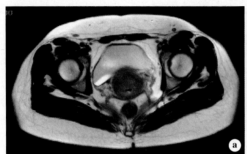
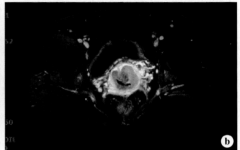

图 7-1-2　宫颈癌Ⅱb 期（宫颈部肿块并右侧宫旁侵犯）
a. MRI T₂WI 横断面影像；b. MRI T₂WI 横断面增强影像

T_2WI 和 DWI 图像是评估原发肿瘤位置、大小和范围的主要序列。当肿瘤较小且在 T_2WI 图像上难以显示时，或者对于宫颈间质呈等信号且与肿瘤信号相似时，DWI 尤其重要。与单纯 T_2WI 图像相比，增强扫描并不能提高分期的总体准确性，但对于较大的肿瘤，尤其是怀疑侵犯膀胱、直肠、附件或盆腔侧壁时，增强扫描有一定的作用。

3. MRI 在宫颈癌分期中的应用　宫旁侵犯在临床上有时难以明确。临床上Ⅰ期和ⅡAa 期肿瘤在 MR 影像上有时可以发现宫旁侵犯（图 7-1-3），这会将患者分期上升至Ⅱb 期，并将治疗方案从手术改为放化疗。尽管宫颈原发肿瘤会大量摄取 FDG，并且 PET-CT 可以定位肿瘤，但肿瘤的高摄取会导致 PET-CT 影像上肿瘤向宫旁、膀胱、直肠等周围组织的假性扩散。因此，在 PET-CT 影像上，原发肿瘤的高代谢活性可能会高估宫旁侵犯。PET-CT 对宫旁侵犯的高估主要是由于 PET 图像分辨率较低，使用 MR 影像能够更准确地评估宫旁侵犯。据报道，MRI 检测子宫颈癌宫旁受侵的敏感度大于 90%，特异度大于 80%，尤其是在目前高端的 MRI 序列中其阴性预测值可高达 94%～100%。因此，MRI 检查可以在一定程度上代替侵入性的膀胱镜或内镜分期。然而，如果局部肿瘤较大，由于肿瘤受压或炎症引起间质水肿，MRI 可能会在一定程度上高估肿瘤对周围组织的侵犯。总之，MRI 与 PET-CT 联合使用，可以避免临床上高估对宫旁、膀胱和直肠的侵犯。

4. MRI 在宫颈癌放射治疗靶区勾画中的应用　放疗中最大的不确定性来源之一是肿瘤的精确勾画。更好的成像质量可有助于改善这种不确定性。MRI 采集包括扫描时间、图像分辨率和信噪比之间的权衡。

MRI 可准确判断肿瘤位置（外生型或颈管型）、大小、基质浸润深度、有无宫旁浸润及宫体下端累及范围。MRI 判断宫旁浸润优于 CT 或妇科检查，发现淋巴结转移的能力与 CT 相仿。子宫体是位移最大的部位，MRI 可排除未受侵的子宫，减少原发灶 CTV 的范围，也可减少骨盆器官运动对原发灶 CTV 的影响。因此，在磁共振引导放疗中，对于部分分期较早的宫颈癌放疗患者，可以考虑避免未受侵子宫体的照射。

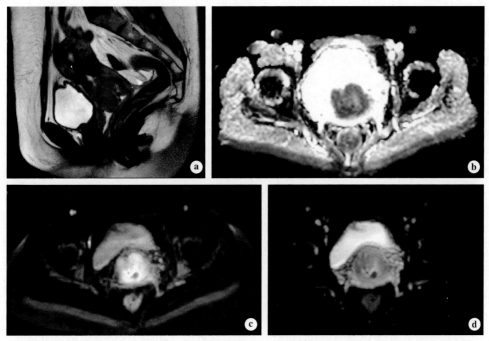

图 7-1-3 患者女，48 岁。临床分期为 I b 期，宫颈鳞状细胞癌
a. MRI T$_2$WI 矢状面显示宫颈后唇有一个肿块。宫旁软组织有增厚；b. b=600s/mm^2 DWI 横断面影像显示高信号；c. b=0s/mm^2 DWI 横断面影像显示等信号；d. b=600s/mm^2 DWI 横断面影像显示 ADC 图低信号，表明扩散受限。在妇科检查中未发现宫旁侵犯，临床患者被分期为 I b。MR 影像学检查后，分期升为 II b 期，治疗由手术改为放化疗

近年，解剖性 MRI T$_1$WI 和 T$_2$WI 已成为确定宫颈癌靶区的标准工具之一。T$_1$WI 图像与 T$_2$WI 图像是互补的，主要用于淋巴结评估，或者对比增强后用于肿瘤评估。T$_1$WI 图像上，通常肿瘤与正常宫颈组织相比呈等信号，可能无法辨别。T$_2$WI 图像上，宫颈癌表现为相对高信号的肿块，与低信号的宫颈纤维基质容易区分。在此基础上，功能 MRI 可以根据组织的生理特征更好地定义靶区。功能 MRI 也可以用来预测疗效，评估治疗期间的效果和诊断复发。此外，还可评估危及器官的功能，并纳入放疗计划。与盆腔肿瘤相关的两种技术是 DWI-MRI 和 DCE-MRI。前者主要反映组织的显微解剖结构及水分子受限情况，而后者反映血管功能和毛细血管组织。

例如，宫颈癌的肿瘤内乏氧已被证实预测局部控制和生存率较差。研究发现，乏氧细胞的放射抵抗可能在放疗失败中发挥重要作用，因此，可以通过剂量异质模式来对放射抵抗的区域进行推量——也就是所说的"剂量雕刻"。功能 MRI 能够提供更多的关于肿瘤位置关系和肿瘤内部异质性的信息。DWI 可以测量水分子的弥散，细胞密度高的组织（如肿瘤组织）会限制水分子的弥散，准确判断子宫内膜癌患者肌层浸润深度，对于在 T$_2$WI 图像上相对于子宫肌层呈等或高信号的肿瘤或不能使用静脉对比剂的患者尤其有帮助。DCE-MRI 可以显示肿瘤内的灌注和血管分布，定量 DCE-MRI 可以更全面地描述病灶内部的对比剂动力学，检测血管密度、血管通透性和血流量改变。肿瘤在生长时所生成的新血管网络与正常血管不同，其具有无序、高通透性及低效的特点。因此，与良性病变和正常组织相比，肿瘤组织信号强度、血管通透性及血流量均增加。DCE-MRI 已用于肿瘤的检出、定性、分期及治疗监测。治疗过程中可以重复行 DCE-MRI，以检测肿瘤血管随时间的变化。

（1）靶区、危及器官勾画

1）GTV 的勾画：①子宫颈的 GTV 包括子宫颈肿瘤原发灶、转移的盆腔淋巴结。②目

前一般认为，在 CT 和 MRI 中，当淋巴结短径≥10mm，或成簇存在时，认为是盆腔转移的淋巴结。

2）CTV 的勾画：CTV 包括 GTV、子宫颈、子宫体、宫旁、阴道、髂总、髂内、髂外、闭孔、骶前淋巴结引流区，部分患者需要包括腹主动脉旁淋巴结。

A. 子宫颈、子宫体的勾画方法：勾画整个子宫颈、子宫体。

B. 阴道的勾画方法：阴道受侵时，至少勾画到肿瘤下界 2～3cm。

C. 宫旁组织的勾画方法：上界是乙状结肠跨过子宫及输卵管处；下界是泌尿生殖膈；前界是膀胱后壁/髂外血管后缘，如果子宫前倾明显，这也可以成为宫旁前界；后界是宫骶韧带和直肠系膜筋膜前缘；内侧界是紧挨子宫、子宫颈及阴道；外侧界是骨盆壁，扣除肌肉、骨头等。

若宫骶韧带受累需将整个宫骶韧带全部包括在内，此时直肠系膜淋巴结及直肠周围淋巴结都应勾画在内，国际妇产科联盟（FIGO）分段Ⅲb 以上及广泛淋巴结转移患者也应将直肠周围淋巴结都勾画在内，宫旁靶区常跟髂淋巴结区尤其闭孔区相重叠。

（2）盆腔淋巴结引流区的勾画：盆腔淋巴引流区主要包括髂总、髂内、髂外、闭孔、骶前淋巴引流区，根据血管走行确定。髂总和髂外淋巴结引流区勾画后，均匀外扩 7mm 后根据需要调整；髂内淋巴引流区的勾画包括髂内淋巴引流区；闭孔淋巴引流区的勾画包括闭孔淋巴引流区。

1）PTV 的勾画：PTV 指包括临床靶区（CTV）本身，照射中患者器官运动和由于日常摆位，治疗中靶位置及体积变化等因素引起的扩大照射的组织范围，以确保临床靶区（CTV）得到规定的治疗剂量。在考虑器官运动及摆位误差的基础上，通过 CTV 外放确定 PTV。在子宫颈癌的 PTV 勾画中，应考虑直肠膀胱的充盈状态对 CTV 的影响。目前，对器官运动和摆位差导致的 CTV 外放尚没有统一的标准。通常子宫体、子宫颈的 PTV 在 CTV 上外放 15～20mm；淋巴结的运动很少，淋巴结的 PTV 主要考虑摆位误差，在 CTV 上外放 7～10mm。另外，还要考虑肿瘤在治疗过程中的消退对子宫的形状、位置、运动的影响。

要求 PTV=CTV+15mm（子宫颈）+10mm（子宫）+7mm（其余）

2）危及器官的确定与勾画

A. 小肠的勾画方法：上界是 PTV 上 2 个层面；下界是 PTV 下 2 个层面（当 PTV 下没有小肠时，不勾画）。勾画要点是整个腹膜腔，除了淋巴结、肌肉组织、其他 OAR。

B. 直肠的勾画方法：上界为骶 2～3 间隙或移行为乙状结肠处；下界为耻骨联合。勾画要点是直肠或按实质器官勾画下缘或肛门口上 3～4cm。

C. 盆骨的勾画方法：以往适形放疗计划时只勾画股骨头。而最近的研究表明，勾画按照射野内全部的盆骨有重要意义。

D. 膀胱的勾画方法：按实质器官勾画。

E. 骨髓勾画方法：包括三部分。①髂骨，从髂嵴到股骨头上缘；②腰骶区；③下份骨盆，包括近端股骨。

5. MRI 在宫颈癌放射治疗疗效评估中的应用　局部晚期宫颈癌的标准治疗方法是同步放化疗联合图像引导的自适应近距离放疗。超过 90%的患者在治疗后出现局部完全缓解。为了在早期（治疗后 2～3 个月）发现局部残留肿瘤，并进行治愈性的挽救治疗，放疗后的肿瘤反应评估非常关键。虽然挽救性手术对宫颈癌患者生存的影响还没有得到一致的数据，但回顾性研究表明，早期发现无症状的局部残留疾病可能有助于生存。此外，在患者出现症状后，局部疾病的挽救性子宫切除术有较高的并发症发生率或由于不可切除的疾病而不可行手术治疗。因此，在放疗结束后不久，对局部残留肿瘤的合理诊断有助于及时选择患者进行挽救性手术，并可能有助于提高生存率。对于不适合抢救性手术的残留肿瘤患者，可以及时评估预后并进行相应姑息治疗。大多数在放疗后 2～3 个月进行临床疗效评估。由于放疗后解剖学改变（无子宫颈、阴道狭窄、纤维化）以及患者的不适和疼痛，妇科检查可能并不满意。因此，在完成放疗后，常常需要 PET-CT 扫描或 MRI 等影像学检查来共同评估病情。DWI 的发展已促成了其在区分高细胞基质（如在肿瘤中所见）和低细胞基质（如在水肿中所见）方面的研究。一些研究显示了 MRI 在放疗后识别局部残留肿瘤方面有希望的结果。一项系统综述描述了 DWI 在局部晚期宫颈癌患者接受放化疗治疗反应监测中的价值。如果完全缓解，治疗后的 ADC 值明显高于治疗前。一项前瞻性多中心研究发现，在宫颈癌放疗后疗效评估中，DWI 相比单独 T_2WI 可显著提高 MRI 检测局部残留肿瘤的特异性。与单纯的临床疗效评估相比，磁共振 DWI 也有显著的价值。

水肿通常出现在放疗后的前几个月，这时需要进行肿瘤的治疗反应评估，以决定是否在残留疾病的情况下进行补充手术。而 T_2WI 图像单独会导致高达 50% 的假阳性率。研究发现，使用 T_2WI 图像结合 DWI 评估疗效的特异性高达 84%。将 CRE 与 T_2 加权图像和 DWI 联合应用于宫颈癌放疗后早期反应评估也是方法之一。在放射治疗后的反应评估中，一项评估 CRE 与常规 MRI 的研究认为，在特异性方面 MRI 评分明显低于 CRE。然而，该研究未纳入 DWI。另有研究发现，与 CRE 相比，DWI-MRI 显著改善了疗效评估的准确性。

真正的个体化精准医疗只有通过早期疗效预测/评估才能实现，尤其是在放射治疗期间。放疗大多是分次照射，在放疗早期及时区分"有反应"和"无反应"的肿瘤至关重要，以此来决定下一步的治疗方案。PET-CT 和功能 MRI 等成像技术能够反映代谢、增殖、弥散和灌注生理过程。因此，这些模式能够在形态变化变得明显于之前描述组织微观结构的变化。

经放疗的肿瘤在 MR 影像上的大小和信号强度会有变化。这个反应可能是即时的（3～6个月），也可能是延迟的（6～9个月）（图 7-1-4）。宫颈正常解剖的表现和 MRI 上均匀低信号宫颈间质的存在是宫颈放疗后无肿瘤的可靠指标。然而，尤其在放疗后的前 3 个月，宫颈管增宽或高信号强度的间质表现往往是非特异性的，在这种情况下，无法区分残留肿瘤和放疗改变。由于宫颈强化是非特异性的，在放疗后纤维化、炎症、放疗坏死和肿瘤中均可出现，增强扫描并不能提高对残留宫颈的准确评估。在这种情况下，DWI 可能有一定价值。研究发现，ADC 值在放疗后 1～3 个月区分正常组织和肿瘤残留方面有价值。然而，其准确性尚需进一步验证。放疗后，子宫和宫颈 T_2 加权信号强度明显下降，阴道会有粘连或狭窄。放疗后宫旁的纤维化会较为明显，尤其是在之前宫旁受侵犯的区域。MRI 增强扫描对于区分复发性疾病和辐射诱导纤维化有一定价值。此外，膀胱和直肠的放射不良反应（壁增厚伴或不伴 T_2 加权图像信号强度增加）、子宫骶韧带增厚、骶前间隙增宽以及 T_1 或 T_2 加权图像信号强度改变等均可观察到早期改变。

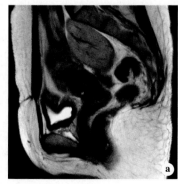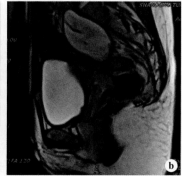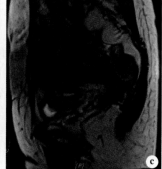

图 7-1-4　宫颈肿瘤完全消退

a. 矢状 T_2 加权图像显示一个较大的宫颈肿瘤；b. 放疗后 2 个月；c. 6 个月 T_2 加权图像显示宫颈正常

如果通过各种方法均无法判断患者是否存在肿瘤残留，使用 MRI 还可以在较深的宫颈区域更精确地指导活检。此外，在证实局部残留肿瘤的情况下，MRI 能够比 CRE 更好地识别宫旁或盆壁侵犯。而且使用 DWI 识别肿瘤一般不会受到局部水肿的影响。因此，在标准 MRI 方案中加入 DWI 显著提高了 MRI 的价值。DWI 在发现放疗后残留的宫颈肿瘤方面具有显著的价值。

6. MRI 在宫颈癌放射治疗放射性损伤评估中的应用　由于放射源种类、放射方法、照射面积、照射部位、单位剂量、总剂量、总的分割次数及总治疗时间等因素的不同，以及患者对放射线敏感性的差异，放疗并发症的发生概率及严重程度也各不相同。直肠损伤是最常见的宫颈癌放射性损伤之一，主要发生在腔内照射的操作过程中。直肠反应的主要表现为里急后重、大便疼痛，甚至有黏液便等。放射性肠炎的发生机制是闭塞性动脉内膜炎合并血栓形成和纤维化。早期阶段表现为急性结肠炎的黏膜损伤，而慢性改变包括直肠炎伴溃疡形成、直肠狭窄或瘘管形成（通常是直肠阴道瘘或直肠膀胱瘘）。狭窄可以是光滑与对称性的，一旦出现溃疡，狭窄段可表现为变形及形成不规则的厚襞褶皱，穿孔罕见。CT 和 MRI 可显示直肠壁广泛增厚、直肠系膜脂肪密度增高，直肠系膜筋膜增厚和骶前间隙增宽，也可显示一些特征性的并发症改变，如瘘管形成。

腹、盆腔的放疗对泌尿系统器官都有不同程度的影响。妇科放疗中，盆腔放疗居多，所以对膀胱及输尿管的影响较大。最多见的是放射性膀胱炎，由于其对放射线的耐受较直肠为高，所以其放射性损伤的发生率大大低于放射性直肠炎。其主要表现为尿频、尿急、尿血，甚至排尿困难。放疗对宫旁组织及输尿管的影响均可导致输尿管不同程度的梗阻，进而出现不同程度的肾盂积水和输尿管积水。

在宫颈癌放疗过程中，阴道常常包括在放射区域内，必然受到辐射，特别是腔内照射，均可引起阴道物理性炎症反应。阴道放射性损伤主要表现为阴道接受较高剂量放射后出现干燥、出血、疼痛、狭窄、溃疡、黏膜萎缩、粘连及阴道闭锁，严重者会伴有瘘管形成。也可以合并感染，表现为阴道黏膜水肿、充血、疼痛及排泄物增多，对患者生活质量产生一定程度的影响。

7. 宫颈癌 MR 影像引导自适应放射治疗的概述　器官运动是放疗中一个重要的不确定因素。通常采用陡峭的剂量梯度来减少邻近 OAR 的剂量，器官运动能够在很大程度上影响放疗效果。由于缺乏软组织对比，以及缺乏关于肿瘤位置的实时信息，目前基于 CT 成像的图像引导软组织对比度欠佳。磁共振引导的放疗在一定程度上克服了这些问题。MRI 提供了直接可视化的肿瘤和周围组织解剖结构，并提供实时成像来表征并跟踪解剖运动，具有治疗过程中运动管理的独特方法。磁共振引导放疗实现了实时 MRI 可视化高精度放疗，可以精确监测器官间的运动以及肿瘤体积的变化，从而提高治愈率并降低毒性。MRI 由于其良好的软组织对比度，是近距离放疗首选的图像引导方法。经磁共振引导宫颈癌外照射和近距离放疗的病例证明了该技术对宫颈癌放疗的高潜力。

分次运动描述了在分次放疗期间发生的解剖变异。这类运动既有系统成分，也有随机成分。干涉运动可导致 OAR 严重的平移、旋转和变形。易受运动干扰治疗部位的典型病例包括盆腔（如膀胱和直肠充盈排空的差异）和腹部（如胃和小肠充盈排空的差异）。日常图像引导和 PTV 外扩的结合通常被用于管理运动。所有磁共振引导的放疗能够进行在线自适应重新计划，基于每日治疗前的 MR 影像确保肿瘤定位并实时跟踪来管理分次间的运动。

分次内运动描述在治疗分次内的解剖变化。这类运动在很大程度上基于随机成分。分次内运动可来源于多种因素，包括呼吸、心脏搏动、器官充盈、漂移（即由于肌肉松弛）、吞咽等。虽然这些运动频率和幅度差别很大，但呼吸运动通常在上腹部和胸腔的照射中占主导地位。据报道，呼吸引起的胰腺移位高达 4cm。虽然所有磁共振引导的放射治疗，都能够管理和干涉运动，但只有集成磁共振引导的放疗设备能够在 MRI 指导下管理分次内运动。如果管理不当，分次内运动可能导致实际治疗与计划剂量分布的较大偏差。

常规放疗中，体内解剖的几何变形不易处理。然而，优化最初的治疗方案，以使靶区周围的剂量远离正常组织是可以接受的。ART 是一种方法，能够根据患者的物理或功能变化的靶区和危及器官调整患者的治疗方案。这使医师能够将剂量推至较高水平，并可能通过更好地保护正常组织从而提高治疗耐受性。ART 依赖于分次内治疗 IGRT、精确的图像配准、靶区和危及器官的再勾画、计划评估和再重复优化、剂量计算和质量保证。整个过程可以通过离线或在线的方式完成。在离线自适应放疗中，获取新的数据集，将患者从模拟或治疗表中移除，并在数小时或数天内生成新的治疗计划。在在线自适应放疗中，当患者在治疗台上摆好体位后，会生成一个新的放疗计划。虽然在线自适应可以潜在地提高治疗准确性，但需要快速地完成计划制定、QA 和计划实施。而在这期间如何使患者能够长时间地保证位置的重复性仍然是需要解决的问题。

　　除根据解剖变化调整放疗计划外，还可以根据肿瘤对治疗的反应调整治疗靶区和处方剂量。多项研究证明，DWI 比 CT 影像的肿瘤体积变化和 FDG-PET 的代谢变化更能预测肿瘤对放疗的反应。DWI 作为一种非侵入性方式，可以评估治疗反应，治疗后较高的 ADC 值往往预测病理学完全缓解。虽然治疗后早期可能发生 ADC 值的一过性下降，但治疗有效通常表现为 ADC 值增高。因此，在治疗结束时进行的功能成像可被用于避免患者并发症，特别是对于需要永久性结肠造口的低位直肠肿瘤。因此，通过 MR-IGRT 获得的连续 DWI 数据可能提供一个额外的生物标志物，可用于根据肿瘤反应调整放疗剂量。

　　宫颈癌放疗中，对于 CTV 外扩至 PTV 的边界没有明确的共识，尽管建议至少留出 1.5cm 的边界。但在磁共振引导自适应放疗中，这个边界可以适当缩小。此外，盆腔器官运动与肠道和膀胱的充盈排空状态相关。膀胱充盈和排空状态与子宫运动之间强相关，直肠容积对宫颈运动影响更大。此外，在治疗期间，子宫位置也可能会发生显著的变化（图 7-1-5）。

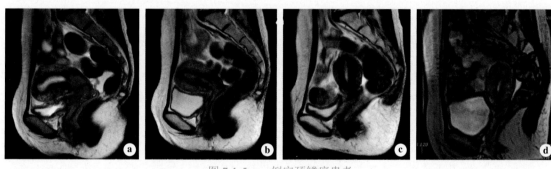

图 7-1-5　一例宫颈鳞癌患者

a. 放疗前；b. 放疗 30Gy 后；c. 放疗结束后；d. 放疗结束后 2 个月的盆腔 MR 影像，显示不同时间点的子宫位置变化

　　此外，在 EBRT 过程中，肿瘤可以显著缩小。研究发现，原发灶 GTV 平均减少 59%～74%，转移淋巴结 GTV 平均减少 58%。原发性 CTV 体积减小幅度小于 GTV，平均减小 9.7%～39%，但对于个别患者，其形状和位置可能发生巨大变化。

　　目前，CBCT 是验证摆位误差最常用的技术手段。CBCT 的缺点包括组织对比差、治疗期间无法成像，以及额外电离辐射剂量。MRI 可产生更高软组织对比度的图像，但需要平衡图像质量、视野和速度。虽然使用 IGRT 技术的 OAR 有一些特点，但主要的优势是确保了原发灶 CTV 最佳覆盖。因此，ART 可将 CTV 的内部边缘减少到 PTV 边缘，从而减少危及器官的照射剂量。在宫颈癌的放疗中，分次间运动大于分次内运动，在开始放疗前更加难以预测。

　　8. MRI 在宫颈癌近距离治疗中的应用　MRI 非常适合引导近距离治疗（BT），因为它能够提供很好的软组织对比度，组织平面清晰，勾画靶区时非常清晰，危及器官容易识别，而且近距离治疗受组织不均匀性影响很小。文献报道，使用基于 MRI 的近距离治疗，早期疾病具有很好局部控制率，3 年局部控制率接近 97%，且能够降低治疗带来的不良反应，提高患者的总生存率。

图像引导自适应 BT（IGABT）的"金标准"是在放疗之前获得 MR 影像，然后在每次近距离治疗时行 MRI 扫描。放疗前 MRI 的目的是评估肿瘤范围、生长方式以及与周围器官的关系，并将其作为基线图像。每次近距离治疗前 MR 影像能够用于近距离治疗靶区的精确勾画，并能够明确肿瘤对放疗的反应。此外，使用 IGABT 能够在每次近距离治疗时制订适合当次的靶区和放疗计划。

近距离放疗时，使用基于 MRI 的 3D 成像可以根据残余肿瘤体积进行量身定制近距离放疗，使靶区达到最佳剂量学覆盖，与剂量线相适应，并保留邻近的 OAR，如直肠、乙状结肠、小肠、膀胱等。因此，建议在体外放疗开始前和近距离放疗时进行盆腔 MRI 检查。与常规 2D 方法相比，磁共振引导近距离放疗在局部控制、总体生存率和毒性方面有所改善。

放疗尤其是近距离放疗一直是宫颈癌的主要治疗方式，近距离放疗计划主要基于放射平片和点剂量学。后来，磁共振引导被引入近距离放疗计划中，并发布了关于基于 MRI 的自适应靶区概念，以及基于 3D 的危及器官自适应剂量体积参数等建议，其中也包括基于 3D 图像的 MRI 解剖学、放射物理学和放射生物学方面。根据外照射放化疗期间肿瘤、靶区和正常组织大小和相对位置关系显著变化，进行多次影像学检查，可以评估治疗期间不同时间点的肿瘤变化情况。

患者因素、残留病灶的数量或技术困难会导致近距离放疗提升剂量难以实施。传统的外照射推量效果很差，且容易产生严重的不良反应，提高效果的措施包括使用 IMRT 或 SABR。SABR 可以单独使用，也可以与近距离放疗联合使用，可用于盆腔和腹主动脉旁淋巴结的增强及治疗复发。

三、磁共振引导宫颈癌放射治疗实践示例

1. 患者的基本资料　患者赵某，因"阴道大量流血 1 天"急症入院。外院 CT："宫颈鳞癌，伴盆腔淋巴结转移，腹膜后多发小淋巴结；肝囊肿；双肺小结节。建议观察"。宫颈活检："中分化鳞状细胞癌"。入院诊断："宫颈鳞癌ⅢcⅠr 期"。介入科急症行双侧子宫动脉栓塞术。后转至妇科，多学科会诊后确定治疗计划：顺铂同步化疗+体外照射+后装治疗。

确定治疗方案后，行同步放化疗，放疗过程如下。

（1）根据中国放疗相关的器官运动管理指南指导定位准备：灌肠；喝水憋尿，根据本患者平时尿量，定尿量为 400ml 左右。定位前 B 超测尿量与指定尿量相近后定位。

（2）定位：患者行大孔径 CT 及 MRI 双定位，取仰卧位，膜体固定，于下腹部建立坐标系（预计为放疗野中间位置）。贴体表扫描银针，螺旋 CT 扫描，每层 3mm。贴医学图像体外定位贴，大孔径 MRI 扫描，常规序列（T_2、T_1 平扫，T_1 增强，DWI，DCE），每层 3mm。定位 CT 及定位 MR 影像传输至 Varian Eclipse 计划系统勾画靶区。

（3）放疗靶区勾画：根据 CT 及 MRI 融合确定靶区。根据融合膀胱及直肠位置差异等进行靶区运动管理。GTVp 为宫颈原发病灶，GTVn 为转移淋巴结，GTVN 为 GTVn 外扩 3mm，CTV：临床靶区（子宫颈、子宫体、上 1/3 阴道、盆腔淋巴引流区及腹主动脉旁淋巴引流区），CTV 外扩 5mm 为 PTV。勾画危及器官：十二指肠、脊髓、肾脏、小肠、肠袋、直肠、乙状结肠、膀胱、近端股骨。

（4）计划制订及评估（CB-CHOP 法）。

（5）放疗执行：放疗前灌肠及 B 超定尿量，CBCT 引导放疗。中期复位（方式同前），修改靶区并评估疗效，进行后装计划设计。

2. 基于 MRI 进行靶区勾画示意　基于 MRI 进行靶区勾画示意见图 7-1-6、图 7-1-7。

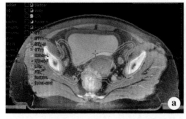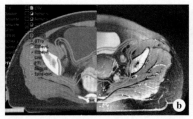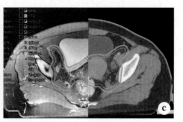

图 7-1-6　根据宫颈癌靶区勾画指南及运动管理勾画靶区

a. CT 影像；b. CT 与 MRI 融合影像 1；c. CT 与 MRI 融合影像 2

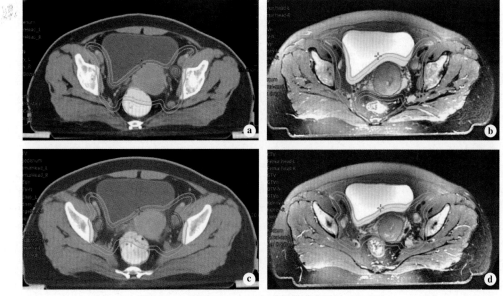

图 7-1-7　基于 CT、MRI 进行肿瘤靶区勾画对照

黄线为 CTV，绿线为 PTV，红线为 GTNn 及 GTVN。a、c 为在大孔径 CT 影像勾画的靶区，b、d 为同层 MRI 定位图像勾画的靶区

处方剂量：PTV：45Gy（1.8Gy/次×25 次），5 次/周；CTV：50Gy（2.0Gy/次×25 次），5 次/周；GTVN：55Gy（2.2Gy/次×25 次），5 次/周。OAR 受量评估合格。由 VItalBeam 直线加速器实施放疗计划。放疗期间消化道反应 Ⅰ 度，骨髓抑制 Ⅱ～Ⅲ 度。

放疗 15 次中期评价，T_1 序列下 GTV 体积由 76.53cm^3 缩退至 7.29cm^3，肿瘤退缩理想。CBCT 摆位见图 7-1-8。

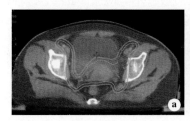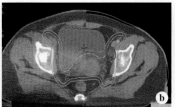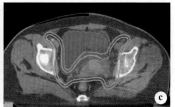

图 7-1-8　CBCT 引导放疗

a. CT 影像；b. CT 与 CBCT 融合影像 1；c. CT 与 CBCT 融合影像 2

MRI 在妇科肿瘤的诊断和治疗中具有非常关键的作用，尤其是对于宫颈癌的病情评估和放疗。使用 MRI 的优势包括：①MRI 可以对妇科肿瘤进行更准确的病情评估和分期；②MRI 可以进行更精确和重复性更好的靶区勾画；③在不适合近距离放疗或有复发性疾病的患者中，通过立体定向消融放射治疗（SABR）改进肿瘤的可视化，以精确地增加局部剂量；④EBRT

期间的成像，以便管理分次间和分次内的变化，包括在线 ART；⑤多参数 MRI 剂量-反应评估，以进一步指导治疗。随着 MRI 技术的提高及各参数的完善，其在妇科肿瘤中将会得到更加广泛的应用。

第二节　磁共振引导直肠癌放射治疗

一、概　　述

1. 直肠癌的发病情况及主要表现　直肠癌约占全部结直肠癌发病率的 30%，在世界范围内的发病率居第三位，死亡率居第五位，是我国临床常见的消化道肿瘤。直肠癌的早期诊断对于患者治疗方案的制订极其重要。

直肠癌局部症状比较明显，而全身症状不明显。直肠癌的症状主要是大便习惯改变，如排便次数增多、便秘，以及大便性状改变，如大便不成形、稀便、大便困难或大便带血、肛门疼痛或肛门下坠等。局部晚期直肠癌伴有直肠全周性受侵时，通常表现为大便困难，排不尽感或里急后重感；如果伴有排尿困难或会阴区疼痛，通常提示肿瘤已有外侵。

2. 直肠癌的治疗原则　美国国家综合癌症网络（National Comprehensive Cancer Network，NCCN）直肠癌临床实践指南指出，对于早期（$T_{1\sim2}N_0$）直肠癌患者可以直接手术治疗；局部进展期（$T_{3\sim4}N_0$）及伴有区域淋巴结转移的（$T_{1\sim4}$N+）患者则需要在手术前进行新辅助放化疗，从而达到提高肿瘤可切除性、改善患者生存质量、降低术后局部复发率的目的。长期以来中低位局部进展期直肠癌存在保肛率低、局部控制力差且长期生存率不佳等问题，严重影响了患者的生存质量。因此，准确分期已成为直肠癌个体化精准治疗的前提。在直肠癌临床诊断中，MRI 具有不可替代的优势，可完成多角度、多参数和多序列的成像。相对于 CT，MRI 具有软组织分辨率高、无辐射、可多方位多参数成像等优点，可对直肠壁结构、肠壁浸润深度以及淋巴结是否转移等情况进行清晰显示。

3. 直肠癌的放射治疗策略　直肠癌放射治疗有以下优点：降低局部复发率，有利于进展期直肠癌缩瘤后行手术切除以及保留肛门括约肌。对于无法手术的原发和局部复发病灶行姑息放疗可以缓解患者临床症状，减轻其痛苦。术后辅助放疗的最初目的是降低局部复发率。随后更多的研究表明，术后辅助放疗不仅降低了局部复发率，还提高了生存率。因此，对直肠癌术后分期为 $T_{3\sim4}$ 或 N+的患者，推荐术后辅助放化疗为标准治疗模式。术后辅助放疗的优势是能够通过手术明确肿瘤的侵犯范围及术后病理，无须担心过度治疗的问题。但术后瘤床供血的减少导致乏氧，降低了放疗敏感性。术后小肠粘连固定在盆腔，会有更多的小肠受照射，患者治疗期间的毒副作用较重，导致治疗依从性变差。最重要的是术后放疗不能增加保肛率，该种治疗方式对有保肛需求的患者并不友好。而术前放疗在降低局部复发的同时提高了保肛率，因此，近些年来，术前放疗已替代术后放疗成为标准治疗模式。术前放疗的缺点是有可能对早期（$T_{1\sim2}N_0$）和已有转移的患者进行过度治疗。然而，随着影像学技术迅速发展，MRI、直肠腔内 US 的开展，术前分期准确性有了很大提高。

二、磁共振引导直肠癌放射治疗应用

1. MRI 在直肠癌诊断及病情评估中的应用　在直肠癌诊断及病情评估中，MRI 有以下优点。

（1）所有医学影像学诊断手段中 MRI 软组织对比分辨率最高，它可以清楚地分辨肌肉、脂肪等软组织，子宫的肌层、子宫内膜层，前列腺的肌肉层与腺体层等组织可清晰分辨直肠壁的不同分层及肿瘤的侵犯范围（图 7-2-1）。

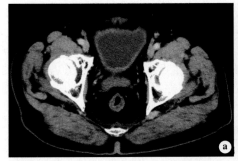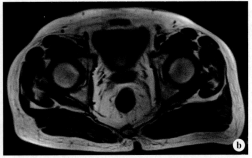

图 7-2-1　CT 与 MRI 对比

a. CT 影像；b. MRI T$_1$WI 影像

（2）MRI 具有任意方向直接切层的能力，而不必改变被检查者的体位。结合不同方向的切层，可全面显示被检查器官或组织的结构，无观察死角，可以直接做出横断面、矢状面、冠状面和各种斜切面的体层图像，便于进行解剖结构或肿瘤病变处的三维立体追踪。

（3）MRI 属无创伤、无射线检查，离子化辐射对人体组织无放射性损害，也无生物学损害，因而避免了 X 线或放射性核素显像等影像学检查因射线辐射所致的损伤。

相比较而言，CT 技术虽然可在放疗前或放疗期间获取患者靶区及周围器官的影像，通过图像配准进行体位调整以达到准确定位并治疗照射的目的，但该技术很难做到实时的图像引导。此外，CT 技术对于软组织的分辨率要远低于 MRI，多次采用 CT 技术还会增加患者所受辐射剂量，存在导致继发性肿瘤的风险。

2. MRI 在直肠癌诊断中的应用

（1）MRI 诊断直肠癌应用的主要序列：T$_1$WI 和 T$_2$WI 是 MRI 扫描最基本序列。T$_2$WI 序列可以将直肠壁清晰显示出来，并能对直肠三层结构进行准确地分辨：肠周脂肪有高信号表现，固有肌层有低信号表现，黏膜与黏膜下层虽然也有高信号表现，但其肿瘤信号却介于二者之间，即低于肠周脂肪同时高于肌层。基于这一特性，T$_2$WI 序列能够清晰显示系膜筋膜，评判环周切缘是否受到侵犯，反映肿瘤的浸润程度。而 T$_1$WI 则可以显示出骨盆骨质异常与直肠系膜内淋巴结。此外，DWI 序列也是常用序列之一，其可以辅助 T 分期，显示淋巴结的转移状况，虽然该序列图像信噪比一般，但可以清晰显示肿瘤边缘，对 T$_2$ 与 T$_3$ 分期均具有较高的准确性。

（2）MRI 价值体现：MRI 可以显示肿瘤下缘与肛缘之间的距离，据此可以决定能否保留肛门，一般而言，若是距离＜2cm，肛门很难保留；若是距离≥2cm，则保肛率将会显著提高。

利用 MRI 可以进行 T 分期，若术前 T 分期准确则有利于降低患者的术后复发率，减轻因放化疗而导致的毒副作用。DWI 与 T$_2$WI 均在 T$_2$ 和 T$_3$ 肿瘤分期中有着重要的价值，可以反映出病变的界限。

利用 MRI 可以对淋巴结转移与否进行准确地判断。一般情况下，转移性的淋巴结可能是正常大小，反应性淋巴结可能会增大，因此单凭淋巴结的大小并不能确定其受累与否，如转移性淋巴结有 1/2 以上不足 5mm，但随着淋巴结增大与转移风险提高，直径超过 4mm 的转移概率明显提高。T$_2$WI 序列中边界不规则、信号为混合型的淋巴结可以被判断为转移性淋巴结，关于这一点的诊断，特异度高达 97%、敏感度高达 85% 左右。

综上所述，MRI 可以清晰显示直肠壁各层结构，不仅能指导手术方案，决定患者能否保留肛门、是否需要在术中扩大对淋巴结的清扫范围，还能辅助 T 分期、判断环周切缘以评估术后复发率，其在直肠癌术前评估、诊断与术后预后评估上均具有非常重要的价值。

3. MRI 在直肠癌分期中的应用　目前 MRI 在直肠癌的治疗上主要用于肿瘤的位置判定、分期及相关危险因素的评估。目前采用 DISTANCE 评估方法，该方法也是国际上推荐的一种规范化评估方法，主要包括：DIS，从肿瘤下缘到移行皮肤的距离；T，肿瘤 T 分期，即肿瘤浸润深度；A，肛门复合体-括约肌和直肠肌；N，淋巴结转移的分期；C，环周切缘侵犯；E，壁外血管侵犯。

（1）DIS——从肿瘤下缘到移行皮肤的距离：DIS 的评估选择非脂肪抑制 T_2WI 矢状面图像，折线测量肿瘤下极距肛管皮肤移行处或肛管外括约肌止点水平的距离（图 7-2-2）。距离＜5cm，定义为低位直肠癌；5～10cm，定义为中位直肠癌；距离＞10cm，定义为高位直肠癌。明确肿瘤下极与肛管上缘的距离是评估能否进行保肛手术的关键。

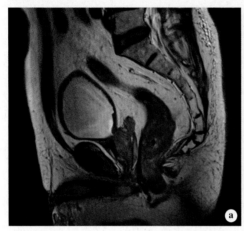
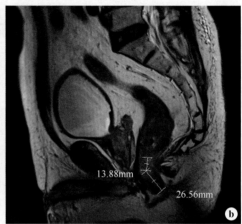

图 7-2-2　矢状面显示肿瘤下缘距肛缘约 4cm
a. 直肠癌 MRI 矢状面影像；b. 肿瘤下缘与肛门距离测量示意图

（2）T——肿瘤 T 分期：直肠癌的 T 分期取决于肿瘤、黏膜下层、肌层和直肠系膜间 T_2 信号强度的差异，其中非脂肪抑制 T_2WI 序列图像具有非常好的空间分辨率和软组织分辨率，能够清晰显示直肠黏膜层、黏膜下层及固有肌层。

1）T_1 期和 T_2 期：T_1 和 T_2 期肿瘤仅限于直肠壁、未浸透固有肌层。MR 影像上显示肌层连续无中断，但无法区分肿瘤是局限于黏膜下层还是浸润至固有肌层，这种情况下直肠腔内超声更有诊断优势，根据黏膜层回声是否连续能更准确地区分 T_1 和 T_2。

2）T_3 期：直肠周围浸润定义为 T_3 期，在高分辨率 MRI 下，根据肿瘤浸透肌层至系膜内的垂直距离不同，分为 T_{3a}、T_{3b}、T_{3c} 及 T_{3d}。定义如下：T_{3a} 浸透＜1mm、T_{3b} 浸透 1～5mm、T_{3c} 浸透 5～15mm、T_{3d} 浸透＞15mm。其 MR 影像的共同特点是直肠肌层断裂（图 7-2-3）。

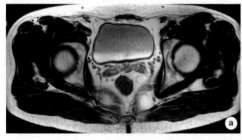
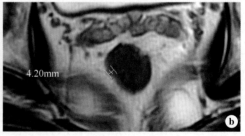

图 7-2-3　b 图为 a 图的局部放大图，显示肿瘤浸透肌层到脂肪组织中
a. 直肠癌 MRI T_2WI 影像；b. 直肠癌 MRI T_2WI 影像放大图

3）T_4 期：根据肿瘤信号强度延伸位置的不同分为 T_{4a} 和 T_{4b}。T_{4a} 指肿瘤信号强度延伸到脏层腹膜表面，T_{4b} 指延伸到邻近结构或脏器，如盆壁、阴道、前列腺、膀胱或精囊腺。该类患者常需要行长疗程新辅助放化疗或全程新辅助治疗来有效降期，才能达到手术切除的目的。

（3）A——肛门复合体-括约肌和直肠肌：肛门复合体-括约肌和直肠肌的评估选择冠状面、非脂肪抑制 T_2WI 图像，主要评估低位直肠癌的侵犯范围。其解剖学基础如下：在直肠肛管结合部，直肠的固有肌层由环形肌变厚形成内括约肌，而外括约肌由肛提肌的最下部、耻骨直肠肌和外括约肌组成，内外括约肌之间形成了明显的间隙。有学者针对肿瘤是否侵犯内外括约肌及其间隙提出了针对低位直肠癌的分期定义：T_1，肿瘤侵犯部分内括约肌；T_2，肿瘤侵犯内括约肌全层；T_3，肿瘤侵犯内外括约肌脂肪间隙；T_4，肿瘤侵犯外括约肌。

（4）N——淋巴结转移的分期：直肠癌淋巴结转移的数量决定着患者分期和预后。单纯依赖大小来评估是否为阳性淋巴结不够精确，炎性淋巴结有时与转移淋巴结很难进行鉴别，在形态上也不好区分，假阳性和假阴性的诊断率较高。目前对于阳性淋巴结大小的定义标准也不统一，短径从 5mm 到 1cm 不等。因此，基于 MRI 阳性淋巴结的诊断需结合大小、形态、边界以及信号等多种标准，从而提高诊断的准确性（图 7-2-4）。

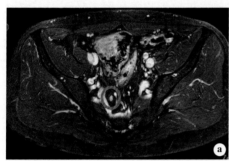
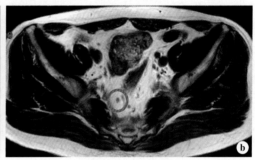

图 7-2-4　骶前区可疑转移淋巴结

a. 盆腔淋巴结 MRI T_2WI 脂肪抑制影像；b. 盆腔淋巴 MRI T_2WI 影像

（5）C——环周切缘侵犯：当 T_3 期肿瘤生长浸润直肠壁全层并延续到直肠周围较多的脂肪组织时，需要判断是否涉及环周切缘。环周切缘阳性定义为肿瘤与系膜筋膜的距离小于 1mm，是肿瘤局部复发的独立预测因素，也是新辅助放化疗的最佳适应证（图 7-2-5）。

（6）E——壁外血管侵犯：壁外血管受侵（EMVI）与局部复发、远处转移和较差的 OS 相关，是直肠癌的独立预后因子，EMVI+患者更容易出现远处转移。因涉及是否侵犯血管，因此 T_3 期及以上的患者才可进行 EMVI 的评估。

4. MRI 在直肠癌放射治疗靶区勾画中的应用

MRI 可以为靶区以及 OAR 的勾画提供清晰的软组织对比度。目前多数机构以 CT 扫描为基础进行靶区勾画，但是对于腹盆部患者来说，磁共振扫描具有非常大的优势，部分机构采用诊断 MRI 与大

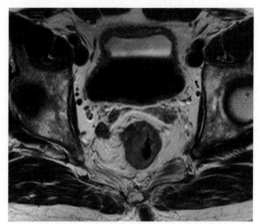

图 7-2-5　系膜内转移淋巴结侵犯系膜

孔径 CT 进行影像融合，在少数单位则采用放疗专用的 MRI 定位装置。所以将 MRI 与常规的 CT 影像融合进行直肠癌放疗靶区勾画，是提高转移病灶识别度、降低正常组织受照剂量的有效途径。

（1）直肠癌术

1）直肠癌术前靶区定义

GTV：直肠肿瘤及相应层面系膜区，上下外扩 0.5～1.0cm。

CTV：直肠系膜区、直肠上动脉淋巴结、髂内淋巴结、闭孔淋巴结、骶前淋巴结、髂外淋

巴结（T_{4b} 时选择性勾画）、腹股沟淋巴结（侵犯肛管时选择性勾画）。

PTV：CTV+（0.5～1）cm。

2）直肠癌术后靶区定义

CTV：直肠系膜区、直肠上动脉淋巴结、髂内淋巴结、闭孔淋巴结、骶前淋巴结、吻合口（Dixon 术时）、坐骨直肠窝（Miles 术时）、会阴区（Miles 术时）、髂外淋巴结（T+时选择性勾画）、腹股沟淋巴结（侵犯肛管时选择性勾画）。

CTV-1：术后高危区，包括 R：/R2 切除及可疑残留区。

PTV：CTV/CTV-1+（0.5～1）cm。

（2）CTV 外扩范围

1）髂血管周围外扩 0.7cm，形状根据可见的小血管、淋巴结而变化。

2）肿瘤向下外扩≥2cm，并包括整个直肠系膜；上段直肠肿瘤向上扩≥2cm。

3）后界和侧界应到盆壁肌肉和骨的内缘，前界扩散到膀胱后壁≤1cm，以适应膀胱充盈的变化，骶前区≥1cm，直肠后壁肿瘤邻近低骨时可包骶骨 0～5mm。

4）对于进展期直肠癌，包括全直肠系膜和肛提肌，肿瘤侵犯邻近器官（Ts），应向邻近器官外扩 2cm；肿瘤 Tb 侵犯泌尿、生殖器官时应包括髂外区，侵犯肛管有时需要包括髂外区、腹股沟区。

5）术后放疗应根据不同术式确定下界范围：Miles 术后，下界应包括到会阴皮肤（手术切口瘢痕处），包括坐骨直肠窝，会阴处中心向外包 1.5～2cm 的皮肤，有些肥胖的患者从 CT 上不易看出此部位，定位时可在会阴部贴敷金属标志物，便于确定下界；Dixon 术后，下界在吻合口下≥2cm，并包括整个直肠系膜区。

（3）CTV 包含淋巴结及相关区域的定义范围

1）髂内淋巴结

上界：髂内外分叉处。

下界：尾骨肌坐骨棘或子宫动静脉（连接到宫旁区）。

前界：与髂外、闭孔区相邻。

后界：骶骨翼。

外侧：腰大肌、梨状肌。

内侧：膀胱、输尿管、肠管。

2）髂外淋巴结

上界：髂内外分叉处。

下界：股骨头上缘。

前界：血管外 7mm。

后界：与髂内、闭孔区相邻。

外侧：腰大肌、梨状肌。

内侧：血管外 7mm。

3）闭孔淋巴结

上界：低髂关节下缘连接髂内区。

下界：闭孔上缘。

前界：连接髂外区。

后界：连接髂内区。

外侧：闭孔内肌、髂肌、腰大肌髂骨。

内侧：膀胱输尿管、肠管。

4）坐骨直肠窝

上界：肛提肌、臀大肌、闭孔内肌。

下界：肛缘水平。

前界：闭孔内肌、肛提肌、括约肌。

后界：沿两侧臀大肌内侧壁向中线汇合。

外侧：坐骨结节、闭孔内肌、腰大肌。

内侧：肛提肌、括约肌。

5）腹股沟

上界：髂外血管出盆腔后形成股动脉，在股骨头出现的层面。

下界：大隐静脉进入股静脉处，即坐骨结节下缘。

前界：血管外扩 20～25mm。

后界：由髂腰肌、梳状肌、长收肌形成的股三角边缘。

外侧：缝匠肌和髂腰肌的边缘。

内侧：血管外扩 10～20mm。

骶前间隙：位于肠系膜后方。

上界：髂内外分叉处/L_5～S_1。

下界：尾骨前缘。

前界：骶骨前 10mm。

后界：骶骨前缘，包括骶骨凹陷。

外侧：骶髂关节。

6）直肠系膜区

上界：直乙交界/直肠向前延伸形成乙状结肠处。

下界：肛管直肠交界，即肛提肌与直肠交界处（形成括约外肌），此处系膜脂肪消失。

前界：尿道球部、前列腺、精囊腺后缘（男性），阴道、宫颈、子宫后缘（女性），膀胱后壁。

后界：骶骨前缘。

外侧：髂内淋巴结区（上）、肛提肌内侧（下）。

（4）危及器官（OAR）的定义

1）肠管根据需要有以下三种勾画方法。①小肠：为区别大肠，扫描前 30min 口服对比剂，勾画含有对比剂的小肠。②肠袋：可以快速简单地勾画肠管，特别是没有口服对比剂时，包含小肠和结肠。③非特定性肠管：腹盆腔内容物或小肠和大肠所占据的空间。

肠管勾画范围：对于大多数共面照射，盆腔肠道勾画超出 PTV 1cm；对于非共面照射取决于照射野的方向和路径，通常大于 PTV 1cm；对 Tomo Therapy 计划取决于照射野大小，要求超出 PTV 1～5cm，通常为 2～5cm。

2）膀胱从膀胱的基底部到顶部完整勾画。

3）近端股骨从股骨头上缘到坐骨结节的下缘水平，包括粗隆。

5. MRI 在直肠癌放射治疗疗效评估中的应用

（1）常规 MRI 在直肠癌放射治疗疗效评估中的应用：常规 MRI 是目前最常用的评估直肠肿瘤反应的技术，其评估新辅助治疗的疗效是基于 T_2WI 持续性肿瘤信号强度及治疗前后肿瘤体积变化，当肿瘤体积缩小且 T_2WI 的信号强度低并均一，表现为组织纤维化且无残留肿瘤信号时，则认为患者达到新辅助治疗后完全缓解。MERCURY 试验组（magnetic resonance imaging in rectal cancer European equivalence study）提出基于 MRI 的肿瘤消退程度（MRI assessment of tumor regression grading，mrTRG）评估新辅助治疗后肿瘤反应状态，并且广泛用于临床。mrTRG 分级系统来源于病理 TRG 分级，包括 Dworak、Mandard、Rayn 分级系统等。其中 Mandard 分级是目前针对肿瘤消退程度半定量评估最常用的方法之一，可分为 5 级。mrTRG1 级：肿瘤完全消退，纤维组织中无残存的肿瘤细胞；mrTRG2 级：纤维组织为主的病灶内有极少残存肿瘤细胞（不易发现或镜下发现）；mrTRG3 级：纤维组织为主并有少量残存细胞（较易发现），可有黏液存在；mrTRG4 级：以肿瘤细胞为主，可有纤维化或黏液；mrTRG5 级：肿瘤无消退。Jang 等研究显示，mrTRG1 级诊断病理学完全缓解

（pathological complete response，PCR）的特异度较高（93.5%），但是敏感度较低（32.3%），同样，mrTRG1/2 级的敏感度较高（69.9%），特异度也较低（62.2%）然而常规 MRI 不易鉴别新辅助治疗导致的纤维化、细胞水肿及坏死与肿瘤残余灶，因此 DWI、DKI 及 DCE-MRI 等功能 MRI 被应用于临床。

（2）DWI 在直肠癌放射治疗疗效评估中的应用：DWI 以水分子在细胞内外的自由扩散为基础，反映组织内部的微环境。研究显示，DWI 用于评估局部晚期直肠癌新辅助放化疗后是否达到 PCR 优于常规 MRI，其准确度较高。Yang 等研究结果表明，ADC 评估直肠癌 PCR 的敏感度和特异度分别为 78% 和 96.2%，AUC 值为 0.912～0.945，其诊断价值较高，ADC 值是评估水分子在组织内扩散的定量参数，与组织细胞密度呈负相关，肿瘤细胞限制水分子的扩散，随着肿瘤生长，肿瘤细胞密度增大，并且细胞外组织的结构被破坏，导致 ADC 值下降，放化疗会使肿瘤细胞坏死，并伴有不同程度的纤维化、水肿和炎症，从而 ADC 值增加。此外，ADC 值增加程度不同也可反映肿瘤组织对新辅助治疗的敏感性不同。目前大部分研究通过测量治疗前、治疗中及治疗后 ADC 值来判断肿瘤反应程度，但是结果不完全相同。例如，DeFelice 等研究发现治疗中的 ADC 值诊断价值最高，Yang 等研究发现治疗后的 ADC 值诊断价值最高，而 DelliPizzi 等研究发现治疗前后 ADC 变化值的诊断价值最高，这可能与 ADC 值测量受到 MRI 硬件和场强、采集方案和测量方法变化的影响有关，因此未来研究可探讨标准化 DWI 实施方案，进一步提高诊断的准确度。

（3）DKI 在直肠癌放射治疗疗效评估中的应用：2005 年，Jensen 等首次提出弥散峰度成像（diffusion kurtosis imaging，DKI）模型，其初始目的为定量测定扩散偏离高斯分布的程度。传统的 DWI 模型基于水分子的高斯分布，而真实的生物组织中水分子扩散为非高斯分布，水分子的扩散受周围环境的限制程度越大，扩散的非高斯分布越显著。DKI 通过平均扩散（mean diffusion，MD）系数和平均峰度（mean kurtosis，MK）系数两个定量指标评估水分子的扩散程度和量化扩散差异。Hu 等研究显示新辅助治疗后 MK 诊断价值较高，其敏感度和特异度分别为 92.9%、83.3%，AUC 为 0.908。研究发现，DKI 与肿瘤的分期及分化程度存在一定相关性，其可用于评估预后和指导治疗。DKI 是在 DWI 基础上进一步发展延伸，作为一种非高斯分布模式获取生物组织复杂结构特征的多参数成像，较 DWI 更能反映真实组织的特征，既往发表的相关研究表明了 DKI 技术在 LARC 患者 nCRT 疗效预测的巨大潜力和可行性。

（4）DCE-MRI 在直肠癌放射治疗疗效评估中的应用：DCE-MRI 以微血管系统为基础，无创地对组织的微循环状态进行定性与定量评价。DCE-MRI 技术最常用的参数为容量转移常数（K_{trans}），可以反映血管通透性，其大小主要受组织内毛细血管的通透性和血流量的影响。Tong 等研究提出，治疗前较高的 K_{trans} 值可以反映患者对 nCRT 较好的敏感性。DCE-MRI 通过对病变的形态和微循环变化的分析，大大提升了肿瘤的疗效监测和反应评估效率。

6. MRI 在直肠癌放射治疗放射性损伤评估中的应用 本部分内容详见宫颈癌放射治疗放射性损伤评估中的应用，此处不再赘述。

7. 直肠癌 MR 影像引导自适应放射治疗的概述 在讨论使用 MR-Linac 进行 MRgRT 的潜在适应证时，直肠癌可能不是人们首先想到的实体肿瘤，其原发肿瘤和盆腔淋巴引流区的治疗相对简单，即使调强放疗是否要优于三维适形放疗仍存在着争议。然而，越过标准的治疗，直肠癌的治疗可以作为在线 MRgRT 的一个新的适应证，不仅可以充分挖掘 MR-Linac 设备的潜力，也可以为直肠癌的放疗提供新的证据。

新辅助放疗可降低局部复发率，但仍存在较大的毒性，因为其需要较大的靶区来包括分次内以及分次间肿瘤的动度，特别是直肠系膜是非固定的结构，其形状和体积受到膀胱和直肠充盈的影响，每天变化很大。为包含足够的靶区及摆位误差，PTV 需要足够的外扩范围。但是，靶区范围的增加也增加了危及器官（如小肠、膀胱、股骨头等）的受量。降低靶区范围和减少靶区范围内的 OAR 受量有可能降低不良反应。目前直肠癌的器官保留是一个新颖的概念，针对提高肿瘤临床缓解率的临床试验也非常多，提高放疗剂量可能是最简单的办法，然而各种正在进行的临床试验更倾向于替代策略，如完全新辅助治疗。其原因有两方面。

第一，需要非常高的剂量才能大大增加实现完全应答的可能性，Appelt 等证实肿瘤剂量超过 70Gy 时才能达到 50%患者的完全缓解。在一项对放疗剂量高于 60Gy 的临床试验的系统回顾和 Meta 分析中，PCR 率为 20.4%，比标准治疗策略有所提高。第二，直肠原发病灶在锥形线束成像时的显示较差，出于这个原因以及放疗间分次的运动，与普通加速器相比外扩大于 10mm 以确保足够的肿瘤覆盖并不罕见。MR-Linac 具有更高的图像质量，每天可以对这些肿瘤进行可视化管理。此外，在线磁共振引导放疗的概念包括每日根据当前解剖调整治疗计划，因此有可能减少 OAR（如肠道、肛门括约肌、膀胱或正常直肠黏膜）的剂量，特别是中段直肠肿瘤患者，可以行保留肛门括约肌的手术，可能从这种每日在线磁共振引导的自适应工作流程中获益最多，因为其可以降低括约肌的受照剂量。此外，复发患者的再次放疗可能也会有获益。Intven 等通过评估直肠癌自适应放射治疗靶区受照剂量分析，得出基于 1.5T 磁共振加速器上开展直肠癌在线自适应放疗是可行的。

另外，放疗过程中 MRI 可以利用其出色的软组织分辨率和无电离辐射的扫描，为临床提供较清晰的实时影像。MRI 不仅可提供比 CT 更加出色的软组织分辨率，还可对同一解剖结构产生不同对比度的图像，使医师及物理师可以更加准确地勾画肿瘤和 OAR。目前，将 MRI 与 CT 融合的勾画轮廓方法已得到广泛应用，但该方法会增加治疗计划过程的复杂性。一方面采用 MRI 的工作流程可以仅根据 MR 影像进行轮廓勾画，并通过电子密度的分配方法进行剂量计算，达到简化计划设计过程的目的。例如，Kerkmeijer 等利用 MRI 获得了前列腺癌患者治疗计划的所需信息，从而减少了勾画差异性，简化了计划设计工作量，提高了患者的舒适度。另一方面，MRI 软组织实时成像特性配合智能软件可以实现患者的体位校正、剂量累加优化等自适应优化功能。MR 影像的对比度对许多不同的生物效应较为敏感，由此发展出功能性影像，如基于血氧水平依赖（blood oxygen level dependent, BOLD）的功能性影像和 DWI 等。这些技术可以帮助定义肿瘤靶区参数，用于强化治疗影像或监测疗效。

三、磁共振引导直肠癌的放射治疗实践示例

1. 患者的基本资料　患者因"直肠癌放化疗后 1 个月余"入院。行肠镜检查提示"直肠左壁 4～7cm 见不规则肿块，中部凹陷出血，边缘环堤样隆起，约占环周 2/5，基底周围黏膜霜斑样变，挛缩不明显"。取活检三块，活检病理示"（直肠）送检黏膜三块，其中一块见少量异型腺体，考虑为腺癌"。胸腹盆 CT 提示"双肺实质未见异常，直肠壁增厚，考虑占位性病变，结合肠镜，小网膜及小肠系膜改变，考虑脂膜炎"。盆腔 MRI 示"直肠肠壁明显增厚，周围脂肪间隙模糊，可见条索影，表现为 T_1 加权像低信号，T_2 加权像低信号，脂肪抑制略高信号，DWI 为高信号，增强扫描明显强化。盆腔内见小淋巴结。诊断为直肠癌"（见图 7-2-6、图 7-2-7）。患者诊断为 $cT_2N_1M_0$，髂内及直肠上动脉旁可疑淋巴结转移 2 枚，行新辅助长程同步放化疗。

靶区勾画如下：CT 示肿物位于直肠下段，临床分期为 T_2，无盆腔前器官受侵，无肛提肌、肛门外括约肌受侵，左侧闭孔及肠系膜上动脉可疑转移淋巴结。GTVp 为 CT 可见病灶，GTVn 为 CT 上任何可疑转移淋巴结。CTV 为 GTV 上下各外扩 2cm 和选择性区域淋巴结，包括直肠系膜区、骶前区、髂内、闭孔区，在 CTV 的基础上外扩 5mm 为 PTV，处方剂量为 DT，2Gy/次×25 次，持续 6 周。

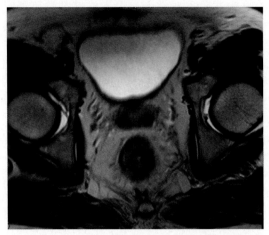

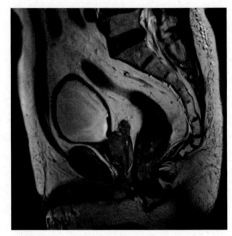

图 7-2-6　直肠癌 MRI T₂WI 横断面影像　　　　　图 7-2-7　直肠癌 MRI T₂WI 矢状面影像

2. 基于 MRI 进行靶区勾画示意　基于 MRI 进行靶区勾画示意见图 7-2-8。

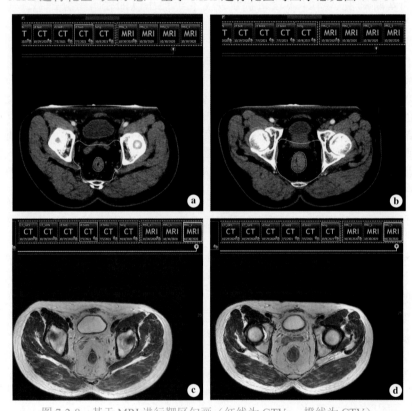

图 7-2-8　基于 MRI 进行靶区勾画（红线为 GTVp，橙线为 CTV）

a 和 b 为在大孔径 CT 影像上勾画的靶区，c 和 d 为靶区在 MRI 定位片上的显示。处方剂量为 50Gy/25 次，同步卡培他滨化疗。放疗期间胃肠道反应不明显，骨髓抑制不明显

　　MRgRT 正逐渐发展成为个性化放疗的一种颇有前景的技术方法，但目前在具体实施过程中遇到的问题，如在线 ATS 自适应过程中在 MR 影像上重新勾画靶区和 OAR 需要花费大量的时间，患者很难长时间保持同一体位，所以调整治疗计划所花费的时间与剂量学的增益需要权衡，这也限制了其许多潜在的实用功能。目前基于深度学习人工智能自动勾画不断发展，为靶区和 OAR 的迅速且准确地勾画带来了希望。虽然 MRgRT 的发展存在着技术和临床的挑战，

包括成像生物信息的验证和对效益、成本的严格评估，但正在采取协调一致的方法来管理这些挑战，并为临床获益建立起有效的证据。随着计算机等科学技术的不断发展、MRI 技术的进一步普及以及 MRI 相关技术在肿瘤诊断治疗领域的进步，自适应 MRgRT 在未来一段时间里将在肿瘤放疗领域引领技术的大幅提升。

第三节 磁共振引导前列腺癌放射治疗

一、概 述

1. 前列腺癌的发病情况及主要表现 前列腺癌是男性泌尿生殖系统最常见的恶性肿瘤之一。世界范围内，前列腺癌的发病率居男性第二位，仅次于肺癌。与欧美国家相比，我国前列腺癌具有发病率低（10.23/10 万男性人口）、疾病确诊时分期晚等特点，但是近年来发病率迅速升高。前列腺癌主要发生于老年人，年龄<40 岁极少发病，40 岁以后发病率缓慢增长。85%的前列腺癌发生在 65 岁以上，发病年龄的高峰在 60～80 岁。

由于大部分的前列腺癌产生于前列腺的外周带，远离尿道，生长较为缓慢，因此前列腺癌早期常无症状。随着肿瘤生长，等前列腺癌出现相应症状往往为局部晚期或转移病变。前列腺腺体压迫尿道可引起进行性排尿困难，表现为排尿不尽、排尿费力、尿线细、射程短、尿流缓慢、尿流中断、尿后滴沥。此外，还有尿频、尿急、夜尿增多，甚至尿失禁。肿瘤压迫直肠可引起大便困难或肠梗阻，也可压迫输精管引起射精缺乏，压迫神经引起会阴部疼痛，并可向坐骨神经放射。前列腺癌可侵及周围膀胱、精囊、血管神经束，引起血尿、血精、阳痿。盆腔淋巴结转移可引起双下肢水肿。前列腺癌常易发生骨转移，引起骨痛或病理性骨折、截瘫。前列腺癌也可侵及骨髓引起贫血或全血象减少。由于缺乏前列腺筛查和公共健康教育不足，国内前列腺癌的常见临床表现为尿路症状和骨痛。

2. 前列腺癌的治疗原则 前列腺癌根据临床分期、前列腺特异性抗原（PSA）检测、Gleason 分级分为局限期前列腺癌［包括极低危、低危、中危（分为预后良好和预后不良）、高危、极高危］和转移性前列腺癌。前列腺癌具有较多治疗方式，包括随访观察、前列腺癌根治术、外照射放疗、化疗、内分泌治疗、免疫治疗等。每种治疗方式有各自的适应证，也有不同治疗反应。治疗的选择也必须考虑年龄和预期寿命。早期（肿瘤仅位于前列腺包膜以内）前列腺癌患者可以通过根治性手术或者根治性放疗等方式，达到良好的治疗效果，甚至得以治愈。由于肿瘤本身生长缓慢，部分低危、高龄患者也可以根据具体情况选择主动监测，待病情进展再进一步治疗。局部进展期（肿瘤突破前列腺包膜但未发生转移）和转移性前列腺癌，一般选择雄激素去除治疗，以期延长患者生存期，改善生活质量；部分患者可选择手术切除，或在放疗基础上进行内分泌治疗等多手段综合性治疗。

3. 前列腺癌的放射治疗策略 放疗用于治疗前列腺已有近一个世纪的历史。外照射是局限性前列腺癌的主要治疗方式。前列腺癌的放射生物学表明其适合低分割放疗，研究显示前列腺癌短程放疗有良好的效果。然而，目前的 IGRT 技术限制了其精确低分割放疗的应用。MRI 是局限性前列腺癌的主要诊断工具，为前列腺癌治疗提供更多解剖学信息，有利于放疗靶区的勾画。MRgRT 可以更准确地指导放疗。

二、磁共振引导前列腺癌放疗应用

1. MRI 在前列腺癌诊断及病情评估中的应用 前列腺癌的影像学检查包括 B 超、CT、MRI、PET-CT 等。鉴于 MRI 对软组织具有明显优势，MRI 相对于 CT 可以更好地识别软组织内较小病变和等密度肿块，并可以提供周围正常组织准确的轮廓边界，从而更好地进行分期。前列腺癌局限于前列腺包膜时，肿瘤和正常前列腺组织密度相近或相等，CT 诊断敏感性低于

MRI。前列腺癌已经侵犯包膜及邻近器官时，CT 扫描的敏感性和 MRI 相同。肿瘤穿透包膜后，外形不规则，腺体周围脂肪消失，精囊腺和邻近的肌肉界线模糊或消失。前列腺 MRI 的诊断价值优于 CT，T_1 权重像上前列腺为一均匀的中等信号强度，能清楚地显示前列腺周围的脂肪层。前列腺癌在 T_2 权重像上表现为在高信号的前列腺周边带内出现低信号的缺损区，病变区包膜中断，则说明肿瘤侵犯了前列腺包膜。MRI 是目前公认的前列腺检查的最佳方式，在前列腺癌的早期诊断、定位、分期、侵袭性评估、随访等方面均具有重要价值。由于我国不同医疗机构的前列腺 MRI 检查方法不尽相同，诊断水平参差不齐，国内相关专家总结编写了相关共识。

准确的术前 T 分期对前列腺癌管理至关重要。术前包膜侵犯（ECE）可能会影响临床决策，因此 MRI 扫描方案尤为重要。目前前列腺 MRI 扫描方案：多参数 MRI（multi-parametric MRI，mp-MRI）包括常规序列与至少两个功能序列。常规序列指 T_1WI 和 T_2WI，功能序列主要包括 DWI、DCE-MRI 和 MRS。Meta 分析结果显示，mp-MRI 对前列腺癌诊断的敏感度和特异度分别为 0.89 和 0.73，ROC 下面积为 0.91；界值为 ≥4 时，敏感度和特异度分别为 0.89 和 0.74；界值为 ≥3 时，敏感度和特异度分别为 0.95 和 0.47；mp-MRI 对前列腺癌诊断的敏感度和特异度分别为 0.89 和 0.64。目前尚无公认的最佳诊断界值。

对于 mp-MRI 序列，H-RADSv2 建议使用 T_2WI，DWI 和 DCE-MRI 作为推荐序列。T_2WI 可提供前列腺的高分辨率解剖信息。由于外周带（SI）在 T_2WI 图像上通常具有中等到高的信号强度，同时还可以很好地描绘出带状解剖结构和囊状组织，因此 T_2WI 适合于识别肿瘤病变以及评估精囊、神经血管束和前列腺边缘扩张。由于前列腺癌具有较高的细胞密度，外周区（PZ）中的前列腺癌通常具有比周围组织低的 SI，呈双凸状（或"水滴状"）。在 T_2WI 上很难区分移行带与前列腺癌/病灶，T_2WI 是 PI-RADSv2 中 PZ 的主要确定序列。DWI 反映了随机水分子的运动，包括 ADC 图像和高 b 值图像。在细胞环境中，水分子扩散受细胞质中诸如细胞膜和细胞器等细胞成分的阻碍，这可能导致扩散受限。与健康组织相比，通常在前列腺癌中发现更高程度的扩散限制，在 DWI 上表现为扩散受限，可能在 ADC 图上显示低强度，而在高 b 值 DWI 上显示高强度。DCE-MRI 是一种用于表征组织血管特性的 MRI 技术，将对比剂注入患者体内，以便观察到感兴趣组织内对比剂的动态摄取过程。与其他癌症相似，由于与肿瘤相关的血管生成促进血管生长，血管壁的完整性较弱，肿瘤血管的通透性通常更高，因此与健康组织相比，前列腺癌通常显示出更快的吸收（强化）和清除作用。所有前列腺 mp-MRI 检查中都应包括 DCE，以免遗漏一些小的重要病灶。DCE-MRI 有助于 T_2WI 和 DWI 对前列腺癌的诊断。此外，DCE-MRI 在评估癌症侵袭性和确定治疗后的复发方面具有一定临床价值。

由此可见，mp-MRI 是将解剖学结构与一个或多个功能性序列相结合的一种无创成像方式，已成为检测和表征前列腺癌的重要工具。mp-MRI 的传统作用仅限于前列腺癌分期，但随着先进成像技术的发展，其作用已扩展到肿瘤检测、主动监测和患者随访期的病程监测。经直肠超声穿刺是评估可疑前列腺癌患者的主要方法，但它存在准确率低等局限性。由于 mp-MRI 的高分辨率和准确性，磁共振引导下穿刺或 MRI 与超声融合穿刺将发挥着越来越重要的作用。

虽然基于 mp-MRI 的影像组学已经在前列腺癌方面表现出潜在的临床价值，但是在临床应用方面仍存在一定局限。成像设备及数据采集方式多样性导致数据利用率低，因此规范化扫描及序列在此方面意义重大。更重要的是，影像组学可以通过从图像数据中提取各种特征来量化肿瘤内异质性。最后，影像组学的应用与当前的患者常规诊疗高度兼容。通常，患者在疾病诊断和治疗过程中会进行医学成像扫描，因此进行影像组学分析可以减少非必要的额外检查。

2. MRI 在前列腺癌靶区勾画中的应用　前列腺癌一般采取 CT 及 MRI 模拟定位。CT 定位前 1h 排空直肠膀胱，口服饮用水 500～1000ml（可含肠道对比剂），待膀胱充盈后开始定位，膜体或负压成形垫固定，CT 预扫前列腺部位了解直肠膀胱状态并确定定位中心，静脉注射对比剂增强扫描（如果需要做盆腔淋巴引流区放疗建议增强扫描，若只做前列腺精囊腺部位放疗可不增强），CT 增强可以准确地显示盆腔血管和转移淋巴结，有助于盆腔淋巴引流区勾画，扫描范围自腰 4 椎体上缘至坐骨结节下 3cm, 层厚 3mm, 如果有条件建议同样原则下行前列腺精囊腺部位 MRI 定位, 扫描后图像传至计划系统进行 CT 和 MR 影像融合配准后勾画靶区及 OAR。单纯 CT 影像不能很好地分辨前列腺癌以及周围正常软组织结构, MRI 可提供更多的信息, 如肿瘤范围、有无被膜破坏、精囊腺是否受侵等, 采用二者融合技术能够使靶区勾画得更加准确。研究显示, MR 影像勾画的前列腺+精囊腺体积比 CT 影像小, 基于 MR 影像的勾画来制订放疗计划比基于 CT 影像的计划可明显减少受较高剂量照射的直肠体积。

众所周知, CT 所描绘的前列腺通常比真正的解剖部位大。一项研究比较了 6 位放射肿瘤学家的基于 CT 勾画解剖图像, 测量发现前列腺轮廓平均比真正腺体大 30%, 但只包含 84% 的体积, 因此后部总是被遗漏, 而前部的正常组织总是被包含。MRI 可以更好地区分相邻的软组织结构, 并在识别前列腺尖、精囊和后边界方面显示出更大优势。多项研究表明, 当使用 MRI 为计划提供额外的信息时, 勾画前列腺体积减小, 在三个最大的系列中减少了 30%~35%。这些减少主要是由于前列腺上下范围的变化减少, 并转化为向直肠受照剂量的减少。有研究采用 MRI 和 CT 融合图像勾画 CTV, 与单纯 CT 勾画比较, 结果显示 CTV/CT-MRI 与 CTV/CT 平均减小 19.40%, 差异主要在前列腺尖部, 继而能够提高靶区勾画的准确性, 降低直肠、膀胱等危及器官毒副作用的发生率。

操作者间和操作者内部的靶区勾画有差异, 特别是在精囊和尖部非常显著。这部分是由于 CT 影像上软组织的清晰度较差, 使得前列腺边界的识别具有挑战性。关于 MRI 改进的软组织成像也被证明可以减少前列腺勾画观察者内部和观察者之间的差异。将 MRI 与培训计划结合使用, 可能会进一步减少观察者间差异。MRI 与前列腺切除术标本具有良好的对应关系, 相关系数高达 0.86。因此, 与 CT 相比, 基于 MRI 的前列腺的勾画可以做得更一致, 保真度更高, 从而减少了靶区体积和对周围结构的照射。

最近的研究集中在使用多 mp-MRI 识别前列腺内高级别肿瘤区域。在 MRI 中使用像素模型预测疾病的存在已被证明是有前景的。准确识别提供了将剂量增加集中到该区域的可能性, 这是最有可能发生最终疾病复发的部位。mp-MRI 指导下的靶剂量增加是正在进行的 III 期 FLAME 研究的主要内容, 其结果值得期待。已有研究表明, 通过 mp-MRI 可以可靠地识别前列腺内的主要病变, 但目前关于该区域在治疗过程中如何受前列腺变形影响的数据还很少, 需要进一步研究。在一项使用准直器调整来解释前列腺旋转的研究中, 有和没有局灶增强的患者对旋转同样敏感, 表明前列腺旋转对增强剂量的影响有限。

3. 磁共振引导前列腺癌放射治疗疗效及在放射性损伤评估中的应用 放射生物学证明, 放射对肿瘤和正常组织的生物效应和照射剂量有关, 为了提高治疗增益, 应该尽量增加肿瘤照射剂量, 并减少正常组织的受照剂量。前列腺癌的放疗剂量和肿瘤局部控制率的相关性在临床研究中得到证实, 美国 Sloan-Kettering 癌症中心建立了前列腺癌照射剂量和局部控制率线性关系。前列腺癌三维适形放疗后 2.5 年做前列腺活检, 肿瘤照射剂量从 64.8Gy 增加至 81.0Gy, 活检阴性率从 48% 增加到 94%, 随着剂量的增加, 局部控制率增高。在分化差的局部晚期前列腺癌 ($T_{3~4}N_{0~2}M_0$), 常规外照射 75.6Gy 和 67.2Gy 比较, 高剂量照射提高了局部控制率, 5 年局部控制率分别为 94% 和 64%, 8 年局部控制率分别为 84% 和 19% (P=0.0014)。在 M. D. Anderson 癌症中心开展的前瞻性随机研究中, 301 例 $T_{1b~3}$ 前列腺癌患者分别接受 70Gy 或 78Gy 照射, 8 年无 PSA 复发生存率分别为 59% 和 78% (P=0.004)。在治疗前 PSA>10ng/ml 患者, 提高剂量照射疗效差别更显著, 8 年无 PSA 复发生存率分别为 38% 和 78% (P=0.001)。在最近荷兰的一项大的随机对照研究中, 78Gy 和 68Gy 比较, 无生化失败生存率从 54% 提高到 64% (P=0.02)。磁共振引导的前列腺癌放疗可使放疗的准确性增加, 从而减少周围正常组织和器官受照剂量, 使更多患者耐受高剂量放疗, 有望提高治疗疗效。

前列腺癌放疗所造成的损伤, 主要累及器官是直肠、膀胱、小肠。最常见的为放射性直肠炎, MRI 典型表现包括: 急性期患者病变肠壁明显增厚, 黏膜下层肿胀, 在 T_2WI 上黏膜-黏膜下层-固有肌层依次呈稍低信号-高信号-中等信号的"同心圆"或"靶征"样分层, 黏膜炎性病变严重时，黏膜层还可以进一步出现分层，由内向外呈高信号-稍低信号表现；高 b 值 DWI 序列上依次呈高信号（黏膜层）-低信号（黏膜下层）-中等信号（固有肌层），T_1WI 序列呈等低信号，增强后黏膜层及固有肌层显著强化，呈现"同心圆"样分层强化；合并溃疡时肠壁内缘可表现不规整，甚至出现黏膜层连续性中断表现；MRI 还有助于区分急性炎性病变和纤维化，当病变区出现明显纤维化改变时，T_2WI 信号显著降低，DWI 信号降低，肠壁强化程度降低。此外，MRI 检查还可以观察是否合并狭窄、瘘管，以及周围组织器官的继发病变等。

4. 磁共振引导的前列腺癌自适应放射治疗的概述　MR-Linac 可以在线进行 MRI 扫描，进而实现在线优化。通过图像可以准确观察到肿瘤的位置和周围正常器官的位置。磁共振引导可以在放疗时提供靶区精准配准，从而实现精准治疗。较高的软组织对比度使 MRI 成为在线 ART 的理想成像方式。将 MRI 扫描与放疗结合起来的磁共振引导的放疗系统正在被引入临床。在基于 CT 的 IGRT 中，图像质量会对定位和 ART 所需的 CTV 到 PTV 的外扩边界产生不利影响，这主要是由于图像模式软组织对比度的残差不确定性。MRI 诊断质量的残差不确定性将大大小于 CT 或 CBCT，从而允许更小的 CTV 到 PTV 的边界外扩。

MR-Linac 系统的设计目的是能够在放疗期间适时跟踪/监测 2D（连续）MRI 上器官（如前列腺）的运动。由于出色的软组织对比度，这种跟踪应该是非常准确和有效的。当检测到前列腺运动超出预定范围时，通过异常门控功能可以暂停放射束，当前列腺运动回到预定范围时，可以恢复放射束。另外，预计随着技术的增强，放射束可以动态地成形，以跟踪在垂直于放射束方向的平面上获得的连续 MRI 检测到的前列腺运动。任何一种方法都可以有效地管理分次内的变化，从而可以减少分次内变化所需的外扩。

MRI 的更好软组织对比以及功能/生理信息将显著改善在线 ART 策略的性能和实施（如改进目标清晰度、图像配准、自动分割）。此外，随着放疗期间实时 MRI 测量和监测分次内运动的应用，可以改进运动管理技术（门控或跟踪）。考虑到分次间和分次内的变化，CTV-PTV 的外扩可以安全地减小到≤3mm。由于 PTV 常与直肠和膀胱重叠，如此大幅度的 PTV 外扩的减少应该可以减少毒性或允许放疗剂量的安全增加以根除肿瘤，从而提高治疗效果。

大量的文献表明，在前列腺癌的放疗中，存在显著的分次间和分次内的变化。这些变化包括平移和旋转运动、形变和结构之间的独立运动，并由随机和系统成分组成。虽然目前基于 CT 或 CBCT 的 IGRT 标准实践只能解决平移运动问题，但自适应放疗有可能完全解决这些变化。MRI 出色的软组织对比度和连续成像能力是管理分次间和分次内变化的重要条件。MRI 放疗和 ART 功能的集成，如 MR-Linac，为优化前列腺放疗提供了希望。使用这种方法，改善了计划和执行过程中靶区和危及器官的勾画，这意味着可以充分地考虑到分次间和分次内的变化，从而允许使用减少 CTV 到 PTV 的外扩。

总之，放疗剂量提高可改善前列腺癌患者的治疗效果。对于一些高危患者来说，使用外照射增加剂量可能还没有达到受益的平台期。越来越多的适形技术的使用，如静态 IMRT 或 VMAT，可以实现治疗强化，同时最小限度地增加周围正常结构的相关毒性。进一步的安全剂量增加，需要使用最优的计划和 IGRT 将治疗靶点位置的不确定性降至最低。特别是大分割立体定向放疗使用的增加是基于在每次治疗期间能够成功地将治疗精确的施照到预定靶区。MRgRT 通过改进软组织对比和在线自适应计划使 IGRT 达到了更高水平，从而提高了分次放疗的准确性。MRgRT 提供了改善肿瘤预后降低了治疗相关的毒性的机会。

三、磁共振引导前列腺癌放射治疗实践示例

患者，男性，64 岁，因"血尿、尿急、尿频 1 年半"就诊。MRI 示："前列腺异常信号，考虑前列腺 MT 累及精囊腺，请结合临床"。总前列腺特异性抗原（PSA）检测 12.200ng/ml。行前列腺穿刺，病理结果示"（左侧前列腺穿刺）结合免疫组化，符合前列腺腺癌；Gleason

评分：5+4=9 分，分级分组：5 组。（右侧前列腺穿刺）结合免疫组化，符合前列腺腺癌；Gleason 评分：5+4=9 分，分级分组：5 组。免疫组化：P504s（+）、34BE12（−）、P63（−）、Ki-67 阳性指数 30%～40%（左侧）和 50%～60%（右侧）"。行 ECT 示脊柱退行性变，余骨显像未见明显骨代谢异常。入院前 1 周开始行戈舍瑞林及比卡鲁胺内分泌治疗。入院后 CT 检查示"①前列腺增大、密度不均，结合临床，考虑前列腺癌。②肝脏、左肾囊肿。③双肺纤维灶。④胸部术后？请结合病史。诊断：前列腺癌（$T_{3b}N_0M_0$ Ⅲ$_c$ 期）。

确诊后行定位后磁共振引导放疗。患者行大孔径 CT 及大孔径 MRI 双定位，采用仰卧位，真空气垫带固定体位，双手上举抱头枕。于盆腔建立坐标系，贴体表扫描标志物，大孔径 CT 轴位扫描，每层 3mm，扫描范围上界为腰 4 椎体上缘，下界为坐骨结节下 3cm。CT 定位图像传输至 Varian Eclipse 计划系统勾画靶区。放疗靶区：CTV1 为前列腺及精囊，外扩 5mm 为 PTV1。CTV2 为盆腔淋巴引流区，外扩 5mm 为 PTV2。勾画危及器官：股骨头、直肠、膀胱、小肠（图 7-3-1）。

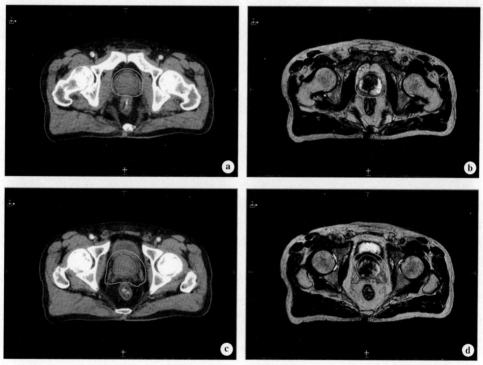

图 7-3-1 计划系统勾画靶区

红线为 CTV1，绿线为 PTV1。a、c 为在大孔径 CT 影像勾画的靶区，b、d 为同层 Elekta Unity MR 影像

处方剂量：PTV1 70Gy：2.5Gy×28 次，PTV2 50.4Gy：1.8Gy×28 次。计划评价直肠 V_{70} 3%、V_{50} 32%，双侧股骨头 V_{50} 均 < 5%，膀胱平均 34.15Gy。小肠最大受量 49.83Gy。由医科达 Unity 直线加速器实施放疗计划（图 7-3-2）。放疗期间消化道反应Ⅰ度，骨髓抑制Ⅰ度。

综上所述，磁共振引导前列腺癌的放疗，可以在放疗时提供靶区精准配准，从而实现精准治疗。磁共振引导放疗技术的提高，可在正常组织的耐受范围之内，显著增加肿瘤组织的照射剂量。前列腺癌的外放疗，是治疗局限期前列腺癌的主要治疗手段之一，随着放疗技术的提高，可提高放疗剂量，且大分割放疗应用越来越广泛，从而提高局部控制率，并在一定程度上可以转化为总生存率的提高。因此，MRgRT 在前列腺癌放疗领域具有明显的潜在应用价值，有望改善肿瘤预后，降低损伤。

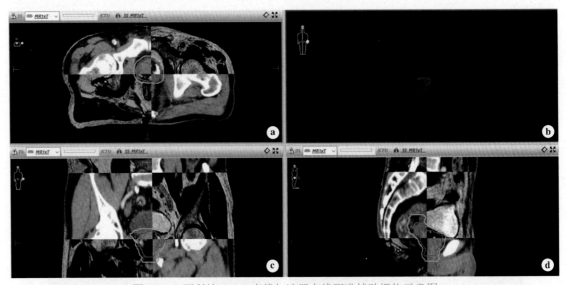

图 7-3-2　医科达 Unity 直线加速器在线配准辅助摆位示意图

a. CT 与 MRI 横断面融合影像；b. 肿瘤靶区三维显示；c. CT 与 MRI 冠状面融合影像；d. CT 与 MRI 矢状面融合影像

第四节　磁共振引导盆腔转移淋巴结放射治疗

一、概　　述

1. 盆腔转移淋巴结的发病情况及主要表现　在盆腔肿瘤（宫颈癌、直肠癌、前列腺癌等）的诊断过程中，盆腔淋巴结是评估肿瘤病情和准确分期的重要依据。与无淋巴结转移的病例相比，阳性淋巴结的存在增加了复发的可能性，并降低了患者远期生存率。此外，在盆腔肿瘤的治疗方案中，盆腔淋巴结的转移情况决定了患者手术与否、盆腔照射野的范围和是否进行局部加量等。

以宫颈癌为例，患者五年生存率随着淋巴结转移的增加显著下降：早期无淋巴结转移的患者可达95%，盆腔淋巴结转移的患者下降至80%以下，腹主动脉旁淋巴结转移的患者低于40%。因此，淋巴结状态是一个重要的预后因素，明确淋巴结转移情况对于指导患者的治疗至关重要。局部晚期宫颈癌患者出现阳性淋巴结的可能性增加。值得注意的是，根据肿瘤的位置，宫颈癌有两种潜在的引流途径。位于子宫颈/子宫下段尾侧的肿瘤通常首先引流至盆腔淋巴结，随后进入髂总淋巴结；累及宫体上段的肿瘤可能绕过盆腔淋巴结，直接引流至髂总淋巴结，甚至更高位的腹主动脉旁淋巴结。因此，对于局部晚期或宫体受累的宫颈癌在制订治疗计划前进行PET-CT 或 MRI 检查明确淋巴结转移情况是非常必要的。当影像学检查发现癌细胞转移到髂总淋巴结和主动脉旁淋巴结时，需要延伸野照射以包括亚临床病灶。

2. 盆腔转移淋巴结的治疗原则　盆腔淋巴结是评估盆腔肿瘤病情和准确分期的重要依据。以宫颈癌为例，肿瘤细胞向盆腔淋巴结转移一般是由原发病灶通过附近的淋巴管，首先向宫颈旁、闭孔、髂内、髂外等淋巴结向髂总淋巴结转移，进而转移至腹主动脉旁淋巴结。

早期治疗上，I_{A1} 期且无脉管癌栓，这类患者发生淋巴结转移的风险低（小于 1%），因此一般不行盆腔淋巴结清扫手术。I_{A1} 期伴脉管癌栓或 I_{A2} 期，这类患者均需行盆腔淋巴结清扫术或前哨淋巴结成像及活检手术（SLBN）±腹主动脉旁淋巴结取样。I_{B1}～II_{A2} 期可行根治性子宫切除术+盆腔淋巴结清扫术±腹主动脉旁淋巴结取样。I_{B1} 及 II_{A1} 期患者可行前哨淋巴结成像及活检手术，以替代淋巴结清扫手术。对晚期宫颈癌及部分放疗后中央型复发患者，可考虑扩大的子宫根治性切除或盆腔脏器廓清术。

　　宫颈癌局部晚期治疗上如无主动脉旁淋巴结转移，可行盆腔放疗+顺铂同期化疗+阴道近距离放疗；如有主动脉旁淋巴结转移，可行延伸野放疗+含顺铂同期化疗+阴道近距离放疗。

　　3. 盆腔转移淋巴结的放射治疗策略　大多数早期宫颈癌患者接受了不必要的系统盆腔淋巴结切除，增加了手术并发症的风险。对于盆腔淋巴结转移风险较低的早期子宫颈癌患者，以创伤较小的 SLNB 替代系统淋巴结切除，可以避免过度治疗和相关手术并发症。对于术中发现盆腔或主动脉旁淋巴结转移的患者，一种选择包括根治性子宫切除术及辅助性放化疗，另一种选择是与妇科放疗医师沟通后终止手术改为根治性同步放化疗。术后辅助治疗对象是具有高危因素的患者，包括盆腔淋巴结阳性、肿瘤分化差、脉管受侵、术后切缘阳性、宫旁浸润、宫颈间质浸润外 1/3 以及术前病灶＞4cm 者，目的是补充手术治疗的不足，提高肿瘤局部控制率，减少复发和转移，改善五年生存率。

　　宫颈癌的放疗照射区包括肿瘤原发区及盆腔转移区。肿瘤原发区的治疗目前仍以腔内照射为主，其照射有效范围包括子宫颈、阴道、子宫体及宫旁三角区；盆腔转移区的治疗目前仍以体外照射为主，其照射范围上界一般位于 $L_{4\sim5}$，下界在闭孔下缘靶区，需要包括 GTV（如果存在）、宫旁、骶子宫韧带、骶前淋巴结及其他可能受累淋巴结和足够的阴道组织。如手术或影像学检查未发现阳性淋巴结，照射范围需包括髂总淋巴结、髂外淋巴结、髂内淋巴结、闭孔淋巴结和骶前淋巴结群。如已发生髂总或腹主动脉旁淋巴结转移，则需进行盆腔延伸野及腹主动脉旁淋巴结照射，照射野上界应达肾血管水平或根据淋巴结范围继续向头侧延伸。如病变已侵犯阴道下 1/3，双侧腹股沟淋巴结也应包括在照射范围内。

二、磁共振引导盆腔转移淋巴结放射治疗应用

　　早期宫颈癌较小（＜4cm）且与宫颈紧密相连，淋巴结转移率极低。这在低危组织学细胞类型（鳞状细胞）和高危细胞类型（小细胞癌、腺鳞癌、黏液癌和透明细胞癌）中都是如此。MRI 和 PET-CT 可以在治疗计划前评估意外的淋巴结扩散。MRI 可以了解肿瘤的大小、位置、侵犯邻近结构的程度和转移灶，包括盆腔肿大淋巴结等。除此之外，MRI 对于盆腔淋巴结的疗效评估、复发监测等方面也具有重要的意义。

　　1. MRI 在盆腔转移淋巴结诊断及病情评估中的应用　MRI 对盆腔淋巴结的诊断主要是利用脂肪饱和的 T_2 加权、DWI 和 T_1 加权增强图像进行淋巴结评估。在 T_2 加权像上，淋巴结可以异常增大，在饱和脂肪的背景上可以看到均匀或不均匀的高信号，取决于淋巴结组织中坏死程度。在非脂肪饱和 T_2 加权图像上，淋巴结的信号强度与原发肿瘤相似（图 7-4-1），并与周围高信号的体脂形成明显对比。在 T_1 加权增强图像上，根据淋巴结坏死程度，淋巴结可能增大并有不同程度增强（图 7-4-1）。在 DWI 图像上，转移淋巴结在低 b 值图像上呈等高信号，在高 b 值图像上呈高信号，在 ADC 图上呈低信号（图 7-4-1）。与良性淋巴结相比，淋巴结转移的 ADC 值显著降低，DWI 可检测到小至 5mm 的异常淋巴结。图 7-4-2 展示了阴道癌腹股沟淋巴结转移。

　　图 7-4-1 为一例宫颈癌患者，女性，47 岁。临床分期为 II_b 期宫颈腺癌。MRI 轴位 SPAIR 显示增大淋巴结。轴位 T_1WI 显示肿大淋巴结周边强化，中央坏死。ADC 图上淋巴结表现为低信号，表明扩散受限。

　　图 7-4-2 轴位 MRI T_1 加权增强图像和 DWI 图像显示阴道癌伴有腹股沟淋巴结转移。

　　众所周知，PET-CT 扫描对转移淋巴结的数量和位置，以及其他转移性软组织病灶都有较强的诊断价值。据报道，PET 检测淋巴结转移的灵敏度为 79%～91%，特异度为 93%～100%。PET-CT 具有将功能、放射性核素 FDG 代谢数据与 CT 的高空间分辨率相结合的潜在优势。然而，部分较小的淋巴结转移仍可能被漏诊。PET-MRI 融合图像在宫颈癌淋巴结评估中可以在一定程度上提高淋巴结诊断准确率。研究发现，MRI 与 PET 在评估淋巴结转移方面的优势相

结合，可产生协同效应。融合 PET-MRI 的肿瘤分期准确率为 83.3%，淋巴结转移检测的准确率为 90%。图 7-4-3 为使用 MRI 诊断盆腔淋巴结转移的病例。图 7-4-3 为一例宫颈癌患者，女性，60 岁。临床分期为 I$_{b1}$ 转 III$_{c1}$。图 7-4-3a 在 MRI 上，轴位 T$_1$ 加权图像显示沿着双侧骨盆有多发淋巴结。图 7-4-3b DWI 图像显示淋巴结在 b 值=600s/mm^2 图像上呈高信号，表示扩散受限。妇科检查时未发现淋巴结，临床分期为 I$_{b1}$，由于这是影像学上发现肿大淋巴结，并且由于弥散，治疗从手术改为放化疗。

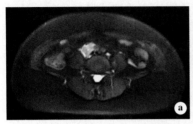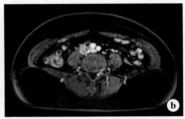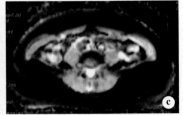

图 7-4-1　盆腔淋巴结在 MRI 不同序列影像上的表现
a. MRI T$_2$WI 脂肪抑制影像；b. MRI T$_1$WI 强化影像；c. MRI ADC 影像

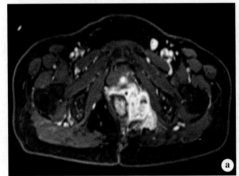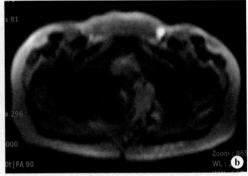

图 7-4-2　腹股沟淋巴结在 MRI 不同序列影像上的表现
a. MRI T$_1$WI 增强影像；b. MRI DWI 影像

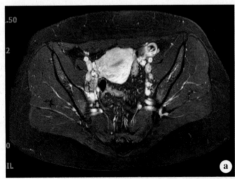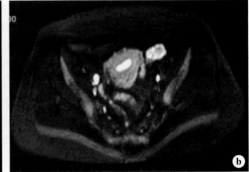

图 7-4-3　MRI 诊断盆腔淋巴结转移
a. MRI T$_2$WI 脂肪抑制影像；b. MRI DWI 影像（b=600s/mm^2）

2. MRI 在盆腔转移淋巴结诊断中的应用　伴有盆腔淋巴结转移的宫颈癌患者，其五年生存率由 85%～90% 下降至 50%～55%。因此，治疗前准确判断盆腔有无淋巴结转移可为临床治疗提供重要的信息和指导，提高治愈率和准确判断预后。

宫颈癌淋巴结转移的影像学诊断方法包括 CT、MRI、PET-CT 及 PET-MRI。CT 及 MRI 是宫颈癌淋巴结转移诊断的主要影像学检查方式。

CT 主要是对淋巴结直径及内部结构进行诊断，对宫颈癌淋巴结转移诊断的敏感度与特异度分别为 58% 和 92%；当淋巴结出现中心坏死时，其对宫颈癌淋巴结转移的阳性预测值可达100%。

MRI 由于其优越的软组织对比度，可显示宫颈癌灶本身、宫旁侵犯和淋巴结转移情况，是宫颈癌影像学检查的首选方法。MRI 诊断宫颈癌淋巴结转移的敏感度为 56%，特异度为 89%。与 CT 相比，MRI 可以评估淋巴结信号及动态对比增强特点，除 MRI 常规序列检查外，功能MRI 诊断技术，可弥补其对组织形态学诊断的不足，也可应用于宫颈癌患者的淋巴结转移诊断。DWI 可反映细胞外间隙水分子扩散运动，宫颈癌转移性淋巴结扩散受限，可采用 ADC 值对其进行定量评估。系统评价研究发现，采取 DWI 技术诊断宫颈癌淋巴结转移的准确率高于CT，并能增加转移性淋巴结检出的敏感度。

PET 是基于恶性肿瘤葡萄糖代谢的功能性影像学检查方法，目前最常用的是 PET-CT。根据最新系统评价结果显示，PET-CT 诊断宫颈癌盆腔淋巴结转移的敏感度及特异度分别为 88% 和 93%，诊断腹主动脉旁淋巴结转移的敏感度和特异度分别为 40% 和 93%，均优于 CT 及 MRI常规序列扫描。PET-CT 对宫颈癌淋巴结转移的检查可能产生假阳性及假阴性结果；当淋巴结较小时，则易出现假阴性结果。PET-MRI 是指 PET 与 MR 影像融合技术，该技术联合了 PET及 MRI 的优势，两项技术相关指标联合对诊断宫颈癌盆腔淋巴结转移具有更强的预测价值。

3. MRI 在盆腔转移淋巴结分期中的应用　MRI 检查对软组织的分辨率较高，对于宫颈癌的位置、大小、浆膜侵犯、盆壁侵犯、膀胱/直肠侵犯和淋巴结的转移均可清晰显示。盆腔淋巴结是否转移对预后及后续治疗均至关重要。术前结合 MRI 判断盆腔淋巴结部位、大小、数目可在术中做到有的放矢。

MRI 对确定肿瘤侵犯范围及深度具有重要作用。判断肿瘤是否浸润宫旁组织是宫颈癌患者术前 MRI 检查的另一重要方面。T_2WI 上宫颈低信号纤维基质环完整，说明癌灶局限在宫颈，可排除宫旁组织的侵犯。宫旁组织受侵表现为 T_2WI 上宫颈基质环消失或中断，宫颈外缘不规则，毛糙不光整，低信号基质环完全破坏代以不规则高信号病灶并延伸至宫旁组织内。肿瘤较大时 T_2WI 上有时不能准确区分肿瘤与灶周水肿，肿瘤较大有坏死时不易确定肿瘤的范围，MRI 增强扫描较易确定肿瘤边界，能更好地评估宫旁组织的浸润和范围。当子宫体、阴道、附件、膀胱和直肠受累时，均表现组织内出现异常信号，T_1WI 呈等信号，T_2WI 呈高信号，增强扫描与上述相同。

4. MRI 在盆腔转移淋巴结放射治疗靶区勾画中的应用　MRI 提供的实时图像可用于观察器官的运动，为器官运动管理和探讨计划靶区轮廓外放提供依据，以进一步保护 OAR 并防止靶区漏照。该优势在单次大剂量 SBRT 中尤为明显。相比于现有的呼吸导航等放疗技术，随着4D-MRI 及相关技术的发展，MRI 能实时提供精准的解剖图像，使靶区实时跟踪放疗成为可能。MRI 还可以实现多功能成像，用于评估肿瘤对于放疗的反应及治疗效果，如 DWI 可用于评估分次内与分次间的放疗靶区对于放疗的反应，以引导临床适时更改放疗计划。

为了减少器官运动、变形、摆位误差等因素所带来的影响，目前所采用的方法是将 CTV外扩一定间距形成 PTV 以避免靶区漏照，保证计划剂量可以尽量完全地分布于大多数患者的目标靶区内。但是基于人群所得到标准化 PTV 不适用于所有患者，且因为间距过大而增加了膀胱、直肠等周围正常组织器官的受照体积及剂量。莫玉珍等利用离线 ART 在外照射 15 次后重新行 CT 定位和制订放疗计划，证实修改计划前后大体肿瘤靶区缩退率为 51.4%；直肠、膀胱平均受照剂量，直肠 V_{40}、V_{50}，膀胱 V_{40}、V_{50} 也较治疗前明显减少。Kerkhof 等每周均重新进行 MRI 扫描并据此制订 4 次新计划，将 PTV 间距由 10~15cm 缩小至 4cm，明显减少了膀胱、直肠、小肠、乙状结肠等 OAR 受照剂量及体积。Bondar 等利用放疗前膀胱排空及充盈状态下所获得的 CT 扫描图像为每位患者建立计划库以选择最佳的个体化放疗方案，所形成的CTV-PTV 外扩边界由基于人群的 38mm 缩小至 7~10mm。Stewart 等根据每周 MRI 重新扫描的结果对 33 例宫颈癌患者治疗计划进行修改，并利用变形配准及分次剂量叠加技术加以评估，证明修改后总体计划可全部满足靶区剂量覆盖剂量学要求，若未做调整则仅有 73% 的患者能达到上述要求。以上研究表明，不同 IGRT 下的 ART 可根据肿瘤、OAR 的实时变化来调整宫颈癌放疗靶区的外扩边界及靶区形态等，从而在优化靶区剂量分布的同时减轻正常组织器官在治疗期间的受累情况。

MRI 软组织分辨率高，弥补了盆腔 CT 软组织的分辨率较差的缺陷，T_2WI 能更好地提供宫旁组织的浸润，所以选择合适 MRI 序列（层厚≤5mm 的薄层 MRI 序列或体素同向的 3D-MRI 序列），将 CT 与 MR 影像融合，根据淋巴结的 CT 及 MRI 异常情况可以勾画。

5. MRI 在盆腔转移淋巴结放射治疗疗效评估中的应用　宫颈癌放疗期间，原发灶给予外照射+内照射，总剂量较高，放疗后绝大多数患者能够达到满意的肿瘤消退。但转移淋巴结在放疗期间给予的剂量相对较低，部分患者在放疗后淋巴结消退并不理想，原因可能是肿瘤对放疗不敏感，也可能是放疗效应的延迟。如何鉴别两者具有非常重要的意义。MRI 检查，尤其是功能 MRI 检查，能够为这部分患者提供有价值的信息，以更为准确地鉴别淋巴结消退缓慢的原因。图 7-4-4 所示一例宫颈癌患者放疗前后的盆腔 MR 影像，放疗后 MRI 发现淋巴结无明显缩小，但 ADC 值较放疗前均明显升高，给予观察。放疗后半年复查 MRI 发现淋巴结基本消失。

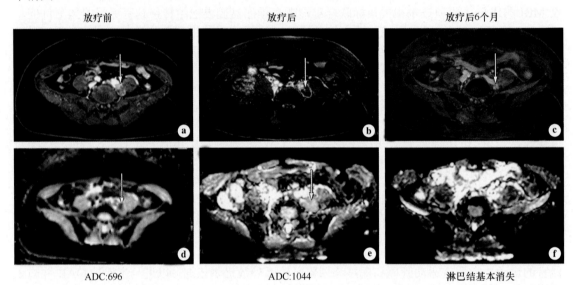

图 7-4-4　一例宫颈癌患者，Ⅲ$_{c1}$期。放疗前髂总淋巴结和闭孔淋巴结等多发淋巴结转移，放疗后复查 MRI 示淋巴结无明显缩小，但 ADC 值较放疗前均明显升高，给予观察。放疗后半年复查 MRI 发现淋巴结基本消失
a. T_1WI 增强影像 1；b. T_1WI 增强影像 2；c. T_2WI 脂肪抑制影像；d. DWI 影像；e. ADC 影像 1；f. ADC 影像 2

6. MRI 在盆腔转移淋巴结放射治疗、放射性损伤评估中的应用　在 MR 影像上观察肿瘤及盆部软组织、器官及骨髓在放疗前后的大小或信号改变。①放疗中，少数肿瘤无缩小，部分病例肿瘤出现不同程度缩小，甚至肿瘤消失。T_1WI 增强成像，肿瘤灶内出现"无强化区"。肿瘤痊愈表现为 T_2WI、频率敏感脂肪抑制（SPIR）序列成像呈低信号，T_1WI 增强扫描轻微强化或无强化。②放疗可引起盆腔区域多个软组织、器官的异常 MRI 表现。③骨髓信号最早出现改变的是在外照射开始后第 8 天，患者受照剂量在 12Gy 时。放疗早期，骨髓在 T_1WI、T_2WI 及 SPIR 序列影像上信号升高，T_2WI 增强扫描见强化。放疗晚期，骨髓的 T_1WI、T_2WI 上信号升高程度增加，SPIR 序列图像上出现信号降低，T_1WI 增强扫描骨髓强化不明显。

宫颈癌放疗后盆部软组织的异常 MRI 表现如下。

（1）脏器改变

1）直肠：部分病例直肠壁增厚（5～16mm），T_1WI 呈等信号，T_2WI 呈高信号或低信号。

2）膀胱：部分病例出现膀胱壁增厚（5～13mm），T_1WI 呈等信号，T_2WI 呈高信号或低信号。

3）子宫：子宫颈及子宫体萎缩变小，T_2WI 可呈高信号；部分病例见子宫腔积液。

（2）脏器周围间隙

1）直肠周围间隙：直肠周围筋膜增厚，脂肪间隙见条索影，T_1WI 呈等信号，T_2WI 可呈高信号或等低信号。

2）子宫周围间隙：宫旁见条索状影，T_1WI 呈低信号、等信号，T_2WI 呈低、等、高信号。

（3）盆壁

1）盆壁肌肉：部分病例肌肉见 T_2WI 与 SPIR 序列影像出现高信号。以臀部肌肉多见，还可见于梨状肌、闭孔内肌、肛提肌。

2）皮下脂肪：部分病例盆部皮下脂肪层 T_1WI 见条索状等、低信号，T_2WI 呈低信号或高信号。

上述异常改变区域在放疗早期，T_1WI 增强扫描图像上可出现强化。

7. 盆腔转移淋巴结 MR 影像引导自适应放射治疗的概述　盆腔转移淋巴结的放疗原则是在最大限度杀灭肿瘤组织的同时尽可能保护正常组织，而 IGRT 起到关键作用。IGRT 能在放疗过程中精确定位肿瘤位置。IGRT 已从原来的 EPID 发展到目前应用广泛的 CBCT。而 CBCT 影像因图像质量问题，在临床使用中具有一定局限性。近年磁共振引导的放疗技术开始进入临床。MR 影像相比 CBCT 影像具有较高的软组织对比度。治疗前在线 MRI 使自适应放疗成为可能，在一定程度上弥补了计划制订到放疗执行时间中因解剖结构变化而导致的放疗不确定性问题，降低了因放疗分次间患者解剖结构变化而对患者实际受量产生的影响，进一步提高了放疗的精准性。

磁共振引导的盆腔淋巴结放疗具有较大的发展潜力，其实时成像功能为后期实现真正意义上的靶区实时跟踪治疗提供了可能；且 MRI 的多功能参数成像，可用于后期患者治疗效果的评估，或用于在线指导靶区及 OAR 的重新勾画，实现真正意义上在线自适应治疗；使得精准治疗在临床上得以进一步提升。

ART 能够降低宫颈癌调强放疗中摆位误差、肿瘤退缩、器官运动等因素的影响，提高治疗的准确性与精确性。然而，临床应用中仍存在一些问题，如图像分辨率不高、形变配准准确度的验证不完善、ART 实施的速度较慢等，均限制了 ART 在临床的普及应用。但是随着在线 MR 影像引导的引入、CBCT/MVCT 影像分辨率的提高、形变配准技术的完善、ART 速度的提高以及其他技术的不断进步，ART 将获得更加广泛的应用，可进一步提高治疗的准确性，同时降低危及器官的受照剂量。

盆腔淋巴结转移是盆腔肿瘤的重要转移途径，也是盆腔肿瘤病情评估和分期的重要依据，更是影响患者预后的重要因素。此外，对盆腔转移淋巴结的有效控制也是防止肿瘤远处转移的有效手段。MRI 在盆腔淋巴结转移的评估中，能够在 CT 和 PET-CT 的基础上进一步提高诊断的准确度，提高分期的准确性；放疗期间使用磁共振引导的放疗能够提高淋巴结加量的准确性；放疗后能够及早评估转移淋巴结的真实缓解情况。因此，MRI 对于盆腔淋巴结放疗具有重要意义。

参 考 文 献

查理斯·华盛顿, 丹尼斯·利弗. 2021. 放射治疗学[M]. 4 版. 郎锦义, 译. 北京: 中国科学技术出版社.

陈立新, 房辉, 何立儒, 等. 2019. 前列腺癌放射治疗安全共识 (中国医促会泌尿健康促进分会, 中国研究型医院学会泌尿外科学专业委员会)[J]. 现代泌尿外科杂志, 24(05): 336-346.

樊代明. 2021. 整合肿瘤学 (基础卷 治疗分册)[M]. 北京: 世界图书出版有限公司.

樊代明. 2021. 整合肿瘤学 (临床卷 腹部盆腔肿瘤分册)[M]. 北京: 科学出版社.

樊代明. 2021. 整合肿瘤学 (临床卷 全 3 卷)[M]. 北京: 科学出版社.

黄曼妮, 安菊生, 杜霄勐. 2016. 宫颈癌放射治疗的研究进展 [J/CD]. 中华妇幼临床医学杂志 (电子版), 12(1): 7-15.

姬健智, 张倩, 曹亮, 等. 2021. 多参数和双参数磁共振评估前列腺癌的现状及展望[J], 磁共振成像, 12(06): 119-120.

贾杰东, 张彬, 韩帅红, 等. 2021. 前列腺癌多参数磁共振成像影像组学研究进展[J]. 中华腔镜泌尿外科杂志 (电子版), 15(01): 80-83.

江新青, 谢琦, 夏建东, 等. 2004. 宫颈癌放疗后盆腔 MRI 分析[J]. 中华放射学杂志, 38(07): 721-725.

靳玉芬, 王健. 2014. 磁共振扫描在子宫颈癌诊断分期中的应用价值[J]. 中国综合临床, 30(03): 271-272.

李载批, 毛蕾, 周雪婷, 等. 2021. 磁共振成像评估直肠癌新辅助治疗后疗效的研究进展[J]. 磁共振成像, 12(04): 121-124.

李晓峰, 郑锦阳, 庞红霞, 等. 2019. 常用影像学检查对结直肠癌的诊断及术前评估价值[J]. 中国医疗器械信息, 25(21): 40-41, 89.

李晔雄. 2018. 肿瘤放射治疗学[M]. 5 版. 北京: 中国协和医科大学出版社.

刘镖水, 郭旋, 丁寿亮. 等. 2021. MR 引导的放疗系统临床应用 [J]. 中华放射肿瘤学杂志, 30(2): 134-139.

刘健, 崔艳艳, 李胜泽. 2012. 宫颈癌综合治疗 70 例临床分析 [J]. 解剖与临床, 17(2): 155-157.

马颖, 赵莲萍, 黄刚, 等. 2020. 基于磁共振图像影像组学对直肠癌新辅助放化疗疗效评估的研究进展[J]. 磁共振成像, 11(10): 947-949.

覃仕瑞, 程斌, 田源, 等. 2021. 医科达磁共振加速器初步临床实践[J]. 中华放射肿瘤学杂志, 30(7): 688-691.

王若峥, 尹勇. 2014. 肿瘤精确放射治疗计划设计学[M]. 北京: 科学出版社.

夏黎明, 邵剑波, 孙子燕. 2016. MRI 读片指南[M]. 北京: 北京大学医学出版社.

袁双虎, 宋启斌. 2018. 肿瘤精确放疗靶区勾画图谱[M]. 武汉: 湖北科学技术出版社: 299-301.

张恒, 曲海波. 2021. 宫颈癌淋巴结转移的影像学诊断 [J/CD]. 中华妇幼临床医学杂志 (电子版), 17(5): 503-509.

张恺铄, 刘孜, 汪涛, 等. 2019. 阴道放射性损伤研究进展[J]. 中华放射肿瘤学杂志, 28(1): 69-73.

张宁, 王凡. 2015. 宫颈癌体外自适应放疗[J]. 国际肿瘤学杂志, 42(3): 232-234.

中国医师协会放射肿瘤治疗医师分会, 中华医学会放射肿瘤治疗学分会, 中国抗癌协会肿瘤放射治疗专业委员会. 2021. 中国前列腺癌放射治疗指南 (2020 年版)[J]. 中华肿瘤防治杂志, 28(05): 325-337.

中华放射学杂志前列腺疾病诊疗工作组, 中华放射学杂志编辑委员会. 2018. 前列腺癌 MRI 检查和诊断共识 (第二版)[J]. 中华放射学杂志, 52(10): 743-750.

中华医学会外科学分会结直肠外科学组. 2021. 中国放射性直肠损伤多学科诊治专家共识[J]. 中华胃肠外科杂志, 24(11): 937-949.

周纯武, 赵心明, 陈雁, 等. 2018. 肿瘤影像诊断图谱[M]. 北京: 人民卫生出版社.

Andress Adam A, Adrian K, Oixon A K, et al. 2018. 格-艾放射诊断学[M]. 张敏鸣, 译. 北京: 人民卫生出版社.

Alaei P, Spezi E. 2015. Imaging dose from cone beam computed tomography in radiation therapy [J]. Phys Med, 31(7): 647-658.

Amendola M A, Hricak H, Mitchell D G, et al. 2005. Utilization of diagnostic studies in the pretreatment evaluation of invasive cervical cancer in the United States: results of intergroup protocol ACRIN 6651/GOG 183 [J]. J Clin Oncol, 23(30): 7454-7459.

American College of Obstetricians and Gynecologists. 2002. ACOG practice bulletin. Diagnosis and treatment of cervical carcinomas. Number 35, May 2002. American College of Obstetricians and Gynecologists [J]. Int J Gynaecol Obstet, 78(1): 79-91.

Angerak T, Mens J W, Quint S, et al. 2015. Cervix motion in 50 cervical cancer patients assessed by daily cone beam computed tomographic imaging of a new type of marker [J]. Int J Radiat Oncol Biol Phys, 93(3): 532-539.

Annika M, Emilia P, Joakim J, et al. 2020. Dosimetric effects of adaptive prostate cancer radiotherapy in an MR-linac workflow[J]. Radiat Oncol, 15(1): 168.

Appelt A L, Ploen J, Harling H, et al. 2015. High dose chemoradiotherapy and watchful waiting for distal rectal cancer: a prospective observational study [J]. Lancet Oncol, 16: 919-927.

Appelt A L, Ploen J, Vogelius I R, et al. 2013. Radiation dose response model for locally advanced rectal cancer after preoperative chemoradiation therapy [J]. Int J Radiat Oncol Biol Phys, 85: 74-80.

Arrivé L, Chang Y C, Hricak H, et al. 1989. Radiation-induced uterine changes: MR imaging [J]. Radiology, 170(1 Pt 1): 55-58.

Asher D, Padgett K R, Llorente R E, et al. 2018. Magnetic resonance-guided external beam radiation and brachytherapy for a patient with intact cervical cancer[J]. Cureus, 10(5): e2577.

Barraclough L H, Swindell R, Livsey J E, et al. 2008. External beam boost for cancer of the cervix uteri when intracavitary therapy cannot be performed [J]. Int J Radiat Oncol Biol Phys, 71(3): 772-778.

Barwick T D, Taylor A, Rockall A. 2013. Functional imaging to predict tumor response in locally advanced cervical cancer [J]. Curr Oncol Rep, 15(6): 549-558.

Bates D D B, Mazaheri Y, Lobaugh S, et al. 2019. Evaluation of diffusion kurtosis and diffusivity from baseline staging mri as predictive biomarkers for response to neoadjuvant chemoradiation in locally advanced rectal cancer [J]. Abdom Radiol (NY), 44(11): 3701-3708.

Beadle B M, Jhingran A, Salehpour M, et al. 2009. Cervix regression and motion during the course of external beam chemoradiation for cervical cancer [J]. Int J Radiat Oncol Biol Phys, 73(1): 235-241.

Bellomi M, Bonomo G, Landoni F, et al. 2005. Accuracy of computed tomography and magnetic resonance imaging in the detection of lymph node involvement in cervix carcinoma [J]. Eur Radiol, 15(12): 2469-2474.

Bipat S, Glas A S, van der Velden J, et al. 2003. Computed tomography and magnetic resonance imaging in staging of uterine cervical carcinoma: a systematic review [J]. Gynecol Oncol, 91(1): 59-66.

Bodurka-Bevers D, Morris M, Eifel P J, et al. 2000. Posttherapy surveillance of women with cervical cancer: an outcomes analysis [J]. Gynecol Oncol, 78(2): 187-193.

Boss E A, Barentsz J O, Massuger L F, et al. 2000. The role of MR imaging in invasive cervical carcinoma [J]. Eur Radiol, 10(2): 256-270.

Caglic I, Panebianco V, Vargas H A, et al. 2020. MRI of bladder cancer: local and nodal staging[J]. J Magn Reson Imaging, 52(3): 649-667.

Chandramohan A, Siddiqi U M, Mittal R, et al. 2020. Diffusion weighted imaging improves diagnostic ability of MRI for determining complete response to neoadjuvant therapy in locally advanced rectal cancer[J]. Eur J Radiol Open, 7: 100223.

Charles-Edwards E M, Messiou C, Morgan V A, et al. 2008. Diffusion-weighted imaging in cervical cancer with an endovaginal technique: potential value for improving tumor detection in stage Ia and Ib1 disease [J]. Radiology, 249(2): 541-550.

Chen J, Liu P, Chen W, et al. 2016. Early changes of volume and spatial location in target and normal tissues caused by IMRT for cervical cancer [J]. Tumori, 102(6): 610-613.

Cheng X T, Cui Y F, Yang X T. 2019. Value of diffusion kurtosis imaging in predicting and assessing response to neoadjuvant chemoradiotherapy in locally advanced rectal cancer [J]. Chin J Anat Clin, 24(6): 531-536.

Choi H J, Roh J W, Seo S S, et al. 2006. Comparison of the accuracy of magnetic resonance imaging and positron emission tomography/computed tomography in the presurgical detection of lymph node metastases in patients with uterine cervical carcinoma: a prospective study [J]. Cancer, 106(4): 914-922.

Chou H H, Wang C C, Lai C H, et al. 2001. Isolated paraaortic lymph node recurrence after definitive irradiation for cervical carcinoma [J]. Int J Radiat Oncol Biol Phys, 51(2): 442-448.

Chung H H, Kang K W, Cho J Y, et al. 2010. Role of magnetic resonance imaging and positron emission tomography/computed tomography in preoperative lymph node detection of uterine cervical cancer [J]. Am J Obstet Gynecol, 203(2): 156. e1-156. e1565.

Chung H H, Kang S B, Cho J Y, et al. 2007. Can preoperative MRI accurately evaluate nodal and parametrial invasion in early stage cervical cancer [J]. Jpn J Clin Oncol, 37(5): 370-375.

Chuter R W, Whitehurst P, Choudhury A, et al. 2017. Technical Note: Investigating the impact of field size on patient selection for the 1. 5T MR-Linac[J]. Med Phys, 44(11): 5667-5671.

Corradini S, Alongi F, Andratschke N, et al. 2019. MR-guidance in clinical reality: current treatment challenges and future perspectives[J]. Radiat Oncol, 14(1): 92.

Cree A, Livsey J, Barraclough L, et al. 2018. The Potential Value of MRI in External-Beam Radiotherapy for Cervical Cancer [J]. Clin Oncol (R Coll Radiol), 30(11): 737-750.

de Boer P, Adam J A, Buist M R, et al. 2013. Role of MRI in detecting involvement of the uterine internal os in uterine cervical cancer: systematic review of diagnostic test accuracy [J]. Eur J Radiol, 82(9): e422-e428.

De Felice F, Magnante A L, Musio D, et al. 2017. Diffusion-weighted magnetic resonance imaging in locally advanced rectal cancer treated with neoadjuvant chemoradiotherapy[J]. Eur J Surg Oncol, 43(7): 1324-1329.

De Graef M, Karam R, Juhan V, et al. 2003. High signals in the uterine cervix on T_2-weighted MRI sequences [J]. Eur Radiol, 13(1): 118-126.

Delli Pizzi A, Cianci R, Genovesi D, et al. 2018. Performance of diffusion-weighted magnetic resonance imaging at 3.0T for early assessment of tumor response in locally advanced rectal cancer treated with preoperative chemoradiation therapy[J]. Abdom Radiol (NY), 43(9): 2221-2230.

Dezen T, Rossini RR, Spadin MD, et al. 2021. Accuracy of MRI for diagnosing pelvic and paraaortic lymph node metastasis in cervical cancer[J]. Oncol Rep, 45(6).

Dimopoulos J C, Petrow P, Tanderup K, et al. 2012. Recommendations from Gynaecological (GYN) GEC-ESTRO Working Group (IV): Basic principles and parameters for MR imaging within the frame of image based adaptive cervix cancer brachytherapy [J]. Radiother Oncol, 103(1): 113-122.

Dimopoulos J C, Schirl G, Baldinger A, et al. 2009. MRI assessment of cervical cancer for adaptive radiotherapy [J]. Strahlenther Onkol, 185(5): 282-287.

Dolezel M, Odrazka K, Vanasek J, et al. 2011. MRI-based pre-planning in patients with cervical cancer treated with three-dimensional brachytherapy [J]. Br J Radiol, 84(1005): 850-856.

Draulans C, Everaerts W, Isebaert S, et al. 2020. Development and external validation of a multiparametric magnetic resonance imaging and international society of urological pathology based add-on prediction tool to identify prostate cancer candidates for pelvic lymph node dissection[J]. J Urol, 203(4): 713-718.

Edvardsson A, Nordstr M F, Ceberg C, et al. 2018. Motion induced interplay effects for VMAT radiotherapy[J]. Phys Med Biol, 63(8): 085012.

Elit L, Fyles A W, Devries M C, et al. 2009. Follow-up for women after treatment for cervical cancer: a systematic review [J]. Gynecol Oncol, 114(3): 528-535.

Elit L, Kennedy E B, Fyles A, et al. 2016. Follow-up for cervical cancer: a Program in Evidence-Based Care systematic review and clinical practice guideline update [J]. Curr Oncol, 23(2): 109-118.

Eminowicz G, Motlib J, Khan S, et al. 2016. Pelvic organ motion during radiotherapy for cervical cancer: Understanding patterns and recommended patient preparation [J]. Clin Oncol (R Coll Radiol), 28(9): e85-e91.

Engin G. 2006. Cervical cancer: MR imaging findings before, during, and after radiation therapy[J]. Eur Radiol, 16(2): 313-324.

Feng M, Balter J M, Normolle D, et al. 2009. Characterization of pancreatic tumor motion using cine MRI: surrogates for tumor position should be used with caution [J]. Int J Radiat Oncol Biol Phys, 74(3): 884-891.

Fields E C, Hazell S, Morcos M, et al. 2020. Image-guided gynecologic brachytherapy for cervical cancer [J]. Semin Radiat Oncol, 30(1): 16-28.

Flueckiger F, Ebner F, Poschauko H, et al. 1992. Cervical cancer: serial MR imaging before and after primary radiation therapy—a 2-year follow-up study [J]. Radiology, 184(1): 89-93.

Fournier LS, Bats AS, Durdux C. 2020. Diffusion MRI: Technical principles and application to uterine cervical cancer[J]. Cancer Radiother, 24(5): 368-373.

Freeman S J, Aly A M, Kataoka M Y, et al. 2012. The revised FIGO staging system for uterine malignancies: implications for MR imaging [J]. Radiographics, 32(6): 1805-1827.

Fyles A W, Milosevic M, Wong R, et al. 1998. Oxygenation predicts radiation response and survival in patients with cervix cancer [J]. Radiother Oncol, 48(2): 149-156.

Gaffney D K, Erickson-Wittmann B A, Jhingran A, et al. 2011. ACR appropriateness Criteria® on advanced cervical cancer expert panel on radiation oncology-gynecology [J]. Int J Radiat Oncol Biol Phys, 81(3): 609-614.

Gill B S, Kim H, Houser C J, et al. 2015. MRI-guided high-dose-rate intracavitary brachytherapy for treatment of cervical cancer: the University of Pittsburgh experience [J]. Int J Radiat Oncol Biol Phys, 91(3): 540-547.

Green J, Kirwan J, Tierney J, et al. 2005. Concomitant chemotherapy and radiation therapy for cancer of the uterine cervix [J]. Cochrane Database Syst Rev,(3): CD002225.

Grigsby P W. 2007. The contribution of new imaging techniques in staging cervical cancer [J]. Gynecol Oncol, 107(1 Suppl 1): S10-S12.

Haie-Meder C, Pötter R, Van Limbergen E, et al. 2005. Recommendations from Gynaecological (GYN) GEC-ESTRO Working Group (I): concepts and terms in 3D image based 3D treatment planning in cervix cancer brachytherapy with emphasis on MRI assessment of GTV and CTV [J]. Radiother Oncol, 74(3): 235-245.

Hatano K, Sekiya Y, Araki H, et al. 1999. Evaluation of the therapeutic effect of radiotherapy on cervical cancer using magnetic resonance imaging [J]. Int J Radiat Oncol Biol Phys, 45(3): 639-644.

Hawighorst H, Schoenberg S O, Knapstein P G, et al. 1998. Staging of invasive cervical carcinoma and of pelvic lymph nodes by high resolution MRI with a phased-array coil in comparison with pathological findings [J]. J Comput Assist Tomogr, 22(1): 75-81.

Hawnaur J M, Johnson R J, Buckley C H, et al. 1994. Staging, volume estimation and assessment of nodal status in carcinoma of the cervix: comparison of magnetic resonance imaging with surgical findings [J]. Clin Radiol, 49(7): 443-452.

Hellebust T P, Kirisits C, Berger D, et al. 2010. Recommendations from Gynaecological (GYN) GEC-ESTRO Working Group: considerations and pitfalls in commissioning and applicator reconstruction in 3D image-based treatment planning of cervix cancer brachytherapy [J]. Radiother Oncol, 96(2): 153-160.

Hellebust T P, Kristensen G B, Olsen D R. 2010. Late effects after radiotherapy for locally advanced cervical cancer: comparison of two brachytherapy schedules and effect of dose delivered weekly [J]. Int J Radiat Oncol Biol Phys, 76(3): 713-718.

Hori M, Kim T, Murakami T, et al. 2009. Uterine cervical carcinoma: preoperative staging with 3.0-T MR imaging—comparison with 1.5-T MR imaging [J]. Radiology, 251(1): 96-104.

Hricak H. 1997. Widespread use of MRI in gynecology: a myth or reality[J]. Abdom Imaging, 22(6): 579-588.

Hricak H, Hamm B, Semelka R C, et al. 1991. Carcinoma of the uterus: use of gadopentetate dimeglumine in MR imaging [J]. Radiology, 181(1): 95-106.

Hricak H, Lacey C G, Sandles L G, et al. 1988. Invasive cervical carcinoma: comparison of MR imaging and surgical findings [J]. Radiology, 166(3): 623-631.

Hricak H, Swift P S, Campos Z, et al. 1993. Irradiation of the cervix uteri: value of unenhanced and contrast-enhanced MR imaging [J]. Radiology, 189(2): 381-388.

Hricak H, Yu K K. 1996. Radiology in invasive cervical cancer [J]. AJR Am J Roentgenol, 167(5): 1101-1108.

Hu F, Tang W, Sun Y, et al. 2017. The value of diffusion kurtosis imaging in assessing pathological complete response to neoadjuvant chemoradiation therapy in rectal cancer: A comparison with conventional diffusion weighted imaging [J]. Oncotarget, 8(43): 75597-75606.

Ishihara S, Kawai K, Tanaka T, et al. 2018. Diagnostic value of FDG-PET/CT for lateral pelvic lymph node metastasis in rectal cancer treated with preoperative chemoradiotherapy[J]. Tech Coloproctol, 22(5): 347-354.

Jalaguier-Coudray A, Villard-Mahjoub R, Delouche A, et al. 2017. Value of dynamic contrast-enhanced and diffusion-weighted MR imaging in the detection of pathologic complete response in cervical cancer after neoadjuvant therapy: A retrospective observational study [J]. Radiology, 284(2): 432-442.

Jang J K, Choi S H, Park S H, et al. 2020. MR tumor regression grade for pathological complete response in rectal cancer post neoadjuvant chemoradiotherapy: A systematic review and meta-analysis for accuracy[J]. Eur Radiol, 30(4): 2312-2323.

Jensen J H, Helpern J A, Ramani A, et al. 2005. Diffusional kurtosis imaging: The quantification of non-gaussian water diffusion by means of magnetic resonance imaging[J]. Magn Reson Med, 53(6): 1432-1440.

Jeong Y Y, Kang H K, Chung T W, et al. 2003. Uterine cervical carcinoma after therapy: CT and MR imaging findings [J]. Radiographics, 23(4): 969-981.

Kaur H, Silverman P M, Iyer R B, et al. 2003. Diagnosis, staging, and surveillance of cervical carcinoma [J]. AJR Am J Roentgenol, 180(6): 1621-1631.

Kerkhof E M, Raaymakers B W, van der Heide U A, et al. 2008. Online MRI guidance for healthy tissue sparing in patients with cervical cancer: an IMRT planning study [J]. Radiother Oncol, 88(2): 241-249.

Kido A, Fujimoto K, Okada T, et al. 2013. Advanced MRI in malignant neoplasms of the uterus [J]. J Magn Reson Imaging, 37(2): 249-264.

Kim H S, Kim C K, Park B K, et al. 2013. Evaluation of therapeutic response to concurrent chemoradiotherapy in patients with cervical cancer using diffusion-weighted MR imaging [J]. J Magn Reson Imaging, 37(1): 187-193.

Kinkel K, Ariche M, Tardivon A A, et al. 1997. Differentiation between recurrent tumor and benign conditions after treatment of gynecologic pelvic carcinoma: value of dynamic contrast-enhanced subtraction MR imaging [J]. Radiology, 204(1): 55-63.

Kishan A U, Lee P. 2016. MRI-guided radiotherapy: Opening our eyes to the future [J]. Integrative Cancer Science and Therapeutics, 3: 420-427.

Knocke T H, Weitmann H D, Feldmann H J, et al. 1999. Intratumoral pO_2-measurements as predictive assay in the treatment of carcinoma of the uterine cervix [J]. Radiother Oncol, 53(2): 99-104.

Kodaira T, Fuwa N, Toita T, et al. 2003. Clinical evaluation using magnetic resonance imaging for patients with stage Ⅲ cervical carcinoma treated by radiation alone in multicenter analysis: its usefulness and limitations in clinical practice [J]. Am J Clin Onco, 26(6): 574-583.

Koyama T, Tamai K, Togashi K. 2007. Staging of carcinoma of the uterine cervix and endometrium [J]. Eur Radiol, 17(8): 2009-2019.

Kuang F, Yan Z, Wang J, et al. 2014. The value of diffusion-weighted MRI to evaluate the response to radiochemotherapy for cervical cancer [J]. Magn Reson Imaging, 32(4): 342-349.

Kusmirek J, Robbins J, Allen H, et al. 2015. PET/CT and MRI in the imaging assessment of cervical cancer[J]. Abdom Imaging, 40(7): 2486-2511.

Lai C H, Yen T C, Ng K K. 2010. Surgical and radiologic staging of cervical cancer [J]. Curr Opin Obstet Gynecol, 22(1): 15-20.

Lambregts D M J, Delli Pizzi A, Lahaye M J, et al. 2018. A pattern-based approach combining tumor morphology on MRI with distinct signal patterns on diffusion-weighted imaging to assess response of rectal tumors after chemoradiotherapy[J]. Dis Colon Rectum, 61(3): 328-337.

Levy A, Caramella C, Chargari C, et al. 2011. Accuracy of diffusion-weighted echo-planar MR imaging and ADC mapping in the evaluation of residual cervical carcinoma after radiation therapy [J]. Gynecol Oncol, 123(1): 110-115.

Lim K, Chan P, Dinniwell R, et al. 2008. Cervical cancer regression measured using weekly magnetic resonance imaging during fractionated radiotherapy: radiobiologic modeling and correlation with tumor hypoxia [J]. Int J Radiat Oncol Biol Phys, 70(1): 126-133.

Lim K, Kelly V, Stewart J, et al. 2009. Pelvic radiotherapy for cancer of the cervix: is what you plan actually what you deliver[J]. Int J Radiat Oncol Biol Phys, 74(1): 304-312.

Lim K, Small W Jr, Portelance L, et al. 2011. Consensus guidelines for delineation of clinical target volume for intensity-modulated pelvic radiotherapy for the definitive treatment of cervix cancer [J]. Int J Radiat Oncol Biol Phys, 79(2): 348-355.

Lim K, Stewart J, Kelly V, et al. 2014. Dosimetrically triggered adaptive intensity modulated radiation therapy for cervical cancer [J]. Int J Radiat Oncol Biol Phys, 90(1): 147-154.

Lim-Reinders S, Keller B M, Al-Ward S, et al. 2017. Online adaptive radiation therapy [J]. Int J Radiat Oncol Biol Phys, 99(4): 994-1003.

Lin G, Ho K C, Wang J J, et al. 2008. Detection of lymph node metastasis in cervical and uterine cancers by diffusion-weighted magnetic resonance imaging at 3T [J]. J Magn Reson Imaging, 28(1): 128-135.

Lindegaard J C, Fokdal L U, Nielsen S K, et al. 2013. MRI-guided adaptive radiotherapy in locally advanced cervical cancer from a Nordic perspective [J]. Acta Oncol, 52(7): 1510-1519.

Ling C C, Humm J, Larson S, et al. 2000. Towards multidimensional radiotherapy (MD-CRT): biological imaging and biological conformality [J]. Int J Radiat Oncol Biol Phys, 47(3): 551-560.

Magnetta M J, Casalino D, Hheller M T. 2020. Imaging assessment of local recurrence of prostate cancer after radical prostatectomy[J]. Abdom Radiol (NY), 45(12): 4073-4083.

Malayeri A A, El Khouli R H, Zaheer A, et al. 2011. Principles and applications of diffusion-weighted imaging in cancer detection, staging, and treatment follow-up [J]. Radiographics, 31(6): 1773-1791.

Mayr N A, Magnotta V A, Ehrhardt J C, et al. 1996. Usefulness of tumor volumetry by magnetic resonance imaging in assessing response to radiation therapy in carcinoma of the uterine cervix [J]. Int J Radiat Oncol Biol Phys, 35(5): 915-924.

Mayr N A, Tali E T, Yuh W T, et al. 1993. Cervical cancer: application of MR imaging in radiation therapy [J]. Radiology, 189(2): 601-608.

Mayr N A, Taoka T, Yuh W T, et al. 2002. Method and timing of tumor volume measurement for outcome prediction in cervical cancer using magnetic resonance imaging [J]. Int J Radiat Oncol Biol Phys, 52(1): 14-22.

McPartlin A J, Li X A, Kershaw L E, et al. 2016. MRI-guided prostate adaptive radiotherapy—A systematic review[J]. Radiother Oncol, 119(3): 371-380.

Mell L K, Sirák I, Wei L, et al. 2017. Bone marrow-sparing intensity modulated radiation therapy with concurrent cisplatin for stage ⅠB-ⅣA cervical cancer: An international multicenter phase Ⅱ clinical trial (INTERTECC-2)[J]. Int J Radiat Oncol Biol Phys, 97(3): 536-545.

Mendez L C, Leung E, Cheung P, et al. 2017. The role of stereotactic ablative body radiotherapy in gynaecological cancers: A systematic review [J]. Clin Oncol (R Coll Radiol), 29(6): 378-384.

Meng Q, Liu X, Wang W, et al. 2019. Evaluation of the efficacy of prophylactic extended field irradiation in the concomitant chemoradiotherapy treatment of locally advanced cervical cancer, stage ⅢB in the 2018 FIGO classification[J]. Radiat Oncol, 14(1): 228.

Meschini G, Vai A, Paganelli C, et al. 2019. Virtual 4DCT from 4DMRI for the management of respiratory motion in carbonion therapy of abdominal tumors [J]. Med Phys, 47(3): 909-916.

Mitchell D G, Snyder B, Coakley F, et al. 2006. Early invasive cervical cancer: tumor delineation by magnetic resonance imaging, computed tomography, and clinical examination, verified by pathologic results, in the ACRIN 6651/GOG 183 Intergroup Study [J]. J Clin Oncol, 24(36): 5687-5694.

Mittauer K, Paliwal B, Hill P, et al. 2018. A new era of image guidance with magnetic resonance-guided radiation therapy for abdominal and thoracic malignancies [J]. Cureus, 10(4): e2422.

Mukumoto N, Nakamura M, Yamada M, et al. 2016. Development of a four-axis moving phantom for patient-specific QA of surrogate signal based tracking IMRT [J]. Med Phys, 43(12): 6364-6374.

Naganawa S, Sato C, Kumada H, et al. 2005. Apparent diffusion coefficient in cervical cancer of the uterus: comparison with the normal uterine cervix [J]. Eur Radiol, 15(1): 71-78.

Nahas S C, Rizkallah Nahas C S, Sparapan Marques C F, et al. 2016. Pathologic complete response in rectal cancer: Can we detect it? lessons learned from a proposed randomized trial of watch-and-wait treatment of rectal cancer[J]. Dis Colon Rectum, 59(4): 255-263.

Nicolet V, Carignan L, Bourdon F, et al. 2000. MR imaging of cervical carcinoma: a practical staging approach [J]. Radiographics, 20(6): 1539-1549.

Oh S, Stewart J, Moseley J, et al. 2014. Hybrid adaptive radiotherapy with on-line MRI in cervix cancer IMRT [J]. Radiother Oncol, 110(2): 323-328.

Ozsarlak O, Tjalma W, Schepens E, et al. 2003. The correlation of preoperative CT, MR imaging, and clinical staging (FIGO) with histopathology findings in primary cervical carcinoma [J]. Eur Radiol, 13(10): 2338-2345.

Pandharipande P V, Choy G, del Carmen M G, et al. 2009. MRI and PET/CT for triaging stage IB clinically operable cervical cancer to appropriate therapy: decision analysis to assess patient outcomes [J]. AJR Am J Roentgenol, 192(3): 802-814.

Pano B, Sebastia C, Ripoll E, et al. 2015. Pathways of lymphatic spread in gynecologic malignancies[J]. Radiographics, 35(3): 916-945.

Park H, Kim K A, Jung J H, et al. 2020. MRI features and texture analysis for the early prediction of therapeutic response to neoadjuvant chemoradiotherapy and tumor recurrence of locally advanced rectal cancer[J]. Eur Radiol, 30(8): 4201-4211.

Park W, Park Y J, Huh S J, et al. 2005. The usefulness of MRI and PET imaging for the detection of parametrial involvement and lymph node metastasis in patients with cervical cancer [J]. Jpn J Clin Oncol, 35(5): 260-264.

Patel C N, Nazir S A, Khan Z, et al. 2011. 18F-FDG PET/CT of cervical carcinoma [J]. AJR Am J Roentgenol, 196(5): 1225-1233.

Pelloski C E, Palmer M, Chronowski G M, et al. 2005. Comparison between CT-based volumetric calculations and ICRU reference-point estimates of radiation doses delivered to bladder and rectum during intracavitary radiotherapy for cervical cancer [J]. Int J Radiat Oncol Biol Phys, 62(1): 131-137.

Perdrizet J, D'souza D, Skliarenko J, et al. 2020. A cost-utility analysis of magnetic resonance (MR) guided brachytherapy versus two-dimensional and computed tomography (CT) guided brachytherapy for locally advanced cervical cancer[J]. Int J Radiat Oncol Biol Phys, 107(3): 512-521.

Perkins S J, Nealis A S, Haris P I, et al. 1989. Secondary structure in properdin of the complement cascade and related proteins: a study by Fourier transform infrared spectroscopy [J]. Biochemistry, 28(18): 7176-7182.

Petereit D G, Frank S J, Viswanathan A N, et al. 2015. Brachytherapy: where has it gone[J]. J Clin Oncol, 33(9): 980-982.

Pham T T, Liney G P, Wong K, et al. 2017. Functional MRI for quantitative treatment response prediction in locally advanced rectal cancer[J]. Br J Radiol, 90(1072): 20151078.

Phil P, Chen X F, Botros M, et al. 2016. MRI-based IMRT planning for MR-linac: comparison between CT-and MRI-based plans for pancreatic and prostate[J]. Phys Med Biol, 61(10): 3819-3842.

Pollard J M, Wen Z, Sadagopan R, et al. 2017. The future of image-guided radiotherapy will be MR guided [J]. Br J Radiol, 90(1073): 20160667.

Portelance L, Corradini S, Erickson B, et al. 2021. Online magnetic resonance-guided radiotherapy (oMRgRT) for gynecological cancers [J]. Front Oncol, 11: 628131.

Pötter R, Georg P, Dimopoulos J C, et al. 2011. Clinical outcome of protocol based image (MRI) guided adaptive brachytherapy combined with 3D conformal radiotherapy with or without chemotherapy in patients with locally advanced cervical cancer [J]. Radiother Oncol, 100(1): 116-123.

Pötter R, Haie-Meder C, van Limbergen E, et al. 2006. Recommendations from gynaecological (GYN) GEC ESTRO working group (Ⅱ): concepts and terms in 3D image-based treatment planning in cervix cancer brachytherapy-3D dose volume parameters and aspects of 3D image-based anatomy, radiation physics, radiobiology [J]. Radiother Oncol, 78(1): 67-77.

Punwani S. 2011. Contrast enhanced MR imaging of female pelvic cancers: established methods and emerging applications [J]. Eur J Radiol, 78(1): 2-11.

Punwani S. 2011. Diffusion weighted imaging of female pelvic cancers: concepts and clinical applications [J]. Eur J Radiol, 78(1): 21-29.

Qiu Y, Moiseenko V, Aquino-Parsons C, et al. 2012. Equivalent doses for gynecological patients undergoing IMRT or RapidArc with kilovoltage cone beam CT [J]. Radiother Oncol, 104(2): 257-262.

Rockall A G, Cross S, Flanagan S, et al. 2012. The role of FDG-PET/CT in gynaecological cancers [J]. Cancer Imaging, 12(1): 49-65.

Rödel C, Liersch T, Becker H, et al. 2012. Preoperative chemoradiotherapy and postoperative chemotherapy with fluorouracil and oxaliplatin versus fluorouracil alone in locally advanced rectal cancer: initial results of the German CAO/ARO/AIO-04 randomised phase 3 trial [J]. Lancet Oncol, 13: 679-687.

Ruggero R, Michele R, Stefania N, et al. 2020. Adaptive SBRT by 1.5 T MR-linac for prostate cancer: On the accuracy of dose delivery in view of the prolonged session time[J]. Phys Med, 80: 34-41.

Sadozye A H. 2018. Re-irradiation in gynaecological malignancies: A review [J]. Clin Oncol (R Coll Radiol), 30(2): 110-115.

Sala E, Rockall A G, Freeman S J, et al. 2013. The added role of MR imaging in treatment stratification of patients with gynecologic malignancies: what the radiologist needs to know [J]. Radiology, 266(3): 717-740.

Sala E, Wakely S, Senior E, et al. 2007. MRI of malignant neoplasms of the uterine corpus and cervix [J]. AJR Am J Roentgenol, 188(6): 1577-1587.

Saleh M, Virarkar M, Javadi S, et al. 2020. Cervical cancer: 2018 revised international federation of gynecology and obstetrics staging system and the role of imaging[J]. AJR Am J Roentgenol, 214(5): 1182-1195.

Sardain H, Lavoué V, Foucher F, et al. 2016. L'exentération pelvienne curative en cas de récurrence d'un cancer du col de l'utérus à l'ère de la radio-chimiothérapie concomitante: revue de la littérature [Curative pelvic exenteration for recurrent cervical carcinoma in the era of concurrent chemotherapy and radiation therapy. A systematic review] [J]. J Gynecol Obstet Biol Reprod (Paris), 45(4): 315-329.

Scheidler J, Heuck A F, Steinborn M, et al. 1998. Parametrial invasion in cervical carcinoma: evaluation of detection at MR imaging with fat suppression [J]. Radiology, 206(1): 125-129.

Schippers M G, Bol G H, de Leeuw A A, et al. 2014. Position shifts and volume changes of pelvic and para-aortic nodes during IMRT for patients with cervical cancer [J]. Radiother Oncol, 111(3): 442-445.

Schmid M P, Mansmann B, Federico M, et al. 2013. Residual tumour volumes and grey zones after external beam radiotherapy (with or without chemotherapy) in cervical cancer patients. A low-field MRI study [J]. Strahlenther Onkol, 189(3): 238-244.

Schreuder S M, Lensing R, Stoker J, et al. 2015. Monitoring treatment response in patients undergoing chemoradiotherapy for locally advanced uterine cervical cancer by additional diffusion-weighted imaging: A systematic review [J]. J Magn Reson Imaging, 42(3): 572-594.

Sheu M H, Chang C Y, Wang J H, et al. 2001. Preoperative staging of cervical carcinoma with MR imaging: a reappraisal of diagnostic accuracy and pitfalls [J]. Eur Radiol, 11(9): 1828-1833.

Shihab O C, Taylor F, Salerno G, et al. 2011. MRI predictive factors for long-term outcomes of low rectal tumours[J]. Ann Surg Oncol, 18(12): 3278-3284.

Singh A D, Donoso L A. 1993. Genetic aspects of uveal melanoma [J]. Int Ophthalmol Clin, 33(3): 47-52.

Smith J J, Chow O S, Gollub M J, et al. 2015. Preservation in rectal adenocarcinoma: a phase II randomized controlled trial evaluating 3-year disease-free survival in patients with locally advanced rectal cancer treated with chemoradiation plus induction or consolidation chemotherapy, and total [J]. BMC Cancer, 15: 767-772.

Son H, Kositwattanarerk A, Hayes M P, et al. 2010. PET/CT evaluation of cervical cancer: spectrum of disease [J]. Radiographics, 30(5): 1251-1268.

Stewart J, Lim K, Kelly V, et al. 2010. Automated weekly replanning for intensity-modulated radiotherapy of cervix cancer [J]. Int J Radiat Oncol Biol Phys, 78(2): 350-358.

Sturdza A, Pötter R, Fokdal L U, et al. 2016. Image guided brachytherapy in locally advanced cervical cancer: Improved pelvic control and survival in RetroEMBRACE, a multicenter cohort study[J]. Radiother Oncol, 120(3): 428-433.

Sugimura K, Carrington B M, Quivey J M, et al. 1990. Postirradiation changes in the pelvis: assessment with MR imaging [J]. Radiology, 175(3): 805-813.

Sullivan T, Yacoub J H, Harkenrider M M, et al. 2018. Providing MR imaging for cervical cancer brachytherapy: lessons for radiologists [J]. Radiographics, 38(3): 932-944.

Tan L T, Tanderup K, Hoskin P, et al. 2018. Image-guided adaptive brachytherapy for cervix cancer—A story of successful collaboration within the GEC-ESTRO GYN network and the EMBRACE studies [J]. Clin Oncol (R Coll Radiol), 30(7): 397-399.

Tanderup K, Georg D, Pötter R, et al. 2010. Adaptive management of cervical cancer radiotherapy [J]. Semin Radiat Oncol, 20(2): 121-129.

Tanderup K, Nielsen S K, Nyvang G B, et al. 2010. From point A to the sculpted pear: MR image guidance significantly improves tumour dose and sparing of organs at risk in brachytherapy of cervical cancer [J]. Radiother Oncol, 94(2): 173-180.

Tanderup K, Olsen D R, Grau C. 2006. Dose painting: art or science[J]. Radiother Oncol, 79(3): 245-248.

Taylor A, Powell M E. 2008. Conformal and intensity-modulated radiotherapy for cervical cancer [J]. Clin Oncol (R Coll Radiol), 20(6): 417-425.

Testa A C, Di Legge A, De Blasis I, et al, 2014. Imaging techniques for the evaluation of cervical cancer [J]. Best Pract Res Clin Obstet Gynaecol, 28(5): 741-768.

Thomeer M G, Gerestein C, Spronk S, et al. 2013. Clinical examination versus magnetic resonance imaging in the pretreatment staging of cervical carcinoma: systematic review and meta-analysis [J]. Eur Radiol, 23(7): 2005-2018.

Thomeer M G, Vandecaveye V, Braun L, et al. 2019. Evaluation of T_2-W MR imaging and diffusion-weighted imaging for the early post-treatment local response assessment of patients treated conservatively for cervical cancer: a multicentre study [J]. Eur Radiol, 29(1): 309-318.

Tocco B R, Kishan A U, Ma T M, et al. 2020. MR-Guided Radiotherapy for Prostate Cancer[J]. Front Oncol, 10: 616291.

Togashi K, Morikawa K, Kataoka M L, et al. 1998. Cervical cancer [J]. J Magn Reson Imaging, 8(2): 391-397.

Togashi K, Nishimura K, Sagoh T, et al. 1989. Carcinoma of the cervix: staging with MR imaging [J]. Radiology, 171(1): 245-251.

Tong T, Sun Y, Gollub M J, et al. 2015. Dynamic contrast-enhanced mri: Use in predicting pathological complete response to neoadjuvant chemoradiation in locally advanced rectal cancer [J]. J Magn Reson Imaging, 42(3): 673-680.

Tsien C, Cao Y, Chenevert T. 2014. Clinical applications for diffusion magnetic resonance imaging in radiotherapy [J]. Semin Radiat Oncol, 24(3): 218-226.

Tsuda K, Murakami T, Kurachi H, et al. 1997. MR imaging of cervical carcinoma: comparison among T_2-weighted, dynamic, and postcontrast T_1-weighted images with histopathological correlation [J]. Abdom Imaging, 22(1):

103-107.

Vale C L, Tierney J F, Davidson S E, et al. 2010. Substantial improvement in UK cervical cancer survival with chemoradiotherapy: results of a Royal College of Radiologists' audit [J]. Clin Oncol (R Coll Radiol), 22(7): 590-601.

van de Bunt L, Jürgenliemk-Schulz I M, de Kort G A, et al. 2008. Motion and deformation of the target volumes during IMRT for cervical cancer: what margins do we need[J]. Radiother Oncol, 88(2): 233-240.

van de Bunt L, van der Heide U A, Ketelaars M, et al. 2006. Conventional, conformal, and intensity-modulated radiation therapy treatment planning of external beam radiotherapy for cervical cancer: The impact of tumor regression [J]. Int J Radiat Oncol Biol Phys, 64(1): 189-196.

van Herk M. 2004. Errors and margins in radiotherapy [J]. Semin Radiat Oncol, 14(1): 52-64.

Vincens E, Balleyguier C, Rey A, et al. 2008. Accuracy of magnetic resonance imaging in predicting residual disease in patients treated for stage IB2/Ⅱ cervical carcinoma with chemoradiation therapy: correlation of radiologic findings with surgicopathologic results [J]. Cancer, 113(8): 2158-2165.

Wang L, Hricak H, Kattan M W, et al. 2006. Combined endorectal and phased-array MRI in the prediction of pelvic lymph node metastasis in prostate cancer[J]. AJR Am J Roentgenol, 186(3): 743-748.

Wang L L, Li S H, Huang G. 2020. Study on biological characteristics of rectal cancer based on magnetic resonance diffusion kurtosis imaging [J]. Chin J Magn Reson Imaging, 11(1): 35-39.

Winkel D, Bol G H, Kroon P S, et al. 2019. Adaptive radiotherapy: The Elekta Unity MR-linac concept[J]. Clin Transl Radiat Oncol, 18: 54-59.

Yan BC, Li Y, Ma FH, et al. 2021. Radiologists with MRI-based radiomics aids to predict the pelvic lymph node metastasis in endometrial cancer: a multicenter study[J]. Eur Radiol, 31(1): 411-422.

Yu J, Xu Q, Song J C, et al. 2017. The value of diffusion kurtosis magnetic resonance imaging for assessing treatment response of neoadjuvant chemoradiotherapy in locally advanced rectal cancer[J]. Eur Radiol, 27(5): 1848-1857.

Z and K R, Reinhold C, Abe H, et al. 2007. Magnetic resonance imaging of the cervix [J]. Cancer Imaging, 7(1): 69-76.

第八章 磁共振引导骨转移瘤放射治疗

一、概 述

1. 骨转移瘤的发病情况及主要表现 骨转移（bone metastasis）是恶性肿瘤最常见的转移方式之一，发病率仅次于肺转移和肝转移。基于恶性肿瘤定向转移的特征，骨转移瘤常见于特定类型的癌症，如乳腺癌（65%～75%）、前列腺癌（65%～75%）、肺癌（30%～40%）、膀胱癌（40%）和肾癌（20%～25%）。骨转移的存在往往提示预后不良，诊断为骨转移后的相应中位生存期（median overall survival，mOS）为：乳腺癌 19～25 个月；前列腺癌 12～53 个月；肺癌 6～7 个月；膀胱癌 6～9 个月；肾癌 12 个月。

骨转移以脊椎、骨盆、颅骨、胸骨、肋骨和长骨近端等红骨髓集中的中轴骨最为多见，约占 90%；膝、肘关节远端的骨骼相对少见。其临床表现为骨疼痛、病理性骨折、脊髓压迫（spinal cord compression，SCC）、高钙血症等骨骼并发症（骨相关不良事件，skeletal-related event，SRE）。SRE 的出现与行动能力和社会功能丧失、生活质量（the quality of life，QoL）降低、卫生保健支出增加和生存状况恶化有关。

2. 骨转移瘤的治疗原则 作为恶性肿瘤晚期病变，骨转移尚难根治。因此，骨转移治疗的总体目标在于缓解患者的症状和阻止疾病进展。目前最佳治疗方案是采用多学科管理的原则，根据潜在疾病的不同选择治疗方式，包括镇痛治疗、外照射、内分泌治疗、靶向和免疫治疗、化疗、手术、放射性核素治疗等。

3. 骨转移瘤的放射治疗策略 放疗是恶性肿瘤骨转移姑息治疗的有效方法。其主要作用在于：骨转移镇痛、预防和治疗病理性骨折缓解 SCC。根据照射方式的不同，骨转移放疗分为体外照射和体内照射两类。体外照射采用直线加速器进行放疗，其主要适应证为有疼痛的骨转移。经外照射治疗后，85%～90%的患者疼痛部分缓解，27%～54%的患者疼痛完全缓解。目前常规放疗的标准剂量分割方式有三种：8Gy 单次照射；3Gy/次×10 次；4Gy/次×5 次。临床上常根据具体治疗部位、特定 OAR 受量、既往放疗史等因素对其加以优化。体内照射即放射性核素治疗，它对于缓解全身广泛性骨转移的骨疼痛有效。与体外照射相比，使用全身放射性核素放疗可以靶向性地将辐射剂量传递到多个肿瘤定植部位，从而保护了正常组织。然而，骨髓毒性限制了放射性核素治疗的应用，尤其是在既往接受过大剂量化学治疗的患者，容易出现严重骨髓抑制。因此，相比于体外照射，体内照射应用相对局限。

二、磁共振引导骨转移瘤放射治疗应用

MRI 诊断骨转移兼具较高的敏感度（95%）和特异度（90%）。利用 T_1WI、T_2WI、DWI、T_1 强化像等多个序列以及矢状面、冠状面多方位成像，MRI 能够准确显示骨转移的侵犯部位、范围及周围软组织受累情况。基于出色的软组织分辨率，MRI 对于显示 SCC、骨髓侵犯程度具有独特优势。

1. MRI 在骨转移瘤诊断及病情评估中的应用

（1）骨转移 MRI 表现：因转移类型不同而异。溶骨型骨转移影像学表现为骨松质中多发或单发的斑片状骨质破坏，一般无骨膜增生和软组织肿块，常并发病理性骨折。发生于扁骨者，多表现为大小不等的骨破坏区，有融合倾向，或可见软组织肿块影。发生于椎体者，椎间隙多保持完整，常累及椎弓根。成骨型骨转移多呈斑片状、结节状，位于松质骨内，骨皮质多完整，骨轮廓多无改变；发生于椎体时，椎体常不被压缩。混合型则兼有溶骨型和成骨型转移骨质改

变。溶骨型骨转移瘤在 T_1WI 呈边界较清楚的低信号或稍低信号，在 T_2WI 呈高信号或混杂高信号，呈"靶征"或"晕征"，脂肪抑制序列、DWI 呈高信号，T_1 强化像可见骨转移软组织部分强化。而多数成骨型骨转移瘤在 T_1WI 和 T_2WI 上均呈低信号，脂肪抑制序列、DWI 序列呈高信号，增强扫描可无强化。图 8-0-1～图 8-0-3 分别呈现溶骨型、混合型和成骨型骨转移的影像学表现。

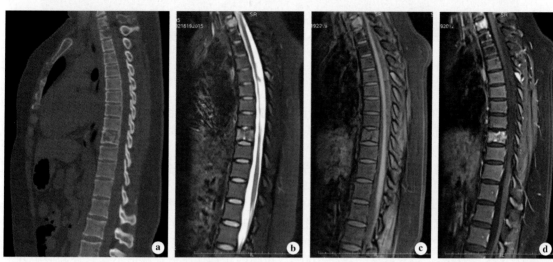

图 8-0-1 女，30 岁，右侧乳腺浸润性小叶癌术后 2 年，颈椎、胸椎多发转移
a. CT 平扫示 C_7 椎板、T_1 及 T_9 呈明显溶骨型骨质破坏，T_9 椎体病理性骨折；b. FS-T_2WI 示 T_1、T_9 椎体转移瘤呈高信号；c. FS-T_1WI 示 T_1、T_9 椎体转移瘤呈等高信号；d. FS-T_2WI 增强扫描示 T_1、T_9 椎体转移瘤呈明显强化

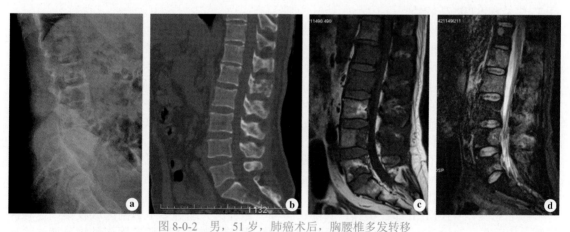

图 8-0-2 男，51 岁，肺癌术后，胸腰椎多发转移
a. 腰椎侧位片示腰椎椎体密度不均质减低，椎板显示欠清；b. CT 重建腰椎侧位示腰椎椎板呈混合型骨质破坏，椎体未见明显异常，T_{12} 椎体见局部可疑信号减低；c. 腰椎侧位 T_1WI 示 L_1、L_2、L_4、L_5 椎体及腰椎椎板呈低信号；d. 腰椎侧位 FS-T_2WI 示 T_{12}、L_1、L_2、L_4、L_5 椎体及椎板呈高信号

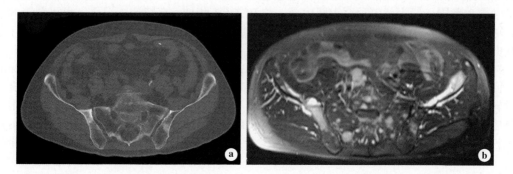

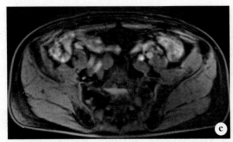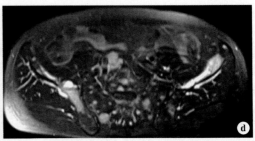

图 8-0-3　男，78 岁，前列腺癌并多发骨转移

a. CT 轴位骨窗示骨盆多发成骨型骨转移；b. FS-T$_2$WI 示骨盆多发高信号，显示病变明显多于 CT；c. FS-T$_1$WI 示骨盆多发转移瘤呈等信号；d. FS-T$_1$WI 增强扫描示骨盆转移瘤呈明显强化

（2）MRI 对 SCC 识别：MRI 具有较高的骨髓-肿瘤组织对比度，是评估髓腔扩散、脊髓压迫、骨髓侵犯的首选成像方式。与 X 线或放射性核素骨扫描观察到间接变化不同，骨转移瘤在 MRI 中可以直接观察到。

骨转移瘤对脊柱骨骼的破坏、重建或肿瘤组织在脊髓腔内的生长容易导致 SCC，约 20% 的椎体转移患者出现 SCC。不同部位椎体转移 SCC 的发生率不一，胸椎最高，约 70%，其次为腰椎，约 20%，而颈椎最低，约 10%。SCC 部位常出现在脊髓前部，发生在后部者较少。SCC 是一种医学急症，及早发现和治疗对患者运动功能的恢复至关重要。因此，经过神经系统查体初步判断压迫部位后，需急症进行增强 MRI 检测。MRI 是确诊 SCC 的必要手段，其灵敏度达 82%～100%，特异度达 73%～100%。单纯的转移灶压迫脊髓但不伴有脊髓侵犯者，MRI 可见 T$_1$ 低信号、增强扫描明显强化的转移灶压迫 T$_1$ 等信号的脊髓，二者边界清晰。另一种常见的情况是，病理性椎体骨折导致脊髓受压，此时 MRI 表现为受损水肿的脊髓异常局灶高 T$_2$ 信号和 STIR 高信号。

（3）MRI 对骨髓侵犯的识别：MRI 在显示骨髓浸润方面表现出色，在早期发现骨髓腔内的转移灶方面比骨扫描、CT 等手段更加敏感。正常骨髓脂肪含量丰富，T$_1$WI 呈高强度信号，而转移灶呈低信号，反映骨髓中的脂肪被肿瘤取代。在 T$_2$WI 上，转移灶通常因水分含量高而比正常骨髓信号高。利用钆强化剂进行增强成像，转移灶呈明显强化，而正常骨髓无明显强化。

然而，MRI 在骨转移诊断中亦有缺陷。皮质骨在 T$_1$ 和 T$_2$ 加权序列上均呈低信号，MRI 无法准确显示骨转移瘤的骨破坏征象。因此，骨转移的准确诊断仍需综合运用放射性核素骨扫描、CT 和 MRI 等多种检查方法。

（4）MRI 新技术在骨转移诊断中的价值：伴随人们对 MRI 原理研究的不断深入和一系列新诊断工具的出现，MRI 技术得以发展，全身 MRI（whole body MRI，WB-MRI）、PET/MRI 在骨转移诊断中显示出潜在价值。

顾名思义，WB-MRI 即在头颈、胸部、腹部、盆腔、大腿等多个解剖区域收集快速脉冲序列，从而在一次检查中实现全身解剖及功能成像。目前，该技术主要被用作肿瘤分期或治疗后复发筛查的辅助或替代方法，是评估淋巴瘤、多发性骨髓瘤等系统性肿瘤疾病以及恶性肿瘤（如肺癌、前列腺癌、结直肠癌和恶性黑色素瘤等）全身转移的重要影像学技术之一。WB-MRI 解剖学覆盖范围一般为从颅顶至大腿中部，与 PET-CT 相似；在特定情况下，也可覆盖颅顶至足。关于 WB-MRI 的扫描序列目前尚无定论，多数指南推荐的扫描序列包括：①全脊柱 T$_1$WI，矢状面，快速自旋回波（turbo spin echo，TSE）序列，层厚 4～5mm；②全脊柱 T$_2$WI，矢状位，STIR 或脂肪抑制，层厚 4～5mm；③全身 T$_1$WI，轴位（层厚 5mm）或冠状位（层厚 2mm），梯度回波（gradient echo，GRE）序列；④全身 DWI，轴位，STIR，层厚 5～7mm。WB-MRI 在骨转移筛查中显示出高度敏感性，尤其是联合 T$_1$-TSE 和 T$_2$-STIR 进行综合评估，可准确鉴别骨髓病灶的良恶性；而全身弥散加权成像（WB-DWI）对骨髓转移病灶的筛查优于放射性核素骨扫描，被认为是骨转移筛查中放射性核素骨扫描的有力补充。然而，WB-MRI 并未在临床上常规使用，其最主要限制性条件在于检查耗时过长，一次 WB-MRI 检查时间长达 45~60min。长时检查对于癌症骨痛患者往往难以耐受，还会引入运动伪影而导致图像失真。近期，有研究将大数据和深度学应用于快速 MRI，有望成为解决 WB-MRI 耗时过长问题的有效途径。

另一具有骨转移诊断效力的新技术是 PET-MRI。PET-MRI 是一种多模态成像技术，融合了 MRI 横断面成像的解剖数据与 PET 核医学图像的功能信息，兼具 MRI 的组织分辨率高、组织特征参数多元化、无电离辐射等特性，以及 PET 的高灵敏度、核素显像中生物信息可视化等优势。自 2011 年商品化 PET-MRI 仪进入临床以来，该设备在中枢神经系统、心血管系统显像及全身肿瘤的定性诊断、治疗前分期、治疗后评估及随访复查当中得以较好地应用。截至 2019 年末，我国共有 23 台 PET-MRI 设备在临床安装并正式投入使用，2019 年全年检查 14 095 例次，单台设备平均年检查 613 例次，其中绝大多数（87.4%）的受检者为肿瘤及肿瘤相关疾病。以 ^{18}F-FDG 为示踪剂的 PET 显像对恶性肿瘤骨转移诊断敏感（敏感度 98%），在 PET-MRI 中也最常使用。因此，^{18}F-FDG-PET-MRI 显像在骨转移筛查和监测方面具有独特的优势。例如，接受手术治疗的前列腺癌患者，术区经常放置定位钛夹，由于 CT 金属伪影明显，利用 PET-CT 进行术后检测不可行。FDG-PET-MRI 不仅巧妙地避开了伪影干扰，而且对前列腺瘤床复发及骨转移均能提供分辨率极佳、具有示踪剂浓聚的组织定位像，在前列腺癌术后监测中价值极高。同样地，由于费用高昂、检查时间长、禁忌证较多等局限性，以及高级别循证医学证据的缺乏，PET-MRI 在恶性肿瘤骨转移诊断中并未常规使用，该技术仍需进一步改进和发展。

2. MRI 在评估骨转移瘤浸润中的应用　筛查有局部症状或疼痛患者的转移灶最好通过 X 线和 MRI 相结合来完成。骨转移初步诊断的第一步是 X 线检查，骨 CT 和 MRI 通常用作补充技术来确认转移存在并对其进行表征。虽然传统基于自旋回波的 MRI 序列从骨骼中返回的信号很差，但它们对骨髓内的肿瘤敏感，因此可能会在骨骼严重破坏或硬化发生之前发现转移。如果要求做骨转移 MRI 检查，必须说明理由，尤其是关于侵犯或压迫造成的神经疼痛的紧急程度，并且 MRI 要求观察者内和观察者间严格和可重复性表现。MRI 序列至少应包括有或没有钆注入的 T_1 加权序列，以及 T_2 脂肪抑制序列，以增加检查敏感性。肿瘤分析可根据脂肪饱和序列区分病变周围水肿，并引导侵袭性病变。

骨硬化和骨膜反应在 T_1 低信号和 T_2 低信号，显示不十分明显，但病灶周围水肿和软组织肿胀显示较好（T_1 低信号、T_2 高信号、脂肪抑制 T_2 高信号）。MRI 征象显示椎体呈 T_1 低信号，一般位于椎体后弓，有利于椎体的良性病变。脊椎的整体对比度导致了信号的均衡化。在 T_2 加权序列中，有一个线性高信号，显示骨折的椎体平台。椎弓根和棘突的 T_1 低信号，提示为恶性病变。对比度不均匀，呈锥形，向椎体外延伸，侵犯软组织。

随着 MRI 新的序列的开发和临床整合，常规 MRI 的敏感性得到了提高，通过 T_2 加权序列和脂肪序列产生以脂肪和水为主的图像，并通过 DWI 来评估水分子扩散，其产生具有递增 b 加权的图像，并允许测量表观弥散系数（ADC）。与正常骨髓相比，由于肿瘤细胞大小和分布与正常脂肪细胞不同，转移瘤的 b 值扩散序列呈高信号，ADC 值也较高。

DWI：物理学基础是水分子由于热布朗运动而发生的微观位移。在癌症中，肿瘤细胞的微环境限制了这一运动。这可以用 ADC 来量化，它反映了随着应用 b 值权重的增加而产生的信号损失率，并且是对水分子有效位移的测量。b 值小于 $1000s/mm^2$ 的肿瘤 ADC 值是细胞外空间的替代品，细胞大小、排列、密度、细胞膜完整性、腺体结构、细胞外腔黏度和曲折都会影响这一点，因此 ADC 降低被归因于细胞密度的增加。治疗成功后，由于细胞毒性和细胞膜完整性降低，水分子在细胞外空间内更自由地扩散时，ADC 通常会增加。然而，硬化性骨病变的一个挑战是产生信号的质子较少，因此硬化性转移瘤在 T_1 和 T_2 图像上均为低信号；它们与低扩散和低 ADC 相关。因此，区分治疗成功后的硬化症和进展性疾病是有局限性的，类似于 ^{18}F-FDG-PET-CT 和骨显像。

DCE：DCE-MRI 是指在静脉注射含 Gd 的对比剂之前、其间和之后快速获得一系列 T_1 加权图像。通过动力学建模，可以测量血流灌注率和血管渗漏率（容量转移常数，K_{trans}）和进入血管系统的返回率（速率常数，K_{ep}），以及血管外细胞外间隙容积分数（V_e）和血浆容积分数（V_p）。乳腺癌患者骨髓中播散性肿瘤细胞的存有可能会使 K_{trans} 和 K_{ep} 向较低的值转变。根据突变状态的不同，病变的 K_{trans} 值也可能不同；EGFR 突变的 NSCLC 骨转移瘤的 K_{trans} 值较高。在动物模型和乳腺癌骨转移和其他骨转移患者中已显示出治疗后定性或定量参数的变化。脊椎转移瘤血浆容积分数（V_p）的减少是放疗后良好的预后指标。

3. MRI 在骨转移瘤放射治疗靶区勾画中的应用　将 MRI 与 CT 影像融合进行骨转移放疗靶区勾画，是提高转移病灶识别度、降低正常组织受照剂量的有效途径（图 8-0-4）。MRI 在识别骨髓和骨外软组织侵犯方面优于 CT，但在皮质骨破坏的检测灵敏度上 CT 优于 MRI，二者在骨转移识别中恰好互补。Srinivas 等探讨了使用 MRI-CT 影像融合技术勾画非脊椎骨转移瘤 SBRT 治疗靶区的效果，发现 MRI T_1 加权像与 CT 影像的融合显著缩小了医师间 GTV 勾画的差异。Gerlich 等对比了放疗医师利用 CT 影像、MR 影像和二者融合图像勾画骨转移靶区的效果差异，发现 MRI 有利于识别 CT 忽略的转移灶，提高了放疗医师靶区勾画的一致性。

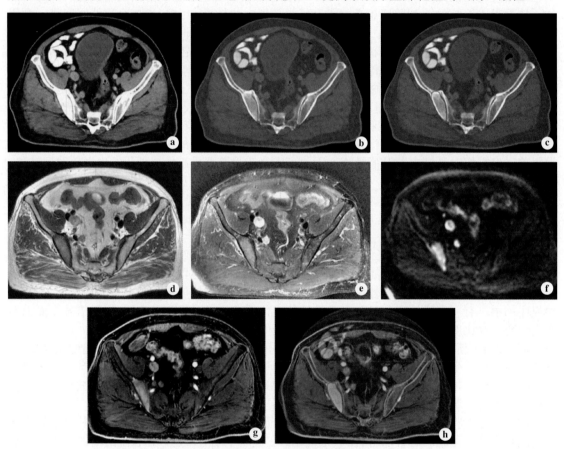

图 8-0-4　肺癌骨转移 CT 及 MRI 定位图像及靶区

a. CT 软组织窗示右侧髂骨近关节面下骨质密度增高；b. CT 骨窗示右侧髂骨呈混合型骨质破坏；c. CT 骨窗勾画靶区，难以准确判断转移瘤的边界；d. T_2WI 图像示右侧髂骨不规则低信号，边界显示尚清楚；e. FS-T_2WI 示：右侧髂骨高信号，边界尚清楚；f. DWI 图像示右侧髂骨呈明显高信号，边界清，病变范围较 T_2WI 略小；g. FS-T_1WI 增强扫描示右侧髂骨转移瘤呈明显高信号，边界显示清，准确显示肿瘤的大小；h. 融合图像（b 的 CT 骨窗与 g 的 FS-T_1WI 强化像）勾画靶区，能确定肿瘤的大小及边界

目前，脊椎转移 SBRT 常规推荐 CT 结合 MRI 进行靶区勾画。Nguyen 等发表的非脊椎骨转移 SBRT 专家共识也显示，大部分放疗医师（56%）常规使用 CT-MR 影像融合进行靶区勾画。鉴于 SBRT 骨转移靶区勾画多依靠 MR 影像，以下我们以脊椎转移 SBRT 靶区勾画为例，呈现 MRI 在骨转移放疗靶区勾画中所发挥的作用。

　　脊椎转移是骨转移最常发生的部位，应早期诊断和及时处理。SBRT、常规分割放疗、微创或开放外科手术等多种手段可用于脊椎转移的治疗，NOMS（neurologic，oncologic，mechanical，systemic）框架为治疗决策的制订提供了良好的平台。近年来 SBRT 发展迅速，它对脊椎转移的局部控制率和疼痛缓解率＞80%，为脊椎转移的治疗提供了新的有效方法。

　　根据剂量分割方式不同，脊椎 SBRT 可分为单次高剂量和大剂量分割两种不同模式。单次高剂量 SBRT 适用于神经学评估中脊髓损伤较轻（Bilsy 评分为 0～1b）、转移局限、肿瘤放疗不敏感且无机械不稳定性的患者或预计生存期超过 6 个月的患者；而大剂量分割 SBRT 适用于神经学评估中脊髓受侵（Bilsy 评分为 1c）且肿瘤放疗不敏感、无机械不稳定性的患者，或无法耐受单次高剂量放疗的再程放疗患者。

　　（1）脊椎转移常规 SBRT 靶区勾画

　　定位：除非患者存在明确 MRI 检查禁忌，脊椎 SBRT 常规行 MRI 定位，并与 CT 影像融合，对于手术患者，术前、术后分别行 CT-MRI 融合、MRI T_1WI 序列常规融合到 CT 定位影像中；脊椎转移在 T_2WI 影像学表现多变，附加 MRI T_2 序列的价值尚不清楚，有待进一步研究。

　　CT 定位：层厚为 1.5mm；范围在病灶上下 15cm；包含需要评估的 OAR 以及追踪方式要求的范围。

　　MRI 定位：扫描范围同 CT；常规动态对比增强，层厚为 1.5～2.0mm。

　　体位固定：SBRT 定位患者通常取仰卧或俯卧位。T_2 以上椎体转移，一般使用头颈肩热塑膜行体位固定；T_2 以下椎体转移，一般使用真空垫固定体位。

　　靶区勾画：为方便靶区勾画，通常采用改良的 Weinstein-Boriani 系统（脊椎 6 分法）对脊椎转移灶进行解剖部位分区（图 8-0-5）。原则上，转移灶累及哪一区，CTV 通常把该区相邻左右两区包括上，除非转移灶较小且完全位于一个区内，可以仅勾画该区。靶区勾画的具体细节和建议详见表 8-0-1、表 8-0-2。

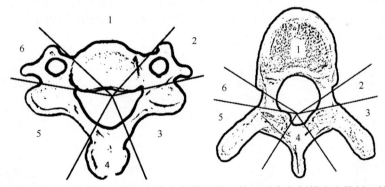

图 8-0-5　脊椎 6 分法。第 1 区为椎体，第 2 区为左侧椎弓根，第 3 区为左侧横突和椎板，第 4 区为棘突，第 5 区为右侧横突和椎板，第 6 区为右侧椎弓根

表 8-0-1　椎体 SBRT 靶区勾画指南

GTV	GTV 解剖分类	骨性 CTV 推荐	CTV
椎体的任何部分	1	1	包括整个椎体
局限于一侧椎体	1	1，2	包括整个椎体
			同侧椎弓根/横突
弥漫性累及椎体	1	1，2，6	包括整个椎体
			双侧椎弓根/横突

续表

GTV	GTV 解剖分类	骨性 CTV 推荐	CTV
累及椎体和单侧椎弓根	1，2	1，2，3	包括整个椎体、椎弓根、同侧横突和同侧椎板
累及椎体和椎弓根/横突	1，2，3	1，2，3	包括整个椎体和椎弓根/横突和椎板
累及单侧椎弓根	2	2，3±1	包括椎弓根、同侧横突和同侧椎板±椎体
累及单侧椎板	3	2，3，4	包括椎板、同侧椎弓根/横突和棘突
累及棘突	4	3，4，5	包括棘突及双侧椎板

表 8-0-2　GTV、CTV 和 PTV 脊柱 SBRT 的轮廓指南概要

靶区	指南
GTV	使用所有可及的成像技术绘制大体肿瘤轮廓
	包括肿瘤的硬膜外和椎旁成分
CTV	包括怀疑有微小侵入的异常骨髓信号
	包括骨性 CTV 扩张，以解释亚临床扩散
	应包含 GTV
	应避免环绕脊髓的环状 CTV，除非椎体、双侧椎弓根/椎板和棘突都累及或者硬膜外腔周围有转移性病灶累及且无 SCC
	围绕 CTV 均匀扩张
PTV	CTV 到 PTV 的边距＜3mm
	除非 GTV 累及，硬脑膜边缘和关键正常组织应留有间距
	切勿与脊髓重叠
	应包含整个 GTV 和 CTV

　　剂量和分割：脊椎 SBRT 照射剂量目前尚无共识，该剂量大小应根据肿瘤原发性或转移性、放疗根治性或姑息性以及既往放疗史不同而有所不同。美国放射学会确定了三个主要的处方组：照射 12～18Gy/1 次、21～27Gy/3 次和 20～30Gy/5 次。很明显，这些处方剂量均重点考虑了脊髓的最大受照剂量。然而，临床实践中常有超出这些剂量范围的尝试，且患者仍可耐受，这提示脊椎 SBRT 照射剂量仍有进一步提升空间（图 8-0-6）。

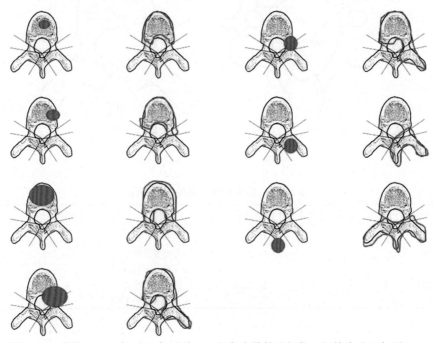

图 8-0-6　脊椎 SBRT 中 CTV 勾画共识。红色为骨转移部位，红线为共识勾画 CTV

（2）脊柱分离术后 SBRT 靶区勾画：脊柱分离手术（肿瘤和脊髓之间的 2mm 分离）的目的在于恢复脊柱机械稳定性和减轻脊髓压迫，以保护神经功能，并使高剂量放疗照射到肿瘤，同时减轻脊髓毒性。脊椎转移术后 SBRT 指征为放射抵抗、局限于 1～2 个相邻椎体的骨转移灶，或既往接受常规放疗后的再程放疗。靶区勾画时，应常规进行术前和术后 T_1WI 的比对，并利用 MRI T_2WI 和（或）CT 脊髓造影对脊髓进行仔细勾画。在 MRI 基础上，GTV 勾画术后残留肿瘤，CTV 勾画术后瘤床，包括术前肿瘤的整个侵及范围及相关解剖部位。对于硬膜外间隙的环周治疗目前仍存在争议。术后靶区勾画的具体细节和建议见表 8-0-3。

表 8-0-3　基于术前硬膜外受侵和术前术后骨质受累的术后 SBRT 的 CTV 勾画建议

术前硬膜外受侵	术前骨质受累	术后骨性 CTV	术后 CTV 描述
周围硬膜外受侵	1～3，5，6，±4	1～6	椎体、双侧椎弓根、双侧横突、双侧椎板、棘突
椎体中心部位受累	1	1	椎体
椎体一侧受累	1	1，2	椎体+同侧椎弓根±椎板
椎体及单侧椎弓根受累	1，2	1，2，3	椎体+同侧椎弓根、同侧横突和同侧椎板
椎体及单侧椎弓根及棘突受累	1，4～6	1，3～6，±2	椎体+同侧椎弓根、双侧横突，双侧椎板，棘突
棘突受累	4	3～5	棘突、双侧椎板、双侧横突
以上任何部分+广泛的椎旁受累	4	3～5	棘突、双侧椎板、双侧横突，以及整个术前椎旁受累的范围

4. MRI 在骨转移瘤放射治疗疗效评估中的应用　骨转移是唯一具有单独评价标准的恶性肿瘤转移性疾病，其评价标准是基于骨修复和骨破坏情况，而非肿瘤体积变化（表 8-0-4）。目前常用影像学方法对骨转移的放疗疗效评价是定性的，X 线片和放射性核素骨扫描相对常用，但在脊椎转移、骨髓受累存在情况下，可进行 CT 和 MRI 扫描。常规 MRI 序列在放疗疗效监测中并不常用，其中 T_1-TSE 和 T_2-STIR 序列虽然可准确识别脊椎转移瘤，但对放疗疗效评估作用有限。近期，功能成像技术，如 DWI、DCE-MRI，在提供肿瘤血供和治疗后细胞变化信息方面显示出潜在的作用，成为骨转移放疗疗效评估的研究热点。

表 8-0-4　美国 MD 安德森癌症中心骨转移灶影像学疗效评价标准

疗效评价	标准
完全缓解	X 线或 CT：溶骨病灶完全硬化、骨密度恢复正常；MRI：病灶信号恢复正常；骨扫描：病灶摄取恢复正常
部分缓解	X 线或 CT：溶骨病灶出现硬化边或部分硬化，原有病灶出现修复性骨化反应且无疾病进展的证据；X 线、CT 或 MRI：可测量病灶最长直径及其垂直直径总和下降≥50%；X 线、CT 或 MRI：不可测量病灶的大小减少≥50%；骨扫描：病灶摄取下降≥50%
疾病稳定	病灶无改变；X 线、CT 或 MRI：可测量病灶最长直径及其垂直直径总和下降<50%或增加<25%；X 线、CT 或 MRI：不可测量病灶的大小减少<50%或增加<25%；无新发骨转移病灶
疾病进展	X 线、CT 或 MRI：可测量病灶最长直径及其垂直直径总和增加≥25%；X 线、CT 或 MRI：不可测量病灶的大小增加≥25%；骨扫描：病灶摄取增加≥25%；出现新发骨转移灶

（1）DWI 在骨转移放疗疗效评估中的应用：包括常规 MRI 在内的经典影像学方法往往难以早期评估骨转移放疗反应，这是因为骨转移治疗后愈合过程中的事件发展缓慢且相当微妙，转移灶的硬化在治疗开始后 3～6 个月才开始出现，需要 1 年以上才能成熟。而基于水分子扩散的 DWI 能够获得表观弥散系数（ADC）这一定量数值，大量研究表明 ADC 值是早期预测放疗反应的可靠指标。Gaeta 等研究了 DWI 相关参数在放疗前后的变化规律，发现总 ADC 值和真性弥散系数（D 值）在放疗前后有显著变化，且变化在各处转移是同向的。这可能与放疗引起的坏死或细胞裂解有关，导致组织水分子扩散率（D 值）增加，从而在高弥散敏感系数的 DWI 影像上信号减弱，ADC 值相应升高。由于放疗引起的细胞死亡先于病灶形态学改变，因此病灶在 DWI 上的变化早于 CT、MRI 上变化，这有效地克服了既往骨转移评价标准仅依赖形态学变化的局限性。此外，DWI 还被证明可以区分放疗引起的坏死（低细胞性坏死）和残

余肿瘤坏死（高细胞性坏死）。

（2）DCE-MRI 在骨转移放疗疗效评估中的应用：DCE-MRI 同样具有早期评估骨转移放疗反应的潜在效力。DCE-MRI 通过对比剂动态显像来量化组织血管供应，评估转移瘤的血管通透性、血管密度和灌注。其主要灌注参数为钆浓度曲线前 60s 的初始面积（IAUGC60）。IAUGC60 值在放疗开始前到放疗开始 4 个月之间如存在明显降低，DCE 增强率和增强幅度均有所下降，表明治疗有效。此外，在 Kiran 等进行的一项回顾性研究中，通过计算血浆容积分数（V_p）评估肿瘤血管密度，并通过对比剂从血管内渗漏到组织间隙的容量转移常数（K_{trans}）评估血管渗透性，发现这些灌注参数的变化，特别是血浆容积分数体积（V_p）的变化，也能够反映脊椎转移病灶对放疗的反应。目前，DCE-MRI 已成功应用于脊椎转移高剂量放疗后的疗效评价。

5. MRI 在骨转移瘤放射治疗放射性损伤评估中的应用　骨转移放疗可引起急性毒性反应和远期毒性反应。常见急性毒性反应包括皮肤红斑、胃肠道症状、吞咽困难、局部黏膜炎和骨髓抑制等，对症治疗后多可恢复。同样地，放疗也会导致放射性脊髓病等远期损伤。目前，MRI 主要应用于放射性脊髓损伤的评估。

放射性脊髓损伤是最严重的放疗并发症之一，可导致一过性或永久性感觉、运动神经功能丧失，现今仍无有效治疗手段。病理学上放射性脊髓损伤早期常表现为水肿、脊髓充血、脱髓鞘及神经元变性；晚期则以液化、脊髓坏死、囊性变及继发性萎缩为主。基于较高的软组织分辨率，MRI 可准确识别放射性脊髓损伤病变，是放射性脊髓损伤的首选诊断方法。在损伤部位上，MRI 可见损伤脊髓节段与放疗照射野所在位置相对应，在既往照射野信息不可及的情况下，可通过受照椎体 MRI 信号改变（脊椎弥漫脂肪浸润导致的 T_1WI 高信号、脂肪抑制像低信号）间接判断照射野位置；损伤区域主要位于脊髓边缘区（脊髓白质），中央累及提示病变严重、不可逆。在形态上，损伤脊髓可稍肿胀，病灶小者亦可无形态改变；冠状位、矢状位病灶呈条、片状和（或）结节状表现，且与脊髓平行，在轴位时呈弧形和（或）结节状。在脊髓信号上，损伤脊髓呈稍长或长 T_1、长 T_2 信号，病灶形状和累及部位均以 T_2WI 和增强扫描显示较好。此外，近期研究显示，通过测量脊髓 ADC 值的升高，DWI 可在放疗开始后 1～2 周即发现潜在的脊髓损伤，有望成为早期监测放射性脊髓损伤的有力工具。

值得一提的是，DWI 也显示出对放射性骨髓抑制的预测作用。骨转移患者的放疗靶区往往包括椎体、胸骨或骨盆等骨髓所在区域，治疗过程中骨髓抑制不可避免。尤其是大面积骨盆放疗时，可能导致重度骨髓抑制。既往研究显示，骨髓区域 ADC 值与骨髓活跃程度呈正相关，因此，Lai 等回顾性研究了骨盆 ADC 值及临床因素对放化疗后骨髓抑制的预测作用，发现同步放化疗前骨盆 ADC 值低于 0.402×10^{-3} mm^2/s 的患者更易发生 Ⅲ～Ⅳ 度骨髓抑制。然而，该研究仅局限于未绝经期宫颈癌患者，对于骨转移患者放疗后骨髓抑制，骨盆 ADC 值是否也具有预测价值，仍需进一步验证。

6. 骨转移瘤 MR 影像引导自适应放射治疗的概述　MRgRT 治疗骨转移具有得天独厚的优势。相较于 CT、X 线，MRI 具有更高的骨骼-软组织对比度，骨皮质在 T_1、T_2 加权像均呈低信号，而脊髓、骨髓等重要软组织 T_1、T_2 加权像则明显高于骨皮质，因此，利用 MRI 实时监测直线加速器照射野范围，可准确识别转移灶与脊髓等重要软组织的各自受照情况。1.5T MR-Linac 的首次临床应用就是针对 4 例腰椎转移患者：在治疗中，放疗医师及物理师制订 IMRT 计划，磁共振引导影像检测腰椎放疗部位并作为独立验证，量化束流照射的几何精度。治疗后结果表明，患者接受的绝对剂量与计划相比保持了较高的准确性（误差范围在 0～1.7%），等中心处偏差很小，基于 MRI 的靶区定位精度优于 0.5mm。

骨转移 MRgRT 的最终目标是利用 MRI 优越的骨骼-软组织对比度及无创快速功能成像功能，实现在线 ART。通过自适应 MRgRT，自动进行体位校正、剂量累加优化，调整治疗计划以实现更佳的适形剂量分布，减少了骨髓、脊髓、肾脏等所受剂量。随着人工智能等计算机技术的不断发展、MRI 技术的进一步普及以及 DWI 等相关技术在骨转移诊断领域的进步，自适应 MRgRT 在未来一段时间里将在骨转移放疗领域引领技术的大幅提升。

三、磁共振引导骨转移瘤放射治疗实践示例

1. 患者的基本资料　患者，女性，42 岁，既往史无特殊，未绝经。2019 年 4 月 22 日因"左乳癌术后放化疗后 10 余年，肺、肝、胸椎转移 2 周期 TC 方案化疗后 12d"来院住院治疗。病理结果来自 2019 年 2 月 25 日当地医院右肺上叶 CT 引导下经皮肺穿刺活检，提示乳腺转移性腺癌。免疫组化：肿瘤细胞 CK7（3+），GATA-3（3+），ER（90%，3+），PR（50%，3+），HER2（2+），GCDFP15（−），TTF-1（−），NapsinA（−），Ki-67 约 30%。HER2 FISH 检测：阴性；EGFR 基因检测：野生型。入院查体：体表面积：1.64m^2，KPS 评分：80 分。左侧乳腺缺如，未触及皮下结节，双肺呼吸音粗糙。

入本院后复查评估化疗疗效，头颅、胸、腹 CT（平扫+增强）示：①左乳癌术后改变；双肺转移；双侧胸膜转移；双肺门、纵隔淋巴结肿大，考虑转移；右锁上淋巴结肿大；肝转移；骨转移。②双侧胸腔少量积液。③肝囊肿。④颅脑未见明显异常。全身骨扫描示符合多发骨转移表现。患者明确诊断为：左侧乳腺癌术后多程治疗后（cTxNxM$_1$，Ⅳ期），双肺转移，双侧胸膜转移，肝转移，多发骨转移，双肺门、纵隔淋巴结转移。对比来院前 CT 考虑病情稳定，但腰部、骶尾部疼痛明显，有放疗指征。排除禁忌，于 2019 年 4 月 29 日、2019 年 5 月 23 日给予第 3、4 周期 TC 方案化疗（紫杉醇酯质体 120mg+卡铂 0.5g，第 1 天），每月给予 1 次伊班膦酸钠 4mg 预防 SRE；并于 2019 年 5 月 13 日开始行 L$_1$、L$_3$ 椎体转移病灶 MRI 实时引导 IMRT，DT 25Gy/5 次。

2. 基于 MRI 进行靶区勾画示意　定位：患者拟行 IMRT，且椎体病灶局限，行 CT 定位，未行 MRI 扫描；取仰卧位、负压袋固定体位，于近肿瘤处的胸部平坦处建立体表坐标系。强化 CT 轴位扫描，层间距 3mm，传输图像至 MRgRT 计划系统。

靶区勾画及剂量：CT 勾画靶区，GTV 为 L$_1$、L$_3$ 骨转移病灶，CTV 包括整个椎体及受累椎弓根，CTV 外扩 2mm 至 PTV，边缘适当修回避开脊髓、双肾等危及器官。具体勾画范围见图 8-0-7。PTV 边缘剂量每次 5.0Gy，1 次/日，DT 25Gy/5 次。

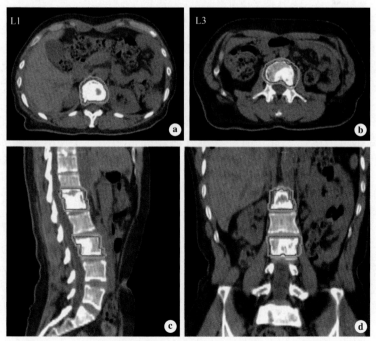

图 8-0-7　L$_1$、L$_3$ 放疗靶区勾画图。红色为 CTV，绿色为 PTV
a、b. CT 横断面影像；c. CT 矢状面影像；d. CT 冠状面影像

计划制订及评估：如图 8-0-8 所示，靶区适形度可，95%等剂量曲线包绕 PTV，DVH 图示脊髓最大受量 22.68Gy，左肾、右肾平均受照剂量分别为 5.36Gy、5.37Gy，最大受照剂量分别为 26.45Gy、25.91Gy，小肠最大受照剂量 25.91Gy。各 OAR 均在可接受的剂量范围内。

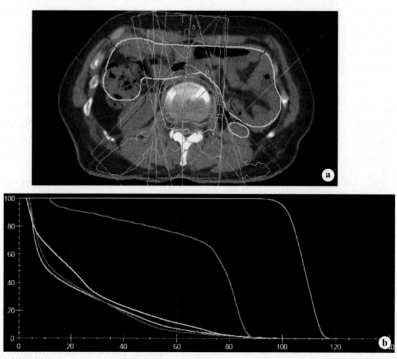

图 8-0-8 放疗计划照射野及 DVH。红线为 CTV，绿线为 PTV，粉红线为脊髓，蓝线为肾脏，黄线为小肠。
DVH 图横轴为剂量（%），纵轴为体积（%）
a. CT 横断面影像及剂量分布；b. DVH 图

3. 基于 MRI 进行放疗反应追踪示意 IMRT 于 Elekta Unity 系统上施行。患者仰卧于治疗床上，摆正体位，使定位激光与体表标志重合；MRI 与定位图像自动融合配准，进行计划自适应；配准完毕，查看配准结果并适当调整，审核等中心移动后开始治疗，治疗过程中，可实时运动监控，确保照射区域无较大位移。图 8-0-9 为治疗前 MRI 配准图像。

综上，由于较高的骨骼-软组织对比度和图像分辨率，MRI 能够准确识别骨转移病灶及骨髓侵犯、脊髓压迫情况，由此，骨转移放疗时，经常利用 CT-MR 影像融合进行靶区勾画，这在脊椎转移 SBRT 中已常规使用。MRI 在骨转移放疗疗效评估中并不常规使用，但功能成像技术，如 DWI、DCE-MRI，能够提供肿瘤血供和治疗后细胞变化信息，有望解决 X 线、CT、骨扫描等难以早期评估骨转移治疗反应的难题。对于骨转移放疗毒性反应的评估，MRI 可准确识别骨转移放疗常见且严重的并发症——放射性脊髓损伤，应为首选诊断方法。

MRgRT 是近年来受到广泛关注并取得一定研究进展的新技术，它在骨转移 IMRT、实时监测骨转移放疗疗效方面具有得天独厚的优势。目前，商用 MR-Linac 设备已在国内多家肿瘤医院安装，临床中常用于脊椎转移瘤的治疗。未来，自适应的 MRgRT 会借助人工智能等新技术的发展，实现骨转移靶区快速勾画、快速自适应计划优化，在骨转移精确放疗领域引领优势将大幅提升。

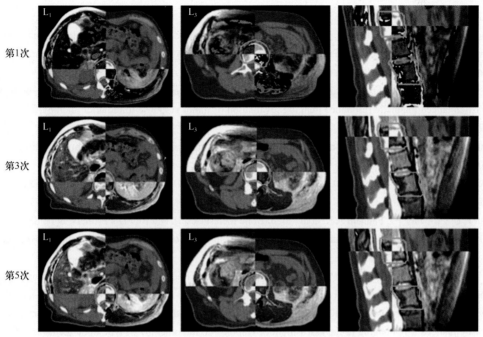

图 8-0-9　第 1、3、5 次 IMRT 治疗前 MRI 配准图像

参 考 文 献

董智, 赵军, 柳晨, 等. 2019. 肺癌骨转移诊疗专家共识 (2019 版)[J]. 中国肺癌杂志, 22: 187-207.

韩彦彦, 刘胤良, 周庆祥, 等. 2020. MRI 在骨转移瘤放射治疗中的应用进展[J]. 中国医学装备, 17: 178-183.

黄伟, 李宝生. 2017. MRI 引导的自适应放疗技术进展[J]. 中华放射肿瘤学杂志, 26: 819-822.

江泽飞, 陈佳艺, 牛晓辉, 等. 2015. 乳腺癌骨转移和骨相关疾病临床诊疗专家共识 (2014 版)[J]. 中华医学杂志, 95: 241-247.

赖庆园, 史大宝, 张晓苗, 等. 2021. 骨盆 ADC 值对未绝经宫颈癌同步放化疗患者骨髓抑制的预测价值[J]. 现代肿瘤医学, 29: 3636-3640.

李亚明. 2021. 一体化全身 PET/MR 设备: 现代医学影像学的新利器[J]. 中国医学影像技术, 37: 1601-1603.

李云波, 郭坤, 何伟等, 2019. (18) F-FDG PET/CT 和 PET/MRI 在前列腺癌诊断及分期中的效能研究[J]. 现代泌尿外科杂志, 24: 39-42, 71.

牟晶晶, 汪铁军, 陈卫东, 等. 2021. 脊柱转移瘤的立体定向放射治疗[J]. 华中科技大学学报 (医学版), 50: 404-411.

王小微. 2021. WB-DWI 在骨转移瘤诊断中的价值分析[J]. 当代医学, 27: 149-150.

夏黎明, 邵剑波, 孙子燕. 2016. MRI 读片指南[M]. 北京: 北京大学医学出版社.

张配配, 闵祥德, 王良. 2021. 全身磁共振成像在前列腺癌中的研究现状[J]. 磁共振成像, 12: 121-124.

中国抗癌协会泌尿男生殖系统肿瘤专业委员会. 2021. 前列腺癌骨转移和骨相关疾病临床诊疗专家共识 (2021 版)[J]. 中华肿瘤杂志, 43: 1016-1026.

中华医学会核医学分会. 2020. PET/MR 诊断报告规范化书写专家共识 (2020 版)[J]. 中华核医学与分子影像杂志, 40: 743-746.

周纯武, 赵心明, 陈雁, 等. 2018. 肿瘤影像诊断图谱[M]. 北京: 人民卫生出版社.

Amoretti N, Thariat J, Nouri Y, et al. 2013. Sémiologie des métastases osseuses en radiologie conventionnelle [Imaging of bone metastases][J]. Bull Cancer, 100(11): 1109-1114.

Bhattacharya I S, Hoskin P J. 2015. Stereotactic body radiotherapy for spinal and bone metastases[J]. Clin Oncol (R

Coll Radiol), 27(5): 298-306.

Catalano O A, Rosen B R, Sahani D V, et al. 2013. Clinical impact of PET/MR imaging in patients with cancer undergoing same-day PET/CT: initial experience in 134 patients—a hypothesis-generating exploratory study[J]. Radiology, 269(3): 857-869.

Chu S, Karimi S, Peck K K, et al. 2013. Measurement of blood perfusion in spinal metastases with dynamic contrast-enhanced magnetic resonance imaging: evaluation of tumor response to radiation therapy[J]. Spine (Phila Pa 1976), 38(22): E1418-E1424.

Coleman R E. 2006. Clinical features of metastatic bone disease and risk of skeletal morbidity[J]. Clin Cancer Res, 12(20 Pt 2): 6243s-6249s.

Coleman R, Hadji P, Body J J, et al. 2020. Bone health in cancer: ESMO Clinical Practice Guidelines[J]. Ann Oncol, 31(12): 1650-1663.

Coleman R E, Croucher P I, Padhani A R, et al. 2020. Bone metastases[J]. Nat Rev Dis Primers, 6(1): 83.

Cook G J, Azad G K, Goh V. 2016. Imaging bone metastases in breast cancer: staging and response assessment[J]. J Nucl Med, 57 Suppl 1: 27S-33S.

Cox B W, Spratt D E, Lovelock M, et al. 2012. International Spine Radiosurgery Consortium consensus guidelines for target volume definition in spinal stereotactic radiosurgery[J]. Int J Radiat Oncol Biol Phys, 83(5): e597-e605.

Gaeta M, Benedetto C, Minutoli F, et al. 2014. Use of diffusion-weighted, intravoxel incoherent motion, and dynamic contrast-enhanced MR imaging in the assessment of response to radiotherapy of lytic bone metastases from breast cancer[J]. Acad Radiol, 21(10): 1286-1293.

Gerlich A S, Van der velden J M, Kotte Antj, et al. 2018. Inter-observer agreement in GTV delineation of bone metastases on CT and impact of MR imaging: A multicenter study[J]. Radiother Oncol, 126(3): 534-540.

Hamaoka T, Costelloe C M, Madewell J E, et al. 2010. Tumour response interpretation with new tumour response criteria vs the World Health Organisation criteria in patients with bone-only metastatic breast cancer[J]. Br J Cancer, 102(4): 651-657.

Kim H S, Yoon Y C, Kwon S, et al. 2017. Dynamic contrast-enhanced MR imaging parameters in bone metastases from non-small cell lung cancer: Comparison between lesions with and lesions without epidermal growth factor receptor mutation in primary lung cancer[J]. Radiology, 284(3): 815-823.

Koob S, Kehrer M, Strauss A, et al. 2017. Knochenmetastasen - pathophysiologie, diagnostik und therapie (Teil 1)[Bone metastases-pathophysiology, diagnostic testing and therapy (part 1)][J]. Z Orthop Unfall, 155(6): 716-726.

Lecouvet F E. 2016. Whole-body MR imaging: Musculoskeletal applications[J]. Radiology, 279(2): 345-365.

Lecouvet F E, Talbot J N, Messiou C, et al. 2014. Monitoring the response of bone metastases to treatment with Magnetic Resonance Imaging and nuclear medicine techniques: a review and position statement by the European Organisation for Research and Treatment of Cancer imaging group[J]. Eur J Cancer, 50(15): 2519-2531.

Llorente R, Spieler B O, Victoria J, et al. 2020. MRI-guided stereotactic ablative radiation therapy of spinal bone metastases: a preliminary experience[J]. Br J Radiol, 93(1105): 20190655.

Lutz S, Balboni T, Jones J, et al. 2017. Palliative radiation therapy for bone metastases: Update of an ASTRO Evidence-Based Guideline[J]. Pract Radiat Oncol, 7(1): 4-12.

Macedo F, Ladeira K, Pinho F, et al. 2017. Bone Metastases: An Overview[J]. Oncol Rev, 11(1): 321.

Nguyen T K, Sahgal A, Dagan R, et al. 2020. Stereotactic body radiation therapy for nonspine bone metastases: International practice patterns to guide treatment planning[J]. Pract Radiat Oncol, 10(6): e452-e460.

Perez-Lopez R, Mateo J, Mossop H, et al. 2017. Diffusion-weighted imaging as a treatment response biomarker for evaluating bone metastases in prostate cancer: A pilot study[J]. Radiology, 283(1): 168-177.

Raaymakers B W, Jürgenliemk-Schulz I M, Bol G H, et al. 2017. First patients treated with a 1. 5 T MR-Linac: clinical proof of concept of a high-precision, high-field MRI guided radiotherapy treatment[J]. Phys Med Biol, 62(23): L41-L50.

Raman S, Chin L, Erler D, et al. 2018. Impact of magnetic resonance imaging on gross tumor volume delineation in non-spine bony metastasis treated with stereotactic body radiation therapy[J]. Int J Radiat Oncol Biol Phys, 102(4): 735-743, e1.

Redmond K J, Lo S S, Soltys S G, et al. 2017. Consensus guidelines for postoperative stereotactic body radiation therapy for spinal metastases: results of an international survey[J]. J Neurosurg Spine, 26(3): 299-306.

Reischauer C, Froehlich J M, Koh D M, et al. 2010. Bone metastases from prostate cancer: assessing treatment response by using diffusion-weighted imaging and functional diffusion maps-initial observations[J]. Radiology, 257(2): 523-531.

Summers P, Saia G, Colombo A, et al. 2021. Whole-body magnetic resonance imaging: technique, guidelines and key applications[J]. Ecancer Medical Science, 15: 1164.

Targeted alpha therapy working group, Parker C, Lewington V, et al. 2018. Targeted alpha therapy, an emerging class of cancer agents: A review[J]. JAMA Oncol, 4(12): 1765-1772.

Zhao C L, Qian G Q, Chen X Y, et al. 2014. Retrograde analysis of clinical characteristics of bone metastasis in 1031 cases of preliminarily diagnosed nasopharyngeal carcinoma[J]. Asian Pac J Cancer Prev, 15(8): 3785-3788.

第九章　磁共振引导儿童中枢神经系统肿瘤放射治疗

一、概　　述

1. 儿童中枢神经系统肿瘤的发病情况及主要表现　中枢神经系统肿瘤是儿童最常见的实体肿瘤，约 5%的中枢神经系统肿瘤发生在 0～14 岁。常见的儿童中枢神经系统肿瘤包括胶质瘤、髓母细胞瘤、不典型畸胎样/横纹肌样瘤（AT/RT）、颅内生殖细胞瘤、室管膜瘤及颅咽管瘤。

儿童中枢神经系统肿瘤的治疗包括手术、放疗及化疗，放疗在儿童中枢神经系统肿瘤的治疗中占据着举足轻重的地位。放疗是大多数儿童中枢神经系统肿瘤治疗的核心组成部分。自 20 世纪中叶以来，放疗儿童中枢神经系统肿瘤的疗效已经很明显。在过去的 25 年里，辐射对发育中和成熟的中枢神经系统的潜在有害影响也已经被量化。对儿童独特的中枢神经系统脆弱性的认识，以及脑化疗的反应同时显示，引入了一种延迟或避免儿童接受放疗的范例。随着先进的 3D-IGRT 引入，能够相对地保留正常的大脑结构，儿科中枢神经系统肿瘤相关临床试验的重点已经转移到明确放疗适应证，并将其作为实现疾病控制的关键手段。目前的研究正在探讨如何优化精确的、有限体积的辐射传输的风险效益比，有时是在降低辐射剂量的情况下进行的。儿童脑肿瘤放疗的合理应用需要了解脑发育、电离辐射对儿童大脑的生物效应、各种脑肿瘤的行为和自然病史、放射生物学和物理学、放疗技术和其他技术，以及放疗与其他治疗（如化疗）的相互作用。下面以颅内生殖细胞瘤（germ cell tumor，GCT）为例系统阐述磁共振引导儿童中枢神经系统肿瘤的精确放疗。

根据北美和欧洲的癌症数据，恶性生殖细胞肿瘤约占儿童肿瘤的 3%，相比之下，在一些亚洲国家，这些肿瘤约占 11%。WHO 将颅内生殖细胞肿瘤分为纯性生殖细胞瘤和非纯性生殖细胞瘤（nongerminomatous germ cell tumor，NGGCT）。这些分类可以预测预后并决定治疗措施，纯性生殖细胞瘤预后好，需要的治疗更少。高达 65%的生殖细胞肿瘤被归类为纯性生殖细胞瘤，其余 1/3 为 NGGCT。NGGCT 包括胚胎性癌、内胚窦瘤（又称卵黄囊瘤）、绒毛膜癌、畸胎瘤（非成熟和成熟）以及多种成分的混合瘤。大约 25%的 NGGCT 是混合瘤。生殖细胞瘤更常见于男性，男女比例约为 2∶1，主要影响青少年患者，约 75%的原发中枢神经系统 GCT 患者年龄在 10～20 岁。

GCT 症状取决于原发肿瘤解剖位置及其生长速度。原发于松果体区域的典型症状是帕里诺综合征（向上凝视麻痹、头痛和瞳孔缩小并保持调节功能受损）。此外，这个部位的肿瘤经常压迫中脑导水管，导致梗阻性脑积水，表现为颅内压升高（日间头痛、呕吐和嗜睡）。鞍上肿瘤的一些常见症状包括内分泌和视野缺陷和（或）视力下降。脑垂体柄的频繁受累和肿瘤靠近下丘脑垂体轴可导致尿崩症。这种症状有时比影像学诊断早几年。其他临床症状包括生长迟缓、食欲减退或体重增加、嗜睡、情绪波动、睡眠模式紊乱、电解质失衡、体温失调、发育迟缓、性早熟、继发性闭经和全垂体功能减退。考虑到出现症状范围广泛，诊断可能具有挑战性，许多患者在做出诊断之前几个月会出现症状。

2. 儿童中枢神经系统肿瘤的治疗原则　颅内生殖细胞瘤的位置一般较深，手术完整切除难度大，由于生殖细胞瘤对放化疗比较敏感，所以无须追求全部切除肿瘤而增加手术难度及风险。对于局部纯性生殖细胞瘤的治疗，新辅助化疗采用卡铂和依托泊苷 2～4 个周期，然后进行减量放疗，这是目前的标准治疗方案。如果患者达到完全缓解（complete remission，CR），建议进行 21Gy 的全脑室放疗，并将原发肿瘤区域的剂量提高到 30~40Gy。放疗应在最后一次化疗后 3~6 周开始。如果没有达到 CR，建议在保证安全的情况下进行第二次手术证实纯性生殖细胞瘤组织学。接下来是原发肿瘤加量至 45~50Gy。

3. 儿童中枢神经系统肿瘤的放射治疗策略　对于不能接受新辅助化疗的患者来说，高剂量放疗是一种可以接受的替代方案。例如，在鞍上肿瘤合并尿崩症的病例中，化疗期间的电解质管理可能非常困难。对于这些患者，先进行 24Gy 的全脑室放疗，然后将原发肿瘤的剂量提高到 45~50Gy。对于播散型纯性生殖细胞瘤，建议全脑全脊髓放疗至 24Gy，后期原发肿瘤加量至 45~50Gy。由于预后较差，NGGCT 采用基于 ACNS 0122 方案的治疗更为积极。单纯放疗的结果很差（20%~40%的局部控制率），因此，联合化疗是标准的治疗。建议采用卡铂/依托泊苷和异环磷酰胺/依托泊苷交替 6 个周期的新辅助化疗。然后对患者重新进行 MRI 检查和肿瘤标志物检查。达到 CR 的患者随后接受 CSI 放疗至 36Gy，原发肿瘤加量到 54Gy。没有达到完全缓解的人可能会从二次手术切除中受益。

二、磁共振引导儿童中枢神经系统肿瘤的放射治疗应用

1. MRI 在儿童中枢神经系统肿瘤诊断及病情评估中的应用　颅脑脊髓的 MRI 扫描对于评估疾病的严重程度至关重要，MRI 是诊断和分期的首选方式，因为它比 CT 扫描具有更高的敏感性。生殖细胞瘤形成不同信号强度的均匀性肿块，呈现 T_1 加权像等信号或轻度低信号，T_2 加权像上为高信号。在较晚期的疾病中，生殖细胞瘤可能变得不均匀，具有部分囊性外观，并可能侵袭邻近的脑实质。实质性生殖细胞瘤，不论位于松果体区还是鞍上部，其影像学所见均相似，一般均呈结节或团块状，信号较均匀，边缘光滑。松果体区及鞍区同时发现肿瘤病灶，主要是生殖细胞瘤；MRI 扫描显示松果体区有占位性病变，明显强化，同时室管膜不规则增厚则考虑生殖细胞瘤可能性大。增强扫描能更好地显示肿瘤及其与周围组织的解剖关系，MRI 更容易发现小的病变，可以区分视交叉和蝶鞍膈膜，清楚显示脑血管及垂体肿瘤是否侵犯海绵窦和蝶窦、垂体柄是否受压等情况。

增强或不增强的 MRI 是首选的影像学诊断手段，但生殖细胞肿瘤也可以在 CT 成像上识别。在 MRI 上，颅内 GCT 通常在 T_1 序列上呈等信号或低信号，在 T_2 序列上呈高信号。这些肿瘤典型的表现为均匀强化，如果有囊肿则表现为不均匀的强化。NGGCT 在 T_1 加权像上有高信号成分，代表出血、高蛋白液体或脂肪。脊椎 MRI 扫描是进行完整分期所必需的，因为肿瘤可发生软脑膜扩散。

2. MRI 在儿童中枢神经系统肿瘤分期中的应用　改良的 Chang 分期系统将患者分为转移性（M+）和非转移性（M0）。局限性疾病和脑脊液细胞学阴性的患者被认为是 M0，而其他所有患者都被认为是 M+。M+可能包括以下任何一种情况：MRI 上的软脑膜或脑室内转移，脑脊液细胞学阳性，内镜下发现的转移性疾病，脑或脊柱实质内的原发肿瘤，或广泛的实质浸润性病变。建议患者进行全脑全脊髓增强 MRI 检查，以明确局限性疾病或播散性疾病。

3. MRI 在儿童中枢神经系统肿瘤放射治疗靶区勾画中的应用　MRI 在儿童中枢神经系统肿瘤放疗靶区勾画中的应用，全脑室放疗：计划 CT 扫描应与以下影像相融合：化疗前诊断 MRI T_1 和 T_2，以更好地显示原发肿瘤，最新的 T_2 MRI 显示全脑室区域。脑室系统的识别最好在 T_2 图像上显示，但在计划 CT 上验证正确的融合和脑室位置是至关重要的。GTV 首先应该使用化疗前具有最佳肿瘤可见的 MRI 序列来勾画。在制订治疗计划时，GTV 还应包括残留病部位。GTV 应排除化疗前肿瘤移位的正常组织，但实质侵袭区应包括在 GTV 中。松果体肿瘤的残余钙化通常可以通过 CT 更好地显示出来。CTV Boost 是通过 GTV Boost 外扩 5mm 而得的。确保 CTV Boost 包含在全脑室 CTV 中。PTV Boost 被定义为从 CTV Boost 扩展 3mm 或 5mm，依赖于治疗机构日常图像指导。

虽然儿童肿瘤患者相比成人有更好的预后和更长生存期，但儿童器官及骨骼都处于发育中，儿童肿瘤放疗引起的远期并发症严重影响幸存者生存质量，提示我们需要重视对周围正常组织的保护。全中枢照射是儿童中枢神经系统肿瘤的重要治疗手段之一，由于全中枢放疗照射范围大，可能引起儿童患者神经、循环、内分泌、生长及生殖损伤。随着先进放疗技术的发展，相比 CT 定位技术，MRI 模拟放疗定位技术可以提供具有超高软组织分辨率的定位图像，提高了靶区与邻近重要组织器官勾画的准确性及可靠性，为避免关键正常组织及功能区的照射提供了机会，同时无额外的电离辐射。

4. MRI 在儿童中枢神经系统肿瘤的放射治疗疗效评估中的应用　化疗和放疗是生殖细胞瘤最有效的治疗方法，预后好，治愈率高，五年生存率估计大于 90%，除成熟畸胎瘤，常仅通过手术即可治愈以外，NGGCT 通常需要联合手术切除、化疗和放疗。生殖细胞瘤对放射线具有敏感性，利用低剂量放疗，可用于手术难度高、无法取得病理诊断且肿瘤标志物阴性的患者。以往多采用剂量为 10Gy，对于使用 3.4Gy（1.7Gy/2 次）的剂量来评估生殖细胞瘤患者是否达到完全缓解尝试，也取得了不错的效果。虽然放疗对颅内生殖细胞瘤的治疗取得了显著效果，但放疗的并发症一直制约着治疗方案的选择与疗效的评估。近年来，国内外的学者致力于通过改进放疗方法来减少 OAR 受照剂量的问题，在评估使用全脑室放疗对于 OAR 的保护情况时，IMRT 在 7 野调强照射情况下是最合适的，其中对于垂体的平均照射剂量可以减少 1Gy 左右。MRI 对软组织具有良好的分辨率，尤其对鞍区、脑干、小脑及肿瘤侵犯邻近结构及其范围显示十分清楚；无骨骼伪影干扰，对垂体柄的断裂、增粗、拉长、后叶信号的改变都可以清晰地显示出来；具有多方位成像功能，故扫描可以冠状位、矢状位、横断位三个切面断层扫描，对肿瘤定位、神经组织、脑的发育都可以全面、准确地显示出来。治疗过程中应进行大脑和脊髓的 MRI（平扫或增强），以及在松果体和鞍上区域做薄层扫描。随着病程进展，基底节区生殖细胞瘤的 CT 表现主要以高密度为主，也可以是高低混杂密度，部分病变含有点状及条状钙化。MR 影像表现也多种多样，早期无占位效应，后期可以表现为肿块影，有明显占位效应，肿瘤常出现囊变，增强后实性部分以明显强化为主，也可轻度强化，囊性成分不强化。同时病灶还常伴有出血和钙化，部分肿块还伴有瘤周水肿，病灶早期累积范围较局限，晚期可见伴脑脊液播散。与此同时，基底节区生殖细胞瘤也可以仅仅表现为斑点状及小斑片状异常信号，增强检查无强化或轻度强化。

5. MRI 在儿童中枢神经系统肿瘤的放射治疗放射性损伤评估中的应用　目前对儿童中枢神经系统肿瘤放疗后的损伤评估中，MRI 发挥了非常重要的作用，无论是脑部、头颈部、脊柱、腹盆部的器官还是组织，放射性损伤均具有特异的表现。但是因为儿童处于生长发育阶段，因此有时一些器官及组织的信号需要与损伤相鉴别。

6. 儿童中枢神经系统肿瘤 MR 影像引导自适应放射治疗的概述　CT 已经成为放疗模拟定位、计划设计、图像引导以及靶区勾画的标准成像技术。这些过程都是为了优化辐射剂量并精确地分布到肿瘤靶区，同时最大限度地保护周围的正常组织及 OAR。与 CT 相比，MRI 由于其软组织对比度较好，可以对肿瘤和 OAR 提供更好的清晰度。这在中枢神经系统尤其重要，在中枢神经系统，CT 对肿瘤或 OAR 的勾画都不精确。随着 MRI 普及，MRI 技术与放疗的整合在过去十年中得到了迅速的发展。

自从 MRI 被引入临床应用中以来，一直被用于颅脑肿瘤靶区的勾画。标准做法是使用 T_1WI 和 T_2 加权或 T_2（FLAIR）图像来显示颅脑肿瘤和 OAR，并将其与 CT 融合以进行放疗计划设计与优化。然而，人们已经认识到常规 MRI 用于脑肿瘤靶区勾画的局限性，在生理和代谢 MRI 领域正在进行大量工作，以便更好地镜下靶区勾画和适应治疗。此外，人们已经探索 MRI 在放疗过程中保护关键功能结构和神经系统，以降低脑毒性和保护认知功能的作用。此外，使用磁共振引导放疗系统进行 MRI 的模拟、制订治疗计划和实时指导（将 CT 从整个放疗工作流程中剔除）可能会节省成本和时间，同时减少与 CT-MRI 配准相关的不确定性。最后，对接受放疗的脑肿瘤的放射学反应评估可以从生理和代谢 MRI 中获益。

IGRT 基于图像的移动以及根据内部解剖学校正患者的位置可以被视为 ART 的最早形式。最近，这一概念已经达到了新的高度，在时间维度（即实时适应技术），通过改善图像质量和软组织对比度来实现组织可视化，以及通过结合生物反应和器官功能的测量来实现生物适应。在实时、亚秒级上实现 ART 需要高效和精简的工作流程，并且从运动检测到自适应的延迟很低。由于 ART 的资源密集型性质，自动化在提高效率方面发挥着关键作用，从而增加了更广泛的临床应用的潜力。进行 ART 的必要步骤需要足够的信息来描绘肿瘤及 OAR，准确的剂量计算，以及足够的图像质量。可变形图像配准（DIR）是 ART 中常用的一个重要步骤，用于说明在治疗过程中获得的初始和自适应规划图像之间内脏的形状和大小的变化。对于离线 ART，可以根据需要使用 DIR。ART 可包括高质量的 CT 影像、用于 IGRT 图像，CBCT 和 MR 影像，或诸如 PET-CT 或 PET-MRI 的功能影像。

7. 磁共振引导儿童肿瘤放疗中正常组织器官保护的应用　虽然儿童肿瘤患者相比成人有更好的预后和更长生存期，但儿童器官及骨骼都处于发育过程中，儿童肿瘤放疗引起的远期并发症严重影响幸存者生存质量，提示我们需要重视对周围正常组织的保护。全中枢照射（craniospinal irradiation，CSI）是儿童中枢神经系统肿瘤的重要治疗手段之一，由于 CSI 照射范围大，可能引起儿童患者神经、循环、内分泌、生长及生殖损伤。随着先进放疗技术的发展，相比 CT 定位技术，MRI 模拟放疗定位技术（MR-SIM）可以提供具有超高软组织分辨率的定位图像，提高了靶区与邻近重要组织器官勾画的准确性及可靠性，为避免关键正常组织及功能区的照射提供了机会，同时无额外电离辐射（图 9-0-1）。

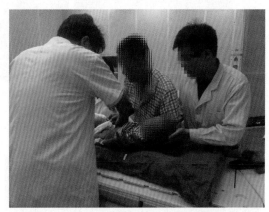

图 9-0-1　儿童 MRI 模拟定位

颅脑功能区复杂，在颅后窝、颞叶、额叶及顶枕叶四个区域的暴露剂量与儿童肿瘤幸存者神经功能损伤关联的相关研究表明，幸存者患复视、眼盲、耳鸣及听力下降等神经感觉异常的风险与颞叶和颅后窝的高剂量照射（$D_{max} > 30.0 Gy$）相关，迟发性癫痫等神经运动异常和记忆损伤等神经认知异常与颞叶的高剂量照射相关。海马组织是人体情绪、学习和记忆的重要功能区。美国一项研究关注 70 例 5.0～22.5 岁神经系统肿瘤患者接受质子治疗后视觉及言语记忆力所产生变化的研究指明，左侧海马接受 >20Gy 等效剂量照射的体积（V_{20GyE}）与延迟、即时视觉、言语记忆减退均有显著正相关性。由于头颈部解剖结构的复杂性，MRI 可以提供高分辨率、多方位和多参数图像，不仅可以提供具有高软组织对比度的解剖信息，MRI 功能还可以提供有价值的功能信息图像，为我们在靶区满足均匀剂量和保护颅内海马等重要功能区之间进行权衡提供了机会。脑血管病也是儿童放疗后潜在的远期影响，大脑动脉环的照射是儿童幸存者远期发生脑卒中的主要危险因素。2016 年，法国发表大脑动脉环照射剂量与迟发性卒中的关系表明，大脑动脉环 $D_{mean}=1.0～10.0Gy$（RR=5.0；$P<0.001$）、$D_{mean}=10.0～40.0Gy$（RR=7.9；$P<0.001$）和 $D_{mean} \geq 40.0Gy$（RR=15.7；$P<0.001$）的幸存者放疗 5 年后患卒中的风险均显著增加，由于 MR 影像具有超高软组织分辨率，无须应用对比剂，不受对比剂浓度影响，图像即可清晰显示颅脑血管解剖结构（图 9-0-2）。

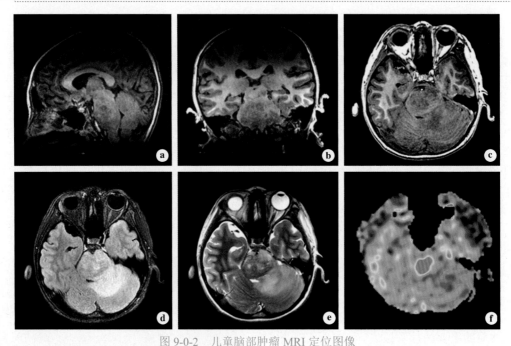

图 9-0-2　儿童脑部肿瘤 MRI 定位图像

a. MRI T₁WI 矢状面影像；b. MRI T₁WI 冠状面影像；c. MRI T₁WI 横断面影像；d. MRI FLAIR 横断面影像；e. MRI T₂WI 横断面影像；f. MRI 3D-ASL 横断面影像

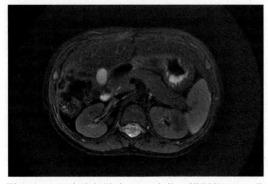

图 9-0-3　儿童腹部肿瘤 MRI 定位（横断位 T₂WI 脂肪抑制成像）

在外周器官中，儿童胰腺照射会增加幸存者患糖尿病的风险，且关于胰腺照射剂量与糖尿病发生风险的研究指出，胰尾（D_{mean}=8.8Gy）的照射与糖尿病的发生存在显著相关，而未发现胰头（D_{mean}=8.8Gy）和胰体（D_{mean}=12.0Gy）照射与患糖尿病存在关联。胰腺的位置位于上腹部的腹膜后，可分为头、颈、体、尾四部分。胰腺体尾部位于脊柱正中线的左侧，胰腺体部与尾部之间没有明确的分界，一般用左肾上腺将两者大体划分开来，MRI-SIM 提供的高软组织分辨率图像提高了勾画胰尾的准确性（图 9-0-3）。

对于需保持生育功能的儿童肿瘤幸存者，子宫受照射在儿童放疗中需引起重视。美国一项对照研究指出接受子宫累加剂量 0.5～2.5Gy、2.5～5.0Gy 和＞5.0Gy 的儿童放疗幸存者后代中发生早产、低体重、小于胎龄儿的比例显著升高。RTOG 的骨盆正常组织轮廓放疗指南指出在 MR 影像上可以更准确地勾画子宫。

相对于成人患者，放疗对生长发育阶段儿童患者的骨骼产生的抑制作用更为严重、影响更为深远，放疗诱发的骨骼不对称和畸形，如面部畸形、锁骨狭窄、脊柱畸形及肢体长度差异等，严重损害了儿童肿瘤幸存者的身心健康。2019 年美国约翰·霍普金斯研究团队提出了一组放疗中应当予以重点保护的儿童骨骼生长点图谱，对颅颌面部、肩部和盆部诸多重要生长点如何勾画进行了报道，为我们提供了在制订儿科放疗计划时常规描绘这些重要生长点的动机，然而儿童骨骼生长和发育是一个复杂的连续过程，尚未骨化的软骨在 CT 影像中分界不清，但不同阶段的骨可以在 MR 影像上表现出不同的信号强度，因此 MR 影像可以更加清晰地显示非骨化软骨骺和骨化中心的结构（图 9-0-4、图 9-0-5）。

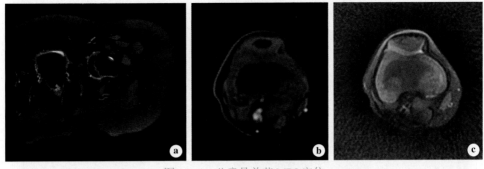

图 9-0-4　儿童骨关节 MRI 定位

a. MRI T_2WI 脂肪抑制影像；b. MRI T_1WI 增强影像；c. MRI T_2WI 脂肪抑制影像

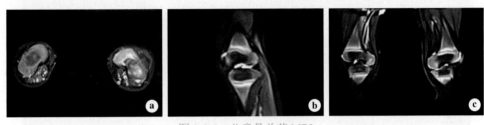

图 9-0-5　儿童骨关节 MRI

a. MRI T_2WI 脂肪抑制横断面影像；b. MRI T_2WI 脂肪抑制矢状面影像；c. MRI T_2WI 脂肪抑制冠状面影像

三、磁共振引导儿童中枢神经系统肿瘤的放射治疗实践示例

1. 患者的基本资料　患儿，男性，9 岁。病理诊断：松果体区生殖细胞瘤。2021 年 3 月 30 日因"阵发性头痛逐步加重"就诊于某县中心医院，行颅脑 MRI 检查示"松果体区、鞍上异常强化灶，生殖细胞瘤合并梗阻性脑积水可能性大"。2021 年 4 月 15 日于山东省肿瘤医院神经外科行脑室镜下松果体区肿瘤活检术+右侧脑室腹腔分流术，术后病理示"混合型生殖细胞瘤（松果体区肿瘤）"。免疫组化：CD99（+），PLAP（+），SALL4（+），Oct-4（+），CD117（+），D2-40（+），AFP（-），CD30（-），GFAP（-），Syn（-），CgA（-），S-100（-），CKpan（-），EMA（-）。2021 年 4 月 27 日始行依托泊苷 100mg（第 1～5 天）、顺铂 20mg（第 1～5 天）、博来霉素 1.5 万 U（第 1 天）q3w 及异环磷酰胺 1.2g/m²（第 1～5 天）、顺铂 20mg/m²（第 1～5 天）、依托泊苷 75mg/m²（第 1～5 天）q3w 方案交替化疗 4 周期。2021 年 7 月 23 日开始行全脑全脊髓放疗至 DT 36Gy/20 次，后局部颅脑瘤区加量至 DT 54Gy/30 次。

2. 基于 MRI 进行靶区勾画示意　基于 MRI 进行靶区勾画示意见图 9-0-6。

3. 基于 MRI 进行放疗反应追踪示意　基于 MRI 进行放疗反应追踪示意见图 9-0-7～图 9-0-9。

综上所述，目前颅内生殖细胞瘤更多研究倾向于进行"化疗合并减量、减范围放疗的综合治疗模式"，但是因为病理类型多样，预后差别很大。在生殖细胞瘤的治疗已取得较高生存率的现状下，目前研究方向多侧重于对颅内生殖细胞瘤患者进行减少放疗照射剂量和范围方面的治疗。MRI 检查，可以对病变部位及其周围组织做出清晰的鉴别，具有较高的诊断价值，应作为首选的检查方法，在 T_1 加权像上轻度低信号或等信号，T_2 加权像上为高信号。对于不同部位的生殖细胞瘤，应根据具体病情选择合适的 MRI 技术，对颅内不同部位的生殖细胞瘤，应当进行 MRI 平扫及增强扫描，或进行 DWI 鉴别；当高度怀疑生殖细胞瘤时，应增加全脊髓 MRI 平扫及增强扫描，也可行试验性放疗后复查 MRI。进行治疗时，无论初发患者还是复发患者，应以放疗联合化疗为主，手术治疗主要以明确病变性质为目的。

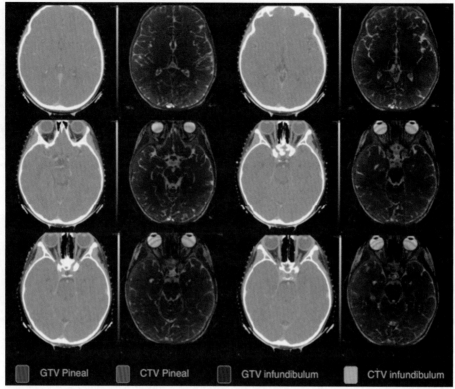

| GTV Pineal | CTV Pineal | GTV infundibulum | CTV infundibulum |

图 9-0-6　红色为 GTV，洋红色为 CTV，新辅助化疗后的 GTV 应包括任何与原始肿瘤接触的区域，以及任何怀疑有残留疾病的区域。如果怀疑肿瘤的浸润性或移位性，靶区应该包括有潜在浸润性的区域

Pineal. 松果体；infundibulum. 下丘脑漏斗

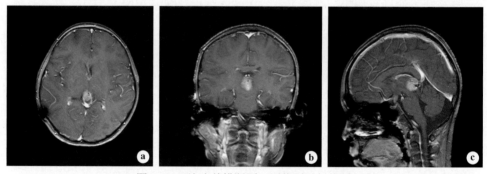

图 9-0-7　治疗前横断面、冠状面及矢状面

a. MRI T$_1$WI 横断面增强影像；b. MRI T$_1$WI 冠状面增强影像；c. MRI T$_1$WI 矢状面增强影像

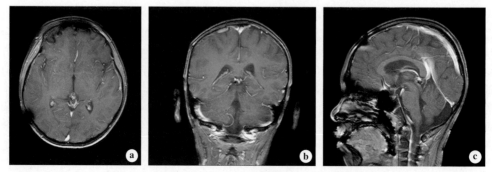

图 9-0-8　全脑全脊髓 36Gy 后横断面、冠状面及矢状面

a. MRI T$_1$WI 横断面增强影像；b. MRI T$_1$WI 冠状面增强影像；c. MRI T$_1$WI 矢状面增强影像

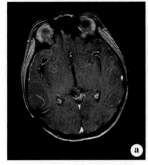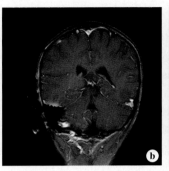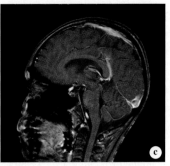

图 9-0-9 局部 54Gy 后横断面、冠状面及矢状面
a. MRI T₁WI 横断面增强影像；b. MRI T₁WI 冠状面增强影像；c. MRI T₁WI 矢状面增强影像

参 考 文 献

曹郴宁, 胡石腾, 罗冉, 等. 2022. 儿童和青少年基底节区生殖细胞瘤的临床与影像学特点[J]. 中国医师杂志, 24(1): 73-78.

李晓浦, 王晶, 蒋秀文. 颅内生殖细胞瘤的 MR 影像及诊断研究. 现代医用影像学, 2018(1): 99-100.

连欣, 张福泉. 2014. 原发性颅内生殖细胞肿瘤的诊断和治疗[J]. 协和医学杂志, 000(002): 197-201.

夏黎明, 邵剑波, 孙子燕. 2016. MRI 读片指南[M]. 北京: 北京大学医学出版社.

张巍, 赵伟伟, 高丽, 等. 2020. 颅内生殖细胞瘤放疗的研究进展[J]. 国际放射医学核医学杂志, 44(4): 5.

周纯武, 赵心明, 陈雁, 等. 2018. 肿瘤影像诊断图谱[M]. 北京: 人民卫生出版社.

Afzal S, Wherrett D, Bartels U, et al. 2010. Challenges in management of patients with intracranial germ cell tumor and diabetes insipidus treated with cisplatin and/or ifosfamide based chemotherapy[J]. J Neuro-Oncol, 97(3): 393-399.

Alvarez R, Liney G, Beavis A, et al. 2006. Repeatability of functional MR for conformal avoidance radiotherapy planning[J]. J Magn Reson Imaging, 23, 108-114.

Armstrong GT, Jain N, Liu W, et al. 2010. Region-specific radiotherapy and neuropsychological outcomes in adult survivors of childhood CNS malignancies[J]. Neuro Oncol, 12(11): 1173-1186.

Calaminus G, Kortmann R, Worch J, et al. 2013. SIOP CNS GCT 96: final report of outcome of a prospective, multinational nonrandomized trial for children and adults with intracranial germinoma, comparing craniospinal irradiation alone with chemotherapy followed by focal primary site irradiation for patients with localized disease[J]. Neuro-Oncology, 15(6): 788-796.

De Vathaire F, El-Fayech C, Ben Ayed F F, et al. 2012. Radiation dose to the pancreas and risk of diabetes mellitus in childhood cancer survivors: a retrospective cohort study[J]. The Lancet Oncology, 13(10): 1002-1010.

El-Fayech C, Haddy N, Allodji R S, et al. 2017. Cerebrovascular diseases in childhood cancer survivors: Role of the radiation dose to Willis circle arteries[J]. Int J Radiat Oncol Biol Phys, 97(2): 278-286.

Gay H A, Barthold H J, Meara E O, et al. 2012. Pelvic normal tissue contouring guidelines for radiation therapy: a Radiation Therapy Oncology Group consensus panel atlas[J]. Int J Radiat Oncol Biol Phys, 83: e353-362.

Gunderson L L, Tepper J E, Bogart J A, et al. 2015. Clinical radiation oncology[M]. 4th ed. Elsevier Saunders, Philadelphia, PA, p 1648.

Kim J W, Kim W C, Cho J H, et al, 2012. A multimodal approach including craniospinal irradiation improves the treatment outcome of high-risk intracranial nongerminomatous germ cell tumors[J]. Int J Radiat Oncol Biol Phys, 84(3): 625-631.

Laor T, Jaramillo D. 2009. MR imaging insights into skeletal maturation: what is normal[J]. Radiology, 250(1): 28-38.

Louis D N, Ohgaki H, Wiestler O D, et al. 2007. The 2007 WHO classification of tumours of the central nervous system[J]. Acta Neuropathol, 114(2): 97-109.

Rao A D, Ladra M, Dunn E, et al. 2019. A road map for important centers of growth in the pediatric skeleton to consider during radiation therapy and associated clinical correlates of radiation-induced growth toxicity[J]. Int J Radiat Oncol Biol Phys, 103(3): 669-679.

Robertson P L, DaRosso R C, Allen J C, et al. 1997. Improved prognosis of intracranial nongerminoma germ cell tumors with multimodality therapy[J]. J Neuro-Oncol, 32(1): 71-80.

Signorello L B, Cohen S S, Bosetti C, et al. 2006. Female survivors of childhood cancer: preterm birth and low birth weight among their children[J]. J Natl Cancer Inst, 98(20): 1453-1461.

Weksberg D C, Shibamoto Y, Paulino A C, et al. 2012. Bifocal intracranial germinoma: a retrospective analysis of treatment outcomes in 20 patients and review of the literature[J]. Int J Radiat Oncol Biol Phys, 82(4): 1341-1351.

Wells E M, Ullrich N J, Seidel K, et al. 2018. Longitudinal assessment of late-onset neurologic conditions in survivors of childhood central nervous system tumors: A childhood cancer survivor study report[J]. Neuro Oncol, 20(1): 132-142.

Whelan K, Stratton K, Kawashima T, et al. 2011. Auditory complications in childhood cancer survivors: a report from the childhood cancer survivor study[J]. Pediatr Blood Cancer, 57(1): 126-134.

Whelan K F, Stratton K, Kawashima T, et al. 2010. Ocular late effects in childhood and adolescent cancer survivors: a report from the childhood cancer survivor study[J]. Pediatr Blood Cancer, 54(1): 103-109.

Zember J S, Rosenberg Z S, Kwong S, et al. Normal skeletal maturation and imaging pitfalls in the pediatric shoulder[J]. Radiographics, 35: 1108-1122.

Zureick A H, Evans C L, Niemierko A, et al. 2018. Left hippocampal dosimetry correlates with visual and verbal memory outcomes in survivors of pediatric brain tumors[J]. Cancer, 124(10): 2238-2245.

第十章　磁共振影像组学引导肿瘤的精确放疗

一、MR影像组学定义

临床上，肿瘤存在较强的异质性，主要表现在形态、基因表达、代谢、增殖、转移、治疗反应上，这些由基因差异、表观差异驱动的肿瘤异质性影响着肿瘤的预后和治疗反应，往往出现同病不同效，同样的肿瘤采取同样的治疗方式，有的人预后良好，有的人却出现了复发、转移等不良预后，因此肿瘤异质性对治疗的影响不可忽略，如图 10-0-1 所示。因此，临床医师希望有一些决策信息支持他们对治疗方式做出决断，并且对治疗疗效进行定量评估。目前，临床实践中常采用活检等方式探究肿瘤的异质性特征，活检是一种有创性检查，仅能提供单一时间点、单一空间位置的肿瘤信息，而且这种方式不能重复进行，具有很强的局限性。而医学影像则不然，其使用非侵入式的方法进行无创检查，能够提供整个肿瘤的时间、空间变化信息，并且作为一种常规检查可以在整个治疗过程中重复进行。

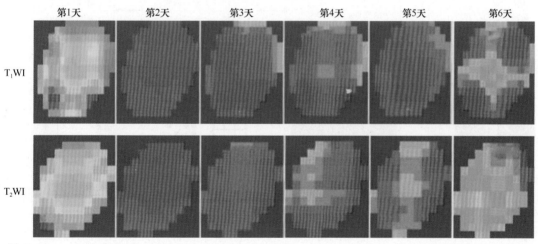

图 10-0-1　一例接受放疗的肝癌患者 MR 影像组学特征图。随着治疗的进行，肿瘤内异质性发生显著变化

在肿瘤患者的诊疗过程中会产生海量的影像数据，且这些数据正在经历划时代的变革，即从定性数据向定量数据的转变，所有放射科和放疗科医师必须适应这一变化。这是一种从基于图像视觉学科向一种新型定量影像学的转变，它必须将来自图像的定量数据（生物标志物）与一些可解释模式相结合。实际上，医学图像是由射线或超声波与组织或器官相互作用而形成的，所以医学图像不是简单的图像，而是反映了人体各种物理或化学属性的数据。因此，医学图像可以通过量化过程转换成有意义、可挖掘的数据，进一步分析数据的特征可以反映潜在的病理生理。然而，定量数据并不容易被解释，它们只能从计算机中提取出来，并通过复杂的算法进行分析。

近年来成像领域的最新进展促进了将图像数据转换为高通量定量特征提取过程的发展，这种影像数据用于决策支持的数据提取和分析过程被称为影像组学（radiomics）。影像组学这一概念最早在 2012 年由荷兰学者 Philippe Lambin 提出，他认为影像组学是高通量地应用大量自动化特征提取算法将感兴趣区影像数据转化为一阶或高阶特征数据,通过挖掘和分析数据深层次间关系,进一步提高临床诊断的精确性和预后/预测价值。在目前研究中,CT、MRI和PET是较为常用的影像模态,在基于肿瘤影像的个体化治疗中发挥了主导作用。MR影像组学是基于MR影像进行分析的技术,基于MR影像特有的软组织高分辨度特性进行定量影像特征提取,在精准医学实践中有十分重要的应用。

MR影像组学的目的是寻找一种或多种源于MR影像标志物,称为影像生物标志物,包括定性(需要专家的解释)和定量(基于数学定义)两种。定量影像生物标志物的计算可以自动化,从而实现高通量分析,因此将这种(高通量)定量生物标志物称为影像生物标志物,以区别于定性影像生物标志物。影像生物标志物主要关注医学影像的内容(或感兴趣区),如肿瘤或其他病变组织。由于影像组学与计算机视觉领域密切相关,影像生物标志物也被称为影像特征。而定性术语特征(如空泡征、胸膜凹陷征等)不是生物标志物。

二、MR影像组学研究流程

影像组学整体研究流程分为四部分:影像获取、影像分割、特征提取、特征分析。影像组学研究流程见图10-0-2。

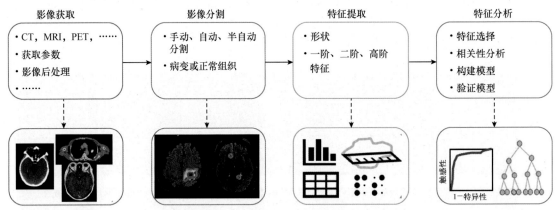

图 10-0-2 影像组学研究流程

与传统影像学研究不同,影像组学是一种多学科交叉、多种影像技术相互结合的技术。相较于基因组学和蛋白质组学,其使用非侵入式的影像模式进行分析肿瘤的综合特征信息,而无须进行活检或介入手术提取肿瘤组织特征信息,并能够解决肿瘤在时间和空间上存在的异质性问题。影像组学是基于影像特征进行定量分析的技术,其影像特征必须具备三个特性:可重复性、非冗余性、信息量丰富。在影像组学的整个工作流程中,存在多种因素会对特征造成影响,包括扫描设备、参数、重建方式、重复扫描、影像分割、特征提取等。只有稳定、信息量丰富的特征才可用于后续研究,在建模分析时才能获得较为精确的结果。

1. **影像获取** 医学影像获取是影像组学研究的第一步,也是最重要的一步。生物医学图像是采用多种模式进行二维和(或)容积采集过程的结果,由于影像组学依赖于图像源数据,从不同模态图像中提取的数据存在一定差异性。并且,在相同的影像模态下,所使用的成像协议和设备型号对影像组学研究的结果也有影响。现代CT、MRI和PET-CT成像使用差异较大的图像采集重建协议以适应不同解剖部位的结构特点变化,而这些协议通常缺乏跨医学中心的标准化。在临床应用影像学特征的常规诊断中,这通常不是一个问题。然而,当对图像进行数值分析以提取有意义数据时,图像采集和重建参数的变化可能会带来并不是由潜在的生物效应造成的变化。

Balagurunathan等从相隔15min重复扫描的两套CT影像中提取了219个影像学特征,结

意的是,影像组学是一种数据驱动的方法,虽然这些特征是由一系列数学分析算法自动计算的,但并不意味着不存在关于特征临床相关性的先验假设。特征提取的目的是利用定量影像组学特征解析医学影像,基于最具鉴别性的特征进行分类或预测,构建影像组学诊断或预测模型。

影像组学主要利用一阶、二阶或高阶统计方法对特征进行数学提取,一般可根据形状、一阶、二阶和高阶统计量进行分类。目前对影像组学的定义、名称、评价、归属类别等方面尚无共识,在比较不同的影像组学研究时存在诸多问题。在近年来已发表的研究中,有越来越多的文献采纳基于影像生物标志物标准化倡议(imaging biomarker standardization initiative,IBSI)所描述的特征定义进行特征提取。

基于形状的特征是对感兴趣区的二维或三维尺寸和形状的描述,与感兴趣区域的灰度强度分布无关,它们定量地描述了感兴趣区的几何特征。形状特征基于网格算法进行计算,可以使ROI 的外表面或体积等相关特征计算得更加准确,基于形状的特征参见网站相关一阶统计特征参见 https://pyradiomics. readthedocs.io/en/latest/features.html。

一阶统计特征(first-order statistical features)仅考虑单个体素的分布而不考虑其空间关系。归一化一阶直方图 H 的计算方法是将图像中的体素强度范围 I 进行 B 等分,并计算每个间距中体素的比例,如下式:

$$H(i) = \frac{\text{No. of pixels with gray levels in } \{I \in B_i\}}{\sum \text{No. of pixels in the image}} \tag{10-2}$$

计算得到的直方图如图 10-0-4 所示。

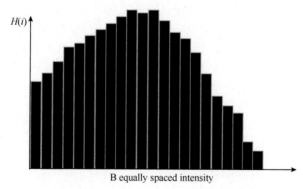

图 10-0-4　归一化一阶直方图 H 示例

熵(entropy)和均匀度(uniformity)是使用直方图计算的两个常用特征,计算方法由下式给出:

$$\text{Entropy} = -K \sum_{i=1}^{B} H(i) \log_2 H(i) \tag{10-3}$$

式中,K 是一个正常数,由具体应用决定。然而,影像组学处理的是不连续的像素信息,因此 $K=1$。

$$\text{Uniformity} = \sum_{i=1}^{B} H(i)^2 \tag{10-4}$$

熵表征图像灰度强度的内在随机性,当图像中的灰度强度以相同的概率出现时,熵值最大。均匀性测量图像或感兴趣区内灰度强度的均匀性分布,当图像或感兴趣区的所有像素具有相同的灰度强度时,均匀度最大。

相关一阶统计特征参见 https://pyradiomics. readthedocs.io/en/latest/features.html。

二阶统计特征由 Haralick 在 1973 年首次提出并应用于工程领域,旨在描述图像像素间的联合概率分布和肉眼无法察觉的空间排列模式。二阶统计特征计算通常分两步进行,首先需要定义特定的矩阵来统计像素值的空间分布信息，然后对这个矩阵基于一定的规则进行测量。最常用的矩阵有灰度共生矩阵（gray level co-occurrence matrix，GLCM）、灰度游程矩阵（gray level run length matrix，GLRLM）、灰度大小区域矩阵（gray level size zone matrix，GLSZM）、邻域灰度差矩阵（neighboring gray tone difference matrix，NGTDM）、灰度依赖矩阵（GLDM），如图 10-0-5 所示。

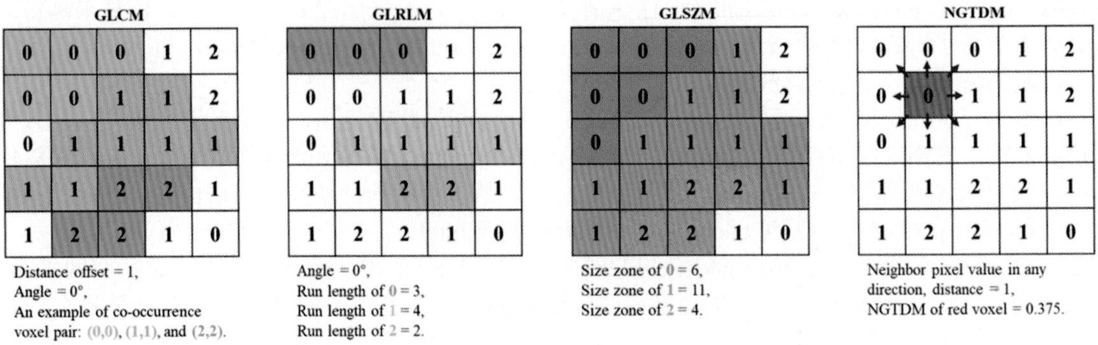

图 10-0-5　一例图像及其计算得到的不同二阶统计矩阵

　　GLCM 包含关于像素对如何在图像中分布的统计信息，GLRLM 考虑了高阶统计信息，表示图像中具有相同强度体素的连续长度，GLSZM 量化图像中不同灰度的区域大小，定义为具有相同灰度强度的相邻体素数量。当这些统计矩阵范围较大且分布均匀时，感兴趣区内的图像像素分布是相对均匀的。NGTDM 量化某一灰度值与一定距离内相邻灰度平均值之间的差值，GLDM 量化图像中的灰度依赖性，定义为中心体素在一定距离内连通体素的数量。以 GLCM 矩阵详细计算过程为例，详细介绍一下统计矩阵如何计算，如图 10-0-6 所示。

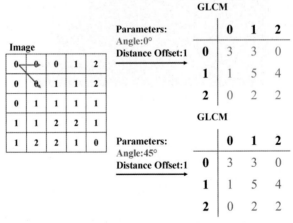

图 10-0-6　GLCM 矩阵详细计算过程示例

详细计算过程 1

[开始]：假定 offset 为 1，取 0°方向求共生矩阵时：

最初取点（1，1）和（1，2），此时在 GLCM 矩阵的（0，0）处加 1，（1，1）点的灰度值为 0，（1，2）点的灰度也为 0；然后取（1，2）和（1，3）点，此时也在频度矩阵的（0，0）处加 1；接着取到（1，3）和（1，4）点，此时也在频度矩阵的（0，1）处加 1；接着取到（1，4）和（1，5）点，此时在频度矩阵的（1，2）处加 1。

[结束]：直到每一行都取遍即可。

详细计算过程 2

[开始]：假定 offset 为 1，取 45°方向求共生矩阵时：最初取点（1，1）和（2，2），此时在 45°方向频度矩阵的（0，0）处加 1，（1，1）点的灰度值为 0，（2，2）点的灰度也为 0；然后取（1，2）和（2，3）点，此时在 45°方向频度矩阵的（0，1）处加 1；接着取到（1，3）和（2，4）点，此时也在 45°方向频度矩阵的（0，1）处加 1，接着取到（1，4）和（2，5）点，此时在 45°方向频度矩阵的（1，2）处加 1，（1，4）点的灰度值为 1，（2，5）点的灰度为 2。

[结束]：直到每一行都取遍即可。

方向、offset 取不同的数值组合，可以得到不同情况下的灰度共生矩阵。当 offset 取值较小时，对应于变化缓慢的纹理图像（较细的纹理），其灰度共生矩阵对角线上的数值较大；而纹理的变化越快，则对角线上的数值越小，而对角线两侧上的元素值增大。

灰度共生矩阵并不能直接提供纹理信息，为了能描述纹理的状况，需在灰度共生矩阵的基础上再提取能综合表现灰度共生矩阵状况的纹理特征量，称为二次统计量或二阶统计量（second-order statistical features）。

以 Energy、Contrast、Correlation、Entropy 和 Inverse Difference Moment（IDM）为例，简要分析其潜在的物理含义，具体公式如下：

$$\text{Energy} = -\sum_i \sum_j p(i,j|d,\theta)^2 \tag{10-5}$$

式中，$p(i,j|d,\theta)$ 为 GLCM 矩阵中的元素，图像分布均匀性的度量。由于是灰度共生矩阵元素值的平方和，也称作"能量"。

$$\text{Contrast} = \sum_k k^2 \left[\sum_i \sum_j p(i,j|d,\theta) \right], \quad k = i-j \tag{10-6}$$

式中，$p(i,j|d,\theta)$ 为 GLCM 矩阵中的元素，图像的对比度可以理解为图像的清晰度。在图像中，纹理的沟纹越深，对比度越大，图像越清晰。

$$\text{Correlation} = \frac{\sum_i \sum_j ijp(i,j|d,\theta) - \mu_x \mu_y}{\sigma_x^2 \sigma_y^2} \tag{10-7}$$

$$\mu_x = \sum_i i \sum_j p(i,j|d,\theta) \tag{10-8}$$

$$\mu_y = \sum_i p(i,j|d,\theta) \sum_j j \tag{10-9}$$

$$\sigma_x^2 = \sum_i (i-\mu_x)^2 \sum_j p(i,j|d,\theta) \tag{10-10}$$

$$\sigma_y^2 = \sum_i p(i,j|d,\theta) \sum_j (i-\mu_y)^2 \tag{10-11}$$

式中，μ_x，μ_y，σ_x^2，σ_y^2 为 GLCM 行和列的均值和方差，$p(i,j|d,\theta)$ 为 GLCM 矩阵中的元素，用来衡量灰度共生矩阵元素所在行的方向或列的方向的相似程度。

$$\text{Entropy} = -\sum_i \sum_j p(i,j|d,\theta) \log p(i,j|d,\theta) \tag{10-12}$$

式中，$p(i,j|d,\theta)$ 为 GLCM 矩阵中的元素，图像所具有的信息量的度量。若图像没有任何的纹理，则熵值几乎为零，若细纹理多，则熵值越大。

$$\text{IDM} = \sum_i \sum_j \frac{p(i,j|d,\theta)}{1+(i-j)^2} \tag{10-13}$$

式中，$p(i,j|d,\theta)$ 为 GLCM 矩阵中的元素，反映图像纹理的同质性，度量图像纹理局部变化的多少。其值大则说明图像纹理的不同区域间缺少变化，局部非常均匀。

由于现有技术发展迅速，二阶统计特征的分类并不是特别详尽，https://pyradiomics. readthedocs.io/en/latest/features.html 中列举了在所述矩阵上计算二阶统计特征的一些例子。

对图像进行滤波或数学变换后，可以获得高阶统计特征，从而产生几乎无穷无尽的特征。较为常用的是小波变换方法，可以将原始图像在不同频域和尺度上进行分解转换，突出原始图像不能展现的信息，如图 10-0-7 所示。大量不同的影像组学特征不断地被提出，详尽描述这些特征几乎是不可能的。上述所有特征广义上统称为"传统特征"，它们是由人类图像处理专家手动用精确的数学形式来定义，与深度学习特征截然不同。深度学习算法能够在其隐藏层内自行设计和选择特征，而不需要任何人工干预。

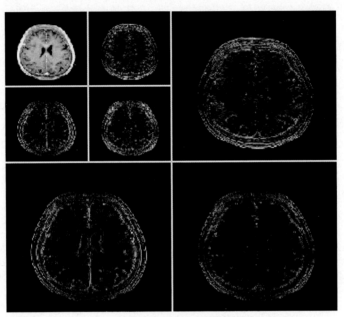

图 10-0-7　一例脑部 MR 影像及其小波分解示例

4. 特征分析　影像组学特征提取算法可提取数十到数千个特征，生成高维特征空间。但是拥有的特征越多，分类模型就变得越复杂。此外，许多特征可能是冗余的或不相关的，降低了算法的分类性能，并产生维度灾难。减少特征的数量可以加速新数据的测试过程，使分类问题更容易理解，从而提高性能。

不同图像类别之间存在着明显的重复性，不仅增加工作量，更需要去冗余。目前，去冗余尚无统一参考标准，存在着可怕的"随意性"。不同类型提取方法之间，去冗余过程如何对数据进行标准化处理，也是一个问题。在没有"标准"的前提下，认为特征越多越好的思路是概念和技术的误导。因此，影像组学特征分析包括特征选择这一主要步骤，目的是排除不可重复、冗余和不相关的特征，为特定临床应用选择最相关的特性。在传统统计方法和机器学习的基础上，存在多种降维和特征选择方法，比较常用的有 Filter 方法、Wrapper 方法、Embedded 方法等。

影像组学是精准医学的一个难题，它的最终目标是建立能够分类疾病和（或）预测其疗效/毒性或治疗反应的模型。基于这一目的，影像组学可以使用人工智能、机器学习或统计方法在大数据集中发现规律，进而构建预测模型。常用的模型构建方法分为监督方法和非监督方法，如图 10-0-8 所示。

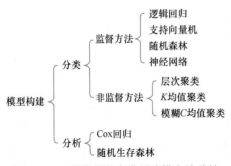

图 10-0-8　影像组学中常用建模方法总结

监督类建模方法基于已知信息标签进行训练,通过学习潜在的规律对未知的新患者进行分类。无监督方法不使用任何预先存在的信息,但它们试图根据某种形式的距离度量对患者进行分组,这是特定临床应用的。用于训练/验证/测试模型的协变量可以是基因组、蛋白质组学、代谢组学特征、组织学、血清标志物、患者临床特征和所有与特定临床应用相关的生物标志物。根据使用建模算法的类别,可以使用不同的指标来量化算法的性能,如准确率、灵敏度、特异度、召回率等,其中最常用的是受试者操作特征曲线下面积(area under the receiver operator characteristic curve,AUC-ROC)或一致性指数(consistency index,CI)也是非常重要的性能指标。

如今,深度学习可能是图像分析最强大的工具。深度影像组学展示出强大的预测能力,它基本上是基于深度学习算法的影像组学,不需要像经典影像组学那样需要特征提取步骤。深度神经网络能够直接从图像中提取特征,由于该算法直接"看"图像,没有与特征计算相关的中间操作,没有信息丢失或额外的错误,整个过程耗时更少并可以使用多种深度学习网络架构,并且影像组学工作流程的三个不同步骤,即特征提取、选择和分类,可以通过相同的复杂算法来完成。与传统的机器学习算法相比,深度神经网络的分层结构可以发现更复杂的规律模式和更抽象的特征用于临床研究。

三、MR 影像组学在肿瘤诊断、预后方面的应用

影像组学通过计算机技术,对医学影像中的大量生物信息进行深度挖掘,结合机器学习、统计学习和深度学习算法,在肿瘤诊断及鉴别诊断、放疗疗效评估、预测预后等多方面有广泛的应用。

1. MR 影像组学应用于肿瘤诊断 TNM 分期系统是目前应用最广泛的预测鼻咽癌患者生存结局及风险评估的工具,但是相同分期的患者往往会出现不同治疗结果。Zhang 等研究表明影像组学有助于提高鼻咽癌分期的准确性,通过提取 118 例鼻咽癌患者的 MR 影像组学特征发现,中位数、均值、最大 3D 值与肿瘤总体分期和 T 分期均呈明显正相关,加入影像组学标签能明显改善 TNM 分期系统的效能(C 指数为 0.761 和 0.514),也能明显改善临床变量的预测效能(C 指数为 0.776 和 0.649)。Fruehwald-Pallamar 等从标准 MRI 序列的图像中提取纹理特征,发现增强的 T_1WI 包含最相关的纹理信息,可用于腮腺多形性腺瘤及腺淋巴瘤之间的鉴别,以及腮腺的良性肿块和恶性肿块之间的鉴别。Erina 等应用 DCE-MRI 和 DW-MRI 数据,阐明颌面部区域鳞状细胞癌(SCC)、恶性淋巴瘤(ML)、恶性唾液腺瘤和多形性腺瘤(Pleo)四种肿瘤的特征,为基于影像组学鉴别诊断四种肿瘤奠定基础。Park 等从 21 例口咽鳞状细胞癌患者和 6 例恶性淋巴瘤患者的 DCE-MRI 中提取直方图特征,在 ROC 分析中血管外细胞外间隙容积分数的峰度对判别两种癌症价值最高。已有研究表明影像组学对头及颈部疾病的诊断及鉴别诊断有重要临床应用价值,可以提高诊断准确率。Zhuo 等也提出基于 MR 影像组学的模型对鼻咽癌患者预后的分层性能优于 T 分期和 TNM 分期且更稳定,但该研究中只纳入原发肿瘤灶,并没有纳入淋巴结相关的信息,也没有纳入转移性鼻咽癌患者。Yang 等发现基于淋巴结提取的容量、峰度和 GLCM 等特征是鼻咽癌 3 年无进展生存期(progression free survival,PFS)的独立危险因素,其与 TNM 分期联合建立的诺模图预测晚期鼻咽癌 PFS 的性能(C 指数为 0.811)优于单独的 TNM 分期系统(C 指数为 0.613)。影像组学特征能够反映肿瘤内部的异质性,弥补了 TNM 分期系统只是基于解剖结构的侵犯导致的不足,具有良好的临床应用前景。

基于 MRI 的影像组学已被用于诊断乳腺病变,但将 DCE-MRI 定量药动学参数与 DKI 相结合的研究较少。一项研究建立并验证了多模态 MR 影像组学模型用于乳腺良恶性病变的鉴别诊断,分析 207 例具有良恶性乳腺病变的 MRI 多序列影像组学特征,结果表明结合 T_2WI、DKI、DCE-MRI 定量参数的鉴别模型 AUC 最高可达 0.921,具有很强的鉴别诊断能力。Wu

等研究了基于 MR 影像组学特征对预测肝细胞癌（HCC）分级的附加价值，从 170 例 HCC 患者的 MR 影像中提取了影像组学特征，并通过病理样本确定了肿瘤级别。单纯影像组学特征（AUC 值为 0.74）优于临床模型（AUC 值为 0.60），结合不同 MRI 序列的影像组学特征同时进行分析显著提高了预测性能（AUC 值为 0.80），临床和影像组学特征结合后预测性能的显著改善进一步说明了影像组学特征独立于其他临床信息。Vallières M. 等探索了结合 FDG-PET 和 MRI 放射组学特征对肺结节进行分类的潜力，从 51 例经组织学证实的软组织肉瘤患者肺部病变的 PET 和 MR 影像中提取了影像组学特征，使用结合 PET 和 MRI 的影像组学特征的分类模型诊断转移性结节的敏感度为 96%，特异度为 93%，此项研究首次将不同模态的图像结合在一起进行研究，同时分析从 FDG-PET 和 MR 影像中提取的特征，并首次展示了该方法的潜力。

除了疾病诊断以外，影像组学在基因和分子诊断方面也有显著的优势。Braman 等开发了一种基于 MRI 的影像组学模型，能够识别 HER2+乳腺癌患者的不同亚型，该模型还可以预测 HER2 新辅助靶向治疗的反应。值得注意的是，乳腺癌的分子特征可以在多种因素的压力下发生改变，如全身治疗、放疗等。尽管如此，在复发性疾病的临床治疗中，患者通常不会重复活检，因此基于无创成像（如 MRI、CT）的影像组学分析可用于测量这些分子特征，并制订治疗策略。Chai 等使用 3T DCE-MRI 提取影像组学特征，其预测腋窝淋巴结的准确率为 0.86，AUC 值为 0.91。Liu 等再次进行了一项前瞻性研究，研究使用不同模型预测同一终点，发现结合临床信息和影像组学参数的模型 AUC 值最好（为 0.763）。

在肿瘤学相关的影像组学研究中，基于体素值分布的灰度直方图"峰度"有助于测量肿瘤异质性。通过测量体素对沿固定方向的排列，灰度共生矩阵（GLCM）有助于解析肿瘤的空间复杂性。诸如峰度和 GLCM 能量等特征可能有助于从医学影像中获得除 TNM 分期之外的关于肿瘤组成的额外信息（如关于中央坏死或转移相关因素）。此外，MRI 上熵的减少和治疗后均匀性特征的增加也与肿瘤反应有关。因此，侵袭性肿瘤表现出高的细胞结构和坏死，反过来对治疗反应低。同样，通过量化局部邻域的空间灰度变化（以像素为基础），峰度和 GLCM 特征是放疗疗效的关键。相反，肿瘤内的异质性可以确定抗放射癌细胞的亚群。总之，这些数据支持使用影像组学来改进量身订制的治疗策略，特别是在年轻患者中，在没有电离辐射的情况下，基于单一和完整的检查（如 MRI）来评估治疗计划。

2. MR 影像组学应用于肿瘤预后　影像组学在脑肿瘤的治疗评估和预后评价中有重要应用，以确定可能预测胶质母细胞瘤患者的治疗反应的影像学表型。两项关于贝伐珠单抗治疗复发性胶质母细胞瘤患者疗效的研究表明，影像组学可以预测治疗的不同疗效。这些研究都发现了影像组学能够以低成本实现辅助癌症治疗决策的潜力。然而，这些研究仍需要对照组来证实预测价值。此外，影像组学也为脑肿瘤的预后提供了一种新的选择，MRI 和 PET 图像中提取的特征与胶质瘤患者的生存显著相关。

对于乳腺肿瘤，大多数影像组学研究都集中在治疗反应的评估上。Chan 等开发了一种通过预处理 MR 影像来预测早期乳腺癌患者治疗失败的自动化方法，应用基于 T_2-FS 和 DWI 的 MR 影像组学特征预测乳腺癌前哨淋巴结（SLN）转移，充分利用了从解剖和功能 MR 影像中提取的乳腺癌特异性结构特征，提高了放射组学预测 SLN 转移的性能，为临床实践提供了一种无创方法。其他研究大多集中于获得新辅助化疗病理完全反应（pCR）的影像组学生物标志物，这也是乳腺癌研究的热点。Braman 等发现 DCE-MRI 的肿瘤内和肿瘤周围特征有助于 pCR 的预测性能，并通过三次交叉验证分别对激素受体阳性和人表皮生长因子受体二阴性（HR+，HER2-）和三阴性或 HER2+（TN/HER2+）肿瘤进行重复实验，以确定受体状态特异性分析是否可以提高分类性能。其他研究也表明，T_1WI、T_2WI 和 DWI 也有助于检测 pCR。虽然一些研究证实 MRI 作为检测 pCR 的生物标志物的潜力，也有放射学研究关注乳腺癌的预后。Park 等开发了一种结合 MR 影像组学特征和临床信息的影像组学模型，用于对乳腺癌患者的无病生存期进行个体化评估。

对于肺部肿瘤来说，主要还是基于 CT 和 PET-CT 影像组学进行研究，MRI 相关的研究相对较少。胃癌是作为死亡率高发癌种,每年约有 100 万新病例,并在癌症患者死亡率中排名第三,但在这一领域影像组学的研究并不多,影像组学相关的研究主要集中于评价在 T_2 和 $T_{3/4}$ 病变中胃壁浸润的区别,或在 T_3 和 T_{4a} 病变中浆膜浸润的区别。Giganti 等发现影像组学纹理特征对胃癌患者新辅助治疗的治疗反应具有预测能力,治疗前影像的纹理分析可能为胃癌新辅助治疗的反应率预测提供重要信息。此外,两项研究均发现接受靶向治疗的 HER2 阳性胃癌患者的 CT 影像纹理特征与较好的预后相关。

而基于影像学的肝癌研究主要有两个方面:治疗评估和预后预测,包括总生存期(overall survival,OS)和复发预测。Zhou 等证实了影像组学特征对部分肝切除术后肝癌早期复发的预测作用,结果表明影像组学特征是 HCC 早期复发的重要预测指标,在术前评估早期复发时,将影像组学特征纳入常规临床因素比单独使用临床变量更好。Akai 等研究了使用随机森林结合影像组学预测切除治疗后的 HCC 的无病生存期(DFS)和 OS,共 96 个纹理特征并使用 5 倍交叉验证训练随机森林模型,以预测每个患者的 DFS 和 OS。此外,Cozzi 等证明了影像组学特征可作为局部控制和生存预测的影像生物标志物,最后选择 Compacity 和 Barcelona Clinic 肝癌(BCLC)分期作为预测预后的有效协变量。这些研究表明,影像组学特征是肝癌研究中预测预后的潜在生物标志物。

直肠癌(RC)占所有结直肠癌的 1/3,是西方国家癌症死亡的主要原因之一。新辅助化放疗(nCRT)结合全系膜直肠切除术(TME)是治疗局部晚期直肠癌(LARC)的"金标准",增加了 PFS,同时允许微创手术,并发症发生率较低,但其对总生存期(OS)的影响仍有待证实。目前,主要的临床挑战是在 nCRT 后 LARC 患者的术前诊断 pCR 的概率,虽然 MRI 是直肠癌 nCRT 后局部分期再评估的标准成像技术,但其在预测 nCRT 后 pCR 的临床应用仍不确定。在这种情况下,影像组学已经成为一种很有前景的工具,一些研究在使用 MRI 预测和早期评估化疗反应方面显示了很好的结果。Horvat 等指出从 CRT 后 T_2W 图像中提取的影像组学特征可以预测直肠癌患者的 pCR。Nie 等再次报道了基于 CRT 治疗前 DWI-MR 影像组学特征预测 pCR 的价值,其 AUC 值为 0.79。Chen 等证实基于 MRI 的影像组学是一种精密的、无创的工具,可以准确区分直肠癌术后吻合处局部复发(LR)病变和非复发性(non-recurrence)病变,特别是 MRI 中多个序列的组合显著提高了它的预测性能。

影像组学在放疗中的应用也十分重要,主要用于疗效评估和预后预测。NSCLC 立体定向放疗(SBRT)的 3 年局控率超过 90%,这和手术的效果相当,对于肺癌 SBRT 的影像组学研究也已经比较成熟。早期 NSCLC 患者接受 SBRT 后,使用治疗前和治疗后 CT 影像联合预测患者的生存风险,其最大的亮点是使用了动态影像组学分析,治疗前和治疗后的数据都在其中,并进行了亚组分析。基于影像组学模型将患者分成了四类:①高风险,增加趋势;②高风险,降低趋势;③低风险,增加趋势;④低风险,降低趋势。结果表明其精确度也比较高,C 指数达到了 0.734。SBRT 治疗后局部复发的检测,将放疗医师检测的结果和影像组学特征参数预测的结果做了比较,认为由于复发患者的 CT 影像和治疗前图像相比常常周围有毛玻璃样阴影变化,肉眼不容易观察到,医师并不能在这个时间点检测复发,但是影像组学在检测 SBRT 后 2~5 个月检测局部复发方面很有潜力。放疗损伤是放疗引起的并发症之一,严重影响着肺癌患者的预后。在接受放疗的肺癌患者中,肺和食管毒性是常见的;影像组学模型有助于显著改善急性和晚期肺毒性预测。对于急性食管毒性,基于剂量学和影像组学模型得到了相似的结果。对 NSCLC 患者,所有影像组学特征在放疗前后的差异均具有统计学意义,证明了放疗会影响影像组学特征值的改变,在放疗结束时可以根据其变化作为肿瘤临床治疗反应的预测指标,并且结合放疗前后特征值变化能够更好地预测总生存期,CT 影像组学特征和临床指标结合能够更好地预测远处转移。头颈癌放疗时,腮腺通常接受较高照射剂量,其解剖结构和影像组学特征会发生变化,研究结果表明放疗过程中的不同时间点,CT 影像特征呈现下降趋势,和剂量参数有一定相关性,可以用以监控治疗反应。结合临床病理特征和治疗前 CT 或治疗后 CT 评估原发肿瘤部位阳性或阴性的影像组学特征,可显著提高头颈部鳞状细胞癌患者放疗后

OS 和 DFS 的预测性能。对于脑胶质瘤患者，常采用手术加术后放疗方式，放疗采用均匀剂量照射，出现早期复发。一项研究通过提取术后瘤周区域的影像组学特征，使用支持向量机（SVM）预测瘤周复发风险概率，对瘤周区域进行复发概率评分，对复发风险大的区域在放疗时提高照射剂量，能够有效地减少脑胶质瘤术后瘤周区域出现复发的风险。另一项研究是基于影像组学的放疗计划设计：首先，使用基于纹理特征的机器学习分类器在 MRI 上进行肿瘤边缘检测；然后，使用多模态形变配准方法将靶区和 OAR 从 MRI 映射到 CT 上，主要是 B-Spline方法；最后，基于影像组学投融资异质性在病灶上设计治疗计划（包括近距离照射和外部照射）。这种方法的优点在于：①能够识别靶区异质性，有针对性地提升靶区剂量；②能够减少 OAR照射剂量；③能够提升靶区照射剂量。

影像组学在肿瘤领域的应用前景十分广阔，特别是 MR 影像组学在肿瘤诊疗中的作用越来越重要。MRI 具有多序列、功能性的特点，能够提供大量的有用信息，且具有无辐射的特性。但是目前的 MR 影像组学研究大多数停留在研究阶段，未来的研究应集中在向临床转化，以造福更多患者。

参 考 文 献

包丹, 罗德红. 2020. 基于 MR 的影像组学在鼻咽癌中的研究进展[J]. 国际医学放射学杂志, 43(05): 560-564.

董鑫哲, 邢立刚, 于金明. 2013. 肿瘤异质性的医学影像学分析及临床应用[J]. 中华肿瘤杂志, 35(2): 81-84.

夏黎明, 邵剑波, 孙子燕. 2016. MRI 读片指南[M]. 北京: 北京大学医学出版社.

张利文, 方梦捷, 臧亚丽, 等. 2017. 影像组学的发展与应用[J]. 中华放射学杂志, 51(1): 3.

周纯武, 赵心明, 陈雁, 等. 2018. 肿瘤影像诊断图谱[M]. 北京: 人民卫生出版社.

Aerts H J, Velazquez E R, Leijenaar R T, et al. 2014. Decoding tumour phenotype by noninvasive imaging using a quantitative radiomics approach[J]. Nat Commun, 5: 4006.

Akai H, Yasaka K, Kunimatsu A, et al. 2018. Predicting prognosis of resected hepatocellular carcinoma by radiomics analysis with random survival forest[J]. Diagn Interv Imaging, 99(10): 643-651.

Alonzi R. 2015. Functional radiotherapy targeting using focused dose escalation[J]. Clin Oncol (R Coll Radiol), 27(10): 601-617.

Avanzo M, Stancanello J, El Naqa I. 2017. Beyond imaging: The promise of radiomics[J]. Phys Med, 38: 122-139.

Avanzo M, Wei L, Stancanello J, et al. 2020. Machine and deep learning methods for radiomics[J]. Med Phys, 47(5): e185-e202.

Balagurunathan Y, Gu Y, Wang H, et al. 2014. Reproducibility and prognosis of quantitative features extracted from CT images[J]. Transl Oncol, 7(1): 72-87.

Balagurunathan Y, Kumar V, Gu Y, et al. 2014. Test-retest reproducibility analysis of lung CT image features[J]. J Digit Imaging, 27(6): 805-823.

Braman N, Prasanna P, Whitney J, et al. 2019. Association of peritumoral radiomics with tumor biology and pathologic response to preoperative targeted therapy for HER2(ERBB2)-positive breast cancer[J]. JAMA Netw Open, 2(4): e192561.

Braman N M, Etesami M, Prasanna P, et al. 2017. Intratumoral and peritumoral radiomics for the pretreatment prediction of pathological complete response to neoadjuvant chemotherapy based on breast DCE-MRI[J]. Breast Cancer Res, 19(1): 57.

Cardenas C E, Yang J, Anderson B M, et al. 2019. Advances in auto-segmentation[J]. Semin Radiat Oncol, 29(3): 185-197.

Chai R, Ma H, Xu M, et al. 2019. Differentiating axillary lymph node metastasis in invasive breast cancer patients: A comparison of radiomic signatures from multiparametric breast MR sequences[J]. J Magn Reson Imaging, 50(4): 1125-1132.

Chan H P, Samala R K, Hadjiiski L M, et al. 2020. Deep learning in medical image analysis[J]. Adv Exp Med Biol, 1213: 3-21.

Cozzi L, Dinapoli N, Fogliata A, et al. 2017. Radiomics based analysis to predict local control and survival in hepatocellular carcinoma patients treated with volumetric modulated arc therapy[J]. BMC Cancer, 17(1): 829.

Crimì F, Capelli G, Spolverato G, et al. 2020. MRI T_2-weighted sequences-based texture analysis (TA) as a predictor of response to neoadjuvant chemo-radiotherapy (nCRT) in patients with locally advanced rectal cancer (LARC)[J]. Radiol Med, 125(12): 1216-1224.

Cunliffe A, Armato S G, Castillo R, et al. 2015. Lung texture in serial thoracic computed tomography scans: Correlation of radiomics-based features with radiation therapy dose and radiation pneumonitis development[J]. International Journal of Radiation Oncology Biology Physics, 91(5): 1048-1056.

Cusumano D, Meijer G, Lenkowicz J, et al. 2021. A field strength independent MR radiomics model to predict pathological complete response in locally advanced rectal cancer[J]. Radiol Med, Mar 126(3): 421-429.

Dercle L, Henry T, Carré A, et al. 2021. Reinventing radiation therapy with machine learning and imaging bio-markers (radiomics): State-of-the-art, challenges and perspectives[J]. Methods, 188: 44-60.

de Souza N M, Achten E, Alberich-Bayarri A, et al. 2019. Validated imaging biomarkers as decision-making tools in clinical trials and routine practice: current status and recommendations from the EIBALL* subcommittee of the European Society of Radiology (ESR)[J]. Insights Imaging, 10(1): 87.

Dong Y, Feng Q, Yang W, et al. 2018. Preoperative prediction of sentinel lymph node metastasis in breast cancer based on radiomics of T_2-weighted fat-suppression and diffusion-weighted MRI[J]. Eur Radiol, 28(2): 582-591.

Dumitrescu R G. 2018. Interplay between genetic and epigenetic changes in breast cancer subtypes[J]. Methods Mol Biol, 1856: 19-34.

Fave X, Zhang L, Yang J, et al. 2017. Delta-radiomics features for the prediction of patient outcomes in non-small cell lung cancer[J]. Sci Rep, 7(1): 588.

Fedorov A, Beichel R, Kalpathy-Cramer J, et al. 2012. 3D Slicer as an image computing platform for the quantitative imaging network[J]. Magn Reson Imaging, 30(9): 1323-1341.

Fruehwald-Pallamar J, Czerny C, Holzer-Fruehwald L, et al. 2013. Texture-based and diffusion-weighted discrimination of parotid gland lesions on MR images at 3. 0 Tesla[J]. NMR Biomed, 26(11): 1372-1379.

Giganti F, Marra P, Ambrosi A, et al. 2017. Pre-treatment MDCT-based texture analysis for therapy response prediction in gastric cancer: Comparison with tumour regression grade at final histology[J]. Eur J Radiol, 90: 129-137.

Gillies R J, Kinahan P E, Hricak H. 2016. Radiomics: Images are more than pictures, they are data[J]. Radiology, 278(2): 563-577.

Grossmann P, Narayan V, Chang K, et al. 2017. Quantitative imaging biomarkers for risk stratification of patients with recurrent glioblastoma treated with bevacizumab. Neuro Oncol, 19(12): 1688-1697.

Haralick R M, Shanmugam K, Dinstein I. 1973. Textural features for image classification[J]. Studies in Media and Communication, 3(6): 610-621.

Henriques de Figueiredo B, Zacharatou C, Galland-Girodet S, et al. 2015. Hypoxia imaging with ^{18}F-FMISO-PET for guided dose escalation with intensity-modulated radiotherapy in head-and-neck cancers[J]. Strahlenther Onkol, 191(3): 217-224.

Hesamian M H, Jia W, He X, et al. 2019. Deep learning techniques for medical image segmentation: Achievements and challenges[J]. J Digit Imaging, 32(4): 582-596.

Horvat N, Veeraraghavan H, Khan M, et al. 2018. MR imaging of rectal cancer: radiomics analysis to assess treatment response after neoadjuvant therapy[J]. Radiology, 287(3): 833-843.

Huet P, Burg S, Le Guludec D, et al. 2015. Variability and uncertainty of ^{18}F-FDG PET imaging protocols for assessing inflammation in atherosclerosis: suggestions for improvement[J]. J Nucl Med, 56(4): 552-559.

Ibrahim A, Vallières M, Woodruff H, et al. 2019. Radiomics analysis for clinical decision support in nuclear medicine[J]. Semin Nucl Med, 49(5): 438-449.

Isensee F, Jaeger P F, Kohl S A A, et al. 2021. nnU-Net: a self-configuring method for deep learning-based biomedical image segmentation[J]. Nat Methods, 18(2): 203-211.

Jiao Z, Li H, Xiao Y, et al. 2020. Integrating radiomics and circulating tumor cell analysis improves prediction of treatment outcomes of early stage NSCLC patients treated with SBRT[J]. International Journal of Radiation Oncology Biology Physics, 108(3, Supplement): S117.

Jordan N V, Bardia A, Wittner B S, et al. 2016. HER2 expression identifies dynamic functional states within circulating breast cancer cells[J]. Nature, 537(7618): 102-106.

Kickingereder P, Götz M, Muschelli J, et al. 2016. Large-scale radiomic profiling of recurrent glioblastoma identifies an imaging predictor for stratifying anti-angiogenic treatment response[J]. Clin Cancer Res, 22(23): 5765-5771.

Kitamoto E, Chikui T, Kawano S, et al. 2015. The application of dynamic contrast-enhanced MRI and diffusion-weighted MRI in patients with maxillofacial tumors[J]. Acad Radiol, 22(2): 210-216.

Kumar V, Gu Y, Basu S, et al. 2012. Radiomics: the process and the challenges[J]. Magn Reson Imaging, 30(9): 1234-1248.

Lambin P, Leijenaar R T H, Deist T M, et al. 2017. Radiomics: the bridge between medical imaging and personalized medicine[J]. Nat Rev Clin Oncol, 14(12): 749-762.

Lambin P, Rios-Velazquez E, Leijenaar R, et al. 2012. Radiomics: extracting more information from medical images using advanced feature analysis[J]. Eur J Cancer, 48(4): 441-446.

Lee C K, Jeong S H, Jang C, et al. 2019. Tumor metastasis to lymph nodes requires YAP-dependent metabolic adaptation[J]. Science, 363(6427): 644-649.

Leijenaar R T, Carvalho S, Velazquez E R, et al. 2013. Stability of FDG-PET radiomics features: An integrated analysis of test-retest and inter-observer variability[J]. Acta Oncol, 52(7): 1391-1397.

Lin L, Dou Q, Jin Y M, et al. 2019. Deep learning for automated contouring of primary tumor volumes by MRI for nasopharyngeal carcinoma[J]. Radiology, 291(3): 677-686.

Litjens G, Kooi T, Bejnordi B E, et al. 2017. A survey on deep learning in medical image analysis[J]. Med Image Anal, 42: 60-88.

Liu Z, Cao Y, Diao W, et al. 2020. Radiomics-based prediction of survival in patients with head and neck squamous cell carcinoma based on pre-and post-treatment ^{18}F-PET/CT[J]. Aging (Albany NY), 12(14): 14593-14619.

Liu Z, Feng B, Li C, et al. 2019. Preoperative prediction of lymphovascular invasion in invasive breast cancer with dynamic contrast-enhanced-MRI-based radiomics[J]. J Magn Reson Imaging, 50(3): 847-857.

Mahadevan L S, Zhong J, Venkatesulu B, et al. 2018. Imaging predictors of treatment outcomes in rectal cancer: An overview[J]. Crit Rev Oncol Hematol, 129: 153-162.

Mattonen S A, Palma D A, Johnson C, et al. 2016. Detection of local cancer recurrence after stereotactic ablative radiation therapy for lung cancer: Physician performance versus radiomic assessment[J]. International Journal of Radiation Oncology Biology Physics, 94(5): 1121-1128.

Mayerhoefer M E, Materka A, Langs G, et al. 2020. Introduction to Radiomics[J]. J Nucl Med, Apr 61(4): 488-495.

McGranahan N, Swanton C. 2017. Clonal Heterogeneity and Tumor Evolution: Past, Present, and the Future[J]. Cell, 168(4): 613-628.

Moons K G, Altman D G, Reitsma J B, et al. 2015. Transparent reporting of a multivariable prediction model for individual prognosis or diagnosis (TRIPOD): explanation and elaboration[J]. Ann Intern Med, 162(1): W1-73.

Nie K, Shi L, Chen Q, et al. 2016. Rectal cancer: Assessment of neoadjuvant chemoradiation outcome based on radiomics of multiparametric MRI[J]. Clin Cancer Res, 22(21): 5256-5264.

O'Connor J P B. 2017. Cancer heterogeneity and imaging[J]. Semin Cell Dev Biol, 64: 48-57.

Papp L, Pötsch N, Grahovac M, et al. 2018. Glioma survival prediction with combined analysis of in vivo (11) C-MET PET features, ex vivo features, and patient features by supervised machine learning[J]. J Nucl Med, 59(6): 892-899.

Parekh V, Jacobs M A. 2016. Radiomics: a new application from established techniques[J]. Expert Rev Precis Med Drug Dev, 1(2): 207-226.

Park H, Lim Y, Ko E S, et al. 2018. Radiomics signature on magnetic resonance imaging: Association with disease-free survival in patients with invasive breast cancer. Clin Cancer Res, 24(19): 4705-4714.

Park J S, Lee N, Beom S H, et al. 2018. The prognostic value of volume-based parameters using (18) F-FDG PET/CT in gastric cancer according to HER2 status[J]. Gastric Cancer, 21(2): 213-224.

Park M, Kim J, Choi Y S, et al. 2016. Application of dynamic contrast-enhanced mri parameters for differentiating squamous cell carcinoma and malignant lymphoma of the oropharynx[J]. AJR Am J Roentgenol, 206(2): 401-407.

Pérez-Beteta J, Molina-García D, Ortiz-Alhambra J A, et al. 2018. Tumor surface regularity at MR imaging predicts survival and response to surgery in patients with glioblastoma[J]. Radiology, 288(1): 218-225.

Prasetyanti P R, Medema J P. 2017. Intra-tumor heterogeneity from a cancer stem cell perspective[J]. Mol Cancer, 16(1): 41.

Rathore S, Akbari H, Doshi J, et al. 2018. Radiomic signature of infiltration in peritumoral edema predicts subsequent recurrence in glioblastoma: implications for personalized radiotherapy planning[J]. Journal of Medical Imaging, 5(2): 021219.

Rosa C, Caravatta L, Di Tommaso M, et al. 2021. Cone-beam computed tomography for organ motion evaluation in locally advanced rectal cancer patients[J]. Radiol Med, 126(1): 147-154.

Scapicchio C, Gabelloni M, Barucci A, et al. 2021. A deep look into radiomics[J]. Radiol Med, 126(10): 1296-1311.

Scialpi M, Reginelli A, D'Andrea A, et al. 2016. Pancreatic tumors imaging: An update. Int J Surg, 28 Suppl 1: S142-155.

Seo H, Badiei Khuzani M, Vasudevan V, et al. 2020. Machine learning techniques for biomedical image segmentation: An overview of technical aspects and introduction to state-of-art applications[J]. Med Phys, 47(5): e148-e167.

Shen D, Wu G, Suk H I. 2017. Deep learning in medical image analysis[J]. Annu Rev Biomed Eng, 19: 221-248.

Shiradkar R, Podder T K, Algohary A, et al. 2016. Madabhushi radiomics based targeted radiotherapy planning (Rad-TRaP): a computational framework for prostate cancer treatment planning with MRI[J]. Radiat Oncol, 11(1): 148.

Shiri I, Rahmim A, Ghaffarian P, et al. 2017. The impact of image reconstruction settings on ^{18}F-FDG PET radiomic features: multi-scanner phantom and patient studies[J]. Eur Radiol, 27(11): 4498-4509.

Spatola C, Privitera G, Milazzotto R, et al. 2019. Trends in combined radio-chemotherapy for locally advanced rectal cancer: a survey among radiation oncology centers of Sicily region on behalf of AIRO[J]. Radiol Med, 124(7): 671-681.

Sullivan D C, Obuchowski N A, Kessler L G, et al. 2015. Metrology standards for quantitative imaging biomarkers[J]. Radiology, 277(3): 813-825.

Sun R J, Fang M J, Tang L, et al. 2020. CT-based deep learning radiomics analysis for evaluation of serosa invasion in advanced gastric cancer[J]. Eur J Radiol, 132: 109277.

Vallières M, Freeman C R, Skamene S R, et al. 2015. A radiomics model from joint FDG-PET and MRI texture features for the prediction of lung metastases in soft-tissue sarcomas of the extremities[J]. Phys Med Biol, 60(14): 5471-5496.

Vuong D, Tanadini-Lang S, Huellner M W, et al. 2019. Interchangeability of radiomic features between [^{18}F]-FDG PET/CT and ^{18}F-FDG PET/MR[J]. Med Phys, 46(4): 1677-1685.

Wong A J, Kanwar A, Mohamed A S, et al. 2016. Radiomics in head and neck cancer: from exploration to application[J]. Translational Cancer Research, 5(4): 371-382.

Wu M, Tan H, Gao F, et al. 2019. Predicting the grade of hepatocellular carcinoma based on non-contrast-enhanced MRI radiomics signature[J]. Eur Radiol, 29(6): 2802-2811.

Xue J, Wang B, Ming Y, et al. 2020. Deep learning-based detection and segmentation-assisted management of brain metastases[J]. Neuro Oncol, 22(4): 505-514.

Yang K, Tian J, Zhang B, et al. 2019. A multidimensional nomogram combining overall stage, dose volume histogram parameters and radiomics to predict progression-free survival in patients with locoregionally advanced nasopharyngeal carcinoma[J]. Oral Oncol, 98: 85-91.

Yoon S H, Kim Y H, Lee Y J, et al. 2016. Tumor heterogeneity in human epidermal growth factor Receptor 2(HER2)-positive advanced gastric cancer assessed by CT texture analysis: Association with survival after trastuzumab treatment[J]. PLoS One, 11(8): e0161278.

Yuan Y. 2016. Spatial heterogeneity in the tumor microenvironment[J]. Cold Spring Harb Perspect Med, 6(8): 026583.

Yushkevich P A, Piven J, Hazlett H C, et al. 2006. User-guided 3D active contour segmentation of anatomical structures: significantly improved efficiency and reliability[J]. Neuroimage, 31(3): 1116-1128.

Zhang B, Tian J, Dong D, et al. 2017. Radiomics features of multiparametric MRI as novel prognostic factors in advanced nasopharyngeal carcinoma[J]. Clin Cancer Res, 23(15): 4259-4269.

Zhang Q, Peng Y, Liu W, et al. 2020. Radiomics based on multimodal MRI for the differential diagnosis of benign and malignant breast lesions[J]. J Magn Reson Imaging, 52(2): 596-607.

Zhou Y, He L, Huang Y, et al. 2017. CT-based radiomics signature: a potential biomarker for preoperative prediction of early recurrence in hepatocellular carcinoma[J]. Abdom Radiol (NY), 42(6): 1695-1704.

Zwanenburg A, Vallières M, Abdalah M A, et al. 2020. The image biomarker standardization initiative: Standardized quantitative radiomics for high-throughput image-based phenotyping[J]. Radiology, 295(2): 328-338.

第十一章　人工智能辅助磁共振引导肿瘤的精确放疗

一、概　述

恶性肿瘤是严重威胁人类健康的一类疾病。肿瘤的放疗参与了 70% 肿瘤患者的全程治疗。经过一个多世纪的发展，放疗已经从最初普通放疗的二维时代发展到今天精确调强放疗的三维时代。精确放疗的目标就是提高放疗增益比，最大可能地将放射线的能量集中到靶区，消灭肿瘤细胞，进而使周围正常组织和器官少受或免受不必要的照射。但是现阶段制约放疗精度的因素仍然众多，包括肿瘤诊断、靶区勾画、计划优化和图像引导等过程。上述流程因为大都采用人工进行，不同医师和物理师的水平参差不齐，很容易产生差异，这也极大制约了放疗的精确性和一致性。

IGRT 是根据治疗前或治疗中获取的定位影像校正治疗靶区的位置误差，从而提高放射剂量投送的准确度。使用 X 线影像引导放疗已成为现代放射肿瘤学的一个标准临床治疗技术。集成到直线加速器的三维 CBCT 可提供患者治疗体位的影像，与模拟计划的 CT 影像进行比对可得到患者治疗靶区的定位误差。由于 CBCT 引导放疗受到软组织对比度的限制，在许多临床治疗中无法提供清晰的解剖结构。许多常见的胰腺、食管、直肠、子宫颈、头颈、膀胱、前列腺、肾、淋巴结等肿瘤在 CBCT 上很难看清楚，因而，这类肿瘤的放疗靶区体积在空间和时间上仍然有较大的不确定性。显然，提升在线影像的软组织对比度可以更准确地确定治疗靶区，改善剂量投送的准确度，以避免正常组织的过量照射。然而，CBCT 因 X 线物理特性带来的技术瓶颈，已不再有很多改进的空间。放疗的基本流程：

（1）通过 CT、MRI 等医学影像设备获取患者定位影像，并由放射肿瘤医师勾画肿瘤靶区和危及器官（OAR），并确定放疗处方剂量和分割模式。

（2）由放射治疗物理师通过放疗计划系统（treatment planning system，TPS）设计放疗计划并审核验证。

（3）分次治疗前获取患者摆位影像，并进行刚性或者形变配准，依据配准的结果进行体位校正。

（4）治疗过程中通过影像、金标准或者体表跟踪系统进行体位监控和治疗靶区追踪。

（5）放疗结束后评估肿瘤靶区和 OAR 照射剂量，以评估肿瘤控制和 OAR 的损伤情况。CBCT 和 OBI 等图像引导放疗 IGRT 设备的出现，实现了放疗患者分次实时体位验证，提高了放疗的精确性，但往往受限于上述影像质量，难以做到精确的剂量跟踪、准确的疗效评估。

临床上常用 CT 来定义肿瘤和危及器官。但是，随着 MRI 的发展，其出色的软组织对比度被广泛应用于肿瘤靶区的定位。除了上述优势外，MRI 还具有在任意平面上对组织成像的能力，并且可以确定组织的化学成分。MRI 提供的功能信息还包括有关肿瘤扩散、细胞数量、乏氧水平等有价值的信息，上述信息均有望实现评估肿瘤对放疗的反应评估。MRI 是对前列腺、盆腔肿瘤、脑、脊髓和一些头颈部肿瘤病变成像的首选方式。MRgRT 是近 10 年发展的新技术，将磁共振扫描仪与加速器集成，实现实时采集放疗的定位影像，能够从根本上解决实施放疗的过程中靶病灶可视化差的问题。

现有磁共振引导的加速器可分为两大类：0.35T MRI 系统与 ^{60}Co 源或直线加速器结合（ViewRay），1.5T MRI 系统与医用直线加速器结合（Elekta Unity）。

二、磁共振引导技术的发展

MRgRT 提供了一种新的模式来解决剂量投送的不确定性。在传统的放疗中，患者采用一个固定计划进行放疗，而 MRgRT 能够调整计划，以优化实际患者当天解剖的剂量覆盖范围。这一新模式的关键是 MRI 卓越的软组织对比度，这使得肿瘤和 OAR 能够直接可视化。作为一个额外的好处，MRI 没有电离辐射，允许频繁验证。目前的进展提供了在最佳软组织对比度和没有成像剂量的情况下实施 IGRT。这种成像能力提供了自适应治疗和定量测量的潜力，用于治疗监测和计划制订。尽管 MRI 有这样的优势，但仍存在潜在的弱点，这需要特定的医学物理学发展来最大限度地利用 MRI 指导技术的进步。MRI 的缺陷主要集中在缺乏电子密度信息，以及治疗过程中存在的静态磁场，需要复杂的剂量计算方法和专门的质量保证（QA）程序。此外，MRI 容易产生空间失真和序列依赖效应，特别是在存在运动的情况下，因此需要大量的测量和建模才能准确地实施 MRgRT。

与 CBCT 相比，每日 MRI 可以在高软组织对比度的前提下，提供更好的 OAR 和靶区的可视化，通过自适应计划提高 PTV 剂量覆盖率、增加目标剂量或降低 OAR 毒性的潜力。例如，放疗期间的每日 MRI 可用于跟踪放疗过程中的体积变化，治疗期间的每日 MRI 研究显示胶质母细胞瘤和宫颈癌中靶体积和 OAR 逐渐变化。实时 MRI 可以捕捉分次间和分次内运动的变化，可以减少 CTV-PTV 外扩。MRgRT 允许剂量递增和（或）大分割以潜在地增加肿瘤控制、缩短疗程或降低毒性，为中央型和超中央胸部恶性肿瘤提供更安全的 SABR 治疗的潜力。与 CBCT 相比，磁共振引导的定位、门控和在线适应的优势已在 SABR 治疗寡转移性疾病的剂量学研究中得到证明。

三、磁共振引导的技术挑战

MRgRT 面临许多技术挑战。MRgRT 系统的技术挑战一般分为以下几类。

1. 系统交互 尽管过去 10~15 年的 MRI 在肺成像方面取得了很大进展，但由于使用 MRI 对低质子密度区域成像的复杂性，它在传统上并未被使用。MRI 需要质子来创建图像，这些图像在肺等气腔中的密度较低。虽然这种空气组织对比使用 CT 的肺肿瘤可视化变得清晰，但 MRI 领域还有很多工作要做。

2. 几何失真和系统校准 MRI 在放疗计划中使用的几何保真度的重要性已被充分记录并强调，这成为与以诊断为治疗目的 MRI 之间的主要区别。尽管门控和 4D-MRI 的技术有望解决运动伪影的问题，为了提高确定混合系统上获得的成像几何保真度的准确性，必须对（主磁场强）B_0 的灵敏度和稳定性进行可靠的评估。由于 B_0 不均匀性随场强而变化，因此与更高场强的扫描仪相比，0.35T MRIdian 不太容易受到这些影响，其中可能需要更先进的技术，如实时匀场。混合系统中空间失真的特征概述如 1.5T 直线加速器系统和 0.35T 钴-60 系统，其中两个系统之间的最大位移相当。

3. 图像采集、优化和解释 尽管集成 MRgRT 系统具有改进实时运动管理的潜力，特别是在使用机载放疗成像系统不可见的软组织肿瘤中，但由于其技术的复杂性，它们尚未完全实现。与传统的放疗门控系统一样，在捕捉运动变化的能力和实时调整计划的能力之间仍然存在延迟问题。早在 2013 年就有报道使用电影成像来评估腹部肿瘤中的肿瘤运动。

此外，在跟踪软组织肿瘤时，在单个或多个平面中使用 2D 电影成像来捕捉运动变化的能力可能具有挑战性，因为使用最适合捕捉准确时间分辨图像的序列（如平衡稳态-自由进动）可能缺乏适当的对比度，因为它们由 T_1 和 T_2 权重组成。为了提高目标与其所在的正常组织之间的对比度，可以使用改进的梯度成像；然而，这会导致时间分辨率的降低。这些序列的挑战是确保在与单个放疗疗程相关的时间范围内可以实现重建所需的计算能力。其他已经提出广义自动校准部分并行采集（GRAPPA）序列在体位变化大部位（如胸部或腹部）特别有用，因为它们使用比灵敏度编码（SENSE）或笛卡尔成像（ARC）技术的自动校准重建更全局的采集方法和能够更好地处理小视野。在放疗中引入 fMRI 有可能促进生物适应性放疗。生成有用的 fMRI 影像通常需要预处理和后处理步骤。然而，这需要大多数放疗部门不具备的特定医学物理技能。

4. 剂量投送 MRgRT 的某些治疗受到治疗孔径大小的限制，这可能会限制临床适应证，如那些包括选择性淋巴结体积的适应证，然而，这可以通过双等中心技术来克服。此外，直线加速器和孔径方向限制了非共面治疗。由于放疗剂量投送的部分性质，患者和剂量投送系统之间的固定和配准是最重要的。在将 MRI 引入放疗路径时，必须考虑所用设备的 MRI 安全性，以及放置固定设备以准确和可重复地定位患者的能力，同时允许 MRI 线圈以这样的方式放置足够靠近患者产生足够信号以获得高质量的成像，同时避免干扰患者的位置或定位设备。如果 MRI 线圈与患者直接接触，如在呼吸运动或膀胱充盈的腹部或骨盆中，它们可能会改变器官的形状和位置。此外，由于需要每天重新优化后的计划质量保证，因此延长了治疗时间。

5. 剂量学挑战 磁场的存在可以通过洛伦兹力对二次电子的影响来弥补剂量沉积，二次电子在密度变化时（如从组织到空气）使电子返回到组织表面。这种电子回旋效应可以引起皮肤剂量的增加。但许多研究表明，调整治疗照射野可以将这种影响降低到可接受的水平。电子回旋效应也会对 MRgRT 系统的剂量测量造成挑战，并在治疗期间出现计划外的空穴时引起热点。MRgRT 的剂量测定并不总是得到改善，计划研究确定了更高的 OAR 剂量。MRI 直线加速器与传统直线加速器计划相比，^{60}Co 系统可能是由于更宽的多叶准直器叶片和半影、光束能量和缺乏准直器旋转，尽管 MRI 直线加速器和传统直线加速器之间的剂量学似乎相似。由于基于 MRI 的传输系统缺乏电子密度，已经提出了许多"合成 CT"方法来解决这个问题，其中最常用的是体素和图谱方法。ViewRay 和 Elekta MRgRT 解决方案不能进行 VMAT，因此使用 IMRT 解决方案。使用基于快速图形处理单元（GPU）的蒙特卡罗剂量计算平台（GPUMCD）算法计算考虑磁场的剂量。规定剂量为 60Gy/20 次的三剂量水平前列腺计划是用每 24°均匀间隔的 15 个步进 IMRT 光束，以实现 VMAT 类型的适形度。例如，与传统的 7 野 IMRT 方法相比，15 野计划为在线适应提供了更多的自由度，这可能会改善在线设置中的计划优级，尽管在这方面需要进一步的设置。在 Unity 上的 ATS 工作流程中，轮廓从参考计划（在这种情况下是在 CT 上计划的）变形为每日 MRI。然后对计划进行热启动优化（从当前剂量测定状态）或完全重新优化，以便可以考虑解剖变化。

四、磁共振引导的自适应放疗技术的研究现状

ART 指的是在放疗过程中，通过对肿瘤及其周围正常器官进行监测，获得系统性反馈信息，并以此对放疗计划进行调整的治疗流程。从根本上来说，ART 是通过预测个体患者治疗误差（包括解剖结构误差和由此带来的剂量学误差）来指导其放疗计划调整，进而在后续放疗过程中修正该患者存在的误差，因此，ART 技术能够针对患者个体特点显著提高放疗的准确性，从而有针对性地提高靶区剂量和（或）降低 OAR 受量。

在放疗前和治疗的早期阶段，可通过多模态影像对放疗敏感性进行预测，并在放疗过程中对靶区及其周围解剖结构进行实时监测，于必要时采取针对性的个体化干预措施。近年来，CT、MRI、PET 和 CBCT 等成像技术革新为头颈部肿瘤高精度适形、调强放疗提供了重要的技术支撑，推动了放疗计划优化、精准施照、疗效预测等方面的进步，为开展放疗计划自适应调整方法的研究，并进一步建立头颈部癌症 ART 框架开启了一扇大门。例如，每次放疗摆位后，患者躺在治疗床上等待治疗时，立即采集 CBCT 影像，并与定位时采集的计划 CT 影像进行对比，能够了解治疗中患者的体位与放疗定位时体位之间的解剖学差异，并通过刚体配准在一定程度上校正摆位误差。利用计划 CT 与 CBCT 形变配准后的融合图像，能够了解每分次放疗时患者靶区和 OAR 的解剖学变化，计算当次放疗时患者接受的实际照射剂量。然而，这一

技术仅着眼于解剖结构的差异，未引入功能影像来描绘肿瘤及正常组织功能信息的变化。随着我们对肿瘤生物学认识的不断加深，除了解剖学变化外，基于靶区的功能信息（即生物异质性问题）也逐渐受到重视，如靶区内的肿瘤细胞分布的不均质性、肿瘤细胞和正常组织的放射敏感性差异等。近年来，分子生物学、影像学及计算机技术获得了空前发展，包括分子显像和基因显像在内的功能显像时代已经到来，这使得我们从功能、分子影像水平确定放疗靶区并在放疗过程中监测靶区的生物功能状态变化成为可能。生物学靶区即由一系列肿瘤生物学因素决定的治疗靶区内放射敏感性不同的区域。这些因素包括肿瘤乏氧、增殖、凋亡、血管生成和受体状态等。不同示踪剂的 PET 功能影像，能够提供肿瘤的生物多态性。例如，PET 乏氧显像可以显示头颈部肿瘤靶区内的乏氧区域，若给予这些乏氧区域高剂量照射，可进一步提高局部控制率。

传统 CT 或 MR 影像提供的解剖学信息很难将坏死或纤维化成分与肿瘤组织区分开，而功能影像能够提供肿瘤摄取和代谢等信息，是预测肿瘤治疗疗效的重要影像学手段。例如，PET 参数中的标准摄取值（standard uptake value，SUV）和肿瘤代谢体积（metabolic tumor volume，MTV）在进展期 NSCLC 同步放化疗前后的变化，是放化疗敏感性的重要预测因子，其敏感度为 81%～97%、特异度为 64%～100%。DWI 能够定量水分子的弥散能力，ADC 值能够预测放化疗敏感性和远期局部控制率。如前期研究发现，在头颈部鳞癌放化疗过程中，ADC 值的降低预示着局部区域失败，而 ADC 值明显上升者完全缓解率较高，其敏感度 80%、特异度 100%、准确度 90%，因此，DWI-MRI 参数是较解剖影像更准确的预后预测因子。由于各种肿瘤在病理类型、分期、放疗敏感性等方面差异较大，因此，需要利用多模态影像手段对放疗过程中靶区的变化进行检测，并寻找这些变化规律与影像参数之间的关系，这是建立放疗敏感性预测技术的必由之路。另外，可以采用解剖-功能多模态图像多参数联合提取肿瘤区域特征的方法，对放疗疗效进行预测，如治疗前后 PET-CT 影像肿瘤 SUV 和 CT 影像肿瘤 CT 值的变化，或治疗前后 FDG PET-CT 影像肿瘤 SUV 和动态对比增强 MRI 参数 K_{trans} 联合，以期进一步提高治疗敏感性和预后预测的准确性。

放疗的目标是向肿瘤提供高治疗剂量，同时将对周围健康组织的辐射降至最低。在体外放疗中，患者使用由直线加速器产生的 MV 级光子束进行治疗。治疗计划一般是基于治疗前一周或几周获得的单次 CT 来设计的。总辐射剂量通常以较小的每日剂量在几天到几周的时间内投送，以利用正常组织比肿瘤细胞更高的修复能力杀灭肿瘤。然而，在放疗计划和实施之间，以及在放疗过程中，经常会发生解剖学上的变化。因此，实际提供的剂量与计划剂量不同。考虑解剖变化的传统方法是再进行靶区外扩，以确保覆盖靶区。然而周围未受影响的组织也暴露在高水平的辐射下，增加了不可接受的辐射。为了降低外放距离，IGRT 应运而生。IGRT 是获取患者（在治疗室）的解剖图像，将治疗期间肿瘤（或替代物）的位置与计划的位置进行比较，并校正治疗位置技术方案。虽然 IGRT 已被广泛应用于临床实践，但它的应用仍有限，因为它假设靶区具有（几乎）不变的形状，并且 OAR 的剂量没有太大变化。解剖学上的变化经常与这些假设不符，如体位变化、原发肿瘤和受累淋巴结之间的差异运动、膀胱或宫颈的形状变化、体重减轻和肿瘤消退。ART 的目的是在出现这种变化的情况下准确和精确地提供放疗。为此，ART 使用成像反馈来量化这些变化，并根据图像的形变相应地修改治疗计划。

解剖上的变化发生在不同的时间尺度上，从心脏和呼吸运动的秒级别到膀胱摆动和蠕动的分钟级别，前列腺旋转、直肠充盈运动、肺重新通气和颈部形状改变，以及与治疗相关的变化（如体重减轻、辐射引起的腹泻和肿瘤消退）。解剖上的变化可以发生在身体疾病部位的任何区域，也可以影响到肿瘤和器官。颅骨通常被认为是颅内病变的合适替代物，但据报道脑转移病灶移位最高可达 5mm。在头颈部放疗中，常观察到 3～4mm 的体位变化。此外，肿瘤体积缩小的中位数为每天 1.8%，腮腺体积变化为 0.19cm/d。在局部晚期肺癌患者中，观察到原发肿瘤和受累淋巴结之间 2.5mm 的不同运动。肺部肿瘤治疗期间消退率为 0.6%～2.4%/d，同时还经常观察到其他胸腔内如肺不张和胸腔积液等的改变。在乳腺癌中，观察到平均 62% 的浆膜减少影响了增强体积的大小。此外，据报道，左侧乳腺癌患者的心脏位置变异度约为 3mm。与肺癌相似，在肿瘤放疗中，已报道了相当大的原发肿瘤位置变异，平均 3D 距离为 3~4mm。因为观察到的远端病变的变异较大，可以推断出相对于 CTV 有相当大的差异运动。在远端和中段肿瘤中，分别有 22% 和 34% 的中位体积改变。对于胃淋巴瘤，前后方的胃段间变形最高可达（9.3±22.0）mm。尽管当前使用了广泛的图像引导技术，但许多疾病部位仍然存在巨大几何不确定性。为了考虑这种几何不确定性，需要从 5mm（头颈部）到 40~50mm（膀胱和胃）的靶区外扩。通过纠正这种解剖学变化，ART 有可能提高广泛疾病部位的放疗精度，减少外放边缘、OAR 暴露和毒性，促进剂量递增和改善肿瘤控制。

虽然 ART 在临床实践中没有被广泛采用，但在文献中已经描述了 / / 应用。下面描述一些典型的例子。

前列腺癌放疗是临床上实施 ART 的主要疾病部位之一。Nijkamp 等描述了使用 CBCT 进行离线 ART 方案治疗的首批 20 名患者的临床结果。患者以标准的 PTV 外扩方案开始治疗。利用前六个分次获得的 CBCT 影像的局部刚性配准产生前列腺的平均 CTV 范围，产生一个新的治疗计划，从而降低 PTV 外扩。结果显示，接受>65Gy 照射的直肠体积平均减少 19%，肛壁平均剂量减少 4.8Gy，安全边缘平均减少 29%。Park 等对 992 例前列腺癌患者进行离线 ART。在第一周用每日 CT 评估靶区运动，然后根据患者特定的置信区间限制 PTV 并进行评估。与 de Crevoisier 等相比，学者报道了出色的肿瘤控制，同时慢性胃肠道毒性非常低。在 39 名患者的队列研究中显示了使用形状适应的调强放疗阶段进行每日在线计划调整以考虑前列腺 6 个自由度运动的可行性，并将 39 患者中 31 名患者外放边缘降至 5mm。

宫颈癌放疗中日常靶点非刚性的运动非常适合于计划库方法。Heijkoop 等报道这种方案的临床评价，在治疗前采集全膀胱和空膀胱 CT 扫描，建立与膀胱体积相关的子宫颈运动模型，以建立计划库。对于膀胱引起的子宫颈-子宫运动>2.5cm 的患者，基于模型预测的空到半满和半满到满膀胱的内部靶区体积，构建了两个调强放疗计划。否则，仅根据完整的预测运动构建单一的调强放疗计划。PTV 结合 ITV 以及 CTV 扩放，边缘 1cm。此外，还创建了 3D-CRT 后备计划。每日 CBCT 扫描用于根据骨骼解剖和结节靶点定位患者，选择合适的计划。40 例患者中有 11 例制订了两个调强放疗计划。在大约 81% 的分次中选择了调强放疗计划，并将接受 99% 处方剂量肠腔体积减小 26%~29%。

对于膀胱癌放疗，不同的 ART 方案在临床实践中均被证明可行。在多中心研究中使用平均解剖模型，使用前 5 个分次的 CBCT 来进行 PTV 的外扩形成 ITV，并且在不影响靶区覆盖的情况下将剂量减少了约 40%。Tuomikoski 等评估了该方法，该方法由 15~30min 间隔内连续获得的计划 CT 上生成 3~4 个计划组成。在 5 名患者中，这使接受≥45Gy 治疗的平均肠腔体积比传统方法减少了 46%，同时保持了相似的 CTV 覆盖范围。Meijer 等使用膀胱全排空扫描结合插值模型生成 6 个调强放疗计划。使用碘化油标志物对齐 GTV，然后选择计划以维持膀胱的完全覆盖。在 20 名患者中，没有观察到 3 级泌尿或胃肠道毒性，中位随访 28 个月后，有 2 例局部复发。从第一周的 CBCT 获得的小、中、大 3 个方案组成的膀胱计划库分别在两个多中心试验中进行了验证，分别涉及 54 名和 20 名患者。这两项研究都证明了在多中心环境下的可行性，显著降低了平均 PTV 体积。

五、基于人工智能的 ART

虽然 ART 近年来得到了迅速的发展，但也存在诸多问题，如感兴趣区的勾画费时费力，难以提高效率和精准度；放疗过程中无法有效校正呼吸运动、摆位误差、肿瘤及正常组织变化所产生的相关形变及位移变化；放疗计划一跟到底很难做到分次 ART；靶区和 OAR 的剂量的精准预测；现有的影像技术不能准确提供靶区的范围和生物异质性。这些都是未来精确放疗中亟须解决的重要问题。

1. 图像分割　是疾病检测和治疗的第一步，放疗靶区勾画的本质就是图像的分割。深度学习技术在图像分割中显示出了良好的特性，目前已经被应用到图像分割的各个部分，如脑组织、肝脏、肾、前列腺、膀胱、直肠、肌肉的分割等。但以上的研究主要集中在放射诊断学领域内，在放疗领域应用的研究依然很少。为了分析肿瘤在放疗过程中的变化，需要对解剖图像和功能图像中的相关病灶区域进行分割和配准，算法的好坏将直接影响参数获取的精度。目前，临床上常采用手动方法对肿瘤病灶进行勾画，过程相当耗时，同时还会带来观测者自身和观测者间较大差异，这些误差会对最后的影像参数建模产生较大影响。因此，临床中急需高效的自动分割算法。但肿瘤靶区的自动分割较为困难，主要原因是肿瘤的边界往往模糊不规则，且靶区内常伴有气孔，分割精度易受影响，即使经验丰富的影像科医师也无法通过单层 CT 影像准确划定肿瘤的边界。近年来有学者尝试利用图像分割算法实现肿瘤区域的自动分割。Yang 等开发了一种在线图集选择方法，以选择最佳图集的子集进行多图集分割，进而实现肿瘤边界自动描绘，但气泡的存在是图集选择方法中的主要障碍。深度学习的方法也被用在肿瘤部分的分割。Dakai Jin 等利用双链式三维深度混合网络实现 PET-CT 肿瘤靶区的分割，但分割效果并不理想，Dice 值仅有 0.654～0.764。现有算法应用于放疗领域主要存在以下问题：首先，现有的研究多针对强化 CT 影像，而放疗所用 CT 对比度往往较低，增加了原有的分割难度；其次，在放疗中所需肿瘤分割区域常包含边界信息不强的软组织，且 fMRI 边缘不清问题更为突出，这又进一步增加了肿瘤多模态影像靶区分割的难度。

肿瘤放疗疗程相对较长，在治疗过程中随着肿瘤退缩及进展和肿瘤区域的运动（肿瘤本身蠕动、心脏跳动和呼吸运动），靶区的形状和相对位置会随着治疗进程发生变化。传统克服上述问题的方法为临床靶区外放一定间距，但群体化的外放很难做到个体化的受益。因此为了提高放疗精度和动态地描述靶区形状和剂量的变化，需要快速准确的图像形变配准技术。临床常用的配准算法有三类，即基于图像灰度、基于几何特征和基于梯度的配准，但各有缺陷。

基于图像灰度的配准算法极易受到图像像素稳定性的影响。基于几何特征的配准算法常需人工标记点或特殊的解剖位置作为配准依据，且配准精度易受到特征点选择的影响。基于梯度的配准算法较为常用，但算法迭代过程非常占用计算资源，时效性差。因对时效性和稳定性的需求，目前 IGRT 中普遍采用基于刚体变换的图像配准算法。但由于患者治疗分次内和分次间的变化，只有采用自由度更高的非刚体配准才能获得较高的配准精度，但这无形中又增加了配准时间。因此为了满足在线 ART 的需求，大量的配准算法被移植于图形处理器（graphics processing units，GPU）上。同时由于在放疗领域经常需要既进行组织器官分割又进行配准，所以如若将分割和配准算法相结合，用分割的中间结果或模型为配准算法提供约束，同时结合并改进现有的深度学习网络，可同时获得较好的分割和配准的结果。

2. 呼吸运动模型　呼吸运动是现阶段自适应放疗面临的首要问题，首先因为呼吸运动存在很强的个体化差异性，不同患者甚至同一个患者在不同时刻的呼吸都有明显的差异，这就造成了呼吸运动很难运用统一的呼吸运动模型进行描述。最近几十年，随着图像技术的发展，图像在诊断、治疗计划方面都得到了长足的发展。然而，因呼吸运动引起的图像伪影、放疗过程中器官运动等干扰仍难以避免，成为肿瘤精确治疗的难题，限制了治疗的准确性。

呼吸运动通常被认为是周期性运动，具有一定的规律性。大多数情况下这种假设是合理有效的，但是呼吸运动在某种程度上也存在偶然性，这种偶然性往往与人体的生理功能有一定的关系。呼吸运动产生的生理原因有两个：膈肌的收缩、扩张和肋间肌对胸廓的压缩。就是因为存在这种运动才造成肺内不断地吸入和排出空气从而形成有节律的呼吸运动。对于同一个体来讲，仰卧或者站立，深度呼吸或浅度呼吸，呼吸的周期变化都很大。同样，在不同个体间呼吸同样存在巨大差异。产生这种差异的主要原因是引起呼吸的器官运动都不是完全可重复的，这种不可重复性造成了呼吸运动非完全周期并存在一定的偶然因素。呼吸运动的这种无序性也同样被各种验证性实验证实。

减少分次内运动干扰主要采取的方式是建立准确的呼吸运动关系模型。分次间的运动，主要描述两次放疗之间器官的运动，这主要发生在消化系统肿瘤或者邻近器官。另外，患者体重的变化也会影响到对应器官的位置。为了克服分次间运动，需要在放疗期间多次获取图像和校正计划，使之减少对应误差。研究模型的目的就是更为准确地找到一种已知替代物跟目标区域的对应关系。这种关系模型可以分为两类：直接呼吸运动模型和间接呼吸运动模型。

对于直接呼吸运动模型，是建立体表点和体内感兴趣区的直接函数关系。直接模型的自由度一般由输入参数的数量直接决定。直接模型由于没有中间转化的环节，模型较为简单，运动的捕捉实时性强，有利于在实时性强的环境中应用，但是由于参数较为单一，模型稳定性和准确性不高。间接运动模型运用内部变量而不是替代物去描述肿瘤的运动，这些内部变量能描述模型的运动自由度。内部变量可以说是描述呼吸运动的位置变化信息，也可为描述一种运动特征的权重信息。当运动模型用来去描述运动时，内部变量不能被直接测量。替代物的运动信息是模型的一部分或者可以通过模型内部变量计算而间接得到。为了得到最优运动模型，内部变量被优化去获得最优拟合值。间接呼吸运动模型往往基于图像驱动，即常常运用图像作为运动替代物。

放疗是一类对图像引导依赖性很强的技术。放疗需要直接将射线投射到靶区位置以达到准确杀死肿瘤细胞的作用，但又不能过多伤及周围正常组织。然而，呼吸运动会对胸腹部肿瘤的放疗产生重要的影响。为了降低呼吸运动的影响，放疗靶区安全边界的外放是最常用的解决方案，外放距离的大小是基于肺癌患者的群体运动数据而非个体数据，但是肺癌的呼吸模式及幅度个体差异很大，这就不可避免地造成过多正常组织的卷入，造成损伤和肿瘤部分的漏照。因此很多主动呼吸运动控制技术也在放疗中采用，如门控和跟踪放疗技术。在门控放疗中，射线仅在呼吸特定相位进行投射，进而减少呼吸运动产生靶区位置的位移，但是这往往延长了治疗时间。在跟踪治疗过程中射线随着肿瘤的运动不断改变投射位置，提高了治疗效率，同时减少了呼吸运动干扰。Scherikard 在 2000 年第一次提出利用呼吸运动模型去引导放疗，尽管是利用在肿瘤上植入单点金标的形式去跟踪肿瘤运动的简单运动模型，但是提出了呼吸运动模型引导放疗这一概念。Oletic 等提出的放疗呼吸运动模型第一次可以模拟分次内和分次间运动产生的差异。Blackall 和 McClelland 首先利用仿射变换和形变配准的方法建立的呼吸运动模型可以描述整个感兴趣区的运动。

现在临床上常常运用四维图像去跟踪感性区域的运动。现在临床中比较好的方案是利用四维成像充分描述放疗过程中的运动。临床中的四维图像指的是三维的空间图像加上一维的时间序列，形成人体结构的动态图像。4D-CT 技术已经被广泛应用在放疗领域，主要目的是用来跟踪患者个体化的呼吸模式，从而精确确定 PTV。然而，4D-CT 本身也存在很多缺陷。其一，扫描时间长，因 CT 本身存在辐射，使患者受到的照射剂量增大。其二，CT 扫描图像的软组织对比度低，靶区图像不清晰。而 MRI 的软组织对比度要远远优于 CT 影像，图 11-0-1 展示了 CT、MR 影像在图像软组织对比度的差异。其三，4D-CT 影像因为存在移床过程，有隔带情况出现，同时为了更好地重排图像，需要对患者进行呼吸训练，才能得到很好的重建效果。MRI 能很好地避免电离辐射，为长时间扫描创造有利的条件，更有利于四维图像的重建。

相较于 CT 影像，MRI 具有很多优势（无电离辐射、软组织对比度高），因此利用磁共振扫描重建 4D-MR 影像的技术在最近几十年得到了迅速的发展，很多 4D-MRI 方法也相继被提出，但是这些方法并没有被广泛应用在临床上，主要原因是重建的图像清晰度较低，且重建技术过于复杂。目前，通过文献检索，4D-MRI 重建技术主要包括两种方法。一种是被称为实时 4D-MRI 技术，该技术采用快速的 3D-MRI 在序列进行原始图像的采集，该重建方法的实现需要引入并行成像技术和回波共享技术。由于当前软件和硬件的局限性，利用这种方法采集高分辨率和高质量的 4D-MR 影像难度较大。一般来讲，典型的实时 4D-MRI 技术采集图像时间分辨率都不足 1 帧/秒，相较于人类平均 4～5s 的呼吸周期来说，实时 4D-MRI 技术的时间分辨率过低，同时快速 3D 扫描序列的空间分辨率为 3mm×3mm×4mm，图像的运动伪影较大，

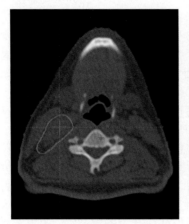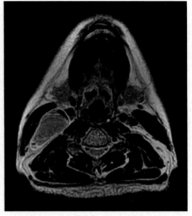

图 11-0-1　磁共振影像相较于 CBCT 影像有较好的图像对比度
a. CT 影像；b. MRI T$_2$WI 影像

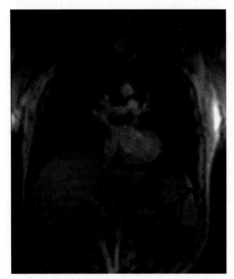

图 11-0-2　3D 快速扫描序列的产生
本图为 3D 快速扫描序列产生的一帧图像

因此该技术不足以在现阶段获取高质量的 4D-MR 影像（图 11-0-2）。另一种是利用快速的 2D-MRI 扫描序列连续采集所有的呼吸时相图像，然后依据呼吸时相回顾性地将采集的图像进行分类（称为"回顾式 4D-MRI"），与实时 4D-MRI 技术相比，回顾式 4D-MRI 技术成像的体素尺寸变小（1.5mm× 1.5mm×3mm），成像速度变快（3 帧/秒），运动伪影大大降低，图像质量也得到提高，但是需要获取呼吸信号用于呼吸的重排。

3. 剂量预测及剂量追踪　高清图像引导下的动态 ART，可以通过追踪放疗中肿瘤靶区及正常肝脏组织的放疗反应变化，进而为放疗剂量的调整提供可量化的客观依据，是未来平衡解决放疗剂量矛盾的可行对策。

精确放疗剂量矛盾问题长期得不到有效解决的关键在于，传统放疗方案不能及时或提前获取肿瘤靶区的疗效与正常组织客观评估的信息，无法对肿瘤靶区和正常组织放疗反应准确地动态预测，放疗过程存在严重盲目性，疗效反应评估存在严重滞后性，故而无法及时优化、修正其后放疗剂量方案，这也是放疗难免失败的关键原因。

精准预测放疗靶区剂量和评估组织放射性损伤的先决条件是，明确肿瘤靶区及正常组织变化的剂量-效应关系。这就要求首先必须有可以客观评估并量化放疗肿瘤靶区疗效与正常组织受损信息动态变化的影像手段，其次必须获得肿瘤靶区及正常组织的真实放疗剂量。

追踪肿瘤放疗反应动态变化的理想影像学技术须具备两个条件：其一，可保证每日在放射治疗体位下的影像采集（此为剂量客观累加的基本要件）；其二，能获取各类组织的三维高清图像（软组织像素分辨率不能低）。而当前用于临床的在线 IGRT 的影像系统如锥形线束 CT（CBCT）等在引导放疗中均存在影像质量差（受呼吸运动影响严重）、噪声大、信息不全等弊病。故至今仍仅以纠正摆位误差、减少外扩边界等传统应用为主；实时精准评估、预测放疗疗效和正常组织反应的深层次应用极为受限。

放疗中呼吸运动引发的胸腹部器官及肿瘤靶区位置、形态及体积的显著变化，其对放疗剂量评估和累加的影响显著，是造成基于剂量-体积指标进行肿瘤局部控制及正常组织损伤发生预测效能较低的主要因素。

然而，因为 CT 影像软组织分辨率远不及 MRI 的劣势，其在引导肿瘤 ART，仍然存在肿瘤边界显示不清，组织信息动态变化无法及时反映等缺陷。新兴 IGRT 装置与技术（高清三维成像加呼吸运动管理，如 MR-Linac），有望完全克服前述弊端、切实提高临床肿瘤放疗精度，成为解决放疗长期存在剂量矛盾难以调控困境的最为有效的科学创新对策。

MRI 超高分辨软组织成像与多维参数功能成像如 DWI 可客观反映肿瘤靶区与正常组织随放疗进程的细节变化，在监测肿瘤放疗过程中具有非常显著的应用潜力。

动物实验表明，选择合适 b 值，DWI 影像能在放疗后 3 天显现放射诱发肝病，通过量化分析 DWI 的 ADC 变化能准确灵敏探测、量化剂量累加生物效应，有利于追踪放疗反应的病理演进过程。照射剂量范围与肝脏 MR 影像变化的研究也得到类似结果。MR 影像随放疗过程的微观变化，将有助于推动 MRI 应用于放疗效果评估，对放疗中正常组织反应的早期侦测及肿瘤疗效评估具有重要意义。

每日在线机载 MR 影像实现肿瘤精确放疗优势显著，但要实现临床转化，必须要有关键支撑技术的研发及应用，进一步提高磁共振引导肿瘤动态自适应放疗的精度与效率。目前基于 MR 影像动态追踪肿瘤靶区疗效，最理想的状态是可随时（每日放疗）随地（治疗床上）获取 MR 影像，即所谓的直线加速器在线机载 MRI，以便能实时实处追踪和量化肿瘤靶区与 OAR 随放射剂量累加的放疗反应。通过在线获得患者每日放疗时的 MRI 解剖图（如 T_1、T_2 图像等）及功能影像（多个 b 值 DWI 等），为同步追踪患者放疗中放疗反应提供了理想的计量资料与工具。每日 MRI 在引导肿瘤精确放疗中极具潜力；但当进行全程 30 多次 MRI 扫描、上万张影像资料处理时，亟需新的信息处理与临床应用技术支持。其中两个方面最为重要：①MR 影像组学信息挖掘与处理分析，以获取图像深层纹理信息，提高基于 MR 影像信息追踪肿瘤靶区放疗反应的精准度；②肿瘤靶区局部控制与放射性损伤的预测建模，通过数学分析确认 MRI 多维信息变化与放射剂量、治疗反应发生的效应关系，建立预测模型，指导放疗方案的修正及改进。

MR-Linac 所具有的每日在线 MRI 技术发展与临床应用，为实现上述动态追踪肿瘤靶区及正常组织放射性损伤变化策略提供了目前最先进亦最可行的解决方案。其中人工智能（artifical intelligence，AI）是助力未来实现每日在线机载 MR 影像引导肿瘤精确放疗临床应用的不可或缺的关键技术，也是"智能放疗"时代发展的主流趋势。

4. 人工智能技术的发展 众所周知，当今世界已进入 AI 新时代。AI 技术在放疗中的肿瘤靶区和 OAR 分割、放疗剂量预测、计划设计与影像组学特征提取的各个流程都有着非常大的应用潜力，可为不同阶段提供最优技术支持，加快治疗速度、改善精度和预后效果，达到精确放疗的目的。

AI 技术在疾病诊断与指导肿瘤精准治疗中的应用已逐步开展，并发挥了更加重要的作用。Zhang 等基于 AI 迁移学习技术显著提高了肝纤维化等级的分类精度，通过深度神经网络学习提取特征信息可以使二级、三级和四级肝纤维化分类 AUC 值分别达到 0.930、0.932 和 0.950，显著高于传统手段。Wang 等基于 AI 技术结合超声影像研究开发的肝脏及肿瘤的自动分割方法，使分割时间由十几分钟减少到几十秒内，肝脏和肿瘤自动分割的 Dice 相似系数也分别达到 0.984 和 0.940，分割精度及速度完全满足临床需求。Kriegeskorte 等在 AI 结合 MRI 进行肝癌 TACE 术后治疗反应的预测精度达到了 78%，而 Ibaragimov 等用 AI 方法，依据放疗剂量分布及治疗前的图像特征在预测肝癌 SBRT 后胆道放疗毒性时获得了很好的结果（AUC 达到 0.85）。而图像配准是 AI 技术在精确放疗领域可以充分发挥的重要方面之一，其优势主要体现在提高配准精度的同时，可缩短配准时间且能保持更好的鲁棒性。AI 助力肿瘤精确放疗具有极大的应用潜力，有望助力开辟每日在线机载 MR 影像引导下肿瘤放疗方案制订、修正及动态疗效评估的全新时代。

深度学习是人工智能领域的突破进展，在包括医学图像处理的众多领域都展现出了优势。

随着近年来 AlphaGo 人机大战，AI 成为目前研究的热点。人工智能的火热离不开近年来机器学习领域的突破性进展。机器学习是实现人工智能的一种方法，利用大量数据和算法来训练机器，由此对放疗中的实际情况进行预判分析。自 2006 年以来，机器学习领域的突破性进展除得益于计算机计算能力的增强以外，更重要的是要归功于深度学习研究进展。深度学习是实现机器学习的技术，通过组合底层特征形成更加抽象的高层表示属性类别或特征，以发现数据的分布式特征表示。与传统的机器学习方法靠人工提取特征不同，深度学习参考人的分层视觉处理系统，利用大数据自动学习特征。目前深度学习有多种算法，包括栈式自编码算法、深度信念网络、限制玻尔兹曼机、循环神经网络和卷积神经网络等。近年来，深度学习被成功应用到各个领域，尤其是计算机视觉领域展现出了巨大的优势。

深度学习在医学图像处理中的应用主要包括图像分类、检测、分割、配准和增强。众多研究已经证实，深度学习在医学图像的处理上同样具有极大的优势，解决了很多以前无法解决的难题。在图像处理中，卷积神经网络是最为成功、应用最广泛的一种模型。权值共享是其最显著的特点，能够降低网络模型的复杂度，减少权值的数量。在卷积神经网络中，图像的一小部分作为层级结构的最低层被输入，信息依次传输到不同层，每层通过一个数字滤波器获得观测数据最显著的特征（图 11-0-3）。因为图像的局部感受区域允许神经元或处理单元可以访问到诸如定向边缘或者角点之类最基础的数据，因此能够获取平移、缩放和旋转发生后维持不变的观测数据的显著特征。

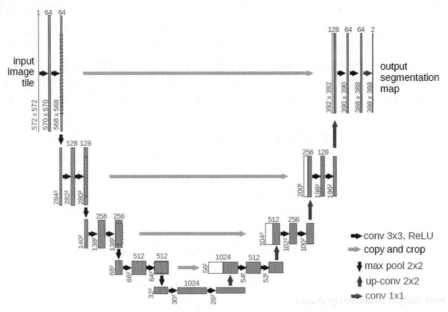

图 11-0-3 典型的 U-Net 的深度学习框架

5. 放疗计划的自适应设计 肿瘤患者放疗在治疗方案方面有较新探索，但在放疗技术方面仍缺乏新突破。ART 计划指的是在放疗过程中通过对肿瘤及 OAR 进行监测，获得系统性反馈信息，并以此对放疗计划进行调整。肿瘤放疗计划自适应调整的触发，受到治疗过程中两个方面因素的影响：①靶区和 OAR 的累加剂量及其与初始计划之间的差异；②靶区和 OAR 的解剖学和生物学功能状态的变化。近年来，CT、fMRI 和 CBCT 等成像技术革新为肿瘤放疗提供了重要的有形支撑，推动了放疗计划优化、放疗精准施照、放疗疗效预测等方面的进步，为进一步建立肿瘤 ART 框架开启了一扇大门。例如，每次放疗摆位后，患者躺在治疗床上等待治疗时，立即采集患者在线 CBCT 影像，并与定位时采集的计划 CT 影像进行对比，能够了解治疗中患者体位与模拟定位时体位之间的解剖学位置差异，并通过刚体配准在一定程度上校正摆位误差。利用计划 CT 与 CBCT 形变配准后的融合图像，能够了解每分次放疗时患者靶区和 OAR 的解剖变化。另外，随着我们对肿瘤生物学认识的不断加深，除解剖学变化外，基于靶区的功能信息也逐渐受到重视，如靶区内的肿瘤细胞分布的异质性、肿瘤细胞和正常组织的放射敏感性差异等。但现有 CBCT 影像存在散射严重、软组织对比度差等劣势，无法准确描述肿瘤靶区的异质性。同时，患者体内肿瘤组织的变化是一个连续动态过程，且患者本身存在个体化差异。因此，重新制订放疗计划的时机选择是一个适应性过程，需要这些变化累积到一定程度时触发，而这种 ART 的辅助决策方案仍然没有建立。目前，大部分肿瘤治疗中心对放疗计划的调整是在一个固定的时间，如在放疗的第 4、5 周进行。没有一种辅助决策方案能综合利用 CT、CBCT、fMRI 等解剖及功能影像学技术，早期预测肿瘤放疗疗效，并结合患者个体情况，帮助医师选择最佳的时机来调整放疗计划，这就可能造成患者靶区漏照和正常组织误照，影响肿瘤放疗疗效，降低患者治愈率。磁共振影像信息丰富，可以降低单一模态成像造成的不稳定性，从而获得更可靠的参数。图像分割和配准提高了信息可用性，为肿瘤 ART 的实时决策提供了新依据。然而，肿瘤多模态图像引导自适应放疗技术依旧存在一些不足，有必要对一些关键科学问题做进一步深入研究。

6. 癌症的筛查和检测　当前肿瘤学成像的关键作用之一是筛查患者群体，并在早期阶段发现恶性肿瘤。人工智能技术有可能成为放射科医师的检测辅助工具或"第二阅读器"，这可能有助于提高效率和准确性。

在乳癌筛查计划中，自 20 世纪 90 年代以来，用于乳房 X 线检查的各种形式的计算机辅助诊断（CAD）一直在发展。这些最初的 CAD 程序使用基于规则的分类系统。不幸的是，早期形式的 CAD 并没有提高诊断准确性，因为通常会增加检测（灵敏度略高），但特异度较差，导致假阳性和召回率及活检的增加；然而，使用深度学习技术的较新研究可能提高了检测任务的特异度，尽管这仍是一个正在进行的研究领域。一项对 3228 名患者的研究表明，在筛查人群中，深度神经网络在诊断恶性肿瘤方面的表现与放射科医师相似，尽管放射科医师的敏感度略低，特异度更高。其他研究还着眼于其他与筛查相关的临床问题，包括乳腺癌风险模型和降低召回率。例如，一项针对 39 571 名女性的大型研究使用混合乳腺 X 线检查图像和传统风险因素来开发乳腺癌风险的深度学习模型，该模型较传统的 TyrereCuzick 风险模型有改进。另一项研究使用基于深度学习的模型观察了 5147 名 BIRADS 4 病变患者召回率的下降，该模型集成了乳腺 X 线摄影图像和医疗报告，结果似乎很好（敏感度为 100%，特异度为 74%，AUC 为 0.93）。来自英国的几项大型研究表明，由 CAD 单一阅读可能相当于两个放射科医师的双重阅读，尽管召回率更高，漏诊的病例类型略有不同。在英国，单一的 CAD 阅读器现在被认为可以成为双重阅读的替代方案。

7. 未来方向　考虑到所讨论的临床和技术挑战，MRgRT 的未来研究应侧重于最有望改善患者预后的领域，如器官内和分次间运动以及与当前 X 线缺乏软组织对比的地方。基于成像技术在腹部和骨盆等区域或基于图像的生物标志物可以指导治疗靶区产生狭窄的治疗比率。理想情况下，这项研究应该以多中心、平台不可知的方式进行，使用通用的数据分析策略，以便在失去临床平衡之前获得足够有力的试验并报告结果。虽然 MRgRT 可以提高治疗准确性并降低 PTV 边缘，但应通过评估失败模式进行临床研究，确定 PTV 边缘，减少对临床疗效的影响。鉴于治疗和成像技术的复杂性以及工作流程和团队角色变化，寻求实施 MRgRT 技术的部门应优先考虑多学科教育、同行评议和质量保证。考虑到 MRI 单元之间甚至内部技术特征的变化，功能序列的验证应该在部门内进行。PET-MRI 尚处于发展的早期阶段，但可以通过改进的图像对齐和进一步探索混合的潜在协同作用来补充 MRgRT PET-MRI。MRI 和质子治疗系统的组合可通过改进图像引导和使用功能成像生物标志物来改善接受质子放疗患者的临床结果。

参考文献

Arivarasan I, Anuradha C, Subramanian S, et al. 2017. Magnetic resonance image guidance in external beam radiation therapy planning and delivery[J]. Jpn J Radiol, 35(8): 417-426.

Ariyaratne H, Chesham H, Pettingell J, et al. 2016. Image-guided radiotherapy for prostate cancer with cone beam CT: dosimetric effects of imaging frequency and PTV margin[J]. Radiother Oncol, 121(1): 103-108.

Caillet V, Booth J T, Keall P, et al. 2017. IGRT and motion management during lung SBRT delivery[J]. Phys Med, 44: 113-122.

Cellini F, Arcelli A, Simoni N, et al. 2020. Basics and frontiers on pancreatic cancer for radiation oncology: Target delineation, SBRT, SIB technique, MRgRT, particle therapy, immunotherapy and clinical guidelines[J]. Cancers (Basel), 12(7): 1729.

Citrin D E. 2017. Recent developments in radiotherapy[J]. N Engl J Med, 14; 377(11): 1065-1075.

Dahlsgaard-Wallenius S E, Hildebrandt M G, Johansen A, et al. 2021. Hybrid PET-MRI in non-small cell lung cancer (NSCLC) and lung nodules-a literature review[J]. Eur J Nucl Med Mol Imaging, 48(2): 584-591.

Fidler M M, Bray F, Soerjomataram I, et al. 2018. The global cancer burden and human development: A review[J]. Scand J Public Health, 46(1): 27-36.

Gong J, Posadas E, Bhowmick N, et al. 2021. Integrating PARP inhibitors into advanced prostate cancer therapeutics[J]. Oncology (Williston Park), 35(3): 119-125.

Guadilla I, Calle D, López-Larrubia P. 2018. Diffusion-weighted magnetic resonance imaging[J]. Methods Mol Biol, 1718: 89-101.

Hegstad J, Huijgens P T, Houwing D J, et al. 2020. Female rat sexual behavior is unaffected by perinatal fluoxetine exposure[J]. Psychoneuroendocrinology, 120: 104796.

Jerome N P, Periquito J S. 2021. Analysis of renal diffusion-weighted imaging (DWI) using apparent diffusion coefficient (ADC) and intravoxel incoherent motion (IVIM) models[J]. Methods Mol Biol, 2216: 611-635.

Khan R, Seltzer M. 2020. PET imaging of tumor hypoxia in head and neck cancer: A primer for neuroradiologists[J]. Neuroimaging Clin N Am, 30(3): 325-339.

Kriegeskorte N, Golan T. 2019. Neural network models and deep learning[J]. Curr Biol, 29(7): R231-R236.

Lagendijk J J, Raaymakers B W, Van Den Berg C A, et al. 2014. MR guidance in radiotherapy[J]. Phys Med Biol, 59(21): R349-369.

Liszewski M C, Görkem S, Sodhi K S, et al. 2017. Lung magnetic resonance imaging for pneumonia in children[J]. Pediatr Radiol, 47(11): 1420-1430.

Machado-Rivas F, Jaimes C, Kirsch J E, et al. 2020. Image-quality optimization and artifact reduction in fetal magnetic resonance imaging[J]. Pediatr Radiol, 50(13): 1830-1838.

Mahadevan A, Blanck O, Lanciano R, et al. 2018. Stereotactic Body Radiotherapy (SBRT) for liver metastasis- clinical outcomes from the international multi-institutional RSSearch® Patient Registry[J]. Radiat Oncol, 13(1): 26.

McClelland J R, Blackall J M, Tarte S, et al. 2006. A continuous 4D motion model from multiple respiratory cycles for use in lung radiotherapy[J]. Med Phys, 33(9): 3348-3358.

Meijer A J. 2019. Autophagy in practice: stevia and leucine[J]. Autophagy, 15(12): 2043.

Moran J M, Elshaikh M A, Lawrence T S, et al. 2005. Radiotherapy: what can be achieved by technical improvements in dose delivery[J]. Lancet Oncol, 6(1): 51-58.

Muller A, Petrusca L, Auboiroux V, et al. 2013. Management of respiratory motion in extracorporeal high-intensity focused ultrasound treatment in upper abdominal organs: current status and perspectives[J]. Cardiovasc Intervent Radiol, 36(6): 1464-1476.

Mutic S, Dempsey J F. 2014. The ViewRay system: magnetic resonance-guided and controlled radiotherapy[J]. Semin Radiat Oncol, 24(3): 196-199.

Oletic D, Arsenali B, Bilas V. 2014. Low-power wearable respiratory sound sensing[J]. Sensors (Basel), 14(4): 6535-6566.

Pollard J M, Wen Z, Sadagopan R, et al. 2017. The future of image-guided radiotherapy will be MR guided[J]. Br J Radiol, 90(1073): 20160667.

Portelance L, Corradini S, Erickson B, et al. 2021. Online magnetic resonance-guided radiotherapy (oMRgRT) for gynecological cancers[J]. Front Oncol, 11: 628131.

Posiewnik M, Piotrowski T. 2019. A review of cone-beam CT applications for adaptive radiotherapy of prostate cancer[J]. Phys Med, 59: 13-21.

Raaymakers B W, Jurgenliemk-Schulz I M, Bol G H, et al. 2017. First patients treated with a 1. 5 T MR-Linac: clinical proof of concept of a high-precision, high-field MRI guided radiotherapy treatment[J]. Phys Med Biol, 62(23): L41-50.

Reig B, Heacock L, Geras K J, et al. 2020. Machine learning in breast MRI[J]. J Magn Reson Imaging, 52(4): 998-1018.

Roberts D A, Sandin C, Vesanen P T, et al. 2021. Machine QA for the Elekta Unity system: A Report from the Elekta MR-linac consortium[J]. Med Phys, 48(5): e67-e85.

Schweikard A, Shiomi H, Adler J. 2005. Respiration tracking in radiosurgery without fiducials[J]. Int J Med Robot, 1(2): 19-27.

Shukla G, Alexander G S, Bakas S, et al. 2017. Advanced magnetic resonance imaging in glioblastoma: a review[J]. Chin Clin Oncol, 6(4): 40.

Spadea M F, Maspero M, Zaffino P, et al. 2021. Deep learning based synthetic-CT generation in radiotherapy and PET: A review[J]. Med Phys, 48(11): 6537-6566.

Tchelebi L T, Romesser P B, Feuerlein S, et al. 2020. Magnetic resonance guided radiotherapy for rectal cancer: Expanding opportunities for non-operative management[J]. Cancer Control, 27(1): 1073274820969449.

Teng X, Chen Y, Zhang Y, et al. 2021. Respiratory deformation registration in 4D-CT/cone beam CT using deep learning[J]. Quant Imaging Med Surg, 11(2): 737-748.

Tran K A, Kondrashova O, Bradley A, et al. 2021. Deep learning in cancer diagnosis, prognosis and treatment selection[J]. Genome Med, 13(1): 152.

Tuomikoski A M, Ruotsalainen H, Mikkonen K, et al. 2019. Nurses' experiences of their competence at mentoring nursing students during clinical practice: A systematic review of qualitative studies[J]. Nurse Educ Today, 85: 104258.

van Herk M, McWilliam A, Dubec M, et al. 2018. Magnetic resonance imaging-guided radiation therapy: A short strengths, weaknesses, opportunities, and threats analysis[J]. Int J Radiat Oncol Biol Phys, 101(5): 1057-1060.

van Mol M M, Boeter T G, Verharen L, et al. 2017. Patient-and family-centred care in the intensive care unit: a challenge in the daily practice of healthcare professionals[J]. J Clin Nurs, 26(19-20): 3212-3223.

Wang X, Chen Y, Gao Y, et al. 2021. Predicting gastric cancer outcome from resected lymph node histopathology images using deep learning[J]. Nat Commun, 12(1): 1637.

Winkel D, Bol G H, Kroon P S, et al. 2019. Adaptive radiotherapy: The Elekta Unity MR-linac concept[J]. Clin Transl Radiat Oncol, 18: 54-59.

Wu N, Phang J, Park J, et al. 2020. Deep neural networks improve radiologists' performance in breast cancer screening[J]. IEEE Trans Med Imaging, 39(4): 1184-1194.

Zhang K, Liu X, Xu J, et al. 2021. Deep-learning models for the detection and incidence prediction of chronic kidney disease and type 2 diabetes from retinal fundus images[J]. Nat Biomed Eng, 5(6): 533-545.

Zheng X, Yao Z, Huang Y, et al. 2020. Deep learning radiomics can predict axillary lymph node status in early-stage breast cancer[J]. Nat Commun, 11(1): 1236.

Zheng Y, Yang B, Sarem M. 2021. Hierarchical image segmentation based on nonsymmetry and anti-packing pattern representation model[J]. IEEE Trans Image Process, 30: 2408-2421.

第十二章 磁共振引导放射治疗的质量保证和质量控制

第一节 MRI模拟定位的质量保证和质量控制

MRI模拟定位处于放疗中的关键一环，可为精确放疗提供具有超高软组织分辨率的解剖结构图像，同时也可提供具有生化信息的功能图像。图像的准确性保证了其与CT定位图像配准时的契合性，能最大程度地减少放疗医师在进行肿瘤靶区及OAR勾画的误差。为需要在放疗过程中修改放疗计划、评估放疗反应及随访的患者，放疗前、放疗中、放疗后多次MRI模拟定位图像的稳定输出提供了可靠影像资料。

质量保证（quality assurance，QA）是一个整体性概念，为了提供足够的信任表明实体能够满足品质要求，而在品质管理体系中实施并根据需要进行证实的全部有计划和有系统的活动。即MRI质量保证团队通过制订整体规划、设定目标和方向及质控规章、评估质量保证活动的效用等所有管理实施方案，以确保每一个成像步骤都符合临床定位需求，扫描图像包含解决定位问题所必需的信息，并被主管医师及时获得，同时尽可能减少患者意外的发生及不必要的花费。

质量控制（quality control，QC）是质量保证的一个主要部分，即为达到定位准确性与稳定性的要求，对MRI模拟定位机参与的每一个环节所进行的一系列专业技术作业过程。QC包含新设备安装的验收检测、大修后的设备检测、设备基准性能的建立、发现并排查设备性能上的改变，核准使用设备性能产生异常的原因并加以校正。

一、质量保证和质量控制的技术报告和标准

国内专用于模拟定位的MRI共超过20台，在放疗中的应用处于起步阶段。现今的质控标准主要是以诊断磁共振为主，还没有特定的放疗磁共振相关标准。国际标准主要参照美国物理师医师协会（American Association of Physicists in medicine，AAPM）磁共振第1工作组报告 *Quality Assurance Methods and Phantoms for Magnetic Resonance Imaging*、AAPM磁共振第6工作组报告 *Acceptance Testing of Magnetic Resonance Imaging Systems*、美国电气制造商协会（National Electrical Manufactures Association，NEMA）标准MS 1—2001 *Determination of Signal-To-Noise（SNR）in Diagnostic Magnetic Resonance Imaging*、NEMA标准MS 2—2003 *Determination of Two-Dimensional Geometric Distortion in Diagnostic Magnetic Resonance Images*、NEMA标准MS 3—2003 *Determination of Image Uniformity in Diagnostic Magnetic Resonance Images*、NEMA标准MS 5—2003 *Determination of Slice Thickness in Diagnostic Magnetic Resonance Imaging* 等技术报告和标准的有关内容。

国内标准主要参照卫生行业标准WS/T 263—2006《医用磁共振成像（MRI）设备影像质量检测与评价规范》和医药行业标准YY/T 0482—2010（代替YY/T 0482—2004）《医用成像磁共振设备主要图像质量参数的测定》等相关内容。

随着MRI模拟定位机应用越来越广泛，各组织机构正在根据模拟定位技术的实际应用制

订新的行业标准。而现在我们的质控主要参照以上国内外权威机构的相关标准进行。

二、MRI 模拟定位质量保证团队

MRI 模拟定位的 QA 团队由医学物理师、MRI 技术专家、MRI 技术主管人员、MRI 技师、MRI 医师/定位医师等人员组成，团队成员在 MRI QC 活动中各司其职，在质量维护、保证图像质量等方面发挥作用，以保持 MRI 定位设备长时间高质量的运行。医学物理师/MRI 技术专家的职责主要是基本质量控制检测、为 MRI 技师 QC 制订程序手册（包含参数标准），并定时检查质控记录以监测 MRI 技师是否完成质控任务，同时了解设备性能和状况。其中基本质量控制检测为设备的性能检测，包括图像质量和患者安全，保证每年一次，并且在设备安装、大修或者升级后都要进行。MRI 技术主管/MRI 技师的职责则是根据医学物理师/MRI 技术专家制订的程序手册进行具体的质控操作，并做好质控记录。MRI 医师/定位医师随时向技术人员反馈有关临床影像质量的正、反信息，向质控程序的所有方面提供激发、监督的作用。

三、MRI 模拟定位的主要质控内容

MRI 模拟定位的主要质控内容如下：磁场均一性评价；层位的精确度；层厚的精确度；射频线圈检测-信噪比、图像增强的一致性；空间分辨率；低对比度可探测性检测；层间射频信号干扰（层间交叉对话）；MR 影像相对稳定性；几何图形精确性检测；图像传输显示；激光定位系统；图像伪影分析。

四、MRI 模拟定位的质控频率

根据设备性能、临床需求、医院的实际情况，每家医院都应该建立自己的质控表格，定期进行质控扫描并记录测量分析结果。如果超出参考范围，按照标准质控扫描流程再次进行，若结果仍然超出参考范围，则上报物理师、工程师及 MRI 技术专家，并请厂家工程师进行调试直到相关指标合格。一般将 MRI 定位的质控内容分为日检、周检、月检。日检是每日在进行扫描患者前对设备基本情况的检查，主要内容包括液氢水平、空调温度、湿度、报警装置及对讲、外置激光定位系统等。周检的项目增加中心频率监测、模体扫描（几何精度检测、图像伪影分析）等。月检将进行更全面的设备检测，应用多个模体扫描并详细分析，包括准确设置和定位、层厚及层间距、层面位置、图像质量（信噪比、图像均匀性、几何变形、空间分辨率、图像伪影等）。不同的设备厂家会提供周期为 3 个月/6 个月的设备检测保养，使用厂家专用模体进行扫描分析，可参考各厂家的工程师季度检测表，制作专用的"磁共振设备检测表"。

五、MRI 模拟定位的质控操作

（一）质控常用模体

1. ELPS 模体 ELPS 模体进行外置激光灯定位系统检测（图 12-1-1）。

2. ACR 专用模体 现用质控指南中应用比较多的是 ACR 和 AAPM 制订的。ACR 为磁共振认证测试程序开发了 MRI 模体-ACR 模体，其测试程序可用于不同厂家的磁共振设备（图 12-1-2）。该模体可用于磁共振验收测试时的初步评估及日常的质控工作流程中。通过扫描图像进行分析检测以下内容：①几何精度；②高对比度空间分辨率；③层厚的准确性；

④层位置精度；⑤图像强度的均匀性；⑥百分比信号重影；⑦低对比度物体的可探测性；⑧信噪比。

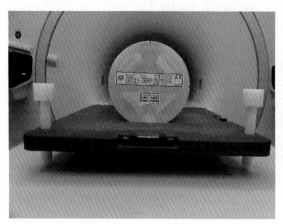

图 12-1-1　ELPS 模体

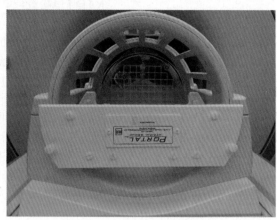

图 12-1-2　ACR 专用模体

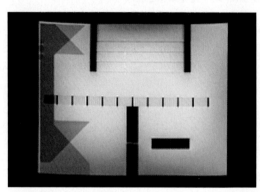

图 12-1-3　矢状位定位

模体扫描：①ACR 扫描时可使用专用的模体支架，保证每次扫描模体位置的准确性及重复性，便于不同时间质控结果对比及设备性能状况分析。②扫描参数设置详见表 12-1-1。③扫描获得正矢状位图像，作为定位像，进行横轴位的 T_1 和 T_2 双回波序列扫描，每个序列扫描 11 层（图 12-1-3、图 12-1-4）。对图像进行手动测量分析，详细操作参照 ACR 网站。手动测量往往耗时较长，可通过自动处理程序进行处理。

表 12-1-1　按照 ACR 质控测试指南设置扫描参数

	脉冲序列	TR（ms）	TE（ms）	FOV（cm）	层数	层厚（mm）	层间距（mm）	激励次数	矩阵	扫描时间（m：s）
Sag Localizer	SE	200	20	25	1	20	N/A	1	256×256	0：56
T_1WI	SE	500	20	25	11	5	5	1	256×256	2：16
T_2WI	SE	2000	20/80	25	11	5	5	1	256×256	8：56

3. 厂家专用模体　厂家工程师保养检测时，应用厂家配置的专用模体进行（图 12-1-5、图 12-1-6）。检测程序不适用于 MRI 物理师/MRI 技师等进行常规质控，部分程序需要插入厂家质控密钥 Key 方可使用。

也可自行配置全自动的质控运行程序、配套的质控模体，按照程序指示摆放好模体，扫描完成后，系统可以自动进行图像分析，生成质控报告（图 12-1-7）。

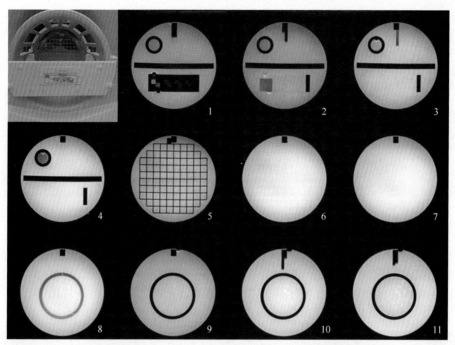

图 12-1-4 11 层横轴位

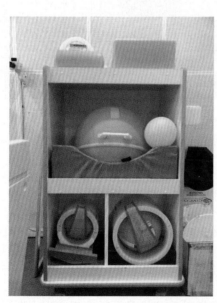

图 12-1-5 GE 750W 3.0T MRI 工程师设备检测专用模体

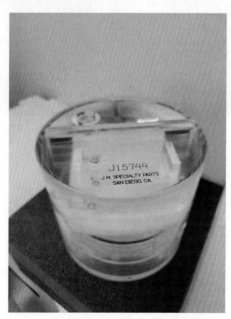

图 12-1-6 西门子 Skyra 3.0T MRI 质控程序专用模体

（二）质控内容检测与分析

1. 几何精度检测 扫描 ACR 模体，测量分析矢状位定位像、横轴位图像 1、横轴位图像 5 获得检测结果（图 12-1-8）。

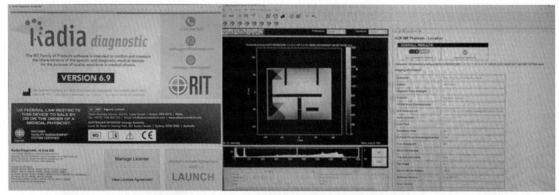

图 12-1-7　质控自动图像分析

检测：①设置窗宽和窗位。窗宽设置到很窄（0 或 1），然后将窗位调至使模体的一半显示为白，另一半为黑，记下窗位值 a。窗宽值 b 调节为窗位值 a。把窗位值调节为 a 的一半。②测量矢状位定位像的模体长度（从上到下），保证测量长度的直线通过模体中心并且垂直于模体两边。③横轴位图像 1 测量模体直径（从上到下、从左到右）、横轴位图像 5 测量模体直径（从上到下、从左到右、两对角线）。

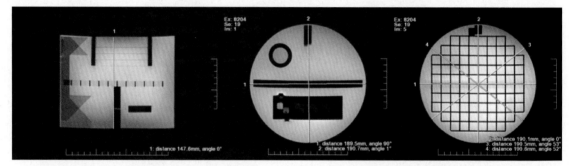

图 12-1-8　几何精度测量

参数标准：模体矢状位上下长度为 148mm，模体直径为 190mm，测量误差在 ±2mm 范围内。

失败原因分析：①模体定位不准确。②一个或多个梯度校准错误。错误校准的梯度在图像上引起相应方位的所测直径（X、Y 和 Z）与实际的不一致，表现为更长或更短。它也会造成层面位置的错误。梯度放大器加电启动后，需要一定的时间进行预热和稳定。有些用户在晚上关闭了硬件包括梯度放大器，这些用户应该在采集模体图像之前需开机至少 1 小时。③非常窄的接收带宽。减少带宽增加 SNR 这是惯例，由此可以推导出这样的结论：磁场的不均匀性可导致较大的图像空间变形。对于大多数扫描仪，采集 T_1WI 图像，利用默认的带宽足以克服上述问题。如果几何精度超过了操作界限并且应用了较窄的带宽，那么应修改带宽参数，利用较宽的带宽重新采集 T_1WI 图像以明确几何精度超标是否因窄带宽因素而引起。④磁场不均匀性。梯度偏置磁场、被动或主动磁场匀场调节不当，以及小刀、发卡等铁磁性物质遗留在磁体孔内。尤其是开放式磁场系统，由于梯度的线性和 B_0 的均匀性宽容度相对较小。因此，较大的 B_0 磁场不均匀性会导致模体图像尺寸测量的显著错误。磁场的均匀性维修工程师很容易测量出，并且较大的足以引起几何精度检测失败的磁场不均匀性，可通过检测得到校正。

2. 高对比度空间分辨率　是评价扫描设备解析小物体的能力。

扫描 ACR 模体，测量分析横轴位图像 1 获得检测结果（图 12-1-9）。

检测：①将图像 1 放大 2～4 倍，同时确保分辨率模块全部显示。②从左边一对开始，左边一对孔径最大，其值为 1.1mm，中心对为 1.0mm，右边一对为 0.9mm。观察左上排列的所有孔，并调节窗宽和窗位，以相邻孔清楚显示为佳。如果任一单行所有的四个孔彼此能被清楚辨别，可以认为对特定的孔径从左到右均能分辨。左上排列所能分辨的最小孔径表示左右方向的分辨率。观察右下排列孔，并调节窗宽和窗位，以相邻孔清楚显示为佳。如果任一列所有的四个孔彼此能被清楚辨别，可以认为对于特定的孔径从上到下均能分辨。右下排列所能分辨的最小孔径表示上下方向的分辨率。

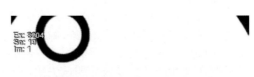
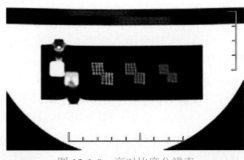

图 12-1-9　高对比度分辨率

参数标准：对于两个轴向 ACR 序列的方向，测得的分辨率应为 1.0mm 或者更好。

失败的原因分析：①过度的图像过滤会导致失败。用于使图像许多类型的滤波看起来噪声较小也使图像平滑，这使得小结构模糊。高对比度分辨率测试失败的站点应检查是否已关闭任何用户可选图像过滤，或至少设置为可用过滤器设置的低端。②涡流补偿不良会导致故障。如果怀疑此问题，扫描仪的服务工程师应检查并调整涡流补偿。③过多的图像重影会导致失败。如果足以导致高图像失效，图像中的其他重影就会显而易见。④对比分辨率测试。重影是硬件问题的一个非特定的症状。通常，它是由来自脉冲周期的测量信号的不稳定性引起的脉冲周期，可以起源于接收器、发射器或梯度子系统。模体的运动也会导致重影。确保模体在头部线圈中稳定，不能自由移动或振动。排除了幻象动作后，通常需要请求服务工程师跟踪并纠正重影的原因。⑤梯度误校准，B_0 不均匀性和过低的采集带宽引起的几何误差可能导致该测试失败。然而，几何误差足够大以至于不常见。在这种情况下，图像通常是畸形的，如圆形模体可能看起来是椭圆形或蛋形。如果扫描仪通过几何精度测试，几何误差就不太可能是原因。⑥高对比度空间分辨率测试失败的原因。如果扫描仪大幅度地破坏了几何精度测试，则该测试的失败和几何精度测试可能具有共同的原因。

3. 层厚精度　通过所测得的层厚与设置的层厚进行比较，来确定特定层厚的精度。较差的层厚精度不仅可以提示扫描层厚的不精确，同时可能延伸到诸如图像对比度不正确和低信噪比之类的事情。

扫描 ACR 模体，测量分析横轴位图像 1 获得检测结果（图 12-1-10）。

检测：①将图像 1 放大 2～4 倍，保证层厚测试模块在显示范围内能够观察到。②调节窗宽、窗位，使信号斜坡得到最佳显示，通常需要大幅降低显示水平并使窗口变窄。③在每个信号斜坡的中间放置一个矩形感兴趣区（ROI），测量每个 ROI 的平均信号值，计算得到平均值。设置窗位到平均值的一半，窗宽调至最低。使用长度测量尺测量上下两个斜坡的长度，得到 L_1、L_2。计算层厚=0.2×（$L_1×L_2$）/（L_1+L_2）。

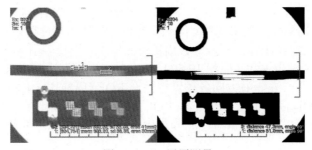

图 12-1-10　层厚测量

参数标准：层厚应为（5±0.7）mm。

失败原因分析：①射频放大器的非线性会导致射频脉冲波形失真和测试失败。②发射器的高功率射频部分中的任何地方故障均可引起射频脉冲波形的失真，即在射频功率放大器中，将功率从放大器传送到发射器线圈或发射器线圈本身的电缆和射频开关。③极差的梯度校准或差的梯度切换性能也会导致此测试失败。④如果检测失败，需要对高功率部分和梯度部分进行检查和校正。

4. 图像强度均匀性　扫描 ACR 模体，测量分析横轴位图像 7 获得检测结果（图 12-1-11）。

检测：①图像中心放置 ROI（面积 19 500～20 500mm²），测得平均像素强度 ROI$_大$。②设置窗宽为最小值，调高窗位直至 ROI 内形成 1cm 的暗像素区，在暗像素区放置 1cm ROI，测得信号值 ROI$_低$。③继续调高窗位至中心大 ROI 留下 1cm² 的明亮区域，在明亮区放置 1cm ROI，测得信号值 ROI$_高$。④计算百分比积分均匀性（PIU）值，即

$$PIU=100×\{1-[（ROI_高-ROI_低）/（ROI_高+ROI_低）]\}$$

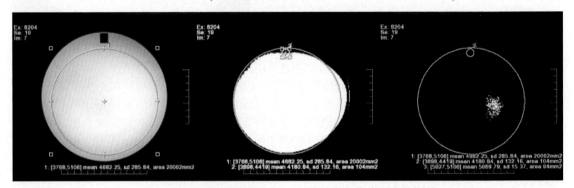

图 12-1-11　图像强度均匀性 ROI 的放置与像素强度的测量

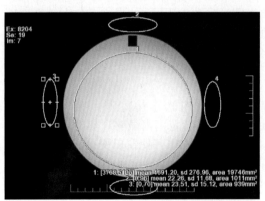

图 12-1-12　百分比信号重影 ROI 放置

参数标准：<3.0T，PIU≥87.5%，3.0T，PIU≥82.0%。

5. 百分比信号重影　扫描 ACR 模体，测量分析横轴位图像 7 获得检测结果（图 12-1-12）。

检测：①图像中心放置 ROI（面积 19 500～20 500mm²），测得平均像素强度 ROI$_大$。②在 FOV 内图像边缘上、下、左、右方向各放置椭圆形 ROI（纵横比：4∶1，面积：10cm），分别测得平均像素值 ROI$_{top}$、ROI$_{btm}$、ROI$_{left}$、ROI$_{right}$。③计算重影的值。

重影比$=|[（ROI_{top}+ROI_{btm}）-（ROI_{left}+ROI_{right}）]/（2×ROI_大）|$。

参数标准：重影比应≤0.025。测量时，在选择 ROI 时，一定要调整好图像窗宽，窗位，避免 ROI 的边界超过扫描范围而导致较大误差。

6. 信噪比　扫描 ACR 模体，测量分析横轴位图像 7 获得检测结果。

检测：①图像中心放置 ROI（面积 19 500～20 500mm²），测得平均像素强度 ROI$_大$。②在 FOV 内图像边缘上、下、左、右方向各放置椭圆形 ROI（纵横比：4∶1，面积：10cm²），分别测得平均像素值 ROI$_{top}$、ROI$_{btm}$、ROI$_{left}$、ROI$_{right}$。③计算信噪比（SNR）。

7. 低对比度物体可探测性　低对比度分辨率是用来评价图像对低对比度物体清晰分辨的程度。

扫描 ACR 模体，观察分析横轴位图像 8、9、10、11 获得检测结果（图 12-1-13）。

检测：①图像 8、9、10、11 分别代表不同的对比度，从 8～11 的顺序对比度分别为 1.4%、2.5%、3.6%、5.1%，调整窗宽、窗位以低对比度图像圆盘显示最佳。②观察图像 8、9、10、11 可以显示的圆盘辐条数（相同直径的 3 个圆盘全部显示则为计数 1），记录计数值 P8、P9、P10、P11。③计算总辐条数=P8+P9+P10+P11。

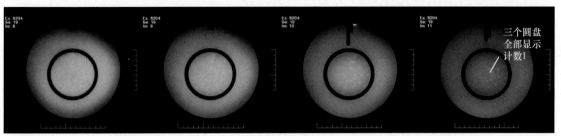

三个圆盘
全部显示
计数1

图 12-1-13　低对比度物体可探测性

参数标准：<3.0T，每张图像应观察到至少 9 个完整辐条，3.0T，总辐条数应观察到至少 37 个完整辐条。

六、MRI 成像伪影及其对策

所谓伪影是指在磁共振扫描或信息处理过程中,由于某种或几种原因出现了一些人体本身不存在的图像信息，可以表现为图像变形、重叠、缺失、模糊等，致使图像质量下降的影像，也称假影或鬼影（ghost）。伪影的存在对于正常影像而言是一种混淆，它可以影响正常影像的观察与解读，也可能因为主观上不能准确识别它而被误读为某种错误的信息。识别伪影是日常磁共振工作中很重要的一部分，同时也是考验诊断能力的一部分。但作为一名磁共振定位技师，仅仅识别伪影似乎还远远不够，如何更深入地理解伪影产生的机制和用什么样的扫描策略最大限度地去除伪影也是考验磁共振定位技师能力的一个重要标准。

在 MRI 过程中，伪影是一个最容易被大家讨论的话题，也是一个特别容易被主观放大的问题。MRI 是基于 K 空间数据的傅里叶变换，而傅里叶 K 空间数据采样过程中涉及信号激发、空间编码、信号接收等诸多环节，任何一个环节出现问题都可能演变成图像中最后的伪影。须强调的是，最后形成 MR 影像是由 K 空间数据经过反傅里叶变换而得来的，但是 K 空间数据和最后形成的图像之间不存在空间位置上的对应关系。K 空间中每一个点的数据都会对整个图像产生影响，这其实也构成了 MRI 过程中伪影的一个特点。任何原因导致 K 空间数据出现不应有的起伏或者 K 空间数据信号强度的波动，都可能表现为图像中的某种伪影。

（一）伪影的分类

宏观地讲，伪影可分为设备相关的伪影、患者相关的伪影等。

1. 设备相关的伪影　由设备硬件或设备的物理属性所导致的伪影，即设备相关的伪影。设备硬件所引起的伪影主要是由设备的某些部件出现故障而导致的伪影。射频系统、梯度系统及磁体系统或者信号传输系统等硬件出现问题均可能产生各种各样的伪影。作为一名磁共振定位技师不一定能区分是何类硬件故障所导致的伪影，但至少要能初步识别是不是硬件相关的伪影。一般设备相关的伪影通常表现为图像变形、明显的噪声或者图像中出现各种明显的干扰信息。这类伪影出现时通常会有某些报错信息，而且硬件相关的伪影也可能不是设备硬件故障导致的，而是由设备的某些特性导致的。如 3.0T MRI 系统因为场强更高，射频脉冲电磁波的波长也更短，会导致一系列相关的伪影，还有因明显的磁化率差距所导致的图像变形等。

2. 患者相关的伪影　患者的不自主运动所导致的运动伪影；患者心律不齐或者呼吸不规律导致相应门控效果差而导致的周期性运动伪影；患者的义齿、各种金属植入物或者服用含金属成分药物等所引起的磁场不均匀导致的金属伪影或者图像几何形变等。

（二）磁共振成像化学位移伪影与解决对策

1. 化学位移伪影的基本概念　氢原子核周边电子云厚度不同所导致的进动频率不同乃至图像中位置发生移位的现象，称为化学位移现象。只有裸露的氢原子核所感受的磁感性强度才是主磁场的磁感应强度。事实上，由于不同分子中氢原子核所处的化学结构不同，其周围所存在的分子也不同，最终导致不同分子中氢原子核周边具有不同的电子云密度。对于其内的氢原子核而言，周边的电子云具有拮抗主磁场的特性。氢原子核周边这些不同厚度的电子云相当于一个磁屏蔽作用。周边电子云越厚，则相应氢原子感受到的磁感应强度就越弱；而如果周边电子云越薄，则该氢原子核感受的磁感应强度就越强。不同的氢原子核感受到的磁感应强度不同，决定了其基于拉莫尔方程所计算的拉莫尔进动频率也不同。这种进动频率的不同可能会导致相应信号在傅里叶变换后的空间位置不同。

2. 化学位移伪影的特点及分类　在临床实际工作中通常所说的化学位移伪影指的是水和脂肪之间的化学位移效应导致的伪影。因为水和脂肪中的氢质子是以氢核为探测对象的MRI两大信号来源，而其他的一些代谢物尽管也存在着化学位移现象，但因为这些代谢物浓度极低，除了专门的波谱成像序列外，在一般的成像序列中这类物质所导致的化学位移现象在常规成像过程中无法显示。水和脂肪中的氢质子因为周围电子云密度不同而产生了 3.5ppm 的化学位移。ppm 用来表示化学位移相对于 TMS（四甲基硅烷）的位移，采用无量纲的形式，也可以采用有量纲的频率 Hz 形式。不同的表达方式在临床实际工作中有不同的意义。无量纲的 ppm 不随成像设备的磁场强度而变化，这个数值有利于确定处于化学位移不同点的代谢物的位置，特别是在波谱成像中。而在具体成像和序列设计过程中则需要考虑具体位移的 Hz 数，这对于脉冲序列的波形设计很有意义。无论在 1.5T 还是在 3.0T 上，水和脂肪的化学位移都是 3.5ppm，但从 Hz 数来看，1.5T 上水、脂肪频率差别为 220Hz。而在 3.0T 上，两者频率差别为 440Hz。这个不同的 Hz 数决定了它们在两个不同场强设备的同反相位时间不同，相同的频率编码梯度使实际位移的像素数也不同。了解这些对于合理设定扫描参数和计算位移像素数或位移距离都是必需的。

　　化学位移伪影通常分为两种情况：一种情况是组织（或体素）的主要成分是水，而周围组织是脂肪，也就是俗称的"脂包水"。这种情况化学位移伪影高信号带通常会出现在高频率编码方向，低信号带出现在低频率编码方向，如肾被肾周围的脂肪囊包绕，盆腔淋巴结也被脂肪组织所包绕，这种情况在临床中出现得比较多。另外一种情况是组织（或体素）的主要成分是脂肪，周围由水包裹着，也就是俗称的"水包脂"。这种情况化学位移伪影高信号带出现在低频率编码方向，低信号带出现在高频率编码方向，如错构瘤中产生的块状脂肪，还有一些脂肪瘤也表现出类似的情况，临床出现较少。

3. 化学位移伪影的解决方法

（1）频率编码带宽：即采样带宽。在主磁场强度一定的情况下，水质子与脂质子的进动频率差别是固定不变的。在 1.5T 扫描机，脂肪和水的化学位移约为 225Hz，如果矩阵为 256×256，频率编码带宽为 ±12.5Hz，相当于位移 2.25 个像素。如果把频率编码带宽改为 ±25kHz（约 200Hz/像素），则化学位移相当于 1.13 个像素。因此，增加频率编码带宽可以减轻化学位移伪影，同样增加频率编码带宽后，回波采样速度还可以得到提高，但图像的 SNR 降低（图12-1-14）。

（2）低场强磁共振扫描仪：场强越高，水质子与脂质子的进动频率差别越大，化学位移伪影越明显，因此选用场强较低的设备进行扫描可以减轻化学位移伪影。

（3）频率编码方向：化学位移伪影主要发生于频率编码方向垂直的水脂界面上，如果改变频率编码方向，使脂肪组织与其他组织的界面与频率编码方向平行，可消除或减轻肉眼可见的化学位移伪影。基于 EPI 信号读取方式的序列上化学位移伪影出现在相位编码方向上，不等于基于 EPI 信号读取的序列化学位移伪影不出现在频率编码方向，而是在这个方向产生的化学位移伪影几乎可以忽略不计。因为 EPI 信号读取方式一般会采用系统最大的读取梯度场强，如在 GE MRI 平台上常采用 500kHz 的全带宽，如果频率编码矩阵为 128，则每个像素带宽为 500 000/128=3906Hz，在 3.0T MRI 上水和脂肪化学位移为 440Hz。据此可以计算水和脂肪的化学位移为 440/3906=0.14 个像素，这个化学位移是完全可以忽略不计的（图 12-1-15）。

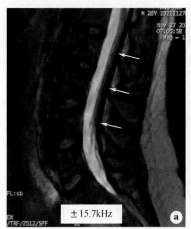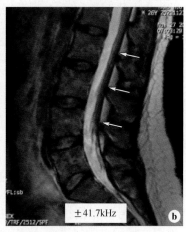

图 12-1-14　增加频率编码（采集）带宽，减轻化学位移伪影

a、b 均为 3.0T 扫描得到的腰椎矢状面 FSE T_2WI，前后方向为频率编码方向，编码梯度场前高后低，频率编码方向的点阵为 384。a. 采用带宽为 ±15.7kHz，图中硬膜囊内的高信号脑脊液与硬膜囊后方的脂肪之间出现一条较宽的黑线，即为化学位移伪影（白箭头所示）；b. 采集带宽增加为 ±41.7kHz，化学位移伪影的黑线明显变细（白箭头所示）

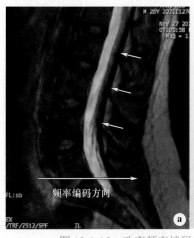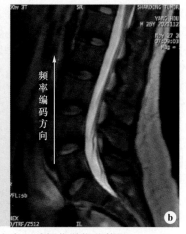

图 12-1-15　改变频率编码方向，减轻化学位移伪影

a、b 均为 3.0T 扫描得到的腰椎矢状面 FSE T_2WI，频率编码带宽（采集带宽）为 15.7kHz。a. 频率编码方向为前后，编码梯度场前高后低，脑脊液与硬膜囊后方脂肪组织界面处可见明显的化学位移伪影（白箭头所示）；b. 频率编码方向为上下，相应部位的化学位移伪影基本消失，但注意到脑脊液流动伪影增加，重叠于脊髓

（4）施加脂肪抑制：化学位移伪影形成的基础是脂肪组织相对于其他组织位置的错误移动，如果在成像脉冲前先把脂肪组织的信号抑制掉，那么化学位移伪影将同时被抑制（图 12-1-16）。

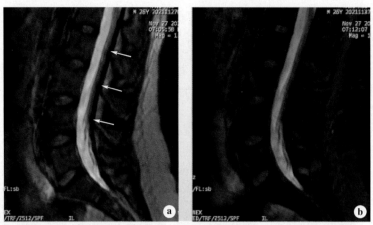

图 12-1-16　施加脂肪抑制技术，减轻化学位移伪影

a、b 均为 3.0 T 设备得到的腰椎矢状面 FSE T$_2$WI，频率编码带宽（采集带宽）为 ±15.7 kHz，频率编码方向为前后。a. 未施加脂肪抑制，高信号脑脊液与硬膜囊后方的脂肪之间出现一条较明显化学位移伪影（白箭头所示）；b. 施加了脂肪抑制技术，硬膜囊后方的脂肪组织信号被抑制，化学位移伪影也同时被抑制

（三）卷褶伪影与解决对策

1. 卷褶伪影的基本概念　当受检部位的大小超出视野（FOV）的大小，FOV 外的组织信号将折叠到图像的另一侧，这种折叠的现象称为卷褶伪影。MRI 信号在图像上的位置取决于信号的相位和频率。信号的相位和频率分别由相位编码和频率编码梯度场获得。信号的相位和频率具有一定范围，这个范围仅能对 FOV 内的信号进行空间编码，当 FOV 外的组织信号融入图像后，将发生相位或频率的错误。把 FOV 外一侧的组织信号错当成另一侧的组织信号，因而把信号卷褶到对侧，从而形成卷褶伪影。

2. 卷褶伪影的成像机制与表现　在临床实际扫描工作中，当成像的 FOV 小于成像物体时就会出现卷褶伪影。理论上卷褶伪影既可发生在频率编码方向也可以发生在相位编码方向。但因为在 MRI 过程中，在频率编码方向会通过硬件防卷褶滤波克服频率编码方向的卷褶伪影。所以在具体工作中通常所见到的卷褶伪影都出现在相位编码方向上。

在 MRI 过程中通常采用通过傅里叶变换方式进行成像。傅里叶变换过程中有一个重要的特性就是周期性。该特性表明：如果在一个区域内对信号进行离散采样，那么经过傅里叶变换后就形成另一个区域内的周期性重复的相互复制图像,这种相互复制的图像就是导致卷褶伪影的深层次原因。如何确保这些图像相互分开而不重叠呢？Nyquist 采样定理表明，只要采样的速度足够快，而且采样频率必须≥信号变化频率的 2 倍，就能确保这些图像之间有足够的间隔而不发生相互重叠。Nyquist 采样定理推导出一个非常重要且能够把 K 空间和成像物体大小关联在一起的公式：

$$\Delta K_y=1/L_y \quad 或 \quad L_y=1/\Delta K_y$$

如果相位编码的采样矩阵是 N，那么存在着：

$$N\Delta y=1/\Delta K_y \quad 或 \quad \Delta y=1/N\Delta K_y$$

这里只讨论了相位编码方向相关的公式。在频率编码方向也存在相对应的公式。因为频率编码方向的卷褶伪影可以通过硬件防卷褶滤波避免，上述公式可简单总结为两句话：①相位编码方向成像的 FOV 大小与 K 空间中相邻两条 K 空间线之间的间距（或者说差距）成反比；②相位编码方向上的像素尺寸大小和 K 空间覆盖面积成反比。这里所说的成像 FOV 大小可以理解为相邻两条 K 空间线重建出来的图像之间的间隔。如果成像 FOV 的大小小于实际成像物体的大小。就意味着相邻两幅图像之间间隔不足够大，没能让两个实际物体充分分离开。超过这个间隔的那部分物体就会造成相位编码方向上的混淆伪影。

3. 卷褶伪影的解决办法

（1）增大 FOV：这是最简单也是最直接的一种办法，扫描的视野大于受检部位，即可避免卷褶伪影的出现，而且不增加采集时间（图 12-1-17）。

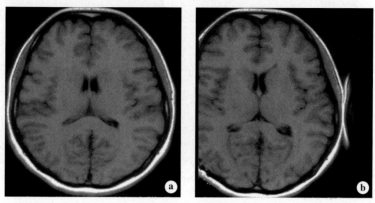

图 12-1-17　卷褶伪影的产生

a、b 为头颅横断面 T₁WI 的同一层面，相位编码方向为左右方向。a. 采用较大的 FOV（28cm×28cm），FOV 完全包括了全部组织，没有卷褶伪影产生；b. 把 FOV 缩小到 20cm×20cm，FOV 外的右侧方（解剖位置的右侧，图像的左侧）有部分组织未能包括到 FOV 内，这部分组织将被卷褶到 FOV 内的左侧），扫描后重建的图像上出现卷褶伪影

（2）相位编码方向的过采样：对相位编码方向上超出 FOV 范围的组织也进行相位编码，但在重建图像时，并不把这些过采样的区域包含到图像中，FOV 外的组织因为有正确的相位信息，所以不会发生卷褶（图 12-1-18）。

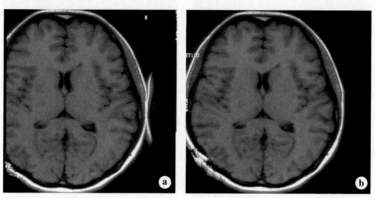

图 12-1-18　过采样技术去除卷褶伪影

a、b 均为头颅横断面 T₁WI，FOV 同样大小，为 200mm×200mm（图中解剖结构外的黑色区域）。a. 由于 FOV 在相位编码方向太小，位于 FOV 外的右颞部的部分组织被卷褶到左侧的 FOV 内，图像的采集时间为 33.38s；b. 在相位编码方向过采样 50%，图像的卷褶伪影消失，但图像的采集时间也增加了 50%，达 50.20s

（3）施加空间预饱和带：在 FOV 外相位编码方向上组织区域放置一个空间预饱和带，其带宽应该覆盖 FOV 外的所有组织（两位编码方向），把该区域内的组织信号进行抑制，这样尽管卷褶伪影并没有消除，但由于被卷褶组织的信号明显减弱，卷褶伪影的强度也随之减弱（图 12-1-19）。

（4）切换频率编码与相位编码的方向：把层面中直径较短的方向设置为相位编码方向。如进行腹部横断面成像时把前后方向设置为相位编码方向，不易出现卷褶伪影。理论上就是通过减少相位编码方向上的 K 空间线采集数据。但因为该采集方式最后获得的空间分辨率不变，这就意味着所采集的 K 空间线覆盖面积不变。根据公式 $\Delta y = 1/N\Delta K_y$，因为实际采集的 K 空间线数目 N 减少，所以要保持覆盖面积不变就只能增加相邻两条 K 空间线之间的间距，即 ΔK_y

变大，这导致相应的相位编码方向上所能获得的 FOV 减小，如果这个实际获得的 FOV 小于成像的物体大小，就会产生卷褶伪影（图 12-1-20）。

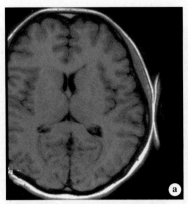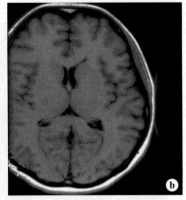

图 12-1-19　施加空间预饱和带，减轻卷褶伪影

a. 由于 FOV 在相位编码方向（左右方向）太小，图像发生了卷褶；b. 施加空间预饱和带后，图像的卷褶伪影明显减轻

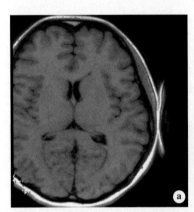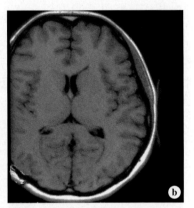

图 12-1-20　改变相位编码的方向，卷褶伪影消失

a、b 两图同样的 FOV。a. 相位编码方向为左右方向，图像发生了卷褶；b. 相位编码方向为前后方向，图像的卷褶伪影明显减轻

（四）截断伪影与解决对策

1. 截断伪影的基本概念　截断伪影也称环状伪影或 Gibbs 伪影。在空间分辨率较低的图像上比较明显，表现为多条同心的弧线状高低信号影。MRI 图像是很多像素组成的阵列，数字图像要真实展示实际解剖结构，其像素应该无限小，但实际上像素的大小是有限的，因此图像与实际解剖存在差别，这种差别实际上就是截断差别，当像素较大时其失真将更为明显，就可能出现肉眼可见的明暗相见的条带，这就是截断伪影。

2. 截断伪影的成像机制和表现　产生截断伪影的最根本原因是傅里叶变换。傅里叶变换是迄今为止数字化图像（包括 MRI）最常用的图像算法。在 MRI 过程中，由组织产生的磁共振信号是连续的模拟信号。对这个模拟信号进行离散采样和数字化过程中由于受采样点的限制，对于那些信号差别大或变化突然的区域，这种有限的采样点无法准确地再现模拟信号域的真实变化，这样的傅里叶空间数据在重建成图像后表现出截断伪影。对于连续的磁共振模拟信号的截断等同于 K 空间维度与一个矩形函数进行卷积，而矩形函数经过傅里叶变换又等同于一个 SINC 函数。也就是说，截断的最后效果等同于最后的图像与 SINC 函数进行卷积。SINC 函数表现为要给主峰两侧伴随很多旁小叶，因此在图像域表现为波纹状伪影。截断伪影容易出现在图像空间分辨率较低（即像素较大）的图像中；在两种信号强度差别很大的组织间，相位编码方向往往更为明显，因为为了缩短采集时间相位编码方向的空间分辨率往往更低。

3. 截断伪影的解决办法 截断伪影的对策主要是增加图像空间分辨率，但同时往往会增加采集时间。截断伪影的大小或振荡信号之间的间距与采样点数呈反比关系。虽然从傅里叶变换的本质而言截断伪影在信号变化急剧的区域中不可避免，但当采样点超过一定数值时这种信号波动就变得不明显（图 12-1-21）。

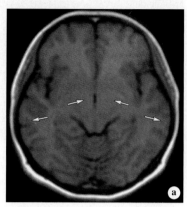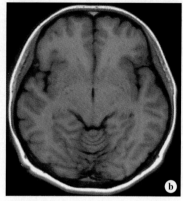

图 12-1-21 截断伪影

a、b 均为颅脑横断面 SE T_1WI。a. 采集矩阵为 128×128，可见相当于双侧大脑皮质及皮质下区域对称分布的多条明暗相间的弧形伪影（白箭头所示），即截断伪影；b. 把采集矩阵增大到 256×256，截断伪影基本消除

（五）磁敏感伪影与解决对策

1. 磁敏感伪影的基本概念 磁敏感是物质的基本特性之一，某种物质的磁化率是指这种物质进入外磁场后的磁化强度与外磁场强度的比率。抗磁性物质的磁化率为负值，顺磁性物质的磁化率为正值，一般顺磁性物质磁化率很低，铁磁性物质的磁化率很高。两种磁化率差别较大的组织界面上将出现伪影，这种伪影称为磁敏感伪影。磁敏感伪影表现为局部信号明显减弱或增加，常同时伴有组织变形。

2. 磁敏感伪影的产生机制 当人体进入到主磁场后，在主磁场的作用下，人体内的共振氢质子会沿着主磁场的方向重新排列并产生微弱的磁化。这个过程就是宏观磁化矢量的产生过程。由于人体组织结构的不同，产生的磁化程度也不同。同时，由于物质的磁化率属性不同，也可以导致产生的磁化程度不同。这种磁化程度的不同既可以影响其共振过程中产生的信号强度，同时，明显的磁化率差距也可以破坏主磁场本身的均匀度。磁敏感伪影可以由人体内源性磁化率差异引起，如富含气体的区域、出血、钙化等这些人体组织自身的结构或病变可以导致磁敏感伪影；也可以是外源性磁化率差异所引起，突出的代表就是各种铁磁性金属伪影。铁磁性金属在主磁场内会产生明显的感应磁场，该磁场会严重破坏主磁场的均匀度，使得邻近区域组织内的氢质子不再满足拉莫尔频率的要求，同时也会严重破坏局部的梯度线性度（图 12-1-22）。

3. 磁敏感伪影的解决办法

（1）金属植入物：如果带有无法避免的金属植入物的患者，可以考虑尽量在较低场强的磁共振定位机上进行定位。

（2）做好匀场，场强越均匀，磁化率伪影越轻。

（3）增加频率编码梯度场强度。

（4）人工技术干预。

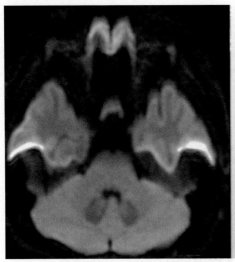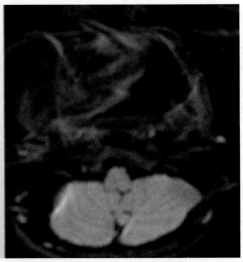

图 12-1-22　磁敏感伪影

（六）运动伪影与解决对策

1. 运动伪影的基本概念　运动伪影通常是指由于受检者的宏观运动引起的伪影。这些运动可以是自主运动（如肢体运动、吞咽等），也可以是非自主运动（如心跳、呼吸等）。运动可以是随机的（如胃肠道蠕动、吞咽等），也可以是周期性运动（如心跳和呼吸等）。

运动伪影出现的原因主要是在图像信号采集的过程中，运动器官在每一次激发、编码及信号采集时所处的位置或形态发生了变化，因此将出现相应的偏移，在傅里叶转换时会把这种相位的偏移误认为相位编码方向的位置信息，把组织的信号配置到一个错误的位置上，从而出现运动伪影。

2. 运动伪影的共同特点

（1）主要出现在相位编码方向上。

（2）伪影的强度取决于运动结构的信号强度，后者信号强度越高，伪影越明显。

（3）伪影复制的数目、位置受基本正弦运动的相对强度、TR、NEX、FOV 等因素的影响。

3. 常见的运动伪影分类

（1）不自主运动伪影

1）不自主运动伪影的产生：这类运动伪影在 MRI 中比较常见。因为一次磁共振检查需要扫描的成像序列比较多，每个序列扫描时间也相对比较长。同时在扫描的过程中梯度的不同组合会带来不同的噪声，这些都可能导致患者在扫描中的不自主运动。另外，进行磁共振扫描的患者也可能有意识障碍或者受病痛影响难以配合扫描中的长时间制动。这种不自主运动在运动方向和频率上都没有规律性。因为 MRI 中每条 K 空间线都会影响到整幅图像，在多层面采集过程中某一瞬间的运动就可能影响一组层面中的某条 K 空间线数据，这种不自主运动对于图像的影响通常不是局限在某一幅图像，而是表现在很多层面的图像上。这类运动伪影缺乏规律性，因此在预防这类伪影时就相对更困难。

2）不自主运动伪影的解决对策：毫无疑问，任何形式运动伪影的存在都会严重影响图像质量。而且运动伪影对于图像的影响不仅仅是美观问题，更重要的是它们有可能严重干扰诊断及靶区的勾画。在实际工作中，克服运动伪影是一个十分重要而且艰巨的任务。针对不同种类的运动伪影有着不同的预防和克服方案，这里围绕着不同种类的运动伪影讨论如何预防和克服。不自主运动伪影通常是由患者在扫描中不自主运动造成的。因为这类伪影在空间上、时间上都没有足够的规律可循，因为它们对于图像的影响很难通过一般的方法予以克服。针对这种类型的运动伪影可以通过以下方式预防或改善。

A. 充分的检查前准备和沟通：扫描过程中很多不自主运动是由患者的无意识运动造成的。对于那些意识清楚的患者，充分的检查前沟通，可以很大程度上避免这类运动伪影的发生。首先要告知患者，扫描中运动会导致扫描图像质量变差，这对于制订合理的治疗方案是非常不利的。其次要告知患者，扫描过程中会有一些噪声。通过这样的沟通可以避免患者因为过度紧张甚至焦虑而无法配合完成扫描。这些合理充分的沟通能够保证扫描的成功率。

B. 充分制动和人性化摆位：固定和制动是在摆位过程中很重要的一个环节。经过合理的固定和制动可以明显减轻运动伪影的发生概率和幅度。摆位过程中一些人性化的细节处理也至关重要。

C. 采用合适的扫描序列：在运动伪影无法避免的时候，尽量选择一些防止运动伪影产生的序列。其中最具代表性的就是螺旋桨式 K 空间采集技术 PROPELLER 类扫描序列。PROPELLER 序列基于 FSE 序列基础，其中以具有一定回波链长度的一组 K 空间线作为螺旋桨的一个桨片，而在下一次采集过程中桨片会旋转一个角度。这种采集方式的结果就是 K 空间中心的过采样。因为 K 空间中心的数据所使用的相位编码梯度幅值低，具有更高的信噪比，通过这些 K 空间中心的过采样并结合适当的运动矫正技术使得相应的图像对于运动伪影不敏感。由于这种采集的数据不能直接进行傅里叶变换，需要重新"方格化"处理。实现了对不自主运动伪影的校正功能。在扫描过程中。需要注意决定运动校正效果有两个因素。一个因素是回波链的长度，回波链长度越长，中心重叠的数据会更多；另一个因素是旋转角度，旋转角度由激励次数决定，激励次数越多，旋转的角度越小，每次采集过程中 K 空间数目和重叠密度越大。还有一点要注意，PROPELLER 序列采集模式中，K 空间线是在旋转过程中采集的，所以这里没有明确的相位编码方向，它产生的运动伪影会少一些（图 12-1-23）。

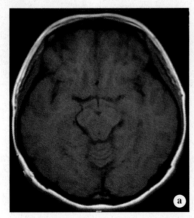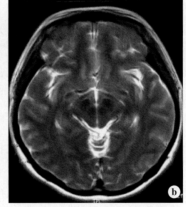

图 12-1-23　FSE PROPELLER T$_2$WI 减少图像的运动伪影

设备为 GE 750W 3.0T 磁共振成像仪。a、b 为同一病例，扫描过程中采用同样的幅度和速度进行转头运动。a. 常规 FSE T$_1$WI，图像有明显的运动伪影；b. FSE PROPELLER T$_2$WI，图像几乎没有运动伪影

（2）自主运动伪影

1）自主运动伪影的产生：自主运动伪影也称为生理运动伪影，生理运动是生命活动的重要体征。如周而复始的呼吸运动和心脏大血管搏动都是生命赖以维持的重要活动。生理活动还包括胃肠道、膀胱等器官的蠕动。在 MRI 过程中生理运动也是产生伪影的重要原因。很多生理运动具有一定的周期性，如呼吸运动和心脏收缩、舒张活动以及血管的搏动。这为克服这类运动导致的伪影带来了新的途径。另外，随着心脏的周期运动，血管内血液也在不

停地流动。需要注意的是，不同种类的血管可能有不同的流动方式。所以在考虑血流运动伪影的同时，也要充分考虑这些不同的血管动力学特点。一方面有助于选择更合理的伪影解决方案，另一方面有助于更好地理解去除这些伪影所面临的困难和挑战，以便更加客观地评估图像质量。

2）自主运动伪影的解决对策：这类伪影大多不受人为控制，存在一定的周期性、时间性及规律性。针对这类伪影就可以从技术方面入手采用相应的技术手段给予帮助和解决（图12-1-24）。下面就简单列出不同自主运动伪影的解决对策。

呼吸运动伪影解决对策：①施加呼吸触发或者导航回波技术；②呼吸补偿技术；③快速成像屏气扫描；④施加脂肪抑制技术；⑤超快速成像技术。

心脏搏动伪影解决对策：①施加心电门控和心电触发技术；②在心脏区域施加饱和带和匀场；③切换相位编码方向；④增加激励次数（NEX）。

血管搏动伪影解决对策：①使用流动补偿技术；②在成像区域血液流入的地方施加预饱和带；③切换相位编码方向；④施加心电门控。

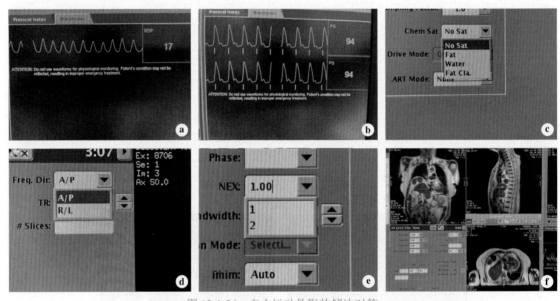

图 12-1-24　自主运动伪影的解决对策

a. 施加呼吸触发；b. 施加心电门控及心电触发；c. 施加脂肪抑制技术；d. 切换相位编码方向；e. 增加激励次数；f. 心脏区域施加饱和带和匀场

第二节　MRI 直线加速器的质量保证与质量控制

MRI 直线加速器（MR-Linac）是集成了 MRI 扫描系统的新型电子直线加速器。和常规加速器相同，它的质量保证（质量控制）工作也是由验收（acceptance）、调试（commissioning）和日常质控（routine QC）三部组成。但因为其组成结构和功能、技术与常规加速器有很大区别，所以具体测试项目、测试仪器和测试方法又有很大差别。

截至目前，国际上仅有两种商用的 MR-Linac，分别是 ViewRay 公司的 MRIdian 和 Elekta 公司的 Unity。下面分别介绍 Unity MR-Linac 的验收、调试和日常质控内容。

一、MR-Linac 的验收

1. 验收工作准备　与常规加速器相比，Unity MR-Linac 在结构、束流特性、图像引导方式等方面均存在很大差别。这些差别导致 MR-Linac 的验收工作也与常规加速器有很多不同。基本的不同点如下。

（1）由于 Unity 治疗室内有 1.5T 强磁场，要求所有在治疗室内使用的工具验收，大到三维水箱，小到直尺都必须是 MRI 兼容。

（2）由于加速器的等中心位于 MRI 扫描孔径的中心，而整个系统没有光野和摆位激光灯，使得验收过程中测试仪器的精确摆位高度依赖于治疗床的运动精度和 EPID 的位置验证结果。将测试仪器进行初始摆位后，往往需要重复进行"EPID 位置验证—摆位修正"这一过程，直至达到较高的摆位精度，导致单项验收项目所需时间较常规加速器明显增加。

（3）与常规 C 形臂医用直线加速器不同，Unity 的所有加速器主要部件（如加速管、准直器、磁控管、EPID 等）都安装在滑环机架上，可同一方向连续旋转。为减少磁体对 X 线束的衰减，Unity 的磁体、梯度线圈及内置体部线圈中间存在一个缝隙供 X 线束穿过。两部分磁体内的液氦通过缝隙间的恒温槽（cryostat pipe）连接。由于各个机架方向上液氦和恒温槽对 X 线束的衰减不一致，因而与常规加速器验收相比，有必要特别重视输出剂量随机架角度的变化，并在计划系统中予以修正。

（4）由于 1.5T 高场强磁场的存在，使得 X 线与介质相互作用产生的次级电子会在磁场作用下做定向回旋运动（即电子回旋效应，electron return effect，ERE），使得 X 线的束流特性也会发生改变，百分深度剂量曲线中最大剂量深度变浅，X 线方向离轴剂量曲线发生偏移，不再对称。这些束流特性的变化需要物理师充分理解磁场条件下产生上述变化的原理，既往的常规加速器的质控经验可能不再适用。

（5）在图像引导方式上，Unity 除了配置有常规加速器标配的 EPID 外，还具有 1.5T MRI 系统。因而影像系统的验收，除了需要对 MV 图像质量进行验收外，还需对 MR 影像质量进行验收。

（6）Unity 结合了高场强 MRI 系统和兆伏级加速器系统。理论上这两个系统会相互干扰。特别是在出束过程中或者加速器部件（如 MLC）在运动过程中是否对 MRI 质量有影响，也需要在验收过程中予以考虑，如图 12-2-1 所示。

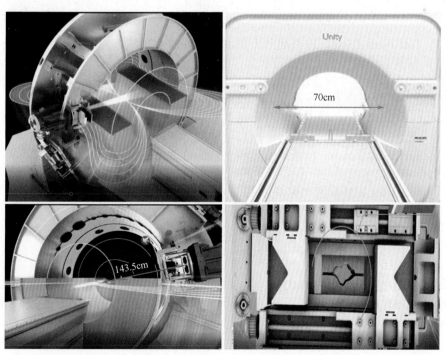

图 12-2-1 MR-Linac 主要机械结构

虽然 MR-Linac 的验收和常规加速器有很大不同，但仍可分为四大部分：环境与安全、机械精度、剂量准确性和图像质量。所参照的依据和标准除了厂家标准和最新参考文献外，加速器部分的验收主要参考 AAPM-TG142 报告，MRI 部分的验收主要参考 NEMA 系列报告（图 12-2-2）。

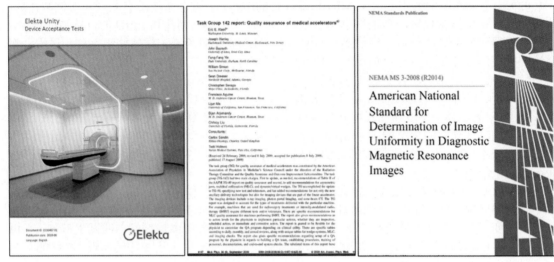

图 12-2-2　主要参考报告

2. 环境与安全

（1）机房环境检查

● 检测工具：无。

● 检测方法：巡视机房各区。

1）进入 Machine Room，检查地面无积水漏液，无堆放杂物，各设备状态正常，紧急开关和紧急失超开关处于正常状态，机架处于 Unlock 状态，机架旋转无碰撞风险，失超管完整，无漏气点。

2）进入 Treatment Room，检查地面无积水，无堆放杂物，灯光照明正常，冷头工作音正常，紧急开关和紧急失超开关处于正常状态，机架面板完好，治疗床面清洁无杂物，线圈、摆位装置、耳机和患者紧急呼叫按钮表面清洁无污染，设备外壳完好无损伤。

3）进入迷路，检查地面无积水，无堆放杂物，紧急开关处于正常状态。

4）进入 Control Room，检查控制台面是否整洁，地面无积水，无堆放杂物，紧急开关和紧急失超开关处于正常状态。

5）进入 Technical Room，检查地面无积水，无堆放杂物，各机柜状态正常，精密空调工作状态正常。

6）检查 IndexBar 完好程度（建议每 12 个月更换一次）。

● 容许误差：无。

（2）设备启动状态

● 检测工具：无。

● 检测方法

1）系统关机状态下，摘下 BMDM 上的钥匙，按下启动按钮启动加速器（图 12-2-3）。

2）检查 Unity 各模块通信正常，各计算机开机正常，远程桌面连接及通信正常（图 12-2-4）。

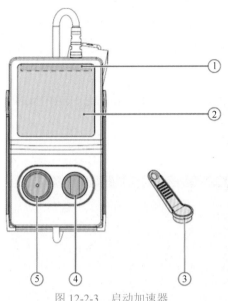

图 12-2-3　启动加速器

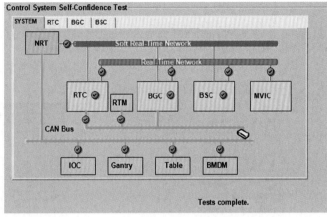

图 12-2-4　检查 Unity 各模块状态

3）检查出束状态指示灯是否处于待机状态（绿灯亮）。

4）检查控制台上、防护门外和防护门内防护门控制开关功能正常，红外光幕及阻尼防夹功能正常。

5）检查 CCTV 监控显示器系统正常。

6）检查 InterCom 系统正常，双向通话功能正常，语音清晰。

7）检查患者呼叫按钮（Nurse Call）功能正常。

8）以服务模式登录加速器系统（图 12-2-5）。

9）进入设备间，观察 Interface Cabinet 机柜上三盏绿灯（100H1，100H2，100H3）是否亮起（图 12-2-6）。

10）开关防护门（Room Door 1），检查门机连锁状态是否正常。

11）进入治疗室，检查治疗床急停按钮是否处于闪烁状态，按下治疗床急停按钮，使治疗床急停指示灯处于常亮状态，按下"Resume"按钮，治疗床急停指示灯熄灭，解除治疗床急停状态（图 12-2-7）。

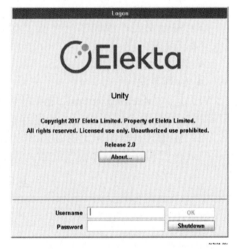

图 12-2-5　登录加速器系统

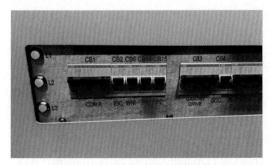

图 12-2-6　观察三盏绿灯是否亮起

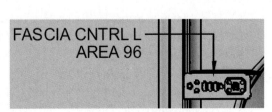

图 12-2-7　治疗床急停按钮

12）检查治疗室内显示器状态正常。

● 容许误差：无。

（3）检查液氦液面

● 检测工具：无。

● 检测方法

1）登录 MRI 控制计算机，点击 Windows 的"开始"菜单，在"All Programs\MRI User"中点击"Display Helium Level"（图 12-2-8）。

2）点击"Measure Helium Level"，记录液面水平（图 12-2-9）。

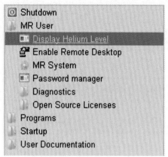

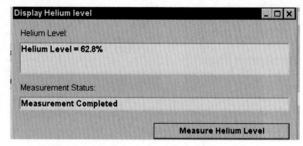

图 12-2-8　点击"Display Helium Level"　　　图 12-2-9　点击"Measure Helium Level"

3）容许误差：液面水平不低于 65%，且与基准值差异不超过 1%。

（4）排风风速

● 检测工具：风速仪。

● 检测方法

1）进入 Machine Room，用 4 号内六角螺丝刀打开 Machine Room 防护门上方左侧的排风口罩板，可见两个排风管道（分别连接磁体洞和 Treatment Room 治疗床尾排风口）汇合于此。

2）使用风速仪测量连接磁体洞的排风口风速。

3）计算机房每小时换气次数，如表 12-2-1 所示。

表 12-2-1　风速测量记录表

测量时间	连接磁体洞排风口尺寸	治疗室尺寸		连接磁体洞排风口风速	
		面积	层高	风速开关全关	风速开关全开
2019-08-09	直径 12cm	40m	2.6m	12.88m/s	13.30m/s

换气次数=3.14×0.06×0.06×12.88×3600/（40×2.6）=5.0 次

● 容许误差：机房换气次数不小于 5 次/小时。

（5）检测 Machine Room 防护门（Room Door 3）连锁功能

● 检测工具：无。

● 检测方法

1）打开 Machine Room 防护门，执行 Last Person Out 清场程序，并关闭其他防护门。

2）检查 Item 969（M/C Door B），260（M/C Door A）的"Actual"值为 0。

3）在 Service 模式加载照射野，加速器主控电脑上应出现"M/C Room A"连锁，加速器无法出束。

4）关闭 Machine Room 防护门，不进行 Last Person Out 清场程序，关闭其他防护门。

5）检查 Item 969（M/C Door B），260（M/C Door A）的"Actual"值为 1，且 Item 967（M/C）的"Actual"值为 0（即提示未完成 Last Person Out 清场程序）。

6）在 Service 模式加载射野，加速器主控电脑上应出现"Ring Out Request"及"M/C Rm Search"连锁，加速器无法出束。

7）打开 Machine Room 防护门，旋转 Machine Room 中的"Last Person Out"按钮，确认蜂鸣音响起（预设时间由 CITV TDSR3 电位计控制）；在蜂鸣音停止前关闭所有防护门，等待蜂鸣音结束。

8）检查 Item 969（M/C Door B）和 Item 260（M/C Door A）及 Item 967（M/C）的"Actual"值为 1（即提示 Machine Room 防护门已关闭，Last Person Out 清场程序已完成）。

9）在 Service 模式下加载照射野，加速器主控电脑上无连锁，加速器可以出束。

● 容许误差：无。

（6）检测 Treatment Room 防护门（Room Door 2）连锁功能

● 检测工具：无。

● 检测方法

1）进入 Machine Room 并转动 Last Person Out 旋钮执行清场程序并退至 Machine Room 外，在蜂鸣音结束前关闭 Machine Room 屏蔽门，旋转 Treatment Room 中的 Last Person Out 旋钮执行清场程序但不关闭 Treatment Room 防护门（Room Door 2）和辐射屏蔽门（Room Door 1）。

2）在 Service 模式下加载照射野，加速器主控电脑上应出现"RF Door"连锁，加速器无法出束。

3）关闭治疗室电磁屏蔽门（Room Door 2）以及辐射防护门（Room Door 1），不转动 Treatment Room 中的"Last Person Out"按钮，检查以下 Item 258、266 是否被设置为 1，并检查 Item 883（Tx Rm Door Mon）的"Actual"值为 0。

4）在 Service 模式下加载照射野，加速器主控电脑上应出现"Ring Out Request"连锁，加速器无法出束。

5）进入 Treatment Room，旋转"Last Person Out"按钮，执行清场程序，确认蜂鸣音响起（预设时间由 CITV TDSR3 电位计控制）。

6）在蜂鸣音停止前关闭 Treatment Room 的防护门（Room Door 2）和辐射屏蔽防护门（Room Door 1），等待蜂鸣音结束。

7）检查 Item 883（Tx Rm Door Mon）的"Actual"值为 1（即提示 Treatment Room 防护门已关闭，Last Person Out 清场程序已完成）。

8）在 Service 模式加载照射野，加速器主控电脑上无连锁，加速器可以出束。

● 容许误差：无。

（7）检测辐射防护门（Room Door 1）连锁功能

● 检测工具：无。

● 检测方法

1）打开辐射防护门，执行 Last Person Out 清场程序，并关闭其他防护门。

2）在 Service 模式加载照射野，加速器主控电脑上应出现"Ring Out not Completed"连锁，加速器无法出束。

3）不进行 Last Person Out 清场程序，关闭其他防护门，关闭辐射防护门。

4）在 Service 模式下加载照射野，加速器主控电脑上应出现"Ring Out not Completed"和"Ring Out Request"连锁，加速器无法出束。

5）打开辐射防护门，旋转 Machine Room 中的"Last Person Out"按钮，确认蜂鸣音响起（预设时间由 CITV TDSR3 电位计控制）；在蜂鸣音停止前关闭所有防护门，等待蜂鸣音结束。

6）在 Service 模式加载照射野，加速器主控电脑上无连锁，加速器可以出束。

● 容许误差：无。

（8）检测 Treatment Room 防护门（Room Door 3）与机架旋转的连锁功能

● 检测工具：无。

- 检测方法
1）使用 Service HHC 将机架旋转至 0°。
2）完成 Machine Room 中的 Last Person Out 清场程序，关闭 Machine Room 防护门。
3）调用一个机架为 180°的照射野（但不出束）。
4）在机架旋转过程中打开 Machine Room 防护门。
5）检查机架是否停止转动。

- 容许误差：无。

（9）检查 FKP 上的紧急停止按钮与机架旋转连锁

- 检测工具：无。

- 检测方法
1）使用 Service HHC 缓慢旋转机架，同时按下 FKP 上的"TERMINATE"紧急停止按钮。
2）检查机架旋转是否停止。
3）释放 FKP 上的"TERMINATE"紧急停止按钮，尝试使用 Service HHC 旋转机架。
4）检查机架应无法转动。
5）进入 Treatment Room，顺序按下机架面板上的紧急开关和"RESUME"按钮，解除加速器急停状态。
6）确认机架仍处于停止状态。
7）使用 Service HHC 尝试转动机架。
8）检查机架应可以转动。
9）使用 Service HHC 将机架转至 0°。
10）旋转 Machine Room 中的"Last Person Out"按钮，完成清场程序。
11）加载并确认一个 180°的照射野（但不出束）。
12）在机架旋转过程中按下 FKP 上的"TERMINATE"按钮。
13）检查机架应停止转动。
14）释放 FKP 上的"TERMINATE"按钮。
15）确认机架仍处于停止状态。
16）进入 Treatment Room，顺序按下机架面板上的紧急开关和"RESUME"按钮，解除加速器急停状态。
17）进入 Machine Room，旋转 Machine Room 中的"Last Person Out"按钮，完成清场程序。
18）确认机架仍保持静止。
19）重新加载并确认一个 180°的照射野（但不出束）。
20）检查机架应能旋转至正确位置。

- 容许误差：无。

（10）检查 FKP 上的紧急停止按钮与治疗床进出运动的连锁

- 检测工具：无。

- 检测方法
1）确认 FKP 上的"TERMINATE"按钮处于释放状态。
2）进入 Treatment Room，使用机架面板上的"UIM fasica"控制按钮进床。
3）在进床同时按下 FKP 上的"TERMINATE"按钮。
4）检查治疗床应立即停止运动。
5）释放 FKP 上的"TERMINATE"按钮。
6）进入 Treatment Room，尝试使用机架面板上的"UIM fasica"控制按钮进床。
7）检查治疗床应仍不能运动。
8）顺序按下机架面板上的紧急开关和"RESUME"按钮，解除加速器急停状态。
9）尝试使用机架面板上的"UIM fasica"控制按钮进床。

10）检查治疗床应能正常运动。

11）在进床的同时按下机架面板上的紧急开关按钮。

12）检查治疗床应立即停止运动。

13）顺序按下机架面板上的紧急开关和"RESUME"按钮，解除加速器急停状态。

14）尝试使用机架面板上的"UIM fasica"控制按钮进床。

15）检查治疗床应能正常运动。

● 容许误差：无。

（11）检查 FKP 上的紧急停止按钮和辐射连锁

● 检测工具：无。

● 检测方法

1）确认 FKP 上的紧急停止按钮处于释放状态且其指示灯处于熄灭状态。

2）执行 Last Person Out 程序，旋转 Machine Room 和 Treatment Room 中的"Last Person Out"按钮，关闭相应 RF Cage 屏蔽门（Room Door 3 和 Room Door 2）以及辐射屏蔽门（Room Door 1）。

3）加载照射野并出束。

4）检查 Control Room 控制台上 FKP 的 MV 未出束指示灯处于熄灭状态；MV 出束指示灯处于点亮状态。

5）按下 FKP 上的"TERMINATE"按钮，检查 FKP 的 MV 未出束指示灯处于点亮状态；MV 未出束指示灯处于熄灭状态；同时检查 FKP 上"TERMINATE"按钮的指示灯处于点亮状态。

6）释放 FKP 上的"TERMINATE"按钮，检查 FKP 上"TERMINATE"按钮的指示灯处于熄灭状态。

7）进入 Treatment Room，顺序按下机架面板上的紧急开关和"RESUME"按钮，解除加速器急停状态。

● 容许误差：无。

（12）检查出束状态及控制功能

● 检测工具：无。

● 检测方法

1）选择 Delivery Quick Beam，在 Beam MU1 中输入 200，点击"Confirm"，准备束流（图 12-2-10）。

2）进入 Machine Room，确认无人居留，拧动 Last Person Out 清场旋钮，蜂鸣音正常，关闭 Machine Room 屏蔽门（Room Door 3）。

3）巡视 Treatment Room，确认无人居留，拧动 Last Person Out 清场旋钮，蜂鸣音正常，关闭 Treatment Room 屏蔽门（Room Door 2）。

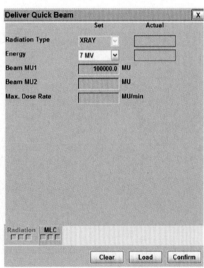

图 12-2-10　点击"Confirm"

4）进入 Control Room，确认迷路内无人居留，关闭防护门（Room Door 1）。

5）20s 后加速器状态应变为 Ready to Start（图 12-2-11）。

Ready to Start

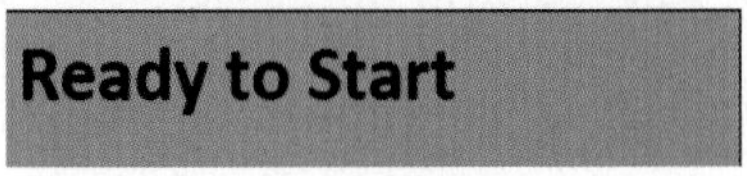

图 12-2-11

6）检查加速器是否有其他 Interlock，检查出束状态指示灯是否处于准备出束状态（黄灯亮）。

7）检查 BMDM 示数是否为 0。

8）按下 FKP 上绿色的出束按钮出束。

9）检查出束状态指示灯是否处于出束状态（红灯亮）。

10）出束状态下，按下暂停出束按钮，束流应立即停止，检查出束状态指示灯是否处于准备出束状态（黄灯亮）。

11）按下 FKP 上绿色的出束按钮，束流应恢复出束，检查出束状态指示灯是否处于出束状态（红灯亮）。

12）出束状态下，使用控制台防护门开关开启防护门，束流应立即自动停止。检查防护门连锁状态，检查出束状态指示灯是否处于准备出束状态（黄灯亮）。

13）关闭防护门后，按下 FKP 上绿色的出束按钮，束流应恢复出束。

14）出束完毕，束流自动停止后，检查 MU1 是否为 200，若未达到 200 则重新出束，直至 MU1 达到 200，记录出束次数。

15）检查 BMDM 所显示的 MU 值是否为 200。

● 容许误差：无。

（13）治疗床手动运动功能检查

● 检测工具：无。

● 检测方法

1）目视检查床面是否干燥且清洁。

2）请放疗科体重最大的物理师躺在床上。

3）让力量最弱的物理师或技术员手动拉动床，检测床是否可以从治疗位置中拉出。

● 容许误差：无。

3. 机械精度

（1）校准 QA Platform

1）移去治疗床上的床垫，将 QA Platform 固定在床面上。

2）将 MV Alignment Phantom 固定在 QA Platform 上（图 12-2-12）。

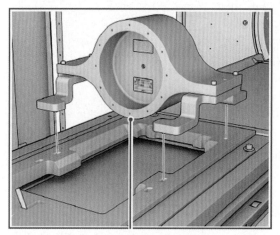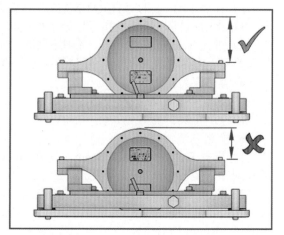

图 12-2-12　固定 MV Alignment Phantom

3）以服务模式登录。

4）在 StoreBeam 中加载"IMRT 20.0cm×9.5cm Leaves Only 270 Step 90 deg"照射野，设置 MU=200，机架=0°。

5）设置床值约为 267.4cm，进床至预设位置，使用"Table Pin"插销锁死治疗床。

6）完成完整的 Last Person Out 清场程序。

7）通过远程桌面连接 MVIC，并将 MVIC 设为 iCom 模式。

8）确认照射野，出束，MVIC 自动在四个角度（270°，0°，90°，180°）采集四张 MV 图像，并将图像自动保存至 DPPC 电脑中。

9）通过远程桌面连接 DPPC，运行"QA Alignment"软件，选择"Makers to isocenter alignment"页面（图 12-2-13）。

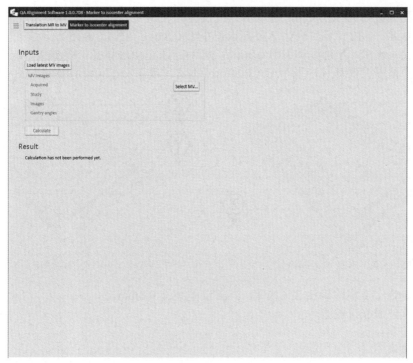

图 12-2-13 选择 "Makers to isocenter alignment"

10）点击 "Load latest MV images" 按钮。

11）导入最新 MV 图像后点击 "Calculate"。

12）X、Y、Z 方向的误差将显示在 "Result" 区域（图 12-2-14）。

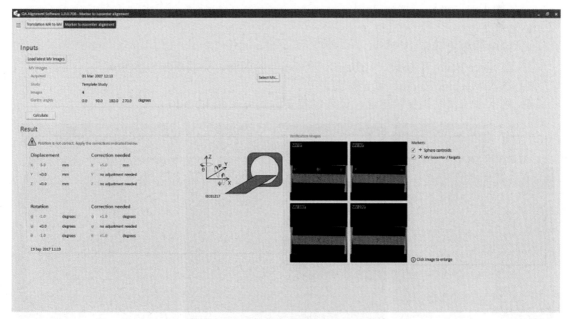

图 12-2-14 点击 "Calculate" 显示误差

13）若 Z 方向误差大于 0.3mm，将治疗床退出磁体孔，松开 QA Platform 的 Z 方向调节螺丝，根据 Z 方向误差新增或去除合适厚度的垫片，锁紧 Z 方向调节螺丝。

14）设置床值约为 267.4cm，进床至预设位置，使用"Table Pin"插销锁死治疗床。

15）重复 8）～12）步，确认 Z 方向误差小于 0.3mm（图 12-2-15）。

16）若 X（或 Y）方向误差大于 0.3mm，将治疗床退出磁体孔，根据 X（或 Y）方向误差新增或去除合适厚度的垫片，调节 QA Platform 的 X（或 Y）方向调节螺丝（图 12-2-16）。

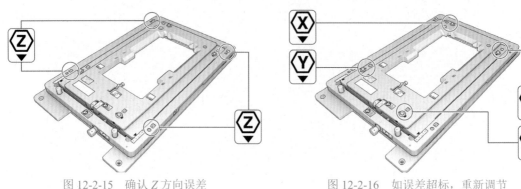

图 12-2-15   确认 Z 方向误差   图 12-2-16   如误差超标，重新调节

17）重复 8～12 步，确认 X（或 Y）方向误差小于 0.3mm。

（2）矢状位激光灯检查

● 检测工具：无。

● 检测方法

1）进入治疗室。

2）在机架面板上开启矢状位激光灯。

3）检查激光灯投影是否与治疗床中心位置（床面上已贴标记）对齐。

● 容许误差：±1mm。

（3）机架角度准确性

● 检测工具：数字水平仪。

● 检测方法

1）以服务模式登录。

2）在 Store Beam 中加载"10.0cm×10.0cm"照射野，并将机架设为 90°。

3）进入 Machine Room，锁定机架。

4）将水平仪紧贴机架基准面，读取机架实际角度（图 12-2-17）。

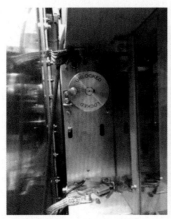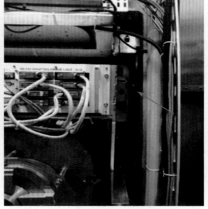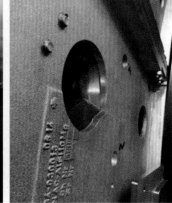

图 12-2-17   读取机架实际角度

5）解除机架锁定，将机架设置为 270°，并旋转到位。

6）将水平仪紧贴 Beam Stopper 背部的基准面，读取机架实际角度。

● 容许误差：±0.2°。

（4）准直器与治疗床的平行度

● 检测工具：固体水、BB 铅点。

● 检测方法

1）将 Index Bar 固定在治疗床"27"位置，在治疗床上紧贴 Index Bar Boot 放置 14cm 厚度的 30cm×30cm 固体水。

2）将铅点标记放置在治疗床"22"位置（离 Index Bar 19cm）。

3）手动进床至"48"位置（床值 202）。

4）加载"10cm×10cm"照射野，机架 0°，MU=30；table override。

5）使用远程桌面登录 MVIC，并将 MVIC 设为 iCom 模式。

6）确认照射野，出束，MVIC 自动采集图像。

7）手动进床至"49.5"位置（床 208，相当于进床 6cm）。

8）加载"10×10"照射野，MU=30。

9）确认照射野，出束，MIVC 自动采集图像。

10）在所采集的两幅图像中分别测量 BB 中心 X 坐标 X_1 和 X_2。

11）计算 X 坐标之差 δ。

12）治疗床进床过程中的左右偏移为 $\delta \times 0.216$mm。

● 容许误差：±0.5mm。

（5）MLC 叶片到位精度

● 检测工具：RIT 分析软件。

● 检测方法

1）以服务模式登录。

2）在 Store Beam 中加载 dailyqa "dailyqa.pf_epid_G90_1000MU" 照射野。

3）治疗床退到最外面。

4）通过远程桌面连接 MVIC，并将 MVIC 设为 iCom 模式。

5）拍片选择 2/n 模式。

6）出束，自动采集图像；采集完，点"Cancel"（图 12-2-18）。

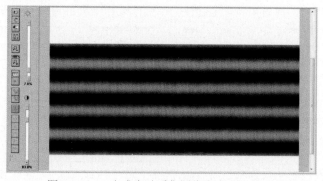

图 12-2-18　完成自动采集图像点击"Cancel"

7）将刚采集的图像从 DPPC（D：\Data\Dicom Transit Db）中拷入 U 盘。

8）进入 D：\Data\Treatment Records，拷贝最新的治疗记录文件。

9）运行"Treatment Recorder Converter"程序（C：\Program Files（x86）\Elekta\Treatment Recorder Converter），将治疗记录文件转换为.xml 和.csv 文件。

10）将.csv 文件拷入 U 盘。

11）使用 RIT 分析软件，"打开参考图像"→"DICOM RT"，打开采集的 DICOM 图像。

12）设置"Pixel Spacing"为 0.216mm。

13）将图像逆时针旋转 90°（图 12-2-19）。

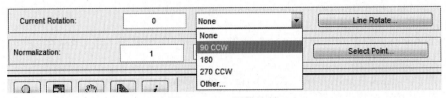

图 12-2-19　图像旋转

14）点击"Edit"→"Image Invert"→"Invert Only…"（图 12-2-20）。

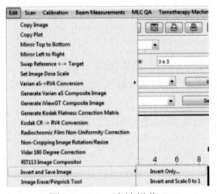

图 12-2-20　连续操作 1

15）进入"MLC QA"→"Additional MLC Tests"→"Generic Picket Fence Test"，在"Tolerances & Settings"界面进行如下设置（图 12-2-21）。

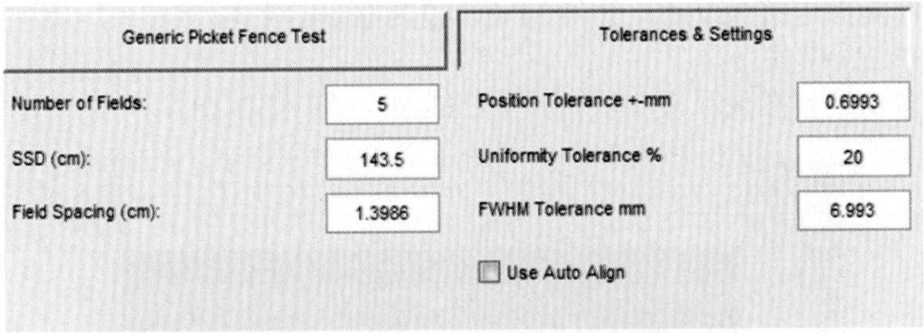

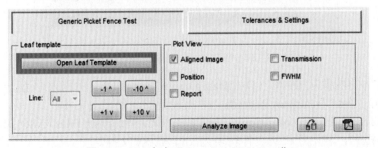

图 12-2-21　连续操作 2 设置界面

16）点击"Generic Picket Fence Test"，点击"Open Leaf Template"（图 12-2-22）。

图 12-2-22　点击"Open Leaf Template"

17）打开"UNITY_MLC"模板，点击"Analyze Image"（图 12-2-23）。

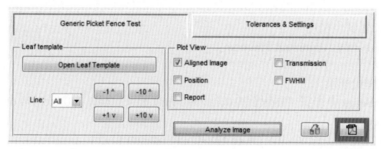

图 12-2-23　点击"Analyze Image"

18）生成报告并输出（图 12-2-24）。

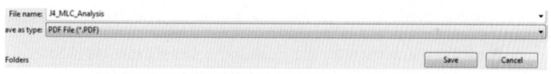

图 12-2-24　生成报告

19）保存报告（图 12-2-25）。

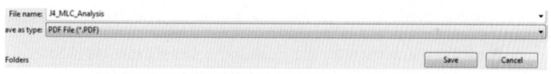

图 12-2-25　保存报告

20）查看报告中第 5～8 页的"Position Delta（mm）vs.Field Junction and Leaf Pair"表格；确认每一个叶片都通过检测（图 12-2-26）。

- 容许误差：±1mm。

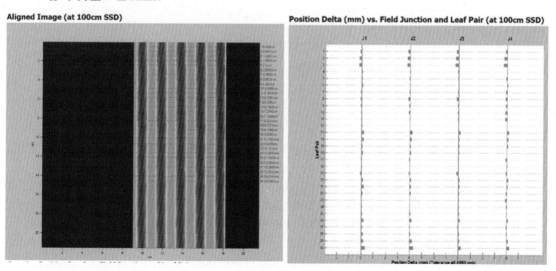

Junction Position (mm) vs. Field Junction and Leaf Pair

Leaf Pair	Vertical Pos (Pixels)	J1	J2	J3	J4	Pass/Fail
1	30	1.4067	0.0151	1.3808	2.7854	Pass
2	65	1.4123	0.0198	1.3755	2.7727	Pass
3	98	1.4175	0.0241	1.3723	2.7700	Pass
4	130	1.3916	0.0023	1.3927	2.7965	Pass
5	164	1.3942	0.0033	1.3945	2.7898	Pass
6	198	1.3896	0.0014	1.3997	2.8016	Pass
7	230	1.4009	0.0051	1.3936	2.7861	Pass
8	264	1.4042	0.0135	1.3848	2.7844	Pass
9	298	1.4021	0.0060	1.3930	2.7865	Pass
10	330	1.4004	0.0074	1.3925	2.7835	Pass
11	362	1.3996	0.0028	1.3947	2.7833	Pass
12	396	1.3943	0.0000	1.3999	2.7982	Pass
13	429	1.3829	0.0163	1.4117	2.8170	Pass
14	461	1.3829	0.0116	1.4051	2.8052	Pass
15	493	1.3915	0.0029	1.4021	2.8030	Pass
16	528	1.3881	0.0076	1.4026	2.7986	Pass
17	562	1.3992	0.0038	1.3960	2.7862	Pass
18	595	1.3955	0.0000	1.3988	2.8005	Pass
19	627	1.4098	0.0057	1.3862	2.7904	Pass
20	660	1.3868	0.0071	1.4076	2.8068	Pass
21	694	1.3805	0.0084	1.4074	2.8017	Pass
22	727	1.3900	0.0062	1.4040	2.7930	Pass
23	760	1.3957	0.0006	1.4005	2.7853	Pass
24	793	1.3942	0.0000	1.4000	2.7944	Pass
25	827	1.3911	0.0039	1.4048	2.7967	Pass
26	860	1.3810	0.0134	1.4085	2.8065	Pass
27	893	1.3921	0.0010	1.3950	2.7929	Pass
28	926	1.3856	0.0041	1.4038	2.7938	Pass
29	959	1.3821	0.0142	1.4066	2.7938	Pass
30	994	1.3679	0.0272	1.4181	2.8176	Pass

Junction Position Delta (mm) vs. Field Junction and Leaf Pair

Leaf Pair	Vertical Pos (Pixels)	J1	J2	J3	J4	Pass/Fail
1	30	-0.0809	-0.1513	-0.1784	-0.1182	Pass
2	65	-0.1366	-0.1986	-0.2313	-0.2450	Pass
3	98	-0.1895	-0.2414	-0.2625	-0.2719	Pass
4	130	0.0698	0.0231	-0.0594	-0.0067	Pass
5	164	0.0444	-0.0329	-0.0410	-0.0739	Pass
6	198	0.0698	-0.0136	0.0111	0.0444	Pass
7	230	-0.0232	-0.0508	-0.0503	-0.1109	Pass
8	264	-0.0563	-0.1350	-0.1377	-0.1279	Pass
9	298	-0.0349	-0.0601	-0.0561	-0.1067	Pass
10	330	-0.0178	-0.0740	-0.0613	-0.1366	Pass
11	362	-0.0099	-0.0275	-0.0394	-0.1391	Pass
12	396	0.0433	-0.0082	0.0126	0.0152	Pass
13	429	0.1929	0.1625	0.1314	0.1484	Pass
14	461	0.1565	0.1159	0.0654	0.0801	Pass
15	493	0.0705	0.0291	0.0347	0.0582	Pass
16	528	0.1047	0.0760	0.0395	0.0137	Pass
17	562	-0.0065	-0.0376	-0.0255	-0.1100	Pass
18	595	0.0315	0.0004	-0.0018	0.0327	Pass
19	627	-0.0715	-0.0569	-0.1238	-0.0683	Pass
20	660	0.1183	0.0712	0.0896	0.0956	Pass
21	694	0.1807	0.0836	0.0877	0.0455	Pass
22	727	0.0865	0.0623	0.0542	-0.0424	Pass
23	760	0.0287	-0.0058	0.0192	-0.1192	Pass
24	793	0.0435	0.0386	-0.0004	-0.0279	Pass
25	827	0.0729	0.0386	0.0617	-0.0046	Pass
26	860	0.1759	0.1138	0.0986	0.0925	Pass
27	893	0.0646	0.0099	-0.0361	-0.0428	Pass
28	926	0.1300	0.0407	0.0524	-0.0335	Pass
29	959	0.1651	0.1424	0.0825		Pass
30	994	0.3074	0.2721	0.1949	0.2938	Pass

图 12-2-26　确认每一个叶片的检测结果

（6）治疗床面到位精度

● 检测工具：MV Alignment Phantom。

● 检测方法

1）以服务模式登录。

2）在 StoreBeam 中加载 "IMRT 20.0cm×9.5cm Leaves Only 270 Step 90 deg" 照射野；设置床值为 271.2cm。

3）通过远程桌面连接 MVIC，并将 MVIC 设为 iCom 模式。

4）将 IndexBar 放置在治疗床 "40" 位置；将 MV Alignment Phantom 紧靠 IndexBar 固定在治疗床上；进床至 271.2。

5）确认照射野并出束。

6）远程登录 DPPC；运行 "QA Alignment Software"，点击 "Marker to Isocenter alignment"。

7）手选测量的 4 张 DICOM 图像，点击 "Calculate"，记录误差结果（图 12-2-27）。

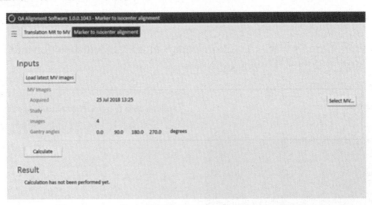

图 12-2-27　治疗床面到位精度计算并记录误差结果

8）在加速器控制台上点击 "Next Beam"；加载 StoreBeam 中的 "IMRT 20.0cm×9.5cm Leaves Only 270 Step 90 deg" 照射野，并设置床值为 131.2cm。

9）进入 Treatment Room，退床，将 MV Alignment Phantom 的 IndexBar 放置在床面 "5" 位置，放置好模体，进床至设定值，执行完整的 Last Person Out 清场程序；确认照射野执行计划。

10）在 DPPC 中，手选测量的 4 张 DICOM 图像，点击 "Calculate"；记录误差结果。

11）在加速器控制台上点击 "Next Beam"；加载 StoreBeam 中的 "IMRT 20.0cm×9.5cm Leaves Only 270 Step 90 deg" 照射野，并设置床值为 205.2cm。

12）进入 Treatment Room，退床，将 MV Alignment Phantom 的 IndexBar 放置在床面"23.5"位置，放置好模体，进床至设定值，执行完整的 Last Person Out 清场程序；确认照射野执行计划。

13）在 DPPC 中，手选测量的 4 张 DICOM 图像，点击"Calculate"；记录误差结果。

● 容许误差：±1mm。

（7）治疗床面到位重复性

● 检测工具：MV Alignment Phantom。

● 检测方法

1）以服务模式登录。

2）在 StoreBeam 中加载"IMRT 20.0cm×9.5cm Leaves Only 270 Step 90 deg"照射野。

3）设置床值为 205.2cm。

4）通过远程桌面连接 MVIC，并将 MVIC 设为 iCom 模式。

5）将 IndexBar 放置在治疗床"23.5"位置。

6）将 MV Alignment Phantom 紧靠 IndexBar 固定在治疗床上。

7）进床至 205.2cm。

8）确认照射野并出束。

9）远程登录 DPPC（IP：19.168.30.17；User：UnityUser；密码：D1scovery）。

10）运行"QA Alignment Software"，点击"Marker to Isocenter alignment"。

11）点击"Load latest MV image"。

12）点击"Calculate"（图 12-2-28）。

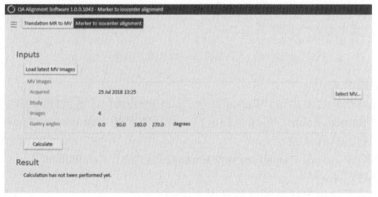

图 12-2-28　治疗床面到位重复性计算验证并记录误差

13）记录误差结果。

14）进入 Treatment Room，退床至任意位置。

15）在加速器控制台上点击"Repeat"。

16）进入 Treatment Room，进床至设定值，执行完整的 Last Person Out 清场程序。

17）确认照射野执行计划。

18）在 DPPC 中，点击"Load latest MV image"，点击"Calculate"。

19）记录误差结果；比较前后两次误差结果。

● 容许误差：±1mm。

（8）治疗床机械示数准确性

● 检测工具：MV Alignment Phantom。

● 检测方法

1）以服务模式登录。

2）在 StoreBeam 中加载"IMRT 20.0cm×9.5cm Leaves Only 270 Step 90 deg"照射野。

3）设置床值为 205.2cm。

4）通过远程桌面连接 MVIC，并将 MVIC 设为 iCom 模式。

5）将 IndexBar 放置在治疗床"23.5"位置。

6）将 MV Alignment Phantom 紧靠 IndexBar 固定在治疗床上。

7）进床至 205.2cm。

8）确认照射野并出束。

9）远程登录 DPPC（IP：19.168.30.17；User：UnityUser；密码：D1scovery）。

10）运行"QA Alignment Software"，点击"Marker to Isocenter alignment"。

11）点击"Load latest MV image"。

12）点击"Calculate"（图 12-2-29）。

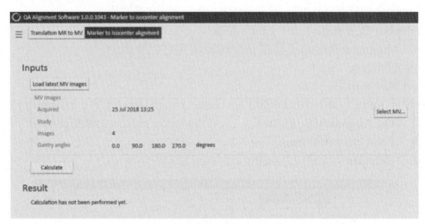

图 12-2-29　治疗床面机械示数准确性验证并记录误差

13）记录误差结果。

14）在加速器控制台上点击"Repeat"→"UnComfirm"，将治疗床值改为 206.3cm。

15）进入 Treatment Room，进床至设定值，执行完整的 Last Person Out 清场程序。

16）确认照射野执行计划。

17）在 DPPC 中，点击"Load latest MV image"，点击"Calculate"。

18）记录误差结果。

19）比较前后两次误差结果的差值是否为 1cm。

● 容许误差：±0.5mm。

（9）照射野等中心精度

方法一

● 检测工具：BB 小球模体、RIT 分析软件（图 12-2-30）。

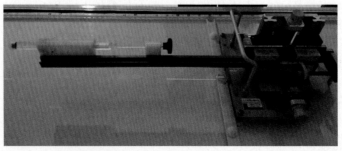

图 12-2-30　BB 小球模体

● 检测方法

1）将 BB 小球模体置于治疗床上（床旁位置标识 35），治疗床移动至 205.2cm，此时小球应位于辐射等中心位置。

2）拍摄 winston-lutz EPID 图像，确认小球位置与辐射等中心位置的偏差，调节 BB 小球模体上的千分尺，调节 BB 小球位置直到小球与辐射等中心各方向偏差小于 0.2mm。

3）再次拍摄 winston-lutz EPID 图像，使用 RIT 113 软件，评价辐射等中心半径（图 12-2-31）。

● 容许误差：半径小于 0.5mm（表 12-2-2、表 12-2-3）。

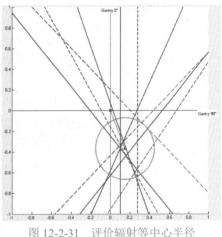

图 12-2-31 评价辐射等中心半径

表 12-2-2 3D Displacements

Coordinate System	Varian IEC 1217	Tolerance（mm）	1
dX（mm）	0.2	Pass-Fail	Pass
dY（mm）	0.08	SDx（mm）	0.18
dZ（mm）	−0.33	SDy（mm）	0.14
3D Displacement（mm）	0.4	SDz（mm）	0.14

表 12-2-3 Image List Results

File Name	Gantry	Couch	Col.	Vertical（mm）	Horizontal（mm）	Notes
……\RTI00648.dcm	215	0	0	−0.27	−0.55	
……\RTI00649.dcm	225	0	0	−0.36	−0.31	
……\RTI00650.dcm	315	0	0	0.01	0.14	
……\RTI00651.dcm	330	0	0	0	−0.08	
……\RTI00652.dcm	0	0	0	0.02	0.1	
……\RTI00653.dcm	25	0	0	0.04	0.25	
……\RTI00654.dcm	40	0	0	0.03	0.4	
……\RTI00655.dcm	140	0	0	−0.08	0.16	
……\RTI00656.dcm	160	0	0	−0.09	−0.02	
……\RTI00657.dcm	180	0	0	−0.1	−0.28	

方法二

● 检测工具：QA Platform、MV Alignment Phantom、RIT 分析软件。

● 检测方法

1）以服务模式登录。

2）在 StoreBeam 中加载"Platform Alignment"序列中的"IMRT 20.0cm×9.5cm Leaves Only 270 Step 90 degrees"照射野。

3）进入 Treatment Room，将治疗床上的垫子取下，将 QA Platform 固定在床尾，将 MV Alignment Phantom 固定在 QA Platform 上。

4）按机架上红色按钮，手动进床至最大位置，使用金色插棒固定治疗床，确保治疗床位置正确；按机架上红色按钮左下方的"Reset"按钮取消手动模式。

5）完成完整的 Last Person Out 清场程序。

6）通过远程桌面连接 MVIC，并将 MVIC 设为 iCom 模式。

7）确认并出束，MVIC 自动采集 4 张 MV 图像，并自动保存在 DPPC 电脑中。

8）通过远程桌面登录 DPPC 电脑，运行"QA Alignment Software"程序，点击"Marker to isocenter alignment"页面。

9）点击"Load Latest MV Image"，点击"Calculate"（图 12-2-32）。

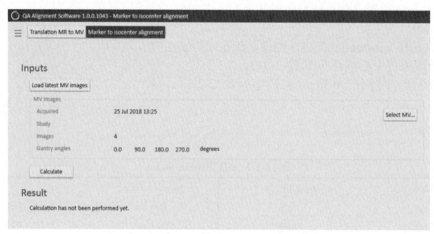

图 12-2-32　照射野等中心精度计算

10）各方向的"Displacement"需小于 0.1mm（图 12-2-33）。

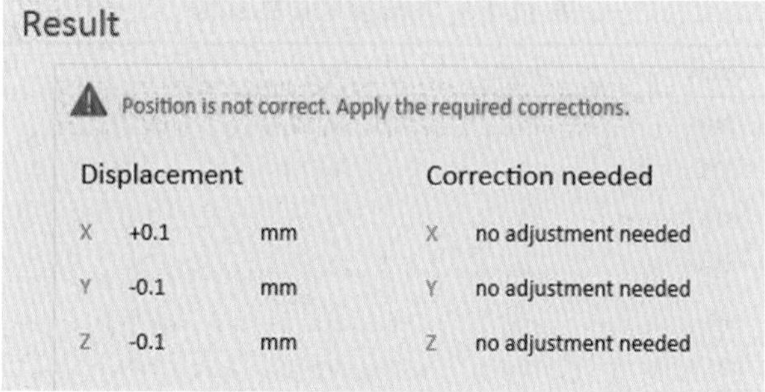

图 12-2-33　各方向位移偏差

11）MVIC 设为 iCom 模式，加载 3×3 照射野，分别将机架角度设为 210°、240°、300°、330°、0°、30°、60°、120°、150°、180°出束并自动采集 MV 图像。

12）在 DPPC 电脑中 D：\Data\DicomTransitDb 路径下拷贝刚采集到的 10 张 MV 图像至 RIT 电脑中。

13）打开 RIT，进入"Beam Measurements|RIT 3D EPID Steroetactic Alignment [MachineQA→LINAC（TG142）]"。

14）点击"Load Files…"导入 10 张 MV 图像。

15）设置 BB 的物理直径为 1cm，设置 SID 为 143.5cm，运行"Winston Lutz Analysis"。

16）点击"View Virtual Starshot"，并保存报告，记录分析结果。

● 容许误差：半径小于 0.5mm。

（10）MRI 中心与 MV 中心一致性

● 检测工具：MRI to MV 中心一致性模体。

● 检测方法

1）以服务模式登录。

2）在 StoreBeam 中加载"MRI to MV QA"照射野，将治疗床值设为 205.6cm，点击确认。

3）进入 Treatment Room，将治疗床床面上的垫子取下，将 IndexBar 置于"25"位置。

4）将 MRItoMV alignment phantom 紧靠 IndexBar 固定在治疗床上，保证模体中三个球朝外，四个球朝内（图 12-2-34）。

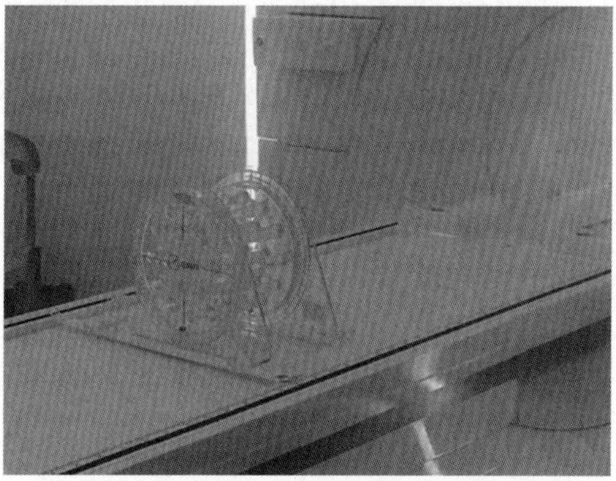

5）执行完整的 Last Person Out 清场程序。

6）通过远程桌面连接 MVIC，并将 MVIC 设为 iCom 模式。

图 12-2-34　模体中的球分布

7）执行计划出束，MVIC 自动采集图像，并传输到 DPPC 电脑中（D:\Data\DicomTransitDb）。

8）在 MRI 控制台上点击"Patient"→"New Examination"。

9）新建或查找患者"MRI to MV QA"（Date of Birth：01/01/2020；Registration ID：唯一序号；Gender：Phantom；Patient Weight：80kg）。

10）在 ExamCards 界面，进入 Philips 页面，将"MRI to MV"扫描卡拖到屏幕左方扫描卡区（图 12-2-35）。

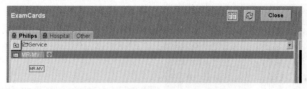

图 12-2-35　ExamCards 界面

11）点击"Start Scan"开始扫描。

12）扫描结束后，点击"Patients→Administration"，（按 F4 选择患者）选择"MRI to MV QA Patient"，选择刚扫描的 MR 影像，点击选择传输目标为"DPPC"，点击"Network Button"，将刚采集的 MR 影像传至 DPPC 电脑的 D:\Data\DicomTransitDb 下（图 12-2-36）。

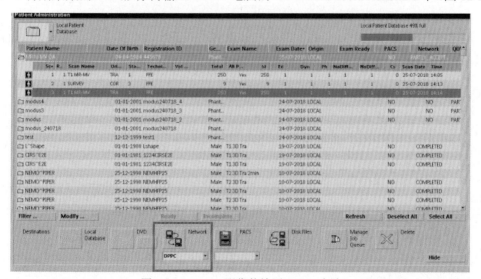

图 12-2-36　MR 影像传输至 DPPC 电脑

13）在 DPPC 电脑上，点击开始菜单→All Programs→Elekta→QA Alignment，打开 QA Alignment 软件。

14）在 MRI to MV 页面点击"Load"加载最新的 MRI 和 MV 图像（图 12-2-37）。

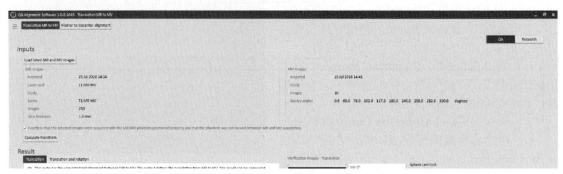

图 12-2-37　加载最新的 MRI 和 MV 图像

15）勾选下方的"I confirm that selected images were acquired with the MR2MV phantom positioned…"

16）点击"Calculate transform"。

17）观察结果区域的右侧，确认各 Marker 在 MV 和 MRI 上均正确成像（图 12-2-38）。

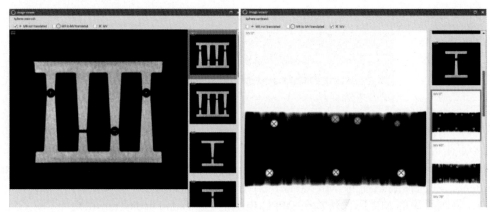

图 12-2-38　观察 MRI to MV 中心一致性结果

18）记录 MRI to MV 中心一致性结果，如偏离基准值过大，需报修。再次确认后需修改 Mosaiq Equator 数据库。

● 容许误差：与基准值偏差 1mm。

（11）钨门位置到位精度

方法一

● 检测工具：非晶硅探测板、旋转平台（图 12-2-39）。

● 检测方法

1）将非晶硅探测板置于旋转平台上。

2）机架 0°，分别调用 3cm×3cm、5cm×5cm、10cm×10cm、20cm×20cm 照射野，MU 均设置为 100MU。

3）使用远程桌面登录 MVIC，并将 MVIC 设为 iCom 模式。

4）确认照射野，出束，MVIC 自动采集图像。

5）测量 MV 图像上照射野等中心与各照射野边界的距离。

● 容许误差：±1mm。

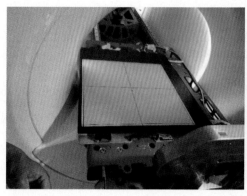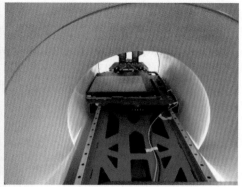

图 12-2-39　钨门位置到位精度检测工具

方法二

● 检测工具：固体水、铅点 BB、直尺、免洗胶片。

● 检测方法

1）将 IndexBar 固定在治疗床"22"位置，在治疗床上紧贴 IndexBar 放置 14cm 厚度的 30cm×30cm 固体水。

2）将 14cm×17cm 胶片固定在固体水表面，胶片上方再覆盖 2cm 厚的带有十字线的固体水，在十字线中心固定 BB。

3）加载"00.GPS.100000MU.G000.A53×22"照射野，设置 MU=1，床值为"189.67"。

4）使用远程桌面登录 MVIC，并将 MVIC 设为 iCom 模式。

5）确认照射野，出束，MVIC 自动采集图像。

6）在 MVIC 上将所采集的图像设置为自动对比度，显示中心，使用测量工具测量 BB 到中心的距离，并据此修改床值调整 BB 进出床位置，进入 Treatment Room 调整 BB 左右位置。

7）重复上述图像采集及分析过程，直至图像中显示 BB 位于中心。

8）加载"00.GPS.200MU.G000.A2020"照射野，设置 MU=300，依次将照射野尺寸改为"22cm×22cm""20cm×20cm""15cm×15cm""10cm×10cm""05cm×05cm"，出束曝光胶片。

9）测量胶片上 BB 与各照射野边界的距离。

● 容许误差：±1mm。

（12）照射野尺寸随机架角度的变化

● 检测工具：非晶硅探测板、旋转平台。

● 检测方法

1）将非晶硅探测板置于旋转平台上。

2）设置照射野大小为 3cm×22cm，照射野中心为 $X=\pm26.9$，$Y=0$cm，MU 均设置为 100。

3）机架角度分别设置为 0°、90°、180°、270°。

4）使用远程桌面登录 MVIC，并将 MVIC 设为 iCom 模式。

5）确认照射野，出束，MVIC 自动采集图像。

6）测量 MV 图像上照射野等中心位置与各照射野尺寸的准确性。

● 容许误差：±1mm。

4. 剂量准确性

（1）MU 线性

● 检测工具：Boot Phantom、MRI 兼容的电离室、剂量仪。

● 检测方法

1）将 Boot Phantom 的底座固定在治疗床上（注意选用适当的垫片，约 3mm），将 Boot

Phantom 固定在底座上，连接电离室和电缆。

2）将适配器与电离室连接，小心地将电离室固定在 Boot Phantom 固定孔上。

3）在 Boot Phantom 中加满水，小心排出水箱中的气泡。

4）通过远程桌面连接 MVIC，并将 MVIC 设为 iCom 模式。

5）加载"00.GPS.200MU.G000.A1010"照射野，设置机架角度=0°，床值"276.77"（PTW30013）。

6）出束，MVIC 自动采集图像。

7）在 MVIC 上观察电离室灵敏体积中心与图像中心的重合性。

8）加载"00.GPS.200MU.G000.A1010"照射野，设置机架角度=90°，床值"276.77"（PTW30013）。

9）出束，MVIC 自动采集图像。

10）在 MVIC 上观察电离室灵敏体积中心与图像中心的重合性。

11）根据上述两张图像调整床值或垫片高度，保证电离室灵敏体积中心与图像中心重合。

12）加载"00.GPS.200MU.G000.A1010"照射野，设置机架角度=0°。

13）电离室剂量仪完成加偏压、输入校准因子、背景采集、预热过程。

14）分别设置 MU=2、3、5、10、50、100、500，出束，记录静电计相应读数。

15）分析 MU 线性结果（图 12-2-40）。

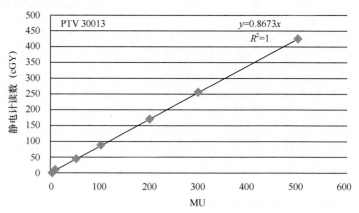

图 12-2-40　MU 线性分析示意图

- 容许误差：2～4MU：±5%；≥5MU：2%。

（2）射线能量（$TPR_{20/10}$）的稳定性

- 检测工具：Boot Phantom、MRI 兼容的电离室、剂量仪、固体水。
- 检测方法

1）将 Boot Phantom 的底座固定在治疗床上（注意选用适当的垫片，约 3mm），将 Boot Phantom 固定在底座上，连接电离室和电缆。

2）将适配器与电离室连接，小心地将电离室固定在 Boot Phantom 固定孔上。

3）在 Boot Phantom 中加满水，小心排出水箱中的气泡。

4）通过远程桌面连接 MVIC，并将 MVIC 设为 iCom 模式。

5）加载"00.GPS.200MU.G000.A1010"照射野，设置机架角度=0°，床值"276.77"（PTW30013）。

6）出束，MVIC 自动采集图像。

7）在 MVIC 上观察电离室灵敏体积中心与图像中心的重合性。

8）加载"00.GPS.200MU.G000.A1010"照射野，设置机架角度=90°，床值"276.77"（PTW30013）。

9）出束，MVIC 自动采集图像。

10）在 MVIC 上观察电离室灵敏体积中心与图像中心的重合性。

11）根据上述两张图像调整床值或垫片高度，保证电离室灵敏体积中心与图像中心重合。

12）加载"00.GPS.200MU.G000.A1010"照射野，设置机架角度=0。

13）电离室剂量仪完成加偏压、输入校准因子、背景采集、预热过程。

14）设置 MU=200，出束，采集 Depth=10cm 处静电计读数。

15）在 Boot Phantom 上表面添加 10cm 厚固体水，使得测量深度变为 20cm。

16）设置 MU=200，出束，采集 Depth=20cm 处静电计读数，计算 $TPR_{20/10}$（表 12-2-4）。

表 12-2-4　$TPR_{20/10}$ 计算示例表

测量日期	电离室	Depth=20cm	Depth=10cm	TPR20/10
2019-08-07	PTW 30013	1.221	1.738	0.703

● 容许误差：与基准值的偏差小于 1%。

（3）照射野离轴曲线随机架角度变化的稳定性

● 检测工具：QA Platform、IC Profiler。

● 检测方法

1）确保 QA Platform 经过校准，等中心偏差小于 0.1mm。

2）将 IC Profiler 固定在 QA Platform 上，连接电缆，将 PIM 尽可能远离磁场。

3）自动 IC Profiler 控制软件，运行 IC Profiler 的自检程序（检查连接，采集背景）。

4）对软件进行如下适当设置（图 12-2-41）。

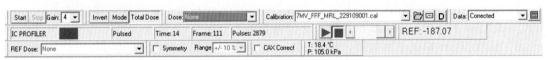

图 12-2-41　照射野离轴曲线随机架角度变化的稳定性检测软件设置

5）由于是相对测量，所以无须调用绝对量校准文件，但需确保使用正确的相对校准文件。

6）以服务模式登录。

7）在 StoreBeam 中加载"30cm×22cm"照射野，设置 MU=500。

8）点击 IC Profiler 控制软件中的"Start"开始测量，出束。

9）在 StoreBeam 中加载"20cm×20cm"照射野，设置 MU=500。

10）点击 IC Profiler 控制软件中的"Start"开始测量，出束。

11）在 StoreBeam 中加载"10cm×10cm"照射野，设置 MU=500。

12）点击 IC Profiler 控制软件中的"Start"开始测量，出束。

13）导入"X 和 Y 方向的 Profiles"，点击"Data"，确保选中"Corrected"（图 12-2-42）。

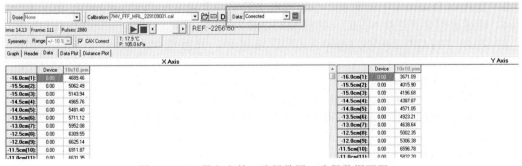

图 12-2-42　导入文件，选择数据，确保数据匹配

14）记录 Normalized 结果。

● 容许误差：与基准值的偏差小于 1%。

（4）输出量随机架角度变化的稳定性

方法一

● 检测工具：固体水、旋转平台、MRI 兼容的电离室、剂量仪。

● 检测方法

1）将固体水置于旋转平台上，厚度为 10cm，SSD=138.5cm。

2）电离室置于深度 5cm 处。

3）设置照射野大小为 10cm×10cm，MU 设置为 100。

4）分别设置机架角度为 0°、30°、60°、90°、120°、150°、180°、210°、240°、270°、300°、330°。

5）机架分别在上述角度出束，记录剂量仪读数，分析输出量的相对变化。

● 容许误差：小于 6%。

方法二

● 检测工具：QA Platform、ArcCheck MRI、MRI 兼容的电离室、剂量仪。

● 检测方法

1）确保 QA Platform 经过校准，等中心偏差小于 0.1mm。

2）将 ArcCheck MRI 固定在 QA Platform 上，连接电缆，将 PIM 尽可能远离磁场。

3）设置床值"267.40"，进床至预设位置。

4）将电离室插入 ArcCheck MRI 中心插件中（注意加水避免 Air Gap 效应），连接静电计，加偏压，设置合适的修正因子。

5）启动 ArcCheck MRI 控制软件，选择合适的绝对量校准文件和相对量校准文件，运行 ArcCheck MRI 的自检程序（检查连接，采集背景）。

6）加载 10cm×10cm 照射野，设置 MU=500，出束，预热静电计，清零。

7）加载"OutVsGan"（分别为 0、45、90、135、180、225、270、315，照射野大小为 10cm×10cm）照射野，出束采集 ArcCheck MRI 和中心点剂量。

8）比较中心点剂量与基准值的偏差小于 2%，比较 ArcCheck MRI 测量面剂量与计算面剂量的差异。

● 容许误差：与基准值的偏差小于 2%。

（5）输出量随剂量率变化的稳定性

● 检测工具：固体水、旋转平台、MRI 兼容的电离室、剂量仪。

● 检测方法

1）将 Boot Phantom 的底座固定在治疗床上（注意选用适当的垫片，约 3mm），将 Boot Phantom 固定在底座上，连接电离室和电缆。

2）将适配器与电离室连接，小心地将电离室固定在 Boot Phantom 固定孔上。

3）在 Boot Phantom 中加满水，小心排出水箱中的气泡。

4）通过远程桌面连接 MVIC，并将 MVIC 设为 iCom 模式。

5）加载"00.GPS.200MU.G000.A1010"照射野，设置机架角度=0°，床值"276.77"（PTW30013）。

6）出束，MVIC 自动采集图像。

7）在 MVIC 上观察电离室灵敏体积中心与图像中心的重合性。

8）加载"00.GPS.200MU.G000.A1010"照射野，设置机架角度=90°，床值"276.77"（PTW30013）。

9）出束，MVIC 自动采集图像。

10）在 MVIC 上观察电离室灵敏体积中心与图像中心的重合性。

11）根据上述两张图像调整床值或垫片高度，保证电离室灵敏体积中心与图像中心重合。

12）加载"00.GPS.200MU.G000.A1010"照射野，设置机架角度=0°。

13）电离室剂量仪完成加偏压、输入校准因子、背景采集、预热过程。

14）设置 MU=200，剂量率分别设置为 25MU/min、50MU/min、100MU/min、200MU/min、400MU/min，出束，采集 Depth=10cm 处静电计读数。

15）比较不同剂量率下输出量的偏差。

● 容许误差：小于 2%。

（6）MLC/钨门穿射因子

● 检测工具：Boot Phantom、MRI 兼容的电离室、剂量仪。

● 检测方法

1）将 Boot Phantom 的底座固定在治疗床上（注意选用适当的垫片，约 3mm），将 Boot Phantom 固定在底座上，连接电离室和电缆。

2）将适配器与电离室连接，小心地将电离室固定在 Boot Phantom 固定孔上。

3）在 Boot Phantom 中加满水，小心排出水箱中的气泡。

4）通过远程桌面连接 MVIC，并将 MVIC 设为 iCom 模式。

5）加载"00.GPS.200MU.G000.A1010"照射野，设置机架角度=0°，床值"276.77"（PTW30013）或"277.06"（IBA FC-65G）。

6）出束，MVIC 自动采集图像。

7）在 MVIC 上观察电离室灵敏体积中心与图像中心的重合性。

8）加载"00.GPS.200MU.G000.A1010"照射野，设置机架角度=90°，床值"276.77"（PTW30013）或"277.06"（IBA FC-65G）。

9）出束，MVIC 自动采集图像。

10）在 MVIC 上观察电离室灵敏体积中心与图像中心的重合性。

11）根据上述两张图像调整床值或垫片高度，保证电离室灵敏体积中心与图像中心重合。

12）加载"00.GPS.200MU.G000.A1010"照射野，设置机架角度=0°。

13）电离室剂量仪完成加偏压、输入校准因子、背景采集、预热过程。

14）加载 10cm×10cm 照射野，设置 MU=2000，出束，记录静电计读数，重复 3 遍。

15）设计并加载等中心被 MLC 和钨门完全遮挡的照射野，设置 MU=2000，出束，记录静电计读数，重复 3 遍。

16）设计并加载等中心被 MLC 完全遮挡的照射野，设置 MU=2000，出束，记录静电计读数，重复 3 遍。

17）求出二者比值。

● 容许误差：与基准值进行比较，偏差小于 0.5%。

（7）照射野输出量的稳定性

● 检测工具：Boot Phantom、MRI 兼容的电离室、剂量仪。

● 检测方法

1）将 Boot Phantom 的底座固定在治疗床上（注意选用适当的垫片，约 3mm），将 Boot Phantom 固定在底座上，连接电离室和电缆。

2）将适配器与电离室连接，小心地将电离室固定在 Boot Phantom 固定孔上。

3）在 Boot Phantom 中加满水，小心排出水箱中的气泡。

4）通过远程桌面连接 MVIC，并将 MVIC 设为 iCom 模式。

5）加载"10cm×10cm"照射野，MU 100 设置机架角度=0，床值"276.77"（PTW30013）或"277.06"（IBA FC-65G）。

6）出束，MVIC 自动采集图像。

7）在 MVIC 上观察电离室灵敏体积中心与图像中心的重合性。

8）载 "10cm×10cm" 照射野，MU 100，设置机架角度=90°，床值 "276.77"（PTW30013）或 "277.06"（IBA FC-65G）。

9）出束，MVIC 自动采集图像。

10）在 MVIC 上观察电离室灵敏体积中心与图像中心的重合性。

11）根据上述两张图像调整床值或垫片高度，保证电离室灵敏体积中心与图像中心重合。

12）加载 "10cm×10cm" 照射野 200 MU，设置机架角度=0°。

13）电离室剂量仪完成加偏压、输入校准因子、背景采集、预热过程。

14）出束，记录电离室读数，重复 3 次。

● 容许误差：与基准值进行比较，偏差小于 1%。

（8）不同照射野大小输出因子

● 检测工具：Boot Phantom、MRI 兼容的电离室、剂量仪。

● 检测方法

1）将 Boot Phantom 的底座固定在治疗床上（注意选用适当的垫片，约 3mm），将 Boot Phantom 固定在底座上，连接电离室和电缆。

2）将适配器与电离室连接，小心地将电离室固定在 Boot Phantom 固定孔上。

3）在 Boot Phantom 中加满水，小心排出水箱中的气泡。

4）通过远程桌面连接 MVIC，并将 MVIC 设为 iCom 模式。

5）加载 "00.GPS.200MU.G000.A1010" 照射野，设置机架角度=0°，床值 "276.77"（PTW30013）或 "277.06"（IBA FC-65G）。

6）出束，MVIC 自动采集图像。

7）在 MVIC 上观察电离室灵敏体积中心与图像中心的重合性。

8）加载 "00.GPS.200MU.G000.A1010" 照射野，设置机架角度=90°，床值 "276.77"（PTW30013）或 "277.06"（IBA FC-65G）。

9）出束，MVIC 自动采集图像。

10）在 MVIC 上观察电离室灵敏体积中心与图像中心的重合性。

11）根据上述两张图像调整床值或垫片高度，保证电离室灵敏体积中心与图像中心重合。

12）加载 10cm×10cm 照射野，设置 MU=200，出束，记录电离室读数，计算照射野输出因子。

13）加载 5cm×5cm 照射野，设置 MU=200，出束，记录电离室读数，计算照射野输出因子。

14）加载 7cm×7cm 照射野，设置 MU=200，出束，记录电离室读数，计算照射野输出因子。

15）加载 15cm×15cm 照射野，设置 MU=200，出束，记录电离室读数，计算照射野输出因子。

16）加载 5cm×15cm 照射野，设置 MU=200，出束，记录电离室读数，计算照射野输出因子。

17）加载 15cm×5cm 照射野，设置 MU=200，出束，记录电离室读数，计算照射野输出因子。

● 容许误差：建立基准值。

（9）冷却槽杂质

● 检测工具：非晶硅探测板、旋转平台

● 检测方法

1）将非晶硅探测板置于旋转平台上。

2）旋转机架分别至 90° 和 180°，照射野设置为 22cm×22cm，MU 设置为 100。

3）出束，MVIC 自动采集图像。

4）观察 MV 图像上有无明显杂质。

● 容许误差：无明显杂质。

（10）剂量率稳定性

● 检测工具：IC Profiler-MRI、旋转平台。

● 检测方法

1）将 IC Profiler-MRI 置于旋转平台上，表面添加 2cm 固体水。

2）旋转机架 0°，照射野设置为 10cm×10cm，MU 设置为 10 000。

3）加速器功率设置为 100%，分别出束 1min 和 10min。

4）观察剂量率波动情况。

● 容许误差：剂量率波动超出允许范围的数量不超过 10 个。

（11）加速器机头漏射

● 检测工具：免洗胶片。

● 检测方法

1）旋转机架至 90°。

2）在加速器管铅屏蔽外粘贴胶片。

3）加载 10cm×10cm 照射野，MU=10000，出束。

4）分析胶片剂量

● 容许误差：该项为控评测量项目，常规 QA 不涉及。

5. 图像质量　MR-Linac Unity 含有两种成像系统，分别是用于质控的 MV 成像系统 EPID 和 1.5T MRI 系统。验收时要分别测试上述两个系统图像的质量（均匀性、信噪比、空间分辨率、低对比度识别率及几何变形）。其中 MV 成像系统 EPID 的验收可参照常规加速器的 EPID 系统的验收项目和方法，MRI 系统的验收可参考 MRI 模拟定位机的相关项目和方法。

（1）PIQT 测试

● 检测工具：ACR 模体。

● 检测方法

1）将 IndexBar 固定在治疗床"22"位置处。

2）将 ACR Phantom 及其底座固定在 IndexBar 上，进床至"49"对准床头。

3）在 MRI 控制电脑上点击"System"→"SPT"。

4）右键选中 PIQT，点击"Batch Run"。

5）系统会给出不同扫描序列下图像的均匀性、信噪比、空间分辨率、层厚分析结果。

● 容许误差

1）均匀性

■ $C>47$（SE）。

■ $C>49.7$（FFE）。

2）信噪比

■ $C>59$（SE1）。

■ $C>44$（SE2）。

■ $C>45$（SE3）。

■ $C>39$（SE4）。

■ $C>30$（SE5）。

■ $C>48$（FFE1）。

3）空间分辨率

■ 水平 MTF<1.3。

■ 垂直 MTF<1.5。

4）层厚：层厚半高宽

■ 4.65～5.15（SE）。

■ 4.75～5.25（FFE）。

（2）3D 几何形变测试

● 检测工具：3D Geometry 模体。

● 检测方法

1）去除治疗床上的床垫，将 3D Geometry 模体固定在治疗床上，中心对准"22"。

2）最终床值约为"205.12"，将模体进床至扫描中心。

3）在 MRI 控制电脑上点击"System"→"SPT"。

4）右键选中 Geometry Distortion QA，点击"Batch Run"。

5）系统会给出如下报告：

● 容许误差

■ 200mm 内 DSV 小于 0.5mm。

■ 300mm 内 DSV 小于 0.7mm。

■ 400mm 内 DSV 小于 1.0mm。

■ 500mm 内 DSV 小于 2.5mm。

（3）MV 图像质量（对比度、均匀度、噪声、空间分辨率）

● 检测工具：Las Vegas 模体、ImageJ 分析软件。

● 检测方法

1）以服务模式登录；在 StoreBeam 中加载"MV Image Quality Check"照射野；通过远程桌面连接 MVIC，并将 MVIC 设为 iCom 模式。

2）设置床值为 209.2；将 IndexBar 置于床面"27"位置。

3）将 14cm 固体水放置在治疗床上，紧靠 IndexBar。

4）将 Las Vegas 模体面朝下放置在固体水中央（PTW RW3 固体水 30cm×30cm）（图 12-2-43）。

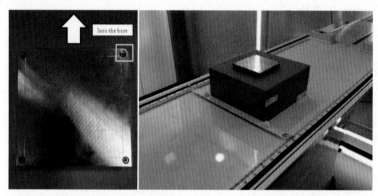

图 12-2-43　Las Vegas 模体面朝下放置在固体水中央

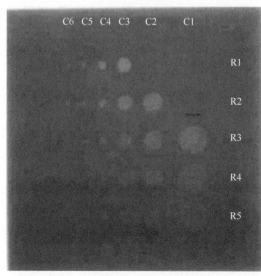

图 12-2-44　在 MVIC 中打开采集的图像

5）进床至设定位置；完成 Last Person Out 清场程序；确认照射野，出束 100 MU。

6）MVIC 通过 iCom 模式自动采集图像并自动传输至 DPPC。

7）在 MVIC 中打开采集的图像，将对比度设为 95.5%，亮度设为 55.0%，在第一列中观察能清晰分辨的最大行数 R 作为低对比度识别率的评价指标；在第一行中观察能清晰分辨的最大列数 C 作为空间分辨率的评价指标（图 12-2-44）。

8）在 ImageJ 中打开刚采集的图像（D:\Data\DicomTransitDb\下最新的图像）。

9）使用"圆形选择"工具（图 12-2-45）。

10）选中左侧第二行第一个孔；圆形直径 30mm，居中放置（图 12-2-46）。

11）点击"CTRL+H"进入"Image

Histogram"功能；记录其均值和标准差（图 12-2-47）。

12）使用"矩形选择"工具，选中如图 12-2-48 所示区域，点击"CTRL+H"进入"Image Histogram"功能；记录平均值、标准差、最大值、最小值。

13）在模体外的背景区选定一个区域，如图 12-2-49 所示，点击"CTRL+H"进入"Image Histogram"功能；记录平均值和标准差。使用上述三个区域的平均值、标准差、最大值、最小值等参数，建立 MV 图像质量均匀性和信噪比的基准值。

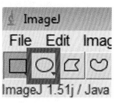

图 12-2-45　ImageJ 中打开图像

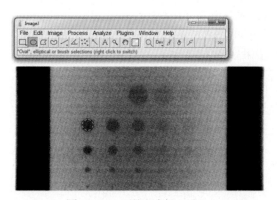

图 12-2-46　圆形选择"孔"

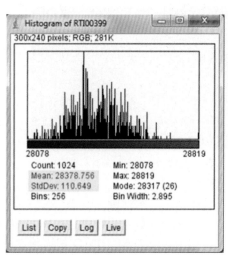

图 12-2-47　Histogram 页面

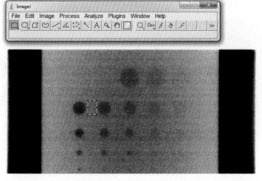

图 12-2-48　矩形选择区域

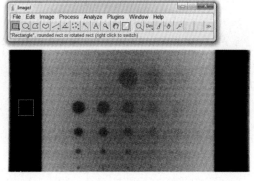

图 12-2-49　在模体外的背景区选定一个区域

- 容许误差
- 低对比度识别率：$R > R4$。
- 空间分辨率：$C > C5$。

（4）外界噪声干扰

- 检测工具：铜线。
- 检测方法

1）移除上、下线圈。

2）将一根 1.5m 长的铜线完整穿过 MR-Linac 治疗孔（图 12-2-50）。

3）使用 Pbsviq_spurious_$T_1$5_180Hz 扫描预设进行扫描，观测成像结果。

- 容许误差：目测图像无明显噪声。

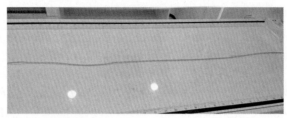

图 12-2-50　铜线穿过 MR-Linac 治疗孔

图 12-2-51　Pb_spike_mri_ac_pc 扫描成像

（5）尖峰脉冲（Spike）干扰

● 检测工具：均匀水模体。

● 检测方法

1）安装上、下线圈。

2）将水模体置于 MRI 中心。

3）使用 Pb_spike_mri_ac_pc 扫描预设进行扫描，观测成像结果（图 12-2-51）。

● 容许误差：QPI（噪声强度指数）值≤1。

（6）图像伪影检测

● 检测工具：均匀水模体。

● 检测方法

1）安装上、下线圈。

2）将水模体置于治疗床（x：−7，y：−5，z：0）的位置。

3）使用 SYSTEM_HEAD 扫描预设进行扫描，评价上、下线圈成像结果。

4）移除上、下线圈。

5）将水模体置于治疗床的不同位置（图 12-2-52）。

6）使用 QBC 下的对应扫描预设，评价体线圈成像结果。

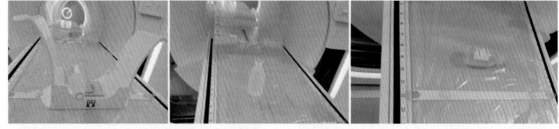

图 12-2-52　将水模体置于治疗床的不同位置

● 容许误差：无可见 ghost 伪影，Art_Level 值符合厂方要求。

二、MR-Linac 的调试

1. 背景　MR-Linac 验收合格后，就进入调试阶段。在调试阶段，物理师采集加速器数据，在计划系统中建立加速器的射束模型，通过一系列测试例评价计划系统计算剂量的准确度。如果准确度不够，就需要调整模型参数。调整可能需要反复多次，直至所有测试例都符合预设的准确度要求。

与验收类似，调试 MR-Linac 所使用的测量仪器、测量方法和测量项目，和常规加速器的也有很大不同。目前针对 MR-Linac 的调试方法，国际上仅有少数报道，国内则尚无报道，更谈不上统一的标准。我们参考常规加速器的调试方法，结合 MR-Linac 调试相关的文献，建立本院 MR-Linac 的调试方法。

MR-Linac 调试用到三类测试例，分别是标准野测试例、标准病例测试例和端对端测试例。

（1）标准野测试例：由不同面积的方形野、矩形野、离轴野、衔接野、不均匀组织和斜入野组成，用于确认剂量验证结果偏差的来源。

（2）标准病例测试例：模拟一些常见的临床病例，虽无法涵盖所有病种类型，但是这些测试例优化难度各不相同，代表了不同复杂程度的病例，用于评价 IMRT 照射技术的准确性。

（3）端对端测试例：则是使用模体，模拟患者从定位、计划设计到治疗实施的全流程，用于评价整个治疗流程。

上述三类测试例要依次进行，不能跳过或者改变顺序，尤其是第一类测试例和第二类测试例。原因是从前向后，影响测试结果的因素越来越多。一旦测试结果偏差过大，很难找到导致偏差的原因。

2. 测量仪器

（1）测量仪器类型：所有测量仪器均 MRI 兼容，其中束流采集使用的是三维水箱、靴形水箱、冷却槽模体、指形电离室、微型电离室和微型宝石探头；标准野测试例和标准病例测试例使用电离室阵列、半导体阵列和（或）胶片；端对端测试例使用的是 ERE 模体和配套电离室及胶片，ERE 模体除要求在 CT 和 MRI 下均可成像外，还要求至少能在两个的平面插入胶片。ERE 模体还可插入电离室或 TLD，其中电离室插件要求能够适配迷你或微型电离室。

（2）测量仪器摆放

1）三维水箱摆放：以 PTW BEAMSCAN MRI 三维水箱为例，首先将水箱置于治疗床面，依次在水箱底部和探测器支架放置适配的金属小球（图 12-2-53），移动治疗床使水箱位于等中心处，采集不同机架角度 EPID 影像，确认水箱和探测器支架摆放位置的准确性并进行位置修正。摆位完成后退床，取出金属小球，安装探测器。将微型电离室和宝石探测器依次置于三维水箱中，采集不同机架角度 EPID 影像，验证探测器原点位置的准确性。

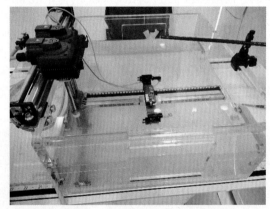

图 12-2-53　三维水箱（PTW BEAMSCAN MRI）底部和探测器支架放置适配的金属小球

2）靴形水箱摆放：将靴形水箱的适配平台放置于治疗床床尾，通过平台上的定位销插入治疗床的定位孔实现固定，随后将靴形水箱置于平台上，待电离室插入水箱后（图 12-2-54）通过 EPID 成像方式来验证探测器原点位置的准确性。

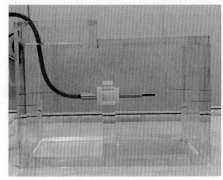
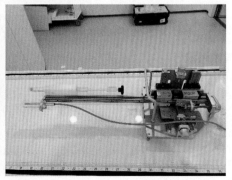

图 12-2-54　将金属小球和电离室放置到参考位置，小球伸出床头，通过拍摄不同机架角度 EPID 影像的方式来检测小球和电离室摆放位置的准确性

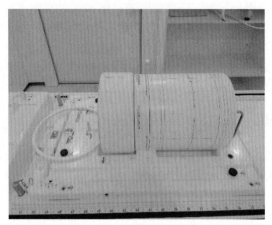

图 12-2-55　使用 ArcCheck 进行剂量验证时，整个装置安放在磁共振加速器专用的质控平台上，为了使 ArcCheck 在头脚方向保持水平，我们拆除了尾部钢圈

3）冷却槽模体摆放：冷却槽模体置于治疗床头，为消除治疗床对射线的衰减影响，需移除治疗孔内的床架只保留床板，通过安装在治疗孔内的扶手对床板进行支撑。金属小球和电离室分别置于冷却槽模体的参考位置（图 12-2-55）并将其伸出床头，通过拍摄不同机架角度 EPID 影像来检测小球摆放位置的准确性，并通过调节模体尾部的旋钮进行位置修正，摆位完成后拨回拉杆将小球退回，此时电离室位于等中心。通过采集不同机架角度 EPID 影像，来验证探测器原点位置的准确性。

4）电离室/半导体阵列摆放：以 SunNulcear ArcCheck 圆柱形半导体阵列为例，整个装置安放在 MR-Linac 专用的质控平台上，为了使 ArcCheck 在头脚方向保持水平，我们拆除了尾部钢圈（图 12-2-55），根据 ArcCheck 的外部标记，使用矢状位激光灯对其进行摆位。为了确认 ArcCheck 的摆位准确性，在 ArcCheck 正侧位的中心标记处粘贴钛制金属小球，通过拍摄不同机架角度 EPID 影像来检测摆放位置的准确性。通过调节质控平台旋钮可实现 ArcCheck 的平移摆位误差修正，通过转动 ArcCheck 实现 Y 轴方向的旋转摆位误差修正。

5）端到端模体摆放：以 IROC 头颈部 ERE 模体为例，该模体包括 PTV1 和 PTV2 两个靶区（图 12-2-56），在 PTV1 靶区的偏上位置和偏下位置、PTV2 的中心位置各放置 2 颗热释光片（TLD），在 PTV1 的横断面和矢状面以正交的方式插入两张 EBT3 胶片。按照患者自适应放疗流程，对模体进行摆位。

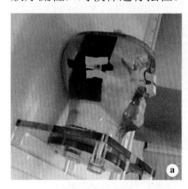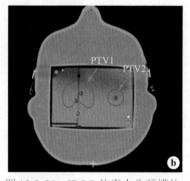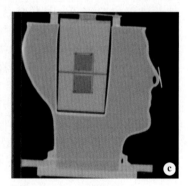

图 12-2-56　IROC 仿真人头颈模体

a. IROC 模体的全局观；b. IROC 模体的 CT 横断面影像；c. IROC 模体的 CT 矢状面影像

3. 调试方法

（1）加速器数据采集

1）射束数据采集：将微型电离室和宝石探测器依次置于三维水箱中，电离室的杆方向与照射野中心轴垂直；宝石探测器杆方向与照射野中心轴平行。由于三维水箱只有 12cm 的深度，百分深度剂量（PDD）曲线最大测量深度不足，所以除采集机架 0° 的射束数据外，还需采集机架 270° 的射束数据。对于照射野面积 ≤22cm×22cm 的照射野，使用宝石探测器采集 PDD 和离轴比（OAR）曲线，大于该面积时，使用微型电离室采集 OAR 曲线，宝石探头只采集 PDD 曲线。在使用三维水箱时进行剂量测量前，通常会使用探头测量 X 轴和 Y 轴的离轴比曲线，将离轴比曲线的中心作为原点，这一方法在测量 MR-Linac 时并不完全适用，需要考虑 X

方向的离轴比曲线中心位置偏移并加以修正。

2）冷却槽剂量特性数据采集：机架每隔 2°采集一次剂量，通过测量不同机架角度下的剂量变化来评估冷却槽对的射线衰减情况，衰减系数会导入到 Monaco 计划系统模型中，在计划设计时，上述参数会自动调用。

3）绝对剂量校准：按照 Unity MR-Linac 剂量校准参考条件（表 12-2-5）进行绝对剂量校准。依据 IAEA 398 号报告的测量方法对电离室进行校准，虽然该报告只适用于无磁场的情况。在磁场环境下只需额外引入 k_B（磁场修正因子，不同电离室的 k_B 详见表 12-2-6）即可，具体公式如下：

$$D_{w,Q,B} = M_Q \cdot N_{D,w,Q_0} \cdot k_{Q,Q_0} \cdot k_B$$

其中，$D_{w,Q,B}$ 为吸收剂量，M_Q 为经复合效应、极化效应和温度气压修正后电离室的读数，N_{D,w,Q_0} 为电离室对射线质为 Q_0 的光子束在水中吸收剂量的校准因子，k_{Q,Q_0} 是光子束射线质修正因子，k_B 为磁场修正因子，该数值除了和电离室型号及磁场强度相关外，还与电离室长轴和磁场方向的夹角有关。目前不同电离室的 k_B 值尚没有官方数据，不同文献报道的结果略有不同。

表 12-2-5　Unity MR-Linac 剂量校准参考条件

测量参数指标	具体参数	测量参数指标	具体参数
机架角度	0°	照射野面积	10cm×10cm
源皮距	133.5cm	能量	7MV FFF
测量深度	10cm（等中心位置）	剂量率	425MU/min
电离室型号	0.6cm³ 指型电离室	MU	100MU

表 12-2-6　不同品牌型号电离室在 1.5T 磁场强度下的 k_B 值

Chamber[V(cm)³]	k_B（1.5T）		Chamber[V(cm)³]	k_B（1.5T）	
	‖ch	‖ph		‖ch	‖ph
A12（0.65）	0.9983	0.9940	FC65-G（0.65）	0.9917	0.9914
A19（0.62）	1.0007	0.9964	FC65-P（0.65）	0.9917	0.9901
A2（0.54）	0.9989	0.9952	FC23-C（0.23）	0.9980	0.9972
T2（0.54）	1.0004	0.9999	CC25（0.25）	0.9987	0.9968
A12S（0.25）	0.9984	0.9962	CC13（0.13）	0.9990	0.9969
A18（0.125）	0.9981	0.9971	CC08（0.08）	0.9975	0.9973
A1（0.057）	0.9962	0.9983	CC04（0.04）	0.9971	0.9998
A1SL（0.057）	0.9966	0.9983	CC01（0.01）	0.9805	0.9889
A14*（0.016）	0.9718	0.9827			
T14*（0.016）	0.9696	0.9837	NE2581 [w]（0.6）	0.9993	1.0011
A14SL*（0.016）	0.9725	0.9823	NE2571 [w]（0.6）	0.9888	0.9922
A16*（0.016）	0.9600	0.9830	NE2561 [w]（0.325）	0.9963	0.9875
			PR06C/G [w]（0.5）	0.9986	0.9973
30010 [w]（0.6）	0.9872	0.9932			
30011 [w]（0.6）	0.9920	1.0009			
30012 [w]（0.6）	0.9870	0.9938			
30013 [w]（0.6）	0.9881	0.9937			
31006（0.015）	0.9867	0.9953			
31010（0.125）	0.9933	0.9905			
31016（0.016）	0.9963	0.9992			
31014（0.015）	0.9951	0.9992			

注：k_B 值通过蒙卡模拟得到。其中：‖ch 指的是磁力线方向与照射野中心轴垂直，与电离室长轴方向平行；‖ph 指的是磁力线方向与照射野中心轴平行，与电离室长轴方向垂直。

（2）测试例

1）标准野测试例：MR-Linac 模型导入计划系统后，首先要考虑如何验证和改进计划系统各项模型参数的准确性。这些参数包括百分深度剂量、离轴比曲线、输出剂量、不均匀组织修正、MLC 模型、冷却槽模型、治疗床模型等。我们参考常规加速器的测试例，建立一套适用于 MR-Linac 的标准野测试例（表 12-2-7）。

表 12-2-7　标准野测试例

测试类型	测试例	测试条件	测量方法
不同照射野尺寸的方野	2cm×2cm 5cm×5cm 10cm×10cm 15cm×15cm 18cm×18cm 20cm×20cm 21cm×21cm	机架 0° 源到探测器中心的距离 SDD=143.5cm 测量深度 d=3cm d=10cm d=20cm	使用平板形阵列或胶片测量各照射野的剂量分布
不同照射野尺寸的矩形野	2cm×10cm 10cm×2cm 5cm×20cm 20cm×5cm	机架 0° 源到探测器中心的距离 SDD=143.5cm 测量深度 d=10cm	使用平板形阵列或胶片测量各照射野的剂量分布
不对称照射野（离轴野）	2cm×2cm（X 方向离轴 5cm，Y 方向离轴 5cm） 5cm×5cm（X 方向离轴 5cm，Y 方向离轴 5cm）	机架 0° 源到探测器中心的距离 SDD=143.5cm 测量深度 d=10cm	使用平板形阵列或胶片测量所有照射野叠加剂量分布
衔接（abut）野-X 方向	5 个 4cm（Y）×20cm（X）的矩形野以 4cm 为步进距沿 Y 方向运动，形成 4 条照射野衔接的狭缝，狭缝的方向在 X 方向	机架 0° 源到探测器中心的距离 SDD=143.5cm 测量深度 d=10cm	使用平板形阵列或胶片测量所有照射野叠加剂量分布
衔接野-Y 方向	10cm×10cm 照射野分左、右两个半野照射，沿 Y 轴形成狭缝	机架 0° 源到探测器中心的距离 SDD=143.5cm 测量深度 d=10cm	使用平板形阵列或胶片测量所有照射野叠加剂量分布
不均匀组织	2cm×2cm 10cm×10cm	机架 0° 源到探测器中心的距离 SDD=143.5cm 测量深度 2cm 固体水+6cm 肺密度固体水+探测器本身厚度 7cm 固体水+1cm 骨密度固体水+探测器本身厚度	使用平板形阵列测量各照射野的剂量分布；使用胶片测量密度交界处的剂量分布
斜入野	10cm×10cm（机架 0°） 10cm×10cm（机架 51°） 10cm×10cm（机架 102°） 10cm×10cm（机架 120°） 10cm×10cm（机架 130°） 10cm×10cm（机架 150°） 10cm×10cm（机架 180°） 10cm×10cm（机架 210°） 10cm×10cm（机架 230°） 10cm×10cm（机架 240°） 10cm×10cm（机架 258°） 10cm×10cm（机架 309°）	源到探测器中心的距离 SDD=133.1cm 测量深度 d=3.3cm	使用圆柱形阵列测量各照射野的剂量分布

标准野测试例包括不同面积的方形野、矩形野、离轴野、不均匀组织照射、衔接野和斜入野。

对于 0°不同面积的方形野，通过分析 10cm 深度的 10cm×10cm 照射野的中心点剂量值，确认加速器输出量的准确性；通过分析其他尺寸照射野中心点剂量值，确认照射野输出因子的准确性；通过分析不同深度的照射野中心点剂量值，确认百分深度剂量曲线的准确性；通过分析高剂量区的通过率来确认离轴剂量曲线的准确性；通过分析照射野边界附近位置的剂量值来确认准直器的到位精度；通过分析野外低剂量区的剂量值来确认准直器穿射因子的准确性。

对于矩形野，通过分析面积相同但长宽不同的照射野中心点剂量值，来确认计划系统对钨门互换效应的建模准确性。

对于离轴野，通过分析剂量验证通过率来确认离轴位置照射野的输出因子和离轴剂量曲线计算的准确性。

对于衔接野，通过分析 X 方向衔接野的接缝位置剂量值，确认计划系统对 MLC 叶片端面建模的准确性，通过分析 Y 方向衔接野的接缝位置剂量值，确认计划系统对 MLC 叶片凹凸槽建模的准确性。

对于不均匀组织照射，通过分析平板的剂量分布，确认计划系统对不均匀组织剂量计算（及电子密度表）的准确性。通过分析胶片的剂量分布，确认计划系统对密度交界面的剂量计算的准确性。

对于斜入野，通过分析不同机架角度照射野的通过率来确认冷却槽、质控平台和治疗床在计划系统中模型的准确性。

2）标准病例测试例：测试目的有两个。一个是评价物理师是否具备基本的 IMRT 计划设计能力，做出满足处方要求的计划。另一个是评价计划系统计算剂量和加速器实际照射剂量的差别是否在允许范围。

建议各单位使用统一的标准病例测试例进行计划设计和测量。这样做的好处是各单位能够设计出相近的计划结果，从而达到近似的照射野调制度，使得剂量验证结果具有可比性。这里建议采用 AAPM TG119 号报告中的测试例，测试例的 CT 图像、解剖结构和处方数据可以在其官网上下载。TG119 测试例包含五个病例，分别为头颈、前列腺、C 形靶区-简单、C 形靶区-困难和多靶点（表 12-2-8）。

表 12-2-8　标准病例测试例

测试例名称	计划参数		计划目标剂量（cGy）	测量方法
头颈	PTV	D_{90}	5000	使用平板形或圆柱形阵列测量
	PTV	D_{99}	>4650	各照射野的单野剂量分布和
	PTV	D_{20}	<5500	合成照射野的剂量分布
	脊髓	D_{max}	<4000	
	腮腺	D_{50}	<2000	
前列腺	前列腺	D_{95}	>7560	使用平板形或圆柱形阵列测量
	前列腺	D_5	<8300	各照射野的单野剂量分布和
	直肠	D_{30}	<7000	合成照射野的剂量分布
	直肠	D_{10}	<7500	
	膀胱	D_{30}	<7000	
	膀胱	D_{10}	<7560	
C 形靶区-简单	PTV	D_{90}	5000	使用平板形或圆柱形阵列测量
	PTV	D_{99}	<5500	各照射野的单野剂量分布和
	核	D_{10}	<2500	合成照射野的剂量分布
C 形靶区-困难	PTV	D_{90}	5000	使用平板形或圆柱形阵列测量
	PTV	D_{99}	<5500	各照射野的单野剂量分布和
	核	D_{10}	<1000	合成照射野的剂量分布

测试例名称	计划参数	计划目标剂量（cGy）	测量方法
多靶点	中部靶区 D_{99}	>5000	使用平板形或圆柱形阵列测量
	中部靶区 D_{10}	<5300	各照射野的单野剂量分布和
	上部靶区 D_{99}	>2500	合成照射野的剂量分布
	上部靶区 D_{10}	<3500	
	下部靶区 D_{99}	>1250	
	下部靶区 D_{10}	<2500	

注：在计划系统中设计上述测试例的静态 IMRT 计划并按照实际机架角度进行投照，使用平板形或圆柱形阵列测量各照射野的单野剂量分布和合成剂量分布。

3）端到端测试例：主要目的是确认整个治疗流程是否顺畅，剂量是否准确，所以要按照患者的治疗流程，依次完成定位、计划设计和实施治疗三个阶段。其中，定位和计划设计流程（离线）与常规放疗基本一致，但实施阶段使用的是在线自适应放疗流程，与常规放疗有较大区别。

在线实施阶段包括如下步骤。

首先，物理师将 ERE 模体放于治疗床上，仅使用矢状位激光灯对模体进行粗摆位。使用合适的 MRI 扫描预设获取模体的三维 MR 影像并传入计划系统。将 MR 影像与定位 CT 进行刚性配准后得到摆位误差。

其次，在线自适应放疗流程分为位置适应（adaptive to position，ATP）（照射野）方式和形状适应（ATS）方式，端到端测试例要对上述两种方式都进行测试。

ATP 方式：在线计划仍使用离线计划的 CT，不修改靶区和危及器官轮廓的形状，仅根据刚性配准的摆位误差结果，将离线计划的子野形状和权重调整到靶区和危及器官的实际治疗位置，生成在线自适应放疗计划。

ATS 方式：在线计划使用 MR 影像，电子密度通过离线计划中预先定义 OAR 的解剖结构密度进行赋予，解剖结构轮廓通过 MR 影像与参考 CT 变形配准后得到并进行必要的人工修改，使用离线计划优化参数进行 IMRT 计划优化并进行必要的人工修改，生成在线自适应放疗计划。

再次，实施自适应放疗计划，分析 ERE 模体的剂量测量结果。

Unity MR-Linac 的 X 线与机头相互作用所产生的次级电子进入空气后，由于洛伦兹力的作用会旋转回机头，所以落入模体表面的电子污染会急剧减少，不同照射野尺寸下的机头散射结果会更加接近，从而使得表面剂量趋于一致。由于模体内的次级电子受到洛伦兹力而发生旋转，导致其射程变短，造成最大剂量点深度和 PDD 上移。常规加速器通常会用 PDD $(10)_X$ 或 $TPR_{20,10}$ 来表示其射线质，由于 MR-Linac 的 PDD $(10)_X$ 会上移，而 $TPR_{20,10}$ 则基本不变，所以通常用 $TPR_{20,10}$ 来计算其射线质。由于模体内的次级电子受到洛伦兹力后会在 X 平面逆时针旋转，使得次级电子在 X 平面的分布会向 X_2 一侧移动，从而造成 X 方向的离轴比曲线中心位置偏移及两侧半影宽度不对称。次级电子在 Y 平面的运动不受洛伦兹力影响，所以分布不会发生变化。

数据采集阶段主要使用宝石探头作为照射野探头（field detector），是因为该类型探头具有很小的灵敏体积（$0.004mm^3$），体积平均效应小，而且具有较好的水等效性，扰动效应小。但是该类探头具有一定的角度响应依赖，尤其是在磁场中，当射线斜入射到探头时，由于次级电子受到磁场中洛伦兹力作用而发生偏转，造成次级电子射入探头的角度进一步加大，在 1.5T 磁场中宝石探头的角度依赖响应变化造成的剂量偏差最大能够达到 9.7%（机架角度 60°，探头位于等中心位置）。Woodings 等研究发现当机架角度为 0° 时，照射野面积 20cm×20cm 的 OAR 曲线剂量偏差<0.5%，所以在采集数据时，对于面积≤22cm×22cm 的照射野，使用宝石探测器采集 PDD 和 OAR 曲线，大于该面积时，为了避免探头在照射野边缘位置接受到过大角度

的斜入射造成的响应变化，故使用微型电离室采集这部分照射野的 OAR 曲线，宝石探头只采集 PDD 曲线。

由于次级电子受磁场中洛伦兹力作用而发生偏转，造成电离室的测量结果发生偏差，需要使用磁场修正因子 k_B 对测量结果进行修正。此外，使用固体水进行测量时，如果电离室周围有空气间隙，会对剂量测量结果造成严重影响，即使 0.2mm 的非对称空气间隙也会给电离室测量结果带来约 1.6% 的误差。所以在使用固体水进行剂量测量时，需使用耦合剂或水对空隙进行填充，以减少上述问题带来的影响。在条件允许的情况下，推荐在水中进行测量。因为靴形水箱前部的密封设计，使得装满水后可以确保电离室到表面的等效深度正好是 10cm。但是有机玻璃材质（PMMA）的密度会受到制作工艺的影响，需通过 CT 或其他方式来确认其实际等效厚度，以避免引入误差。

在进行标准野剂量验证时，当照射野面积较大或斜入射时，通过率有可能会降低，造成这一问题的原因推测为这部分探测器的角度响应修正偏差。Houweling 等研究发现，磁场下 ArcCheck 的半导体探测器对入射角度响应依赖会更为严重，最大剂量偏差达到 2.7%。由于 MR-Linac 所使用的治疗床密度较高，而质控平台和治疗床模型则是将外轮廓导入到计划系统，根据厂家提供的电子密度手动赋值。建议在临床使用前，使用 CT 对质控平台和治疗床进行扫描，待确定实际密度后，再进行密度赋值。

在进行验证结果分析时，建议使用 AAPM TG218 号报告推荐的剂量偏差 3%，DTA 2mm 的 Gamma 标准和通用容差限值进行分析，在积累足够数量的患者剂量验证结果后，建议修正为本单位的容差限值，从而更好地反映本单位设备的运行情况。

三、MR-Linac 的日常质控

MR-Linac 的日常质控工作需要建立质控程序。在质控程序中应明确包括哪些验收、调试项目（即确定质控项目），应明确每隔多长时间执行质控项目（即确定质控频率）。我们在建立质控程序时，主要参考了 Unity 随机手册和文献 "Machine QA for the Elekta Unity system：A Report from the Elekta MR-Linac consortium"。一般各单位质控程序和它们的主要区别如下。

1. 考虑到进行 MR 影像质量质控时，ACR 模体的 PIQT 测试能一次性给出 MR 影像均匀性、信噪比、空间分辨率、层厚等多项指标，因而在日检中增加了 MR 影像层厚测试。

2. 考虑到 MR 影像几何失真对于 MR 影像引导的放疗十分重要，过大的图像失真将增大靶区和危及器官勾画的不确定性，进而影响患者实际受量的准确性。因而在日检中增加了使用 3D Geometry 模体进行几何失真的测试。

3. 考虑到 MR-Linac 系统复杂，涉及 Linac、MRI、TPS、R&V 等多个系统。各系统间通信问题会显著影响患者治疗的顺畅性，因而在日检中增加了端到端流程测试，保证当日患者治疗前系统的正常使用。

4. 考虑到部分质控仪器（如旋转平台、非晶硅探测板、带千分尺的 BB 小球模体等）在日常质控中难以获得，且使用较为麻烦，因在常规检测（日检、周检和月检）中，可考虑不使用验收过程中使用的方法，而采用更方便快捷但精度稍差的质控方法，从而避免使用难以获得的仪器。如检测钨门位置到位精度，使用 BB 钛珠显然比非晶硅探测板和旋转平台更为方便；如输出量随机架角度变化的稳定性，使用 ArcCheck 和电离室显然比使用旋转平台更为方便。又如检测照射野等中心大小时，可以考虑使用 MV Alignment 模体代替带千分尺的 BB 小球模体。

5. 考虑到 QA Platform 是多种质控仪器的摆位固定装置，其准确性显著影响质控结果，且使用非常频繁，因而在月检中增加了 QA Platform 的校准项目，具体方法见表 12-2-9～表 12-2-11。

表 12-2-9　日检项目、容差及仪器

项目	容许误差	所需仪器
剂量准确性		
输出剂量	±3%	MV 探测板
		MRI 兼容电离室、剂量仪和一维水箱
		MRI 兼容电离室、剂量仪和固体水
后备电离室一致性	±3%	NA
安全与环境		
CCTV 监控	正常	NA
语音交互系统	正常	NA
系统各模块通信	正常	NA
附属设备（固定装置、线圈等）	正常	NA
急停按钮	正常	NA
防护门连锁	正常	NA
出束状态指示灯	正常	NA
患者呼叫系统	正常	NA
MR 影像		
信噪比	$C>47$（SE） $C>49.7$（FFE）	ACR 模体
均匀性	$C>59$（SE1） $C>44$（SE2） $C>45$（SE3） $C>39$（SE4） $C>30$（SE5） $C>48$（FFE1）	ACR 模体
层厚	层厚半高宽 ■ 4.65～5.15（SE） ■ 4.75～5.25（FFE）	ACR 模体
空间分辨率	水平 MTF<1.3 垂直 MTF<1.5	ACR 模体
几何失真	200mm 内 DSV 小于 0.5mm 300mm 内 DSV 小于 0.7mm 400mm 内 DSV 小于 1.0mm 500mm 内 DSV 小于 2.5mm	3D Geometry 模体
流程测试		
End to End 测试	正常	

表 12-2-10　周检项目、容差及仪器

项目	容许误差	所需仪器
剂量准确性		
输出剂量	±2%	MRI 兼容二维探测阵列
		MRI 兼容电离室、剂量仪和一维水箱
		MRI 兼容电离室、剂量仪和固体水
后备电离室一致性	±2%	NA
机械精度		
MLC 和钨门到位精度	±1mm	MV 探测板
		免洗胶片
		MRI 兼容二维探测阵列
MRI 与 MV 中心一致性	与基准值相比： ■ 平移<0.5mm ■ 旋转<0.3°	MRI to MV Phantom
安全与环境		
暂停出束按钮	正常	NA
急停按钮	正常	NA
MR 影像		
液氦水平	>65%，且与基准值差异不超过 1%	NA
信噪比	$C>47$（SE） $C>49.7$（FFE）	ACR 模体
均匀性	$C>59$（SE1） $C>44$（SE2） $C>45$（SE3） $C>39$（SE4） $C>30$（SE5） $C>48$（FFE1）	ACR 模体
空间分辨率	水平 MTF<1.3 垂直 MTF<1.5	ACR 模体
层厚	层厚半高宽 ■ 4.65~5.15（SE） ■ 4.75~5.25（FFE）	ACR 模体
几何失真	200mm 内 DSV 小于 0.5mm 300mm 内 DSV 小于 0.7mm 400mm 内 DSV 小于 1.0mm 500mm 内 DSV 小于 2.5mm	3D Geometry 模体
流程测试		
End to End 测试	正常	MRI to MV Phantom

表 12-2-11　年检项目、容差及仪器

项目	容许误差	所需仪器
剂量准确性		
离轴曲线稳定性（0°，与基准数据比较）	±1%	MRI 兼容二维探测阵列
		MRI 兼容三维水箱
离轴曲线稳定性（多机架角度，与基准数据比较）	±2%	MRI 兼容二维探测阵列
		MV 探测板

续表

项目	容许误差	所需仪器
输出量稳定性	±1%	MRI 兼容电离室、剂量仪和一维水箱
射线质	±1%	MRI 兼容电离室、剂量仪和固体水
		MRI 兼容电离室、剂量仪和一维水箱
不同照射野输出因子稳定性	照射野大小<4cm×4cm：±2%； 照射野大小≥4cm×4cm：±1%；	MRI 兼容电离室、剂量仪和一维水箱
		MRI 兼容电离室、剂量仪和固体水
		MRI 兼容三维水箱、MRI 兼容电离室、剂量仪
MU 与输出量线性	2～4MU：±5%； ≥5MU：2%	MRI 兼容电离室、剂量仪和固体水
		MRI 兼容电离室、剂量仪和一维水箱
不同剂量率输出量的稳定性	与基准值相比±2%	MRI 兼容电离室、剂量仪和一维水箱
		MRI 兼容电离室、剂量仪和固体水
不同机架角度输出量的稳定性	与基准值相比±2%	MRI 兼容电离室、剂量仪和固体水
		MRI 兼容电离室、剂量仪和一维水箱
不同机架角度离轴因子的稳定性	与基准值相比±2%	MRI 兼容电离室、剂量仪和固体水
		MRI 兼容电离室、剂量仪和一维水箱
机械精度		
MLC 和钨门到位精度	±0.5mm	MV 探测板
		免洗胶片

参 考 文 献

国家药品监督管理局. 2011. 医用成像磁共振设备主要图像质量参数的测定: YY/T 0482-2010[S]. 北京: 中国标准出版社.

李懋, 王冀洪. 2021. 磁共振引导放射治疗原理及临床应用[M]. 北京: 中国协和医科大学出版社.

李明辉, 田源, 张可, 等. 2020. 1.5T 磁共振加速器 X 线束剂量学特性测试[J]. 中华放射肿瘤学杂志, 29(11): 963-967.

夏黎明, 邵剑波, 孙子燕. 2016. MRI 读片指南[M]. 北京: 北京大学医学出版社.

杨正汉, 冯逢. 2010. 磁共振成像技术指南[M]. 北京: 人民军医出版社.

张英魁, 黎丽. 2021. 实用磁共振成像原理与技术解读[M]. 北京: 北京大学医学出版社.

中华人民共和国卫生部. 医用磁共振成像(MRI)设备影像质量检测与评价规范: WS/T 263-2006. [S]. 北京: 人民卫生出版社.

周纯武, 赵心明, 陈雁, 等. 2018. 肿瘤影像诊断图谱[M]. 北京: 人民卫生出版社.

Agnew J, O'Grady F, Young R, et al. 2017. Quantification of static magnetic field effects on radiotherapy ionization chambers[J]. Physics in Medicine & Biology, 62(5): 1731-1743.

Ahmad S B, Sarfehnia A, Paudel M R, et al. 2016. Evaluation of a commercial MRI linac based Monte Carlo dose calculation algorithm with geant 4[J]. Medical Physics, 43(2): 894-907.

Andreo P, Huq M S, Westermark M, et al. 2002. Protocols for the dosimetry of high-energy photon and electron beams: a comparison of the IAEA TRS-398 and previous international codes of practice. International Atomic Energy Agency[J]. Physics in Medicine & Biology, 47(17): 3033-3053.

Carson M E, Molineu A, Taylor P A, et al. 2016. Examining credentialing criteria and poor performance indicators for IROC Houston's anthropomorphic head and neck phantom[J]. Medical Physics, 43(12): 6491.

de Prez L, Woodings S, de Pooter J, et al. 2019. Direct measurement of ion chamber correction factors, k (Q) and k(B), in a 7 MV MRI-linac[J]. Phys Med Biol, 64(10): 105025.

Graves M J, Mitchell D G. 2013. Body MRI artifacts in clinicalpractice: a physicist's and radiologist's perspective[J]. J Magn Reson Imaging, 38(2): 269-287.

Hood M N, HoVB, Smirniotopoulos J G, et al. 1999. Chemical shift: the artifact and clinical tool revisited[J]. Radiographics A Review Publication of the Radiological Society of North America Inc, 19(2): 357.

Houweling A C, de Vries J H, Wolthaus J, et al. 2016. Performance of a cylindrical diode array for use in a 1.5 T MR-linac[J]. Phys Med Biol, 61(3): N80-89.

King B, Kevin Franklin K. 2004. Handbook of MRI Pulse Sequences [M]. Pittsburgh: Academic Press.

Lagendijk J J, van Vulpen M, Raaymakers B W. 2016. The development of the MRI linac system for online MRI-guided radiotherapy: a clinical update[J]. J Intern Med, 280(2): 203-208.

Morales J E, Crowe S B, Hill R, et al. 2014. Dosimetry of cone-defined stereotactic radiosurgery fields with a commercial synthetic diamond detector[J]. Med Phys, 41(11): 111702.

Raaymakers B W, Jürgenliemk-Schulz I M, Bol G H, et al. 2017. First patients treated with a 1.5 T MR-Linac: clinical proof of concept of a high-precision, high-field MRI guided radiotherapy treatment[J]. Physics in Medicine & Biology, 62(23): L41-L50.

Roberts D A, Sandin C, Vesanen P T, et al. 2021. Machine QA for the Elekta Unity system: A report from the Elekta MR-linac consortium[J]. Med Phys, 48(5): e67-e85.

Subashi E, Lim S B, Gonzalez X, et al. 2021. Longitudinal assessment of quality assurance measurements in a 1.5T MR-linac: Part I-Linear accelerator[J]. J Appl Clin Med Phys, 22(10): 190-201.

Tijssen R H N, Philippens M E P, Paulson E S, et al. 2019. MRI commissioning of 1.5T MR-linac systems—a multi-institutional study[J]. Radiother Oncol, 132: 114-120.

Woodings S J, Bluemink J J, de Vries J H W, et al. 2018. Beam characterisation of the 1.5 T MRI-linac[J]. Phys Med Biol, 63(8): 085015.

Woodings S J, de Vries J H W, Kok J M G, et al. 2021. Acceptanceprocedure for the linear accelerator component of the 1.5 T MRI-linac[J]. J Appl Clin Med Phys, 22(8): 45-59.

Woodings S J, Wolthaus J W H, van Asselen B, et al. 2018. Performance of a PTW 60019 microDiamond detector in a 1.5 T MRI-linac[J]. Phys Med Biol, 63(5): 05nt04.

Zhang K, Tian Y, Li M, et al. 2020. Performance of a multileaf collimator system for a 1.5T MR-linac[J]. Med Phys, 48(2): 546-555.

Zhuo J C, Gullapalli R P. 2006. MR Artifacts, Safety, and Quality Control1[J]. Radiographics, 26(1): 275-297.